图解经络穴位大百科

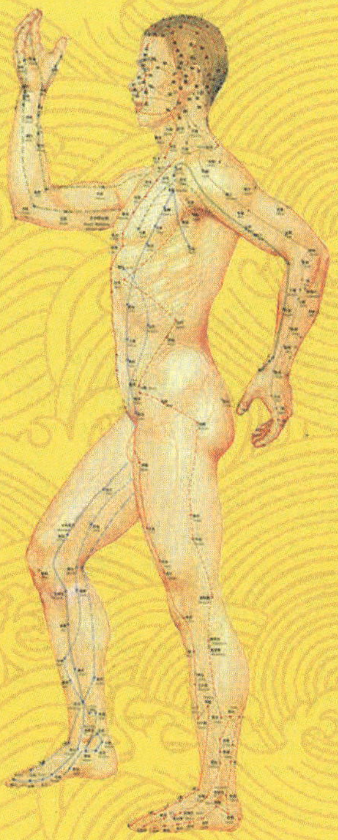

北京京城岐黄国医馆馆长
中国针灸学会会员
中华中医药学会会员
崔晓丽 编著

海峡出版发行集团 THE STRAITS PUBLISHING & DISTRIBUTING GROUP | 福建科学技术出版社 FUJIAN SCIENCE & TECHNOLOGY PUBLISHING HOUSE

图书在版编目（CIP）数据

图解经络穴位大百科 / 崔晓丽编著. —福州：福建科学技术出版社，2014.5（2024.7 重印）

ISBN 978-7-5335-4516-1

Ⅰ. ①图… Ⅱ. ①崔… Ⅲ. ①经络－穴位按压疗法－图解 Ⅳ. ①R224.1-64

中国版本图书馆CIP数据核字（2014）第040097号

书　　名	图解经络穴位大百科
编　　著	崔晓丽
出版发行	福建科学技术出版社
社　　址	福州市东水路76号（邮编350001）
网　　址	www.fjstp.com
经　　销	福建新华发行（集团）有限责任公司
印　　刷	中闻集团福州印务有限公司
开　　本	710毫米×1020毫米　1/16
印　　张	19
图　　文	304码
版　　次	2014年5月第1版
印　　次	2024年7月第26次印刷
书　　号	ISBN 978-7-5335-4516-1
定　　价	39.90元

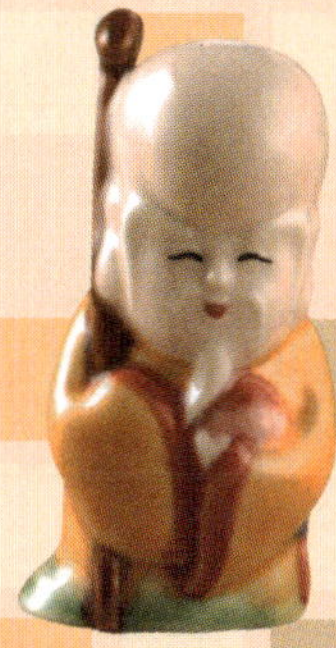

中医经典 保命长生

人体正面全身穴位挂图

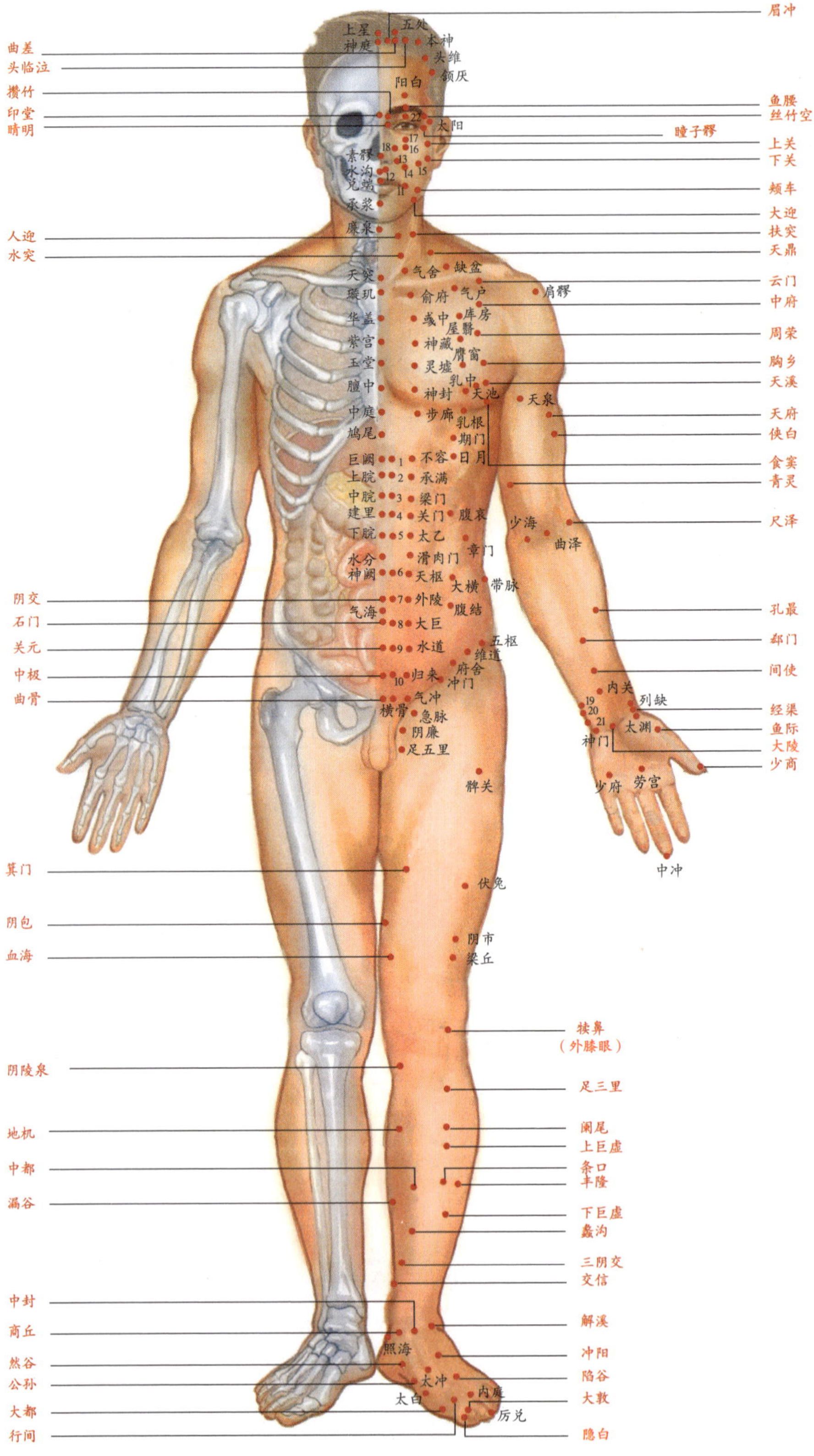

1.幽门
2.腹通谷
3.阴都
4.石关
5.商曲
6.肓俞
7.中注
8.四满
9.气穴
10.大赫
11.地仓
12.口禾髎
13.迎香
14.巨髎
15.颧髎
16.四白
17.承泣
18.上迎香
19.灵道
20.通里
21.阴郄
22.上明

人体背面全身穴位挂图

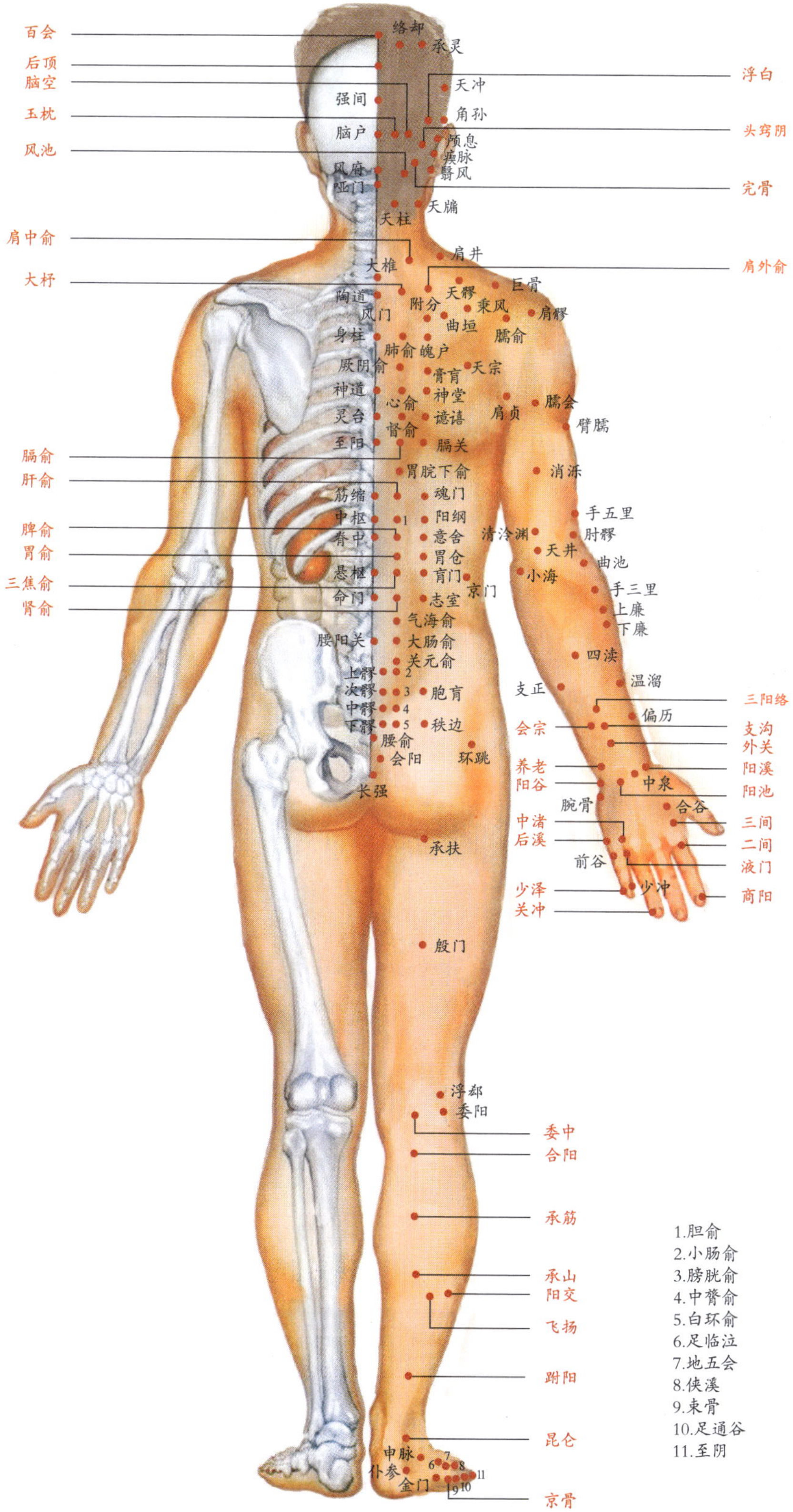

百会
后顶
脑空
玉枕
风池
肩中俞
大杼
膈俞
肝俞
脾俞
胃俞
三焦俞
肾俞
络却
承灵
强间
脑户
风府
哑门
天柱
大椎
陶道
风门
身柱
厥阴俞
神道
灵台
至阳
筋缩
中枢
脊中
悬枢
命门
腰阳关
上髎
次髎
中髎
下髎
腰俞
会阳
长强
天冲
角孙
颅息
瘈脉
翳风
天牖
肩井
天髎
巨骨
附分
秉风
肩髎
曲垣
臑俞
肺俞
魄户
天宗
膏肓
神堂
臑会
心俞
譩譆
肩贞
臂臑
督俞
膈关
胃脘下俞
消泺
魂门
阳纲
手五里
意舍
清泠渊
肘髎
胃仓
天井
曲池
肓门
小海
手三里
京门
志室
上廉
下廉
气海俞
大肠俞
四渎
关元俞
温溜
胞肓
支正
秩边
偏历
环跳
中泉
腕骨
合谷
前谷
少冲
承扶
殷门
浮郄
委阳
申脉
仆参
金门
浮白
头窍阴
完骨
肩外俞
三阳络
支沟
外关
阳溪
阳池
三间
二间
液门
商阳
会宗
养老
阳谷
中渚
后溪
少泽
关冲
委中
合阳
承筋
承山
阳交
飞扬
跗阳
昆仑
京骨
1.胆俞
2.小肠俞
3.膀胱俞
4.中膂俞
5.白环俞
6.足临泣
7.地五会
8.侠溪
9.束骨
10.足通谷
11.至阴

人体侧面全身穴位挂图

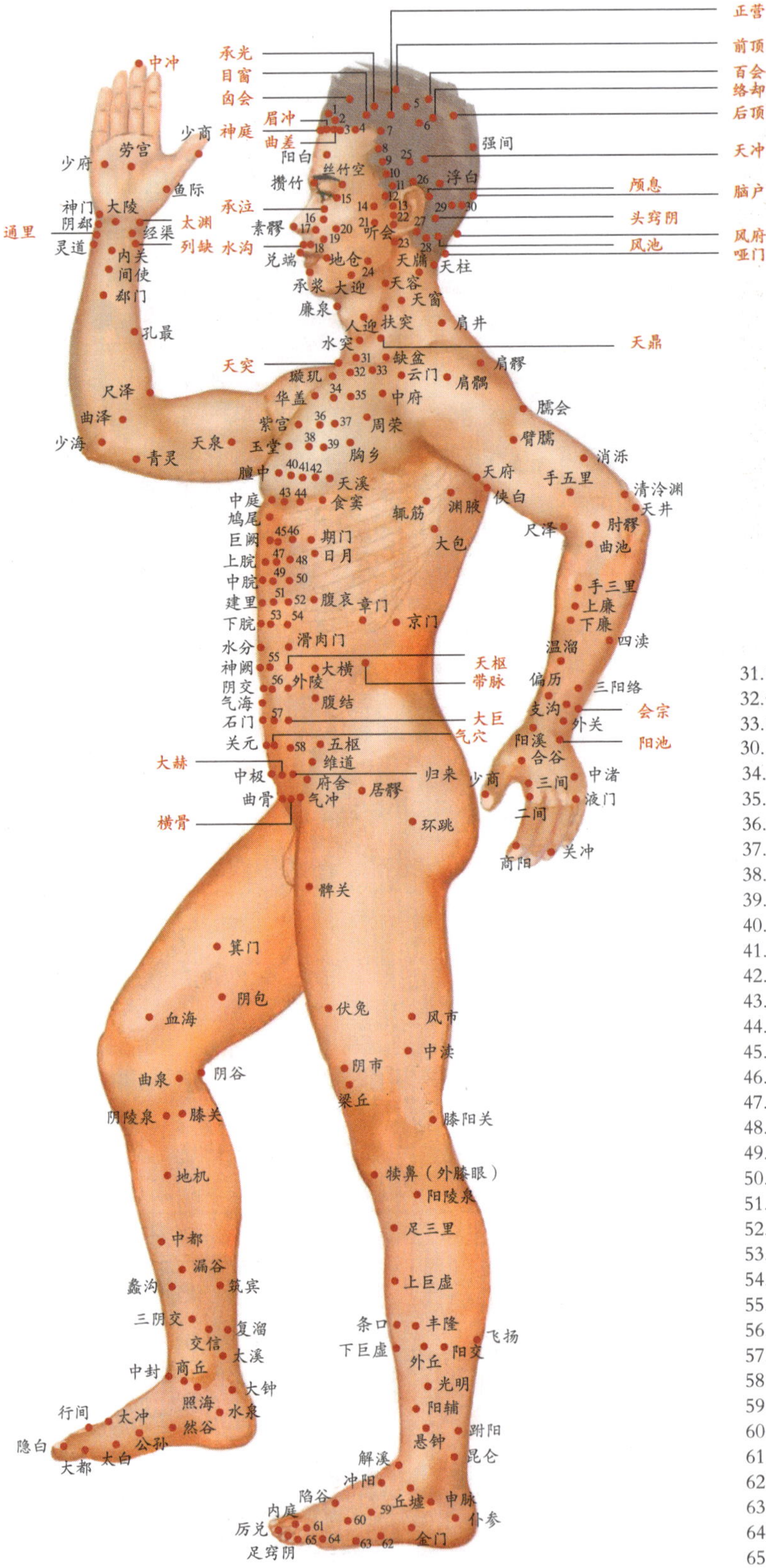

1.上星
2.五处
3.头临泣
4.本神
5.通天
6.承灵
7.头维
8.颔厌
9.悬颅
10.悬厘
11.曲鬓
12.耳和髎
13.耳门
14.上关
15.瞳子髎
16.四白
17.迎香
18.口禾髎
19.巨髎
20.颧髎
21.下关
22.听宫
23.翳风
24.颊车
25.率谷
26.角孙
27.瘈脉
28.完骨
29.脑空

31.气舍
32.俞府
33.气户
30.玉枕
34.彧中
35.库房
36.神藏
37.屋翳
38.灵墟
39.膺窗
40.神封
41.乳中
42.天池
43.步廊
44.乳根
45.幽门
46.不容
47.腹通谷
48.承满
49.阴都
50.梁门
51.石关
52.关门
53.商曲
54.太乙
55.肓俞
56.中注
57.四满
58.水道
59.足临泣
60.地五会
61.侠溪
62.京骨
63.束骨
64.足通谷
65.至阴

人体正面全身经络挂图

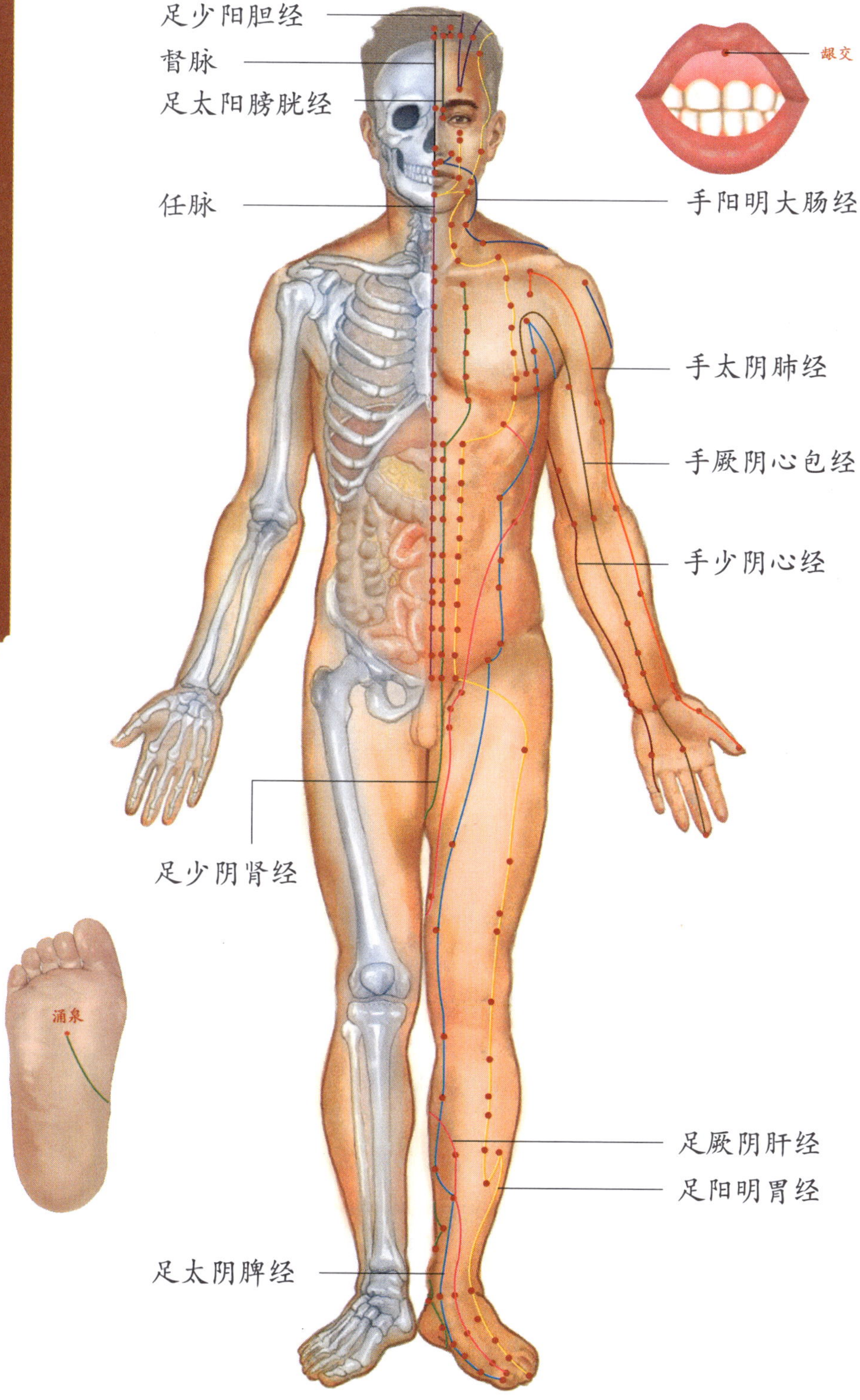
足少阳胆经
督脉
足太阳膀胱经
任脉
龈交
手阳明大肠经
手太阴肺经
手厥阴心包经
手少阴心经
足少阴肾经
涌泉
足厥阴肝经
足阳明胃经
足太阴脾经

人体背面全身经络挂图

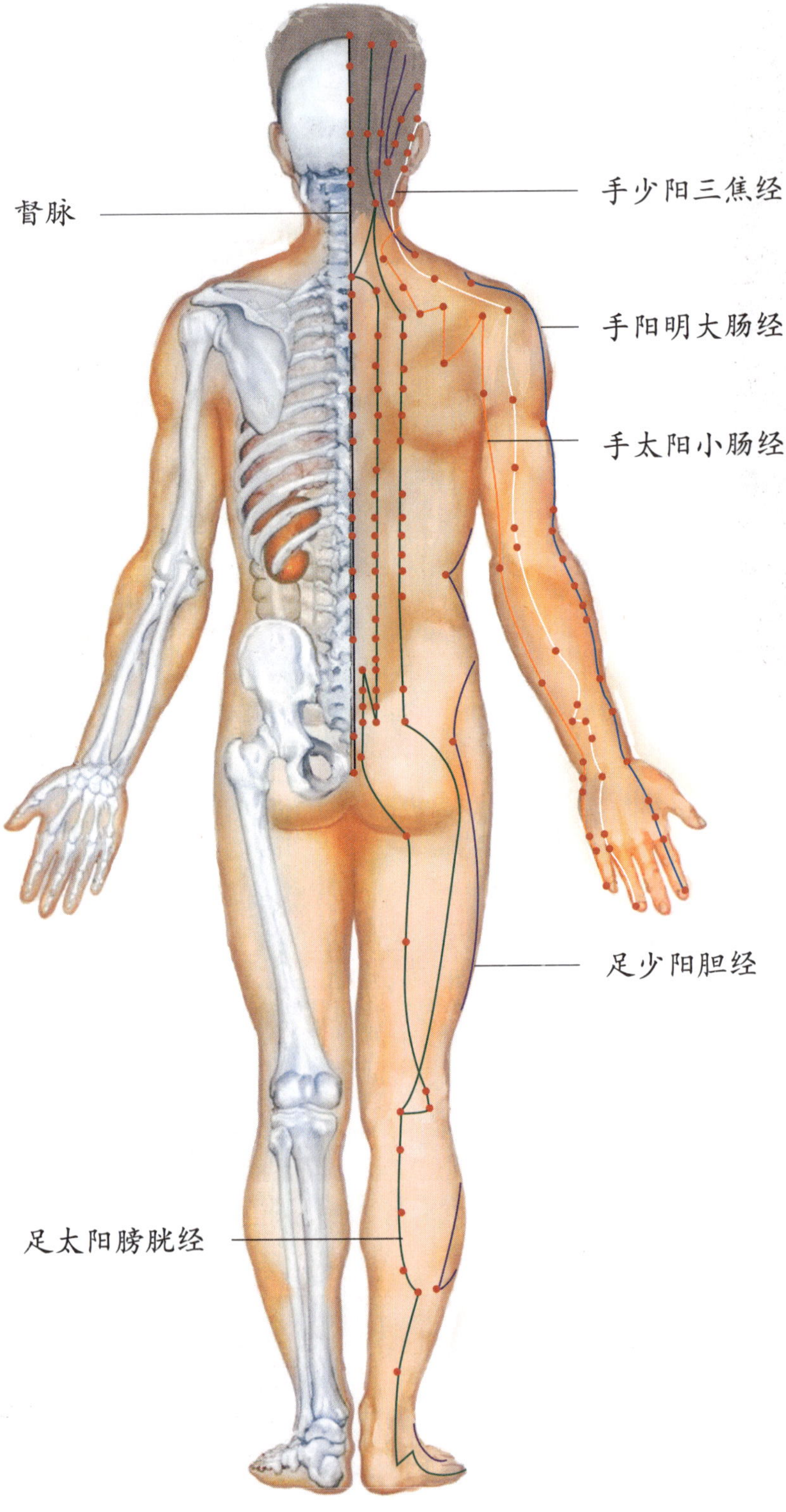

人体侧面全身经络挂图

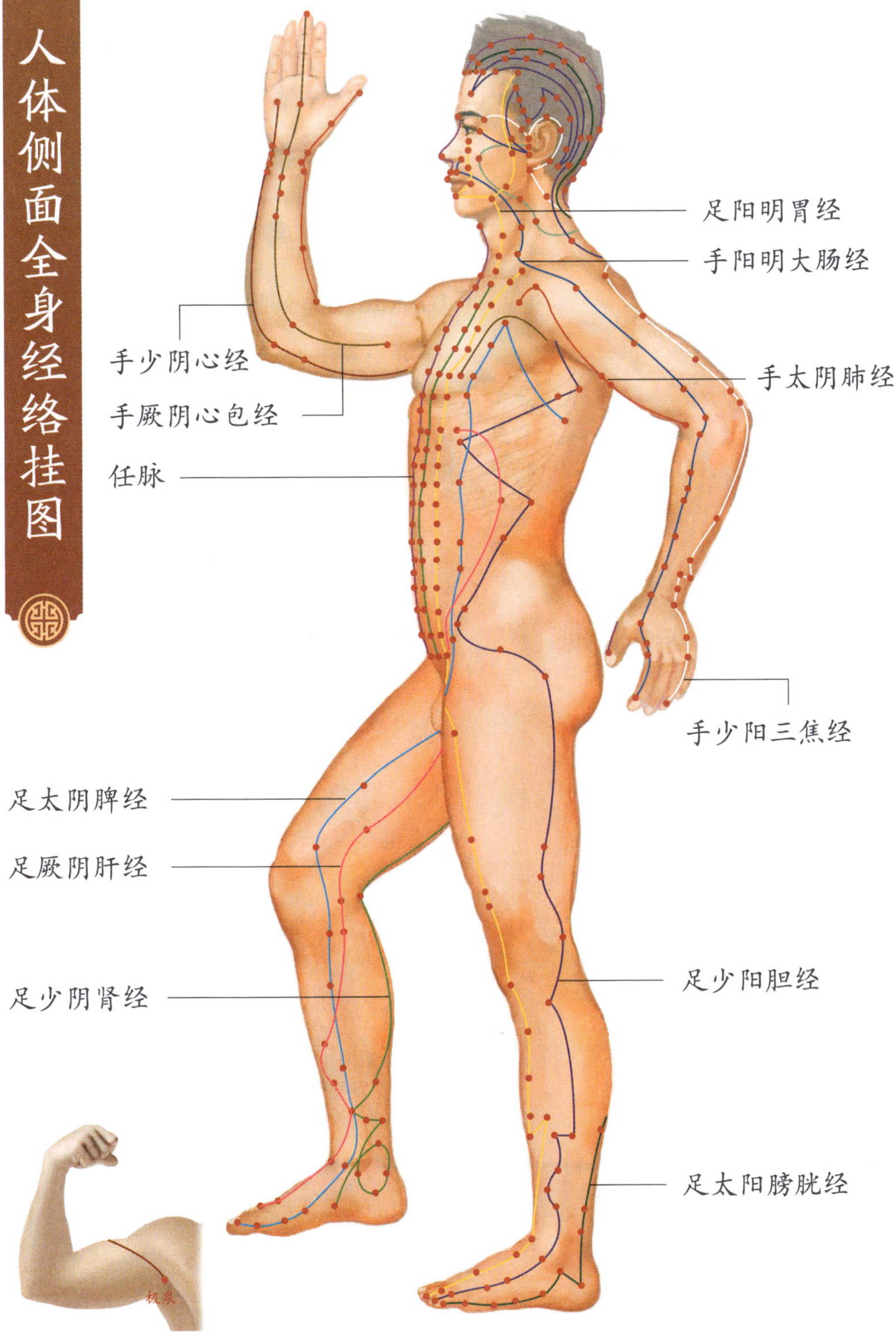
足阳明胃经
手阳明大肠经
手少阴心经
手厥阴心包经
任脉
手太阴肺经
手少阳三焦经
足太阴脾经
足厥阴肝经
足少阴肾经
足少阳胆经
足太阳膀胱经
极泉

对症用穴指南

疾病归类	疾病名称	经疗取穴
心血管系统疾病	低血压	百会 气海 心俞 脾俞 肾俞 足三里
	高血压	百会 曲池 合谷 太冲 三阴交
	冠心病	内关 巨阙 心俞 膈俞
泌尿生殖系统疾病	遗尿	中极 膀胱俞 三阴交
	尿失禁	中极 膀胱俞 肾俞 三阴交
	尿潴留	关元 肾俞 脾俞 三焦俞 委阳
	泌尿道结石	①**上尿路结石：**肾俞 三焦俞 京门 委阳 天枢 气海 ②**下尿路结石：**肾俞 次髎 膀胱俞 中极 水道
	肾绞痛	天枢 肾俞 太溪 太冲 三阴交 阳陵泉 足三里
	早泄	关元 三阴交 肾俞
	阳痿	关元 中极 肾俞 三阴交
	男性不育（精子缺乏、精子活动力低下）	气海 关元 三阴交 肾俞 次髎 秩边 足三里
消化系统疾病	呕吐	中脘 胃俞 内关 足三里
	呃逆	膈俞 内关 中脘 天突 膻中 足三里
	胃痛	中脘 内关 公孙 足三里
	胃下垂	中脘 气海 百会 胃俞 脾俞 足三里
	腹泻	神阙 天枢 大肠俞 上巨虚 三阴交
	便秘	天枢 大肠俞 上巨虚 支沟 照海
	胆道蛔虫症	足三里 支沟 阳陵泉
	胆绞痛	中脘 日月 胆俞 阳陵泉 胆囊穴
	胆结石	期门（右） 胆俞 阳陵泉
	肠易激综合征	阴陵泉 天枢 气海 气冲 足三里 三阴交
呼吸系统疾病	咳嗽	肺俞 中府 列缺 太渊
	哮喘	肺俞 中府 天突 膻中 孔最 定喘 丰隆

（续表）

疾病归类	疾病名称	经疗取穴
运动系统疾病	落枕	大椎 阿是穴 后溪 悬钟 落枕穴
	肩周炎	肩髎 肩前 肩贞 阿是穴 阳陵泉
	颈椎病	大椎 天柱 后溪 颈夹脊穴
	腰痛	委中 肾俞 大肠俞 腰阳关 阿是穴
	腰椎间盘突出症	肾俞 腰夹脊穴 委中 腰阳关
	第3腰椎横突综合征	阿是穴
	膝骨性关节炎	内膝眼 外膝眼 血海 梁丘 足三里
	急性扭挫伤	①**颈部：**大椎 天柱 风池 后溪 ②**肩部：**肩髎 肩髃 臑俞 肩贞 ③**肘部：**曲池 小海 天井 少海 腕部 阳池 阳溪 阳谷 外关 大陵 ④**腰部：**肾俞 腰阳关 腰眼 委中 ⑤**髋部：**环跳 秩边 居髎 承扶 ⑥**膝部：**膝眼 鹤顶 梁丘 阳陵泉 膝阳关 ⑦**踝部：**解溪 昆仑 申脉 照海 丘墟
	肱骨外上髁炎	阿是穴 曲池 肘髎 手三里 手五里
	类风湿关节炎	大椎 身柱 神道 至阳 筋缩 脾俞 肾俞 委中 足三里 太溪
神经精神系统疾病	头痛	①**阳明头痛：**印堂 上星 阳白 攒竹 鱼腰 丝竹空 合谷 内庭 ②**少阳头痛：**太阳 丝竹空 角孙 率谷 风池 外关 足临泣 ③**太阳头痛：**天柱 风池 后溪 申脉 昆仑 ④**厥阴头痛：**百会 通天 太冲 行间 太溪 涌泉 ⑤**偏正头痛：**印堂 太阳 头维 阳白 合谷 内庭 外关 足临泣 ⑥**全头痛：**百会 印堂 太阳 头维 阳白 合谷 风池 外关

（续表）

疾病归类	疾病名称	经疗取穴
神经精神系统疾病	紧张性头痛	风池 风府 太阳 率谷 上星 百会 阿是穴
	面神经麻痹	阳白 四白 颧髎 颊车 地仓 翳风 合谷
	面肌痉挛	翳风 攒竹 颧髎 合谷 太阳
	三叉神经痛	四白 下关 地仓 攒竹 合谷 内庭 太冲
	急性脑血管意外	①**神志清楚：**内关 极泉 尺泽 委中 三阴交 足三里 ②**神志不清：**水沟 素髎 百会 内关
	癫痫	水沟 长强 筋缩 鸠尾 丰隆 阳陵泉
	坐骨神经痛	环跳 阳陵泉 秩边 承扶 殷门 委中 承山 昆仑 风市 膝阳关 阳辅 悬钟 足临泣
	神经性皮炎	风池 大椎 曲池 委中 膈俞 皮损局部
	心脏神经症	印堂 内关 神门 三阴交
	失眠	神门 内关 百会 安眠
	癔病	神门 大陵 内关 期门 心俞 合谷 太冲
	精神分裂症	大椎 风府 陶道
五官科疾病	弱视	球后 睛明 丝竹空
	斜视	风池 合谷 太冲 太溪
	复视	睛明 四白 攒竹 太阳 合谷 中渚 太冲 足三里
	耳鸣	耳门 听宫 听会 翳风 中渚 侠溪
	耳聋	耳门 听宫 听会 翳风 中渚 侠溪
	过敏性鼻炎	风池 迎香 肺俞 太渊
	鼻窦炎	印堂 迎香 列缺 合谷 风池
	急性扁桃体炎和急性咽炎	少商 合谷
	慢性咽炎	天突 合谷 曲池
	颞下颌关节功能紊乱综合征	下关 颊车 听宫 合谷

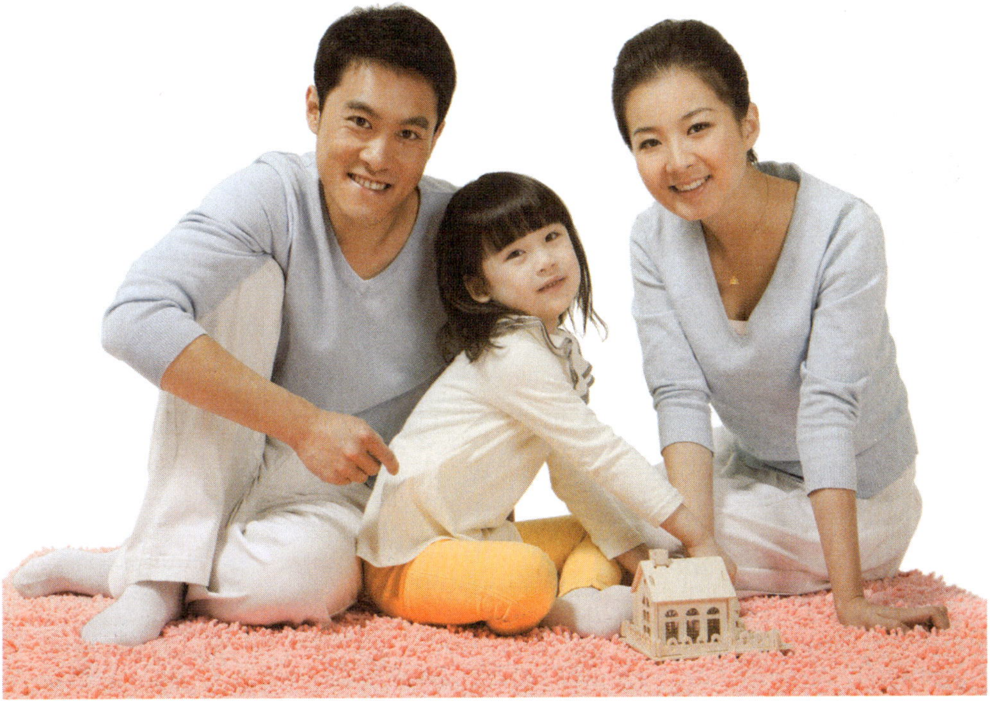

（续表）

疾病归类	疾病名称	经疗取穴
妇产科疾病	痛经	关元 三阴交 地机
	经前期紧张综合征	神门 百会 膻中 太冲 三阴交
	胎位不正	至阴 太溪 三阴交
	无痛分娩	内关 三阴交 足三里 阳陵泉 列缺 足临泣
	产后缺乳	膻中 乳根 少泽 足三里
	不孕	关元 大赫 三阴交 次髎 秩边
	更年期综合征	百会 关元 肾俞 太溪 三阴交
儿科疾病	假性近视	睛明 四白 太阳 瞳子髎 外关
	近视	睛明 承泣 四白 太阳 风池
	脑瘫	大椎 身柱 风府 四神聪 悬钟 阳陵泉

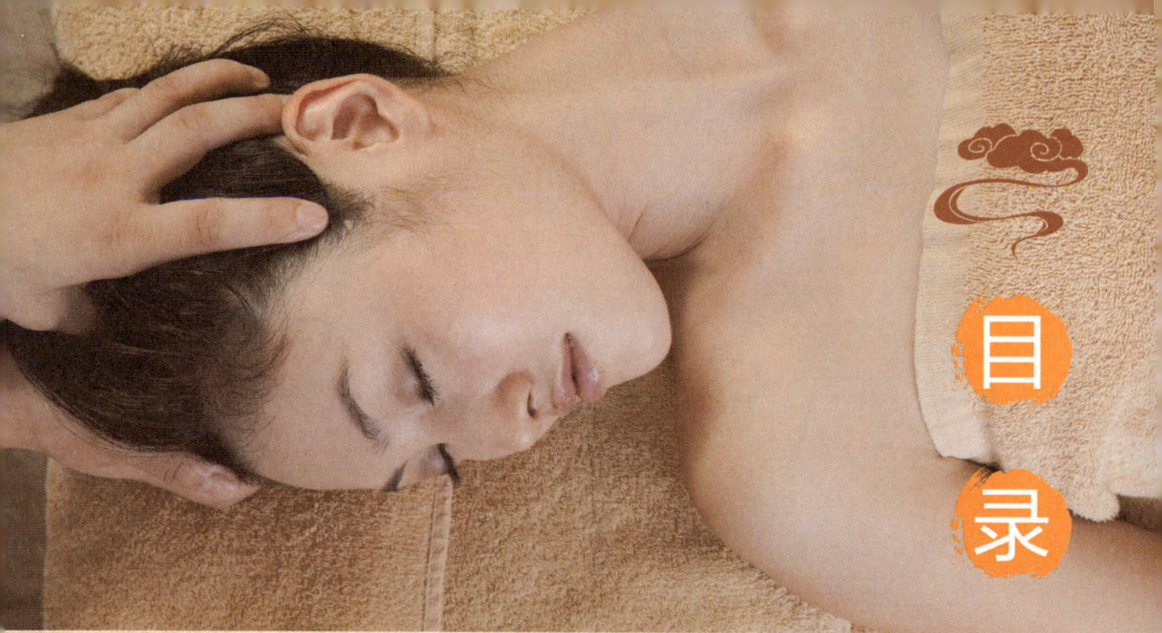

目录

第一章 走近经络和腧穴

第二章 调好经络，治病养生

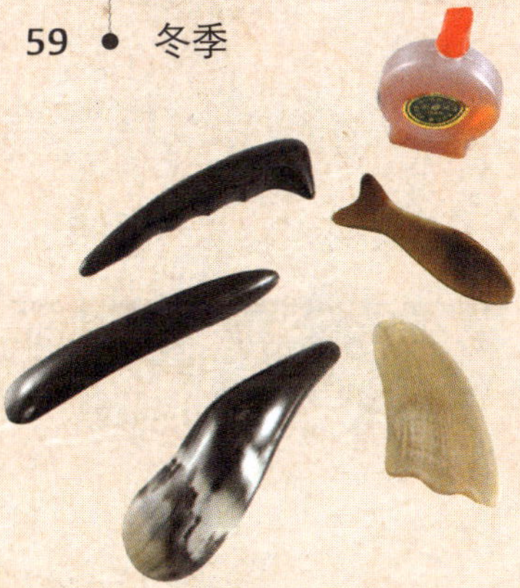

第三章 如何快速找准穴位

特别说明：

中医取穴所常用的“手指同身寸法”，一般情况下都必须用被按摩者自己的手指，这样在测量、取穴的过程中才符合比例，相对准确。本书为了追求更加精准的操作，故绝大部分取穴操作都由按摩者完成而非被按摩者自己操作；但因人体存在高矮胖瘦的个体差异，故按摩者的手指与被按摩者的体型在比例上并非完全吻合。如果遇到不统一的情况，请读者以“标准定位”栏目中文字所描述的距离为准。另外，由于针刺法具有一定的危险性，不适宜居家使用，故本书中未介绍穴位针刺法的相关知识。

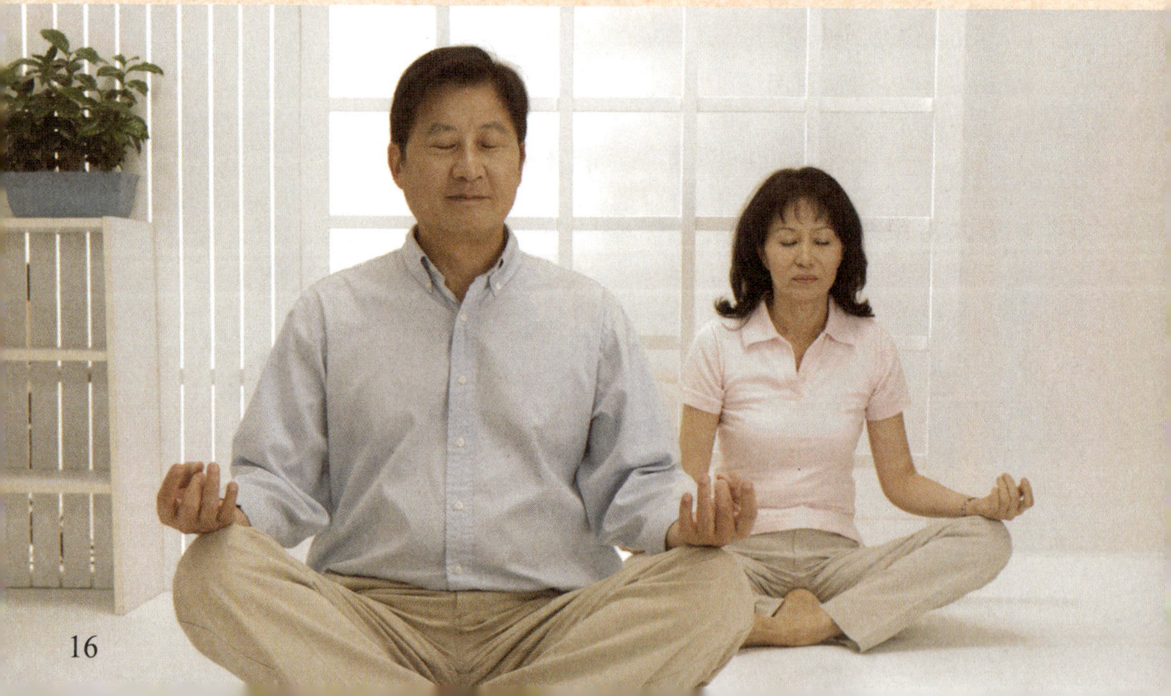

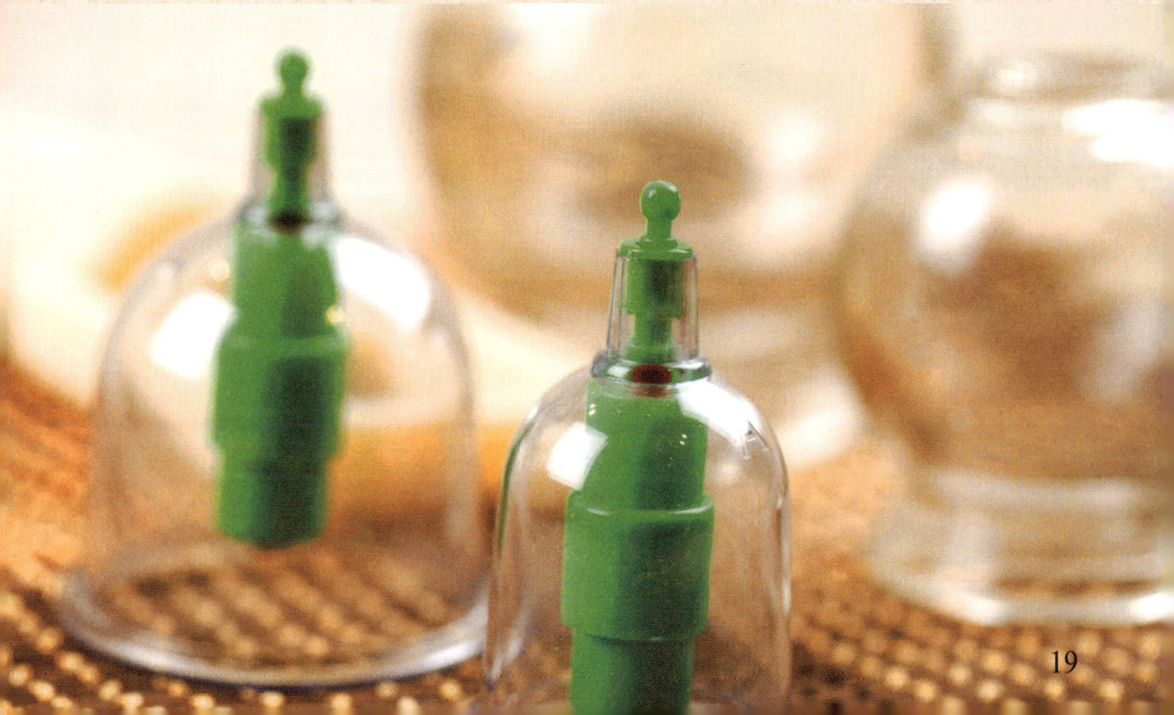

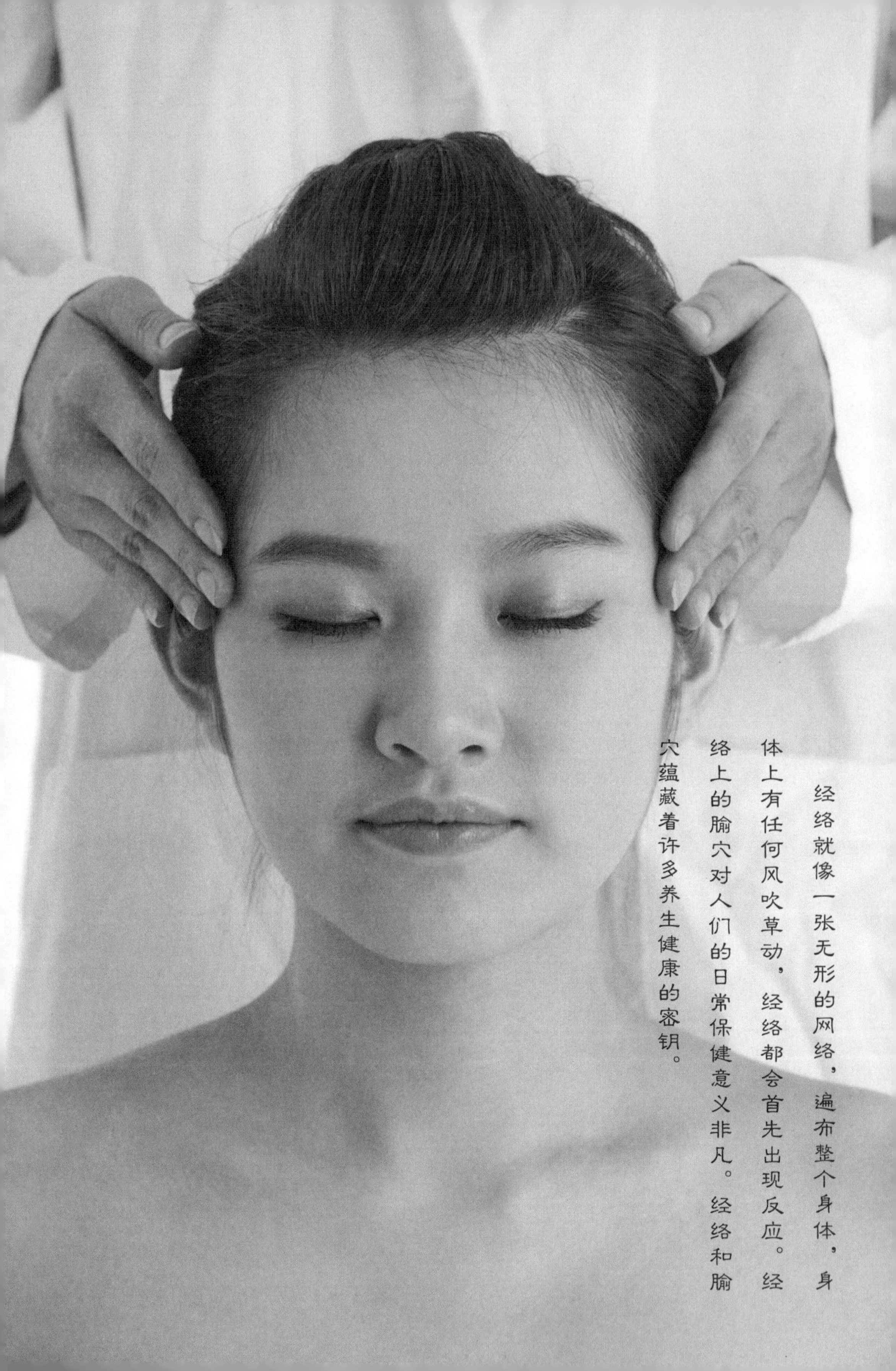

经络就像一张无形的网络，遍布整个身体，身体上有任何风吹草动，经络都会首先出现反应。经络上的腧穴对人们的日常保健意义非凡。经络和腧穴蕴藏着许多养生健康的密钥。

第一章 走近经络和腧穴

经络

——调节机体循环，养生疗疾

长久以来，人们习惯于将身体交给办公室的埋头苦干或是酒吧的灯红酒绿，将脸交给商场柜台上昂贵的化妆品，将肠胃交给酒桌上的大鱼大肉、觥筹交错，将被病痛困扰的身体托付于隐藏副作用的药物。殊不知，这是一种饮鸩止渴的做法，如此下去，再健硕的身体经过如此折腾也会在某一天拉响“红色警报”。那么，用什么方法才能调养我们的身体呢？

其实，在我们的体内驻扎着一个强大的自我调节系统，它就是隐藏在我们身体深处摸不着、看不到的经络。经络具有“行血气、营阴阳、决生死、处百病”的重大作用。经络将我们身体里的五脏六腑联系成一个有机整体，保证全身的气血充盈，抗御病邪和保护机体，成为保卫人类健康、对抗疾病的强有力武器。如果了解了人体经络的循行，掌握一些运用经络改善不适症状的原理和方法，就可以为自己、为家人有针对性地实施经络疗法，祛除各种不适症状，达到治病强身的养生目的。

经络很神奇，不论是在武侠小说中，还是在古代的医学界、现代的中医临床中，它都扮演着重要角色。那么，人们是如何发现经络并将之应用于养生和疗疾的呢？

经络的研究发展史

经络的发现

事实上，经络发现的关键在于“穴位”的发现。而“穴位”的发现却具有一定的偶然性。

远古（石器）时代，人们在石器作业的过程中发现飞起的碎小石片很容易伤人。人们在采集野果和猎取食物的过程中，也容易受到各种创伤。令人感到不可思议的是，这些意外创伤却使得身体某部位原来的疼痛减轻或消失了。例如，一个人伤着了合谷穴所在的部位，虽然手被划伤了，很痛，但是同时，他却发现原先牙痛的症状减轻了，甚至消失了。于是，下次牙痛时，他便会去捏掐或刺破合谷穴所在的地方。这样的经验被推广应用后，人们便发现了合谷穴。后来人们在追逐猎物时，因石头或树茬碰伤了小腿部而缓解了腹痛，于是便发现了足三里穴……

后来人们又发现，刺激某些“部位”或“点”时，有

经络的研究发展史一览表

时间	内容
远古时代（上古~约公元前21世纪初）	以砭治病，制作出各种砭针；发明灸法；发现经络穴位
夏商周时代（约公元前21世纪~公元前771）	针灸、热熨、按摩皆得到一定程度的发展。已采用金石工具治病，发明青铜针
春秋（公元前770~公元前476）	马王堆汉墓古医书记载十一条经脉，根据其足臂、阴阳的命名特点，称为“足臂十一脉灸经”和“阴阳十一脉灸经”，这些古医书中载有灸、砭的方法与部位，但无穴名
战国（公元前475~公元前220）	《黄帝内经》之《灵枢》《素问》载有系统的脏腑经络学说，十二经脉的循行、160个穴位名称、刺法等
秦汉（公元前221~公元220）	《难经》完善了奇经八脉理论，完善了十二原穴，开发了十五别络、八会穴理论，充实了取穴原则
	另有《黄帝明堂经》等著作
魏晋南北朝（公元220~公元581）	皇甫谧著《针灸甲乙经》，记载穴位349个，是现存最早的一部针灸学专著
隋唐五代（公元581~公元960）	贞观年间甄权等修“明堂人形图”，对腧穴名称、定位、缺漏多有纠正
宋金元（公元960~公元1368）	992年编成《太平圣惠方》，其99卷《针经》和100卷《明堂》被合称为《明堂灸经》，后人又称之为“明堂上经”和“明堂下经”，其中列有十二人形经穴图
	仁宗天圣年间王惟一撰《铜人腧穴针灸图经》，又铸铜人模型2具
	子午流注针法形成。金代何若愚撰成《流注指微针赋》，后经阎明广注解并扩展为《子午流注针经》
	1341年，滑伯仁编著《十四经发挥》
明清民国（公元1368~公元1948）	明英宗正统年间，重铸铜人，勒石重刻《针灸图经》
	1578年，李时珍《奇经八脉考》问世
	清代，1761年严西亭《得配本草》、1848年赵观澜《医学指归》、1888年姚澜《本草分经》都将经络学说与药物结合起来，是对“药物归经”学说的发展
	光绪年间，铸正统铜人，世称光绪铜人
现在（公元1949至今）	经络学说的现代研究

酸、麻、胀、痛等特殊的感觉，而且这些感觉沿一定路线传导和扩散。而有些疾病也会沿着一定路线出现温、热、寒、凉、抽搐、皮疹或红肿疼痛等奇怪的现象。久而久之，人们便知道利用锐利的小石片或荆棘来刺激身体的特定部位能明显缓解病痛。经过千年的积累，我们的祖先最终一个一个地发现了人体的“穴位”，并进一步发现穴位之间存在一定的联系，彼此沟通，由此形成了人体四通八达的网络系统——经络。

发现经络的途径是多方面的，各种认识又能够相互启发、相互佐证、相互补充，从而使人们对经络的认识逐步完善。通过上一页的表格，我们可以了解一下经络的发展历程。

传统经络学说

两千多年来，经络学说一直是中医学指导临床，分析生理、病理，诊断和治疗的主要依据。清代医家喻嘉言在《医门法律》中指出：“不明脏腑经络，开口动手便错”，着重指出了经络穴位在点穴疗法中的重要地位。

《灵枢·脉度》说：“经脉为里，支而横者为络。”“经”原意是纵，是直行主线的意思，它循行于人体深部，无所不通。“络”则是网络的意思，它纵横交错，网络全身，无处不到。

《灵枢·经别》在论述经络中指出：“夫十二经脉者，人之所以生，病之所以成，人之所以治，病之所以起，学之所始，工之所止也，粗之所易，上之所难也。”意思是说，经络并不是一种简单的体表路线。它能沟通内外，贯通上下，将人体各部分的组织器官联系成为一个有机的整体，并借以运行气血，濡养周身，使人体各部分的功能活动得以保持协调和相对的平衡。经络是一个“内属于脏腑，外络于肢节”的系统。

经络的现代医学研究

有学者发现，经脉循行路线与周围神经的分布大体一致。例如，手太阴肺经循行于上肢内侧前缘，实质是沿肌皮神经、前臂内侧皮神经的走向分布的。

经脉上的弯曲部位或从经脉分出较大络脉的部位，往往有相应的神经或其分支分布。而经络腧穴对内脏疾病的治疗作用以及许多经络现象和病理反应的发生，与自主神经系统的调节功能密切相关。

人们还通过人体解剖等研究发现，经络的功效分区情况与其所在神经节段的划分相符合。虽然现代医学认识到了经络与神经存在某种关联，但现代医学仅是笼统地认为经络系统是一个“神经—内分泌—免疫”三者相互协调的未知系统。

经络的组成系统

经络就像一个包容了经脉、络脉以及与此相关的各组成部分的大家族。

简单说，经络就是一个由经脉、络脉、十二经筋、十二皮部共同组成、相互联系、彼此相连的系统。其中经脉包括我们常说的十二正经（十二经脉）、奇经八脉以及附属于十二经脉的十二经别。络脉又称为十五络脉，有别络、浮络、孙络之分。

十二正经是经络系统的主干，“内属于府藏（腑脏），外络于支节”（《灵

经络的组成系统

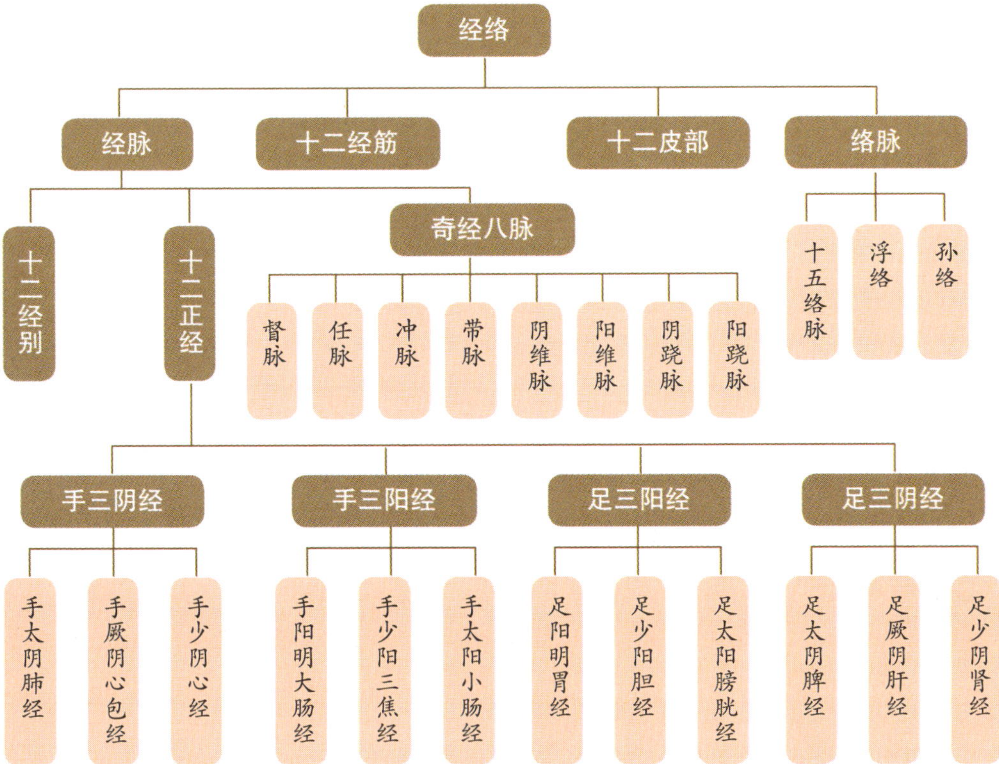

枢·海论》)，将人体联系成一个有机的整体。十二经别是十二正经在胸、腹及头部的内行支脉。奇经八脉是具有特殊分布和作用的经脉。十五络脉是十二经脉在四肢部及躯干前、后、侧三部的外行支脉。

此外，经络的外部筋肉也分为十二经筋；皮肤也按经络的分布分为十二皮部。

十二正经

十二正经之循行分布规律

十二正经应用较多，按阴阳分为相对应的四类：

◎**手三阴经**：手太阴肺经、手厥阴心包经、手少阴心经，分别由胸沿上肢内侧走向手。

◎**手三阳经**：手阳明大肠经、手少阳三焦经、手太阳小肠经，分别由手沿上肢外侧走向头。

◎**足三阳经**：足阳明胃经、足少阳胆经、足太阳膀胱经，分别由头部沿躯干、下肢外侧前、后面到足。

◎**足三阴经**：足太阴脾经、足厥阴肝经、足少阴肾经，分别由足沿下肢内侧到胸腹前面。

可见，手三阴经由胸到手，手三阳经由手到头，足三阳经由头到足，足三阴经由足到胸腹。如此，十二正经络属全身各部，构成一个循环无端的整体。

六阳经分布于头面、躯干和四肢的外侧，手三阳经在上肢外侧，足三阳经在下肢外侧，手足三阳经在四肢的排列是阳明在前、少阳在中、太阳在后。六阴经分布于胸腹和四肢内侧，手三阴经在上肢内侧，其排列是太阴在前、厥阴在中、少阴在后；足三阴经在下肢内侧，其排列是太阴在前、厥阴在中、少阴在后，但在内踝上8寸以下是厥阴在前、太阴在中、少阴在后。

为什么经络的体表循行是这样分布的呢？在古代，人们靠种地养活自己，耕地劳作的姿势是"面朝黄土背朝天"。太阳高高地挂在天上，劳作时，头、后背、腰是接受日晒最多的地方，颜色深，按阴阳划分日晒多的自然属阳；相反，脸、胸、腹部对着土地，日晒较少，肤色比较白，属阴。明白这个道理之后，就能理解人体经脉为什么这样分布了：但凡属阳的经脉，大多都分布在背部、外侧，皮肤较黑的地方；而属阴的经脉，常常分布在胸腹部、四肢内侧，皮肤较白的地方。但是也有例外的：足阳明胃经分布于属阴的胸腹部，足少阳胆经分布于身体的两侧胁肋部，分布也偏于胸腹部。

我们可以从侧面将躯干分成前、中、

十二正经之循行分布情况简图

十二正经		循行	属络的脏腑
手三阴经	手太阴肺经	上胸外侧（第三侧线上端）→上肢内侧前→拇指	属肺，络大肠
	手少阴心经	腋下→上肢内侧后→小指	属心，络小肠
	手厥阴心包经	乳旁→上肢内侧中→中指	属心包，络三焦
手三阳经	手阳明大肠经	食指→上肢内侧前→肩前→颈→下齿→鼻旁	属大肠，络肺
	手太阳小肠经	小指→上肢外侧后→肩胛→颈→耳前	属小肠，络心
	手少阳三焦经	无名指→上肢外侧中→肩上→颈→耳后→眉梢	属三焦，络心包
足三阳经	足阳明胃经	目下→面周→颈前→胸腹第二侧线→下肢外侧前→次趾末端	属胃，络脾
	足少阳胆经	外眦→头颞→项侧→胁腰侧→下肢外侧中→脚第四趾	属胆，络肝
	足太阳膀胱经	内眦→头顶第一侧线→项后→背腰第一、二侧线→骶→下肢外侧后→小趾	属膀胱，络肾
足三阴经	足太阴脾经	足大趾内→下肢内侧中、前→胸腹第三侧线→腹部	属脾，络胃
	足厥阴肝经	足大趾上→下肢内侧前、后→阴部、胁部	属肝，络胆
	足少阴肾经	足小趾下→足心→下肢内侧后→胸腹第一侧线→舌根	属肾，络膀胱

后三部分，这样分布其上的足三阳经脉的排序就与四肢外侧的三阳经相似，即阳明经在前、少阳经居中、太阳经在后。这样，足太阳膀胱经分布于腰背部也就理所当然了。

十二正经之命名原理

十二正经又称为十二经脉，指十二脏腑所属的经脉，是经络系统的主体，所以称之为“正经”。十二正经的名称由手足、阴阳、脏腑组成。首先用手、足把十二经脉分成手六经和足六经；再结合循行于手足、内外、前中后不同部位的阴阳属性，根据阴阳学说而给予不同名称；最后加上所隶属的脏腑名。

例如，手太阴肺经，从这条经脉的名称我们可以得到三个信息：第一，这条经脉在上肢；第二，经脉循行于上肢的阴面，具体来说是太阴的位置；第三，属肺脏。

十二正经与五脏六腑的关系

为了达到良好的经络保健养生效果，首先应该了解一下十二正经与五脏六腑的关系。

◎**手太阴肺经**：肺经主管人的营气和呼吸系统。此经的功能下降时会引起头晕、胸闷、口干、咳嗽、喘息、颈项疲劳、手臂酸痛、手心发热等症状。

◎**手少阴心经**：心经是与心脏有直接关系的经络，主管心脏、大脑及神志方面。这条经异常时，会出现面红发热、眼睛发黄、咽喉干、臂内侧痛、麻痹，有时手内侧发热、疼痛等症状。

◎**手厥阴心包经**：心包经无固定作用，是主管循环系统的经脉，有保护心脏的功能。这条经出现异常时，会出现面红、胸痛、腕前方麻痛等症状。

◎**手阳明大肠经**：大肠经主管消化系统、呼吸系统、神经系统及咽喉。这条经出现异常时，会出现眼睛发黄、牙痛、鼻塞、口干、咽喉痛，由颈到肩的部位疲劳酸痛，皮肤变干、精神不安等症状。

◎**手太阳小肠经**：小肠经掌管着小肠的活动，与消化系统关系密切。这条经有异常时，会出现眼睛发黄、听力减弱，还可出现手臂麻痛等。

◎**手少阳三焦经**：三焦经主管淋巴循环和内分泌系统，调节着整个内脏的平衡。如三焦经不畅通，津液的调节功能便无法进行，就会出现腹胀、水肿等症状。

◎**足阳明胃经**：胃经是管理消化系统的经络。这条经有异常时，会出现头痛、鼻塞、便秘、下痢、下肢酸痛。

◎**足少阳胆经**：胆经与肝、胆的功能有关。由颈入缺盆部，入胸过膈，络肝属胆，下行到足的外侧，止于第四足趾的趾根处。这条经有异常时，会出现脸色不好、皮肤没有光泽、肩膀疼痛、足外侧到第四趾麻痹等症状。

◎**足太阳膀胱经**：膀胱经是十二正经中最长的一条经脉，它与所有的脏器都有联系，五脏六腑的异常都可以在此经上反映出来。这条经有异常时，会引起头后部疼痛、自觉颈后方、后背、腰、大腿疲劳、冰冷，还会出现鼻塞、痔疮等。

◎**足太阴脾经**：脾经与胃经有表里关系，主要作用于人体的消化系统。这条经有异常时，会出现胸部下方沉重感、嗳气、腹泻、放屁、腰及下肢内侧冰冷等症状。

◎**足厥阴肝经**：肝是保持生命功能的重要

部分。这条经有异常时，皮肤会变得粗糙、有黑斑，还会出现腹痛、腰痛，男性的外生殖器会发生疼痛，女性也可发生下腹部痛、足痛，还会精神不安、易发怒。

◎**足少阴肾经**：肾经是一条关乎一个人一生幸福的经脉，肾是人体先天之本，主管着生殖系统，与人的精力有密切关系。这条经是衡量健康与否的晴雨表，此经异常时，会出现脸肿、头晕、食欲不振、全身无力、麻痹等全身精气缺乏的现象。

奇经八脉

武侠小说里的高人修炼武功的最高境界就是“打通任督二脉”。此外，书中还常常提到“大周天”“小周天”等字眼。“小周天”指道家修炼内功，气循任、督二脉一周。而这里的任督二脉就属于奇经八脉中的两条。其余六条分别是：冲脉、带脉、阴跷脉、阳跷脉、阴维脉、阳维脉。

奇经八脉不直接与五脏六腑相联系，也没有表里相配的关系，是“别道奇行”的经脉。“奇”有“异”的含义，说明奇经不同于十二正经，既不直属脏腑，又无表里配合关系。奇经八脉是具有特殊作用的经脉，对十二经脉起统率、联络和调节气血盛衰的作用。督脉行于后正中线，任脉行于前正中线。任、督二脉各有其所属穴位及所属病候，故与十二经脉相提并论，合称为“十四经”。冲脉、带脉、阳跷脉、阴跷脉、阳维脉、阴维脉的穴位均寄附于十二经脉之上。

奇经八脉之养生、保健意义

奇经八脉与周身的所有经络联络，因此，奇经八脉一旦疏通，全身的气血就会通畅，精力也会越来越充沛。

疏通奇经八脉的过程，其实就是强身健体、养生保健的过程，因此很多人开始探寻奇经八脉中的养生之道。

任督二脉作为奇经八脉中最重要的两条经脉，对调节全身的阴阳平衡有着举足轻重的作用。

例如，太极拳运动讲究“用意不用力”等，就是通过长期和缓有序的运动，使腹部丹田之气渐充，疏通经络气血，从而使“意动形随，内外合一”，使内脏和肌肉的活动达到高度的协调一致。

督脉由人体的后正中线上至头面，有“阳脉之海”之称。在头部有许多重要的穴位都属于督脉，如百会穴。

古有言：“千遍梳头发不白。”梳头是最简单的健身方法，梳头时可刺激多个督脉穴位，对大脑有积极的按摩保健作用，因此传统医学将梳头作为养生保健的一项重要措施。

奇经八脉与十二正经密切相关

奇经八脉与十二正经有着密切的关系。人体的经络系统就像是地表的江河湖海。十二正经犹如长江、黄河，是主要河流；而奇经八脉就像大江大河边上的湖泊沼泽，或者人工水库。当大江大河正值丰水期时，水流灌溢到周边的湖泊水库，把多余的水储存起来；而当大江大河枯水期时，湖泊水库又将储存的水资源贡献出来，灌溉我们的五脏六腑。

由此可见，奇经八脉的循行错综于十二经脉之间，而且与正经在人体多处相互交会，沟通了十二经脉之间的联系，将部位相近、功能相似的经脉联系起来，

奇经八脉之分布及功能简表

名称	分布情况	功能
任脉	人体前正中线	调节全身阴经经气
督脉	人体后正中线	调节全身阳经经气
带脉	环腰一周，状如束带	约束纵行躯干的多条经脉
冲脉	腹部第一侧线	滋养十二经气血
阴维脉	小腿内侧、上行于咽喉	调节六阴经经气
阳维脉	足跟部、上行于颈项	调节六阳经经气
阴跷脉	足跟内侧、上行目内眦	交通一身阴阳之气，调节肢体运动，掌管眼睑开合
阳跷脉	足跟外侧、上行目内眦	交通一身阴阳之气，调节肢体运动，掌管眼睑开合

因而奇经八脉有蕴涵十二正经气血和调节十二正经盛衰的作用，并起到统摄有关经脉气血、协调阴阳的作用。

十二经别

十二经别是从十二正经另行分出，分布于胸腹和头部，起沟通作用的支脉，又称“别行之正经”。十二经别一般多从四肢肘膝上下的正经分出，分布于胸腹腔和头部。

十二经别按阴阳表里关系组成六对，称为“六合”。十二经别沟通了表里两经，加强了经脉与脏腑的联系。

十二经别对某些腧穴的作用有一定影响。

例如：手厥阴心包经的大陵穴可以改善咽喉病。该经循行本不经咽喉，之所以能舒解咽喉病，是因为手厥阴心包经之经别“属三焦，上循喉咙”。这说明阴经之穴之所以能作用于头面、五官，改善和缓解疾病，是和经别的作用分不开的。

十五络脉

十二正经在四肢部各分出一络，再加躯干前的任脉络、躯干后的督脉络及躯干侧的脾之大络，共计十五条，称“十五络脉”。

四肢部的十二络脉，主要起沟通表里两经和补充经脉循行不足的作用；躯干部的三络，起渗灌气血的作用。

络脉和经别都是经脉的分支，均有加强表里两经联系的作用。

所不同的是，经别分布较深，无所属腧穴，也无所主病证；络脉分布较浅，各有一络穴，并有所主病证。

络脉按其形状、大小、深浅的不同又有不同的名称，“浮络”为浮行于浅表部位的络脉，“孙络”是络脉中最细小的分支。

十二经筋

“筋”，《说文解字》解作“肉之力也”，即指坚而有力的肌肉而言。十二经筋，是指十二正经之气所濡养的筋肉，随同经脉结聚散布于四肢、头身，其分布范围与十二正经大体一致。全身筋肉按经络分布部位同样分成手足三阴三阳，即十二经筋。

十二经筋同肌肉的关系是很密切的。《黄帝内经·素问》说：“宗筋主束骨而利机关也。”说明经筋的作用是联络筋肉，约束骨骼，有利于关节的屈伸，保持人体正常的运动功能，维持人体正常的体位姿势。

十二皮部

十二皮部是指与十二正经相应的皮肤部分，属十二正经及其络脉之气的散布部位。体表皮肤按手足三阴三阳划分，即形成十二皮部。这是十二正经功能活动反映于体表的部位，也是络脉之气散布之所在。

由于十二皮部位于人体最外层，所以是机体卫外的屏障。十二皮部具有抗御外邪、保卫机体和反映病候、协助诊断的作用。这样，皮→络→经→腑→脏，成为疾病传导的层次；脏腑、经络的病变也可反映到皮部。因此通过外部的诊察和施治可推断和治疗内部的疾病。临床上的皮肤针、刺络、敷贴等方法，就是十二皮部养生和治疗理论的应用。

◇ 多认识和了解穴位，并将其运用在生活中，随时随地养生疗疾

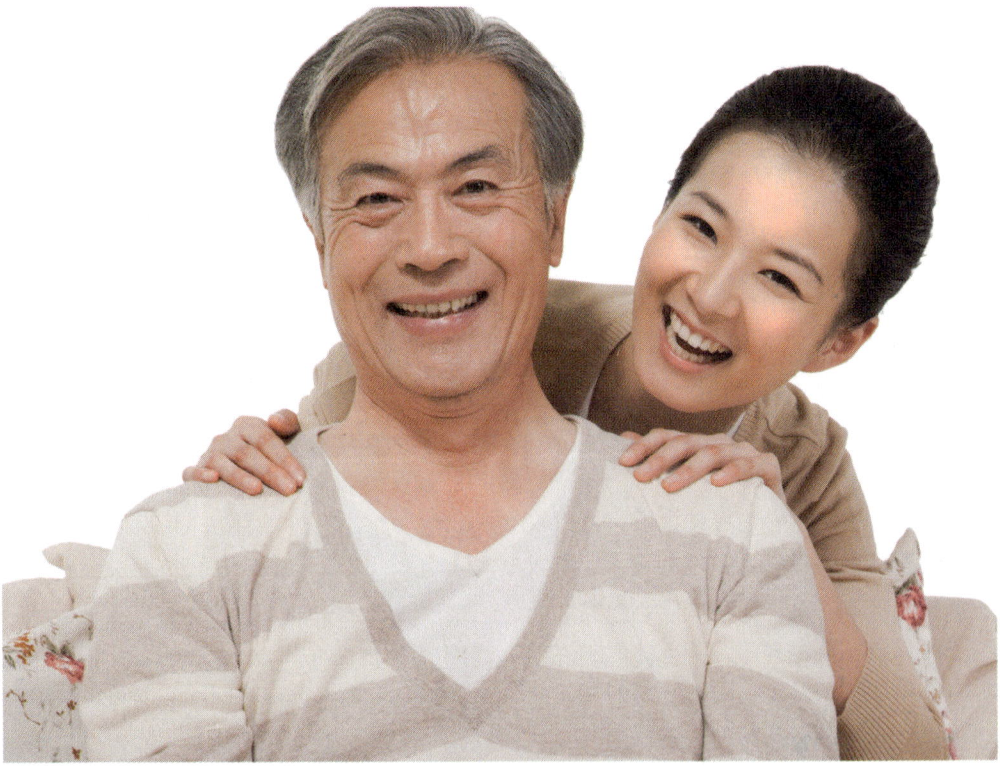

经络之运行规律

经络之表里关系

十二正经是气血流注的通路。手足三阴三阳经脉，通过经别和别络互相沟通，组合成六对“表里相合”关系。即手太阴肺经与手阳明大肠经互为表里；手厥阴心包经与手少阳三焦经互为表里；手少阴心经与手太阳小肠经互为表里；足太阴脾经与足阳明胃经互为表里；足厥阴肝经与足少阳胆经互为表里；足少阴肾经与足太阳膀胱经互为表里。

凡具有表里关系的经脉，均循行分布于四肢内、外两个侧面的相对位置，并在手或足末端相互交接。

十二正经的表里关系和脏腑的表里关系是一致的。六阳经配六腑为表，六阴经配六脏为里。如此组成六组经脉的表里关系，六阳经属腑络脏，六阴经属脏络腑。

经络之走向和交接规律

十二正经的走向和交接是有一定规律的。古代医学家将其编成了一首歌诀：

手之三阴脏内手，
手之三阳手外头。
足之三阳头外足，
足之三阴足内腹。
阴阳脏腑表里求，
交接分布阴阳处。
注肺大胃脾心小，
膀肾包焦胆肝流。

《灵枢·逆顺肥瘦》说：“手之三阴，从藏走手；手之三阳，从手走头。足之三阳，从头走足；足之三阴，从足走腹。”也就是说，手三阴经从胸腔走向手指末端，交手三阳经；手三阳经从手指末端走向头面部，交足三阳经；足三阳经从头面部走向足趾末端，交足三阴经；足三阴经从足趾走向腹腔、胸腔，交手三阴经。

此外，手三阳经止于头部，足三阳经起于头部，手三阳与足三阳在头面部交接，所以说“头为诸阳之会”。由此可见，十二正经的交接有以下规律：

同名的手、足阳经在头面部相接

◎手少阳三焦经和足少阳胆经交接于目外眦。

◎手太阳小肠经和足太阳膀胱经交接于目内眦。

◎手阳明大肠经和足阳明胃经交接于鼻旁。

手、足阴经在胸部交接

◎足厥阴肝经与手太阴肺经交接于肺中。

经络研究

——5种现代经络假说

◎**神经论**：认为循经感传是神经元之间兴奋传递的结果。

◎**体液论**：认为中医经络中的气血指人体中的各种体液，经络是体液运行的通道，体液运动刺激神经产生循经感传。

◎**能量论**：认为经络是某种物理能量与信息的传输渠道。

◎**自身调节论**：认为经络是以自身调节为主要的机制。

◎**细胞群论**：认为经络是由一群粗糙、不光滑的细胞填充的。

◎足少阴肾经与手厥阴心包经交接于胸中。

◎足太阴脾经与手少阴心经交接于心中。

相表里的阴经与阳经在手指端和足趾端交接

◎手厥阴心包经在无名指端与手少阳三焦经交接。

◎手少阴心经在小指端与手太阳小肠经交接。

◎手太阴肺经在食指端与手阳明大肠经交接。

◎足少阳胆经在足大趾外端与足厥阴肝经交接。

◎足太阳膀胱经在足小趾端与足少阴肾经交接。

◎足阳明胃经在足大趾内端与足太阴脾经交接。

经络之流注次序

十二正经的流注次序与时间有着密切的关系。可简要概括为下面的歌诀：

肺寅肠卯胃辰宫，脾巳心午小未中，
膀申酉肾心包戌，亥焦子胆丑肝通。

气血每二十四小时（十二个时辰）从肺经起依次流注，最后到达肝经，再从肝经到肺经，周而复始，如环无端，从而使人体气血的运行得以循环灌注。

每当经穴开启时，气血就如潮涨一样，这时正气正旺，如果外邪较重，邪正斗争激烈，症状就会明显地反映出来。这时应泻其有余之邪，邪去则正安。经穴闭合时，如潮落一样，气血渐衰，虽有外邪，症状却不明显，临床应补益正气，扶

一日中经络流注次序表

时辰	对应时间	气血流注脏腑	气血流注经络	对应的疾病
子时	23:00 ~ 1:00	胆	足少阳胆经	颈痛、偏头痛、口苦、胆结石等
丑时	1:00 ~ 3:00	肝	足厥阴肝经	胸闷、痛经等
寅时	3:00 ~ 5:00	肺	手太阴肺经	咳嗽、咽喉肿痛等
卯时	5:00 ~ 7:00	大肠	手阳明大肠经	便秘、腹泻、肠鸣等
辰时	7:00 ~ 9:00	胃	足阳明胃经	胃痛、呕吐、消谷善饥等
巳时	9:00 ~ 11:00	脾	足太阴脾经	黄疸、厥冷等
午时	11:00 ~ 13:00	心	手少阴心经	心痛、手心发热等
未时	13:00 ~ 15:00	小肠	手太阳小肠经	小腹痛、耳聋、腰背痛等
申时	15:00 ~ 17:00	膀胱	足太阳膀胱经	小便不利、遗尿、迎风流泪等
酉时	17:00 ~ 19:00	肾	足少阴肾经	腰痛、足心热、水肿等
戌时	19:00 ~ 21:00	心包	手厥阴心包经	心悸、心烦、癫狂等
亥时	21:00 ~ 23:00	三焦	手少阳三焦经	小便不利、耳聋、耳鸣等

正以祛邪。

在决定补泻前，还应首先对疾病进行脏腑定位，然后再根据气血流注规律，依“急则治其标，缓则治其本”的原则，在特定时辰刺激特定穴位以配合整体治疗，才有利于疾病的缓解。

从传统医学的角度来看，人的脏腑气血运行和流注有着很强的规律性，根据气血流注规律来调理和改善疾病会收到事半功倍的效果。12时辰与气血流注的脏腑、经络的对应关系以及其所对应的疾病如上页“一日中经络流注次序表”所示。

经络的三大作用

经络系统密切联系周身的组织和脏器，在生理、病理活动和治疗疾病方面都发挥着重要的作用。

联系脏腑，沟通里表

人体的五脏六腑、四肢百骸、五官九窍、皮肉筋骨等组织器官，之所以能保持相对的协调与统一，完成正常的生理活动，是依靠经络系统的联系沟通而实现的。

经络中的经脉、经别、奇经八脉等，纵横交错，入里出表，通上达下，联系人体各脏腑组织；经筋、皮部联系肢体筋肉皮肤；浮络和孙络联系人体各细微部分。这样，经络将人体联系成了一个有机的整体。

体表感受到的病邪和各种刺激，可传导至脏腑；脏腑的生理功能失常，也可反映于体表，这些都是经络联系沟通作用的具体表现。

畅通气血，滋养全身

气血是人体生命活动的物质基础，全身各组织器官只有得到气血的滋养和濡润才能完成正常的生理功能。

经络是人体气血运行的通道，能将营养物质输送到全身各组织脏器中，使脏腑组织得到营养，筋骨得以濡润，关节得以通利。

抵御外邪，保护机体

营气行于脉中，卫气行于脉外。经络“行气血”而使营卫之气密布周身，在内和调于五脏，输布于六腑；在外抗御病邪，防止邪气内侵。

外邪侵犯人体由表及里，先从皮毛开始。卫气充实于络脉，络脉散布于全身而密布于皮部，当外邪侵犯机体时，卫气首当其冲发挥其抵御外邪、保护机体的屏障作用。

营气与脑、髓、骨、脉、胆、子宫等人体器官有着非常密切的联系，能够沟通十二经脉之间的联系，将一些部位相近、功能相似的经脉连接起来，从而起到统摄经脉气血、协调阴阳的作用。同时，营气还对十二经脉气血起到渗灌和蓄积的作用。

经络与阴阳五行

经络是人体疾病的报警器，不管有什么病都会在经络上反映出来；同时，经络更是阴阳五行的缩影，是阴阳五行在人体上的集中反映。

经络分阴阳

中医很讲究阴阳，讲经络也离不开阴

阳。中医将经络中内属于脏，跟脏直接相连、关系最紧密的经称为阴经，它与脏对应的腑又有着紧密联系。中医又将内属于腑的，跟腑直接相连、关系最紧密的经称为阳经，同样它与腑相对应的脏也有紧密联系。阳经在四肢及躯干的阳面，阴经在四肢及躯干的阴面。

经络的命名也体现了阴阳的思想。中医学认为，脏为阴，腑为阳；内属阴，外属阳。故属脏并在肢体内侧的经脉统称之为“阴经”，属腑并在肢体外侧的经脉统称之为“阳经”。

由于阴阳本身存在着盛衰消长的变化，阳气初起称“少阳”，阳气较盛称“太阳”，两阳相合，阳气极盛称“阳明”；阴气初起称“少阴”，阴气较盛称“太阴”，两阴相交，阳气消尽称“厥阴”。

奇经八脉中，任脉统任一身之阴，与诸阴经相连，故称“阴脉之海”；督脉总督一身之阳，与诸阳经相连，故称“阳脉之海”；维系诸阴经的称“阴维脉”；维系诸阳经的称“阳维脉”；主持阴经经脉活动的称“阴跷脉”，主持阳经经脉活动的称“阳跷脉”。在络脉体系中，深入体内为脏腑组织传输营养物质的称“阴络”，浅出体表为皮毛肌肤输布气血津液的称“阳络”。

中医的“阳”代表那些向上的、明亮的、亢进的、强壮的东西；“阴”则代表向下的、黑暗的、衰退的、虚弱的东西。阴与阳是互相依赖和转化的。

人们总是向往着阳的方面，比如希望

十二正经之阴阳分类表

经络的阴阳属性	相关联脏腑	经络部位	对应的疾病
阴经	内联五脏	手三阴（上肢内侧）	手太阴肺经
			手厥阴心包经
			手少阴心经
		足三阴（下肢内侧）	足太阴脾经
			足厥阴肝经
			足少阴肾经
阳经	内联六腑	手三阳（上肢外侧）	手阳明大肠经
			手少阳三焦经
			手太阳小肠经
		足三阳（下肢外侧）	足阳明胃经
			足少阳胆经
			足太阳膀胱经

自己精力充沛、思维活跃、身体强壮。但如果懂得阴阳的关系，你就知道必须养足自己的阴，才能得到所向往的阳。

要想做到这一点，我们平时就要养成正确的养生方法，比如子午觉（指子时大睡，午时小憩的睡眠方法）等，这样就可以让身体的阴阳保持平衡。此外，在日常生活中，我们的保健一般以敲阳经为主。

经络蕴藏五行

五行学说是以木、火、土、金、水五种物质的特性来归类自然界的各种事物和现象的。根据前人的经验，中医学家认为五行之间有着相生相克的关系。五行相生指的是：木生火，火生土，土生金，金生水，水生木。五行相克指的是：木克土，土克水，水克火，火克金，金克木。

经络里也蕴藏着五行。十二正经分别对应五脏六腑，而五脏六腑也对应于不同的五行。肝经、心经、脾经、肺经、肾经分别对应五行的木、火、土、金、水，例如，手太阴肺经属肺，肺为脏，属阴且五行属金，故手太阴肺经属阴，并且为太阴，五行属金。

按经脉与脏腑相应的关系，每一条经脉必分属一个脏或一个腑，经脉的五行分类也就与脏腑的五行分类相一致。手太阴肺经和手阳明大肠经属“金”，足厥阴肝经和足少阳胆经属“木”，足少阴肾经和足太阳膀胱经属“水”，手少阴心经和手太阳小肠经属“火”，手厥阴心包经和手少阳三焦经属“相火”，足太阴脾经和足阳明胃经属“土”。

十二正经异常不但会出现其循行所过疾病，还会出现五行相生相克经脉的他经病变。比如，肝经火旺的人平时比较容易生气，若是女性的话，就容易得乳腺增生，因为肝经循行经过乳房；又因为木克土的关系，脾属土，肝经有异常的话，脾经同时也会受到影响，使消化系统方面出现问题，如腹泻、腹胀或胃痛等。因此，有这样症状的人平时应注意多敲肝经。

中医就是这样神奇。运用古老的中医理论了解自己身体的同时，更应该知道一些中医经络养生法，并试着用它们来调理我们的身体，这未尝不是人生中有趣之事。

十二正经之五行属性表

五行	阴经（所属脏腑）	阳经（所属脏腑）
木	足厥阴肝经（肝）	足少阳胆经（胆）
火	手少阴心经（心）	手太阳小肠经（小肠）
相火	手厥阴心包经（心包）	手少阳三焦经（三焦）
土	足太阴脾经（脾）	足阳明胃经（胃）
金	手太阴肺经（肺）	手阳明大肠经（大肠）
水	足少阴肾经（肾）	足太阳膀胱经（膀胱）

经络与五脏六腑

人体就是一个“小朝廷”

首先，在朝廷中要有君主。人们认识到心的重要性，从而把心形象地比作君主之官，统领全身，各个脏腑的整体活动必须在心脏的统帅下才能实现。另外，心还主管全身血液循环和精神思维活动。小肠、血脉、头面、口舌等的活动表现与心的关系密切，于是也归入心系统中。

其二，国王身边要有宰相。于是任命肝为谋略之官，主管人体的精神情志活动，人体社会是否协调由它全权负责。宰相府的直接成员有胆、筋、爪甲、眼等。

其三，民以食为天。脾与胃在位置上相近，于是就任命脾为仓廪之官，主管人体的消化吸收和分配活动，是人体的后勤部长。后勤部的直接成员有胃、四肢、肌肉、唇、口等。

其四，国家要有军队保卫。肺像一个盖子护卫着人体的脏腑，呼吸又是人须臾不可少的，于是任命肺为相傅之官，主管人体气的活动，包括呼吸活动和免疫功能等，是人体的军队。这支军队的直接成员有大肠、皮肤、毫毛、鼻子、喉咙等。

其五，水是人体不可或缺的，少则干渴难耐，多则水肿为患。肾与膀胱相连，于是任命肾为决渎之官，主管人体的水液代谢，其成员有膀胱、骨头、髓、脑、耳朵、头发。另外，人的排尿器官与生殖器官密切相连，肾还负责前后二阴，主管生育等。

掌握了体内各脏腑系统的分工，再有的放矢地采取有效的养生方法，“延年益寿”的美好愿望将不会是“空谈”。

经络与五脏六腑相配相应

人体的健康受季节变化、地理环境以及时间运转的影响，每日的十二时辰与人体的十二条经脉息息相关，而经脉又与人体的五脏六腑相配。所以将人体最重要的物质交由它们收藏保管，如肝藏血，肾藏精，而且肾藏的“精”最重要，它包含遗传基因、生长激素、生殖激素等。

与五脏对应密切的是六腑，即胆、胃、小肠、大肠、膀胱、三焦。腑的特点是形态上均为有入口和出口的空腔，因此它们在生理上以顺畅通利为主。三焦是根据五脏六腑在功能上的不同而分为上、中、下焦。其中上焦包含心肺、头面部，宣发卫气，布散水分、精液，充养固身；中焦含肝、胆、脾、胃，为气机开降之枢、气血升化之源；下焦含肾、大肠、膀胱，排泄糟粕和尿液。

但是，心依靠什么统领其他四脏呢？其他四脏又依靠什么统领其他系统呢？五个系统之间又是怎样进行物质交换和信息传递的呢？这就离不开经络了。经络运行气血物质，沟通内外上下，联系脏腑器官，传导信息命令，调节脏腑器官功能活动等，从而形成了一个有机的整体。

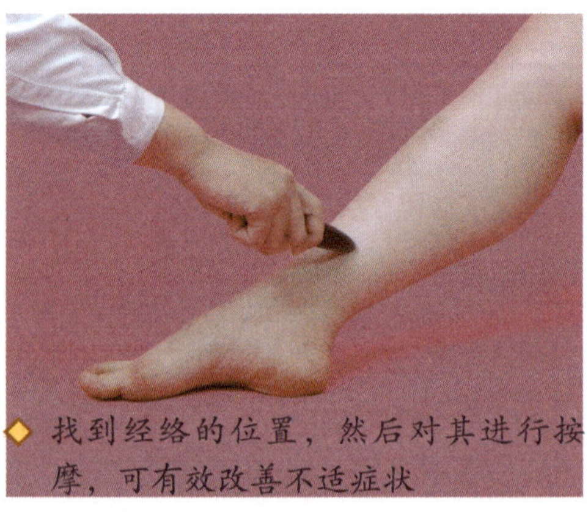

找到经络的位置，然后对其进行按摩，可有效改善不适症状

腧穴

——协调脏腑功能，增强抵抗力

认识腧穴

腧穴，俗称“穴位”，也称“输穴”。腧有“输注”“转输”“转运”的意思。穴有“聚集”“会集”“汇聚”“空隙”的含义。腧穴就如同泉溪江河流经的孔隙洞穴在地表的反馈。就人体来说，腧穴就是经气在经脉中行走时经过的空隙洞穴在体表的反应点。也就是说，腧穴是经络气血会合、输注、渗灌的部位，是体表与脏腑器官及有关部位相联系的特殊区域。

腧穴均分别归属于各经脉，经脉又隶属于一定的脏腑，故腧穴—经脉—脏腑间形成了不可分割的联系。

腧穴主要分布在经脉上，从属于经，通过经脉向内连属脏腑，人体生命运动最精华之气——“神气”在腧穴这一部位游行出入，既向外出，又向内入。

因此腧穴就具备了抵御疾病（出）、反应病痛（出）、传入疾病（入）、感受刺激（入）、传入信息（入）等功能。

当病邪侵袭人体时，人体的正气可以通过经脉、腧穴向外奋起以护卫体表；当人体内部发生病变时，内在的病理状态又可通过经脉腧穴反映于体表，因此腧穴部位的变化可以作为诊断疾病的依据。当人体正气内虚、肌腠空疏时，邪气也会通过体表腧穴由表入里，而在腧穴部位施以针刺、艾灸、推拿等刺激时，腧穴又能将各种刺激传入体内，从而激发人体的正气以抗御疾病，平衡阴阳，达到治疗目的。这是腧穴之所以能够治疗疾病的基础。

由此可见，腧穴具有把人体脏腑经络的气血输注到体表特定部位的作用，是内在疾病反映到体表部位的反应点，也是点穴、推拿等疗法的刺激部位。

腧穴受到一定的刺激，则可以依据其双向性的调整作用，调节脏腑经络的功能，以达到调整脏腑阴阳的平衡，增强机体抵抗力，从而最终达到缓解疾病的目的。

腧穴的类别

腧穴的一般分类

人体的腧穴很多，通常情况下，我们把腧穴分成三类：

十四经穴、经外奇穴和阿是穴。

十四经穴

十四经穴简称“经穴”，是分布在十二正经和任督二脉上的腧穴，共有362个穴位，是腧穴中最主要的部分。

《内经》多处提到“三百六十五穴”之数，但实际其载有穴名者约有160穴；明代《针灸大成》载有359穴，至清代《针灸逢源》，经穴总数才达361个。

2006年发布的中华人民共和国国家标准——GB/T 12346-2006《腧穴名称与定位》，将印堂穴由经外奇穴归至督脉，使得经穴总数变成362个。

十四条经脉上的穴位有单穴和双穴之分。经穴有固定的经脉、名称和位置。同一条经脉上的穴位，均有治疗本经疾病的作用。其中十二正经腧穴均为左右对称的一名双穴；而任脉和督脉上的腧穴分布于前后正中线上，一名一穴，为单穴。

经外奇穴

经外奇穴是指这些穴位对某些疾病确有疗效，也有固定的名称和位置，因未归纳到十四经脉系统的穴位里面，故称为十四经脉以外有奇效的穴位，简称“经外奇穴”。这些穴位的治疗范围比较单一、特殊，如头面部的太阳穴，小腿上治疗急性单纯性阑尾炎的阑尾穴等。

有的奇穴并不是单单指一个穴位，而是多个穴位的组合，如十宣、八邪、八风、华佗夹脊等。

阿是穴

阿是穴亦称“压痛穴”。通常是指该处既不是经穴，又不是奇穴，只是按压痛点取穴。

这些穴位既没有固定名称，也没有固定位置，而是随压痛点或其他反应点而定的穴位作为腧穴，称之为“阿是穴”。阿是穴多在病变附近，也可在与其距离较远处。

因其没有固定的部位，故《扁鹊神应针灸玉龙经》称其为“不定穴”。

“阿是穴”这一名称源于唐代孙思邈所著的《千金要方》一书，“人有病痛，即令捏其上，若果当其处，不问孔穴，

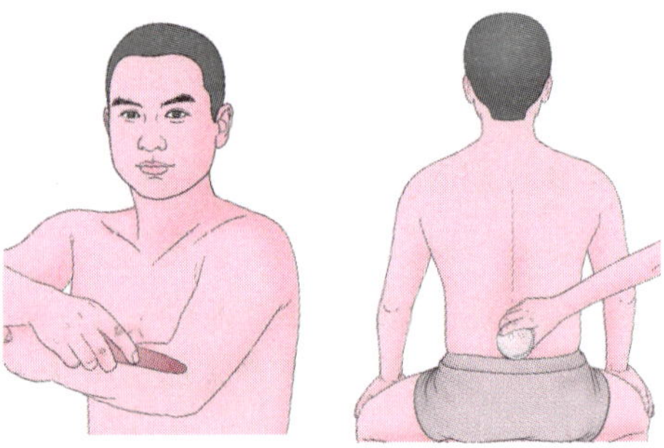

◇ 阿是穴的位置并不固定，随压痛点或其他反应点而定

—— 经穴、经外奇穴与阿是穴 ——

腧穴的分类	名称	部位	归经	作用
经穴	有	固定	十四经	改善本经本脏病证
经外奇穴	有	固定	无	多数对某些病证有特殊作用
阿是穴	无	不定	无	主要用于缓解筋肉病证，同时对某些脏腑病证也有较好的缓解作用

即得便快或痛处，即云‘阿是’，灸刺皆验。”所谓“快或痛”即为敏感反应的意思，因此阿是穴也就是现代所说的压痛点。

当按压某一局部时病人反应敏感，出现疼痛、酸胀，发出“啊”的声音。“啊”处即作为施术的穴位，故称阿是穴。

特定腧穴的分类

在十四经脉腧穴中，有许多特殊作用的腧穴。根据它们的分布和作用不同，区分为五输穴、原穴、络穴、郄穴、腧穴、募穴、八会穴、八脉交会穴和下合穴等。

五输穴

十二正经在肘、膝以下各有五种特殊的腧穴，从四肢末端向肘、膝关节分别为井穴、荥穴、输穴、经穴、合穴，这五种穴位统称为“五输穴”。

◎**井穴**：井，寓意地下泉水初出，微小而浅。井穴是经气始出之处，均位于指（趾）端，用以形容四肢各经的末端穴。井穴是常用的急救要穴，对神志病和心下闷满有很好的改善作用，多用于昏迷、厥证。

◎**荥穴**：荥，指小水成流，用以形容位于井穴之后的第2穴。荥穴是经气稍盛之处，如水之微流。主要用于清泄各经热证，阳经主外热，阴经主内热。

◎**输穴**：输，意指水流渐大可输送、灌注，用以形容位于荥穴之后的第3穴。输穴是经气渐盛，如水流注入之处。阳经输穴可改善各经痛证及循经远道（经脉循行所经过的离腧穴较远的部位）病证；阴经输穴即各经原穴，可以缓解各种疼痛，并反映所属脏器病证。

◎**经穴**：经，寓指水流行经较直、较长，用以形容位于输穴之后的第4穴。经穴是经气更盛之处，如水流通行，主要用于循经远道病证的配穴，用于寒热、喘咳等。

◎**合穴**：合，寓指水流汇合入深，用以形容位于经穴之后肘膝关节附近的第5穴。合穴是经气充盛之处，如水流汇入。阴经合穴用于肠胃等六腑病证，足阳经合穴主要用于腑病，手阳经合穴多用于外经病证。

经脉就像大江大河流淌在我们的身体之中，灌溉着身体的五脏六腑、形体官窍。五输穴更形象地指出了这些大江大河在哪里发源，在哪里汇聚，即“所出为井，所溜为荥，所注为输，所行为经，所入为合”。经脉的发源地在井泉，“气由此而出，如井泉之发，其气正深也”；脉气顺势向下急流，“经脉急流曰溜”，称之为荥，“脉气出于井而溜于荥，其气尚微也”；数条小溪流慢慢地汇聚、灌注，脉气越来越大，所注为输，所行为经；最后汇聚成大江大河，深入体内（五输穴内容详见附录二）。

原穴

原穴是脏腑原气经过和留止的部位。十二正经在腕、踝关节附近各有一个原穴，故名“十二原穴”。在六阳经上，原穴单独存在，排列在输穴之后；六阴经则以输代原，故六阴经输穴、原穴为同一穴位。原穴在临床上主要用于脏腑疾病的诊断和治疗，具体应用时常用的配伍方法有脏、腑原穴相配，原、络相配，原、俞相配，原、合相配等（原穴详见附录二）。

络穴

络脉在由经脉分出的部位上各有一个腧穴，称为络穴。络穴由正经分出，遍布周身，联络表里两经，使阴经与阳经之间表里相通。络穴皆位于四肢的肘和膝关节以下，加之位于腹部之任脉络穴鸠尾，位于尾骶部之督脉络穴长强，位于胸胁部之脾之大络大包，共十五穴，称之为“十五络穴”。

由于十二正经的络脉分别走向与之相表里的经脉，故络穴又可改善表里两经的病证。如足太阴络“入络肠胃”，手少阴络“入于心中”。这种联系不仅表明该络脉与内脏在生理功能上的联系，而且还表明了该络穴的功效所及（详见附录二）。

郄穴

郄，是间隙的意思，指经气在深部集聚的部位。在四肢部，十二经脉各有一郄穴，奇经八脉中的阴维脉、阳维脉、阴跷脉、阳跷脉也各有一郄穴，合称“十六郄穴”。郄穴是缓解本经循行部位及其所属脏腑急性病痛的腧穴之一（详见附录二）。

腧、募穴

腧、募穴是五脏六腑之气聚集输注于胸背部的特定穴。脏腑之气输注于背部相应的腧穴，称为背腧穴，背腧穴都位于背部脊柱两侧，多与脏腑相近。脏腑之气输注于胸腹部的腧穴称为募穴，其位置多与其相关脏腑所在部位相近。

腧、募穴局部出现的各种异常反应，如敏感、压痛、结节、凹陷、出血点、丘疹及温度、电阻变化等，常被用来诊察相应的脏腑病证（详见附录二）。

交会穴

两条或两条以上经脉交会通过的穴位称为交会穴。交会穴大多数分布在头面、躯干，可缓解本经及其相联系经脉上的病证。

八会穴

八会穴是指脏会穴、腑会穴、气会穴、血会穴、筋会穴、脉会穴、骨会穴、髓会穴。八会穴与其所属的八种脏器组织的生理功能关系十分密切。临床应用一般各以其会取治，这八个穴既可以缓解奇经上的病证，又可以改善正经上的疾病，均分布于四肢肘膝关节以下（详见附录二）。

下合穴

下合穴是六腑之气下合于足三阳经的六个腧穴，是缓解六腑病证的主要穴位。如足三里可以缓解胃脘痛，下巨虚改善泄泻，上巨虚治疗肠痈、痢疾，阳陵泉治胆痛，委阳、委中缓解三焦气化失常而引起的癃闭、遗尿等（详见附录二）。

八脉交会穴

八脉交会穴是奇经八脉与十二正经经气相通的八个特定穴。即公孙、内关、后溪、申脉、足临泣、外关、列缺、照海（详见附录二）。

腧穴的命名方式

说到腧穴的命名，犹如芸芸众生的名字一样，家长在给自己孩子取名时都会精挑细选，赋予深刻的寓意。人体上的穴名也是一样的，多是源于天文、地理、人体、建筑、功能、形象、脏腑、经脉、气血、精神、阴阳、八卦、音律、度量、传说、历史等。掌握腧穴名称的含义，对理解腧穴的定位、功能、作用以及腧穴与中医理论的联系等方面都有较大的帮助。

依据所在部位命名

若腧穴名称中含有谷、池、溪、渊、泉等字样，则该穴多位于四肢躯干的凹陷处，如阳谷、合谷、阳池、太溪、阳溪、太渊、渊腋、极泉等穴，均可从其穴名中推测出该穴处于身体的凹陷之处。若腧穴名称中含有“冲”“迎”等字样，其位置多在人体的动脉搏动处，故针刺时应注意避开动脉，以免误伤，如大迎、人迎等穴。

依据治疗作用命名

如耳前之听会、听宫穴，针刺可使听觉会聚，有聪耳之功；胆经之光明穴、膀胱经之睛明穴、膀胱经之承光、胃经之四白穴，针之有提高视力、明目之效，可使双目重见光明；大肠经之迎香穴，针之可恢复嗅觉，用于鼻塞不闻香臭。

利用天体名称命名

如紫宫、天枢、华盖、璇玑等穴，在古天文学中，这些星体在天空隶属于紫微垣，被称为中宫，或中元北极紫微宫。其星之命名，为帝王之首，众官之制。所以，将此星名配之于人体心胸，以明心为君主之官。

利用地貌特征命名

如承山、商丘、太溪、合谷、曲池等穴，以地貌之名表示穴位概念。肌肉之间大的凹陷称为“谷”，如合谷穴等；肌肉之间小的凹陷称为“溪”，如侠溪穴等。

根据建筑物命名

如中庭、步廊、巨阙、中府、库房、云门等，这些穴位的命名，大的涉及行政区划，小的涉及楼堂府舍。因为宫体的建筑布局已基本具备，故中间的大殿为紫宫，宫前之殿堂为玉堂，堂前之宫城为膻中，膻前的庭院为中庭，庭院之侧道为步廊，庭院之前门为巨阙，宫后之旁殿为俞府、中府，并有两侧之库房，间再户舍以布，其旁则开一小门——云门。其中水道系统，有井（肩井）、池（天池）、溪（天溪）、泉（极泉）以供水，上管（上脘）、中管（中脘）、下管（下脘）、水分、水道以排水。其中交通系统，有陶道、神道。生活中有亭台楼阁，人体中也有楼堂府舍，真是妙不可言。

参考动植物命名

如伏兔穴，位于大腿，其形状像一个伏卧的兔子，故名伏兔。又如鱼际穴，位于手掌，其形状像一条鱼，所以称为鱼际。诸如此类的穴位名还有很多，都是取其形象的。

运用中医理论命名

气海、血海、神堂等穴以其生理功能来命名，阳陵泉（外）、阴陵泉（内）等以穴阴阳命名。

腧穴的6大保健作用

腧穴分布在一定的经络循行路线上，它的作用和经络是密切相关的。具体来说，腧穴有以下6种养生保健的作用。

激发正气，强身健体

腧穴不仅是气血输注的部位，也是邪气入侵的处所。

当人体正气亏虚、肌腠空疏时，邪气就会通过体表腧穴由表入里。

腧穴输注气血向内传入的特性，又是腧穴之所以能够改善疾病的基础。在腧穴部位施以针刺、温灸等时，各种刺激能通过腧穴、经脉传入体内，从而激发人体的正气，协调平衡阴阳，达到预防和抗御疾病的目的。

反映病痛，诊断疾病

当病邪侵袭人体时，人体的正气可以通过经脉、腧穴向外奋起以护卫机体表面；当人体内部发生病变时，内在的病理状态又可通过经脉腧穴反映于体表，因此腧穴部位的变化可以作为诊断疾病的依据。

与经脉反映病证不同，腧穴所反映的病证主要限于腧穴范围的压痛、酸楚、结节、肿胀、瘀血、丘疹、虚陷等现象。

腧穴反映病证的作用近年有不少新发现，如呼吸系统病证多在中府、肺俞、孔最处出现反应；肝胆系统的病证多在肝俞、胆俞、胆囊穴出现压痛等。

近治，改善局部疾病

根据经络学说的叙述，每条经脉上所分布的穴位，是这条经脉脉气所发的部位。如果这条经脉发生了异常变化，可通过刺激这条经脉的穴位，以调整经脉、脏腑的气血，改善疾病。

“腧穴所在，主治所在”，对腧穴施行刺激，具有缓解腧穴所在部位的局部和邻近组织器官脏腑疾病的作用。如眼周围的穴位能治疗眼部疾患；膝关节部的穴位能缓解膝关节疾病等。这就是所有腧穴都具有的近治作用。又如：悬颅、颔厌可改善偏头痛；面目浮肿，可取水沟、前顶；耳聋气闭，可取听会、翳风；上肢病痛可以取肩髃、曲池、合谷；下肢病痛则可取环跳、委中等；取肺俞、风门、天突等穴，可治疗肺部疾患；取心俞、巨阙、章门等穴，可治疗心脾胸胁疾患；取中脘、天枢、大肠俞等穴，可治疗胃肠疾患；取肾俞、关元、中极、维道等穴，可治疗泌尿、生殖系统疾患等。这些都是腧穴缓解局部体表或者邻近内脏疾患的例子。也就是说，每个经穴随着经脉循行部位的不同，其治疗重点也随之转移，由于每条经脉的经穴都存在这个共性，因此，应用经穴治疗局部体表或邻近内脏疾患，往往可以不受经脉所循线路的制约，而体现出横向的阶段性的局部治疗规律。以足少阴肾经腧穴为例：足底的涌泉用于改善足心热；足跟的大钟可用于改善足跟痛；腓肠肌下端的筑宾可用于改善小腿内侧痛；小腹部的横骨、大赫可用于改善生殖、泌尿系统疾病；上腹部的幽门、通谷可用于改善胃肠病；胸部的俞府、神藏可用于改善肺脏病。

远治，改善全身病患

既然我们的经络四通八达，可以无处不到，那么经络上的某个穴位除了对局部起作用外，还可以对它所归属的经脉起始端及结束端的部位和器官起作用。

“肚腹三里留，腰背委中求，头项寻列缺，面口合谷收”；“头面之疾寻至阴，腿脚有疾风府寻，心胸有病少府泻，脐腹有病曲泉针”。这些四穴总歌所表达的意思就是腧穴的远治作用。在十四经腧穴中，尤其是十二正经在四肢肘膝以下的腧穴，不仅能改善局部病证，而且能改善本经循行所涉及的远隔部位的组织、器官、脏腑的病证，甚至具有改善全身病患的作用。如足三里穴既能改善下肢疾病，又可改善上腹部的胃肠疾病，甚至可增强体质，提高机体全身的抗病能力等。

那么，这些穴位为什么能够缓解看起来毫无关联的疾病呢？

经穴的远治作用与经络的循行分布是紧密相连的。例如，手少阴心经上肘以下的穴位，一般都能预防和治疗心血管系统、神经系统等疾病，而手少阴心经所出现的病候，又同该条经脉上的穴位功能主治基本一致。一旦人体出现心血管疾病，如心脏病、高血压等，中医医师就会取手少阴心经上的穴位予以施治。

现如今，临床上也常取合谷缓解牙痛，取内关治疗胃脘痛，取后溪、中诸治疗颈项扭伤，取足三里、上巨虚治疗胃肠疾患等，这些正是腧穴的远治作用的具体应用，而且效果显著。

其他如上病下取、下病上取、中病旁取、左右交叉及前后对刺等，同样是基于经络远治作用的原理。

双向调节，功能突出

双向调节作用是指刺激穴位后，由于机体所处的功能状态不同，可以起到不同的调节作用，如刺激天枢穴，既能止泻，又能通便。

腧穴所具备的这种双向性调节作用，与机体当时的功能状态和刺激手法有一定的关系。

特殊治疗，疗效增强

穴位除了有以上作用外，还有治疗全身病证以及特殊治疗的作用，如八会穴可以改善气、血、筋、脉、骨、髓、脏、腑的病证；又如大椎清热、人中苏厥、关元温阳、命门壮元，这些穴位的特殊作用，是其他穴位所无法比拟的。

腧穴的以上作用，临床上既可单独运用，也可采用两种以上穴位的方法互相配合，以提高疗效。

腧穴的穴性

简单来说，穴性就是腧穴的功能作用，穴性既是对腧穴作用的概括，也是决定腧穴作用范围的前提和基础。

诸如百会穴能救治昏迷、休克，即有“醒脑开窍、回阳固脱”的穴性；风池穴能缓解感冒，并用于耳鸣、近视等，即有“疏风解表、聪耳明目”的穴性。

反过来看，知道了一个腧穴的穴性，也就知道了它的作用范围。例如内关的穴性是“宽胸理气、和胃降逆”，即可用于改善因心肺疾患引起的胸痛、胸闷、心悸、咳喘，因胃肠病导致的胃痛、恶心、呕吐、呃逆、嗳气、反酸等；阳陵泉的穴性是“疏肝利胆、舒筋通络”，即可用于改善因肝胆疾患引起的各种肝炎、胆管炎、胆石症、胆道蛔虫症以及一切与“筋”有关的病变、如肢体痉挛、角弓反张、落枕、急性腰扭伤、关节扭挫伤等。

本书从强身保健、补益气血、宁心安神、醒脑开窍（急救）、回阳固脱（升

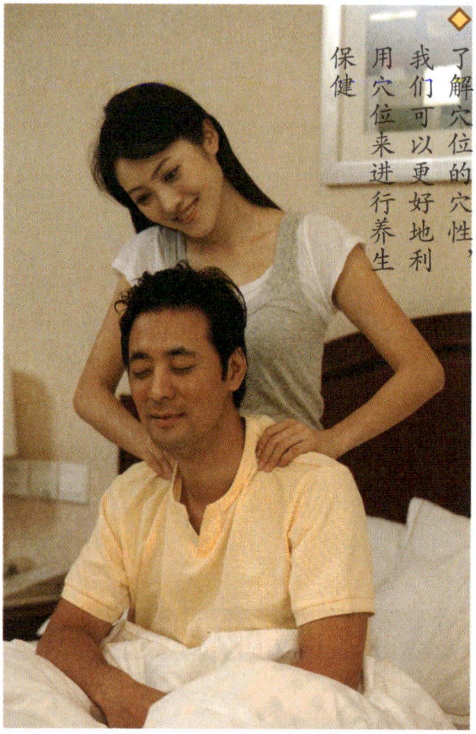

了解穴位的穴性，我们可以更好地利用穴位来进行养生保健

压）、滋阴潜阳（降压）、祛风止痒、清热散寒、发汗止汗、止咳平喘、健脾化痰、止呕催吐、健胃消食、止泻通便、利尿消肿、理脾调经、止血、定痉、镇痛等方面，结合临床应用，对穴性进行了初步归纳、总结，主要有以下几点（穴位的取穴与应用可参见附录三）：

◎**强壮保健穴**：即对人体有补益作用的穴位。这些穴位从治疗疾病的角度而言，能够缓解一系列慢性虚弱性病证，如体虚感冒、神经衰弱、久泄、久痢、遗尿、遗精、阳痿、肺痨久咳、虚喘、贫血、低血压、乳汁不足、内脏下垂等；从预防疾病的角度而言，可以强身壮体、防病保健、抗衰防老、益寿延年。

◎**补气穴**：即补益人体的阳气以及五脏六腑之气（如肺气、心气、脾气、胃气、肾气等）的穴位。

◎**补血穴**：中医认为，人体的血液主要是由食物中吸收的精华部分变化而成，所以，补血穴大多数同脾、胃、肝这几个消化脏器有关。同时，因气为血肿，补气也可以生血。

◎**宁心安神穴**：即能够治疗神经衰弱、失眠、多梦、健忘、癔病、梦游、癫狂等，具有一定镇静作用的穴位。

◎**醒脑开窍穴**：如果有人由于高热、中暑、低血糖、癫痫发作或脑卒中等原因导致神志不清、说胡话、突然倒地、不省人事时，可用醒酒开窍的人中等穴紧急救助。

◎**回阳固脱（升压）穴**：如遇有人因手术、外伤、分娩等失血过多或一氧化碳中毒（即煤气中毒）、血压下降而休克，可急取素髎穴施行皮肤针叩刺或艾灸，血压可很快回升。对于平时血压偏低而伴有贫血、头昏眼花、心慌、乏力的人，若经常在相应穴位施行针刺、艾灸或皮肤针叩刺，也能收到较为满意的升压效果。

◎**滋阴潜阳（降压）穴**：40岁以上的中老年人是高血压的好发人群。高血压除了饮食、药物控制外，同时，还可以采取一定的方法，刺激一些滋阴潜阳的穴位，如大椎、涌泉等。

◎**祛风穴**：即能祛除风邪的穴位。人体有许多穴位，是以“风”来命名的，如风池、风府、风门、风市、翳风等，这些穴位都具有祛风的作用，故而均统属于祛风穴。

◎**止痒穴**：即能缓解皮肤瘙痒的穴位。许多皮肤病（如荨麻疹、湿疹、牛皮癣、神经性皮炎等）及黄疸、糖尿病、女性阴道炎、外阴白斑伴有的皮肤瘙痒都可以用止痒穴来改善。

◎**退热穴**：即具有清热解表作用的穴位。一般常用于热证的治疗。

◎**除寒穴**：即能够消除内脏组织以及肌肉、关节寒凉，具有温暖肢体作用的穴位。

◎**止汗穴**：有些身体虚弱的人在天气不热的情况下也常常出汗，这叫做“自汗”。而有的人多于夜间睡眠之中出汗，这种情况叫做“盗汗”。对于自汗和盗汗，可以通过适当的刺激止汗穴来止汗。

◎**止咳平喘穴**：指的是用于缓解咳嗽和哮喘的常用穴位。这样的穴位常用在肺部疾病的治疗中。

◎**健脾化痰穴**：痰涎产生于脾胃，贮存于肺中，其形成与脾虚、水湿过盛、停滞不行有关。利用健脾化痰穴可以缓解这一现象。

◎**止呕、催吐穴**：呕吐，常见于急性胃肠炎、孕妇和晕车、晕船者。轻者呕吐清水，较重者呕吐食物，更重者呕吐胆汁（苦水），凡此都需要止呕。而发生食物中毒、酒精中毒、农药中毒的时候，就需要催吐，以便把胃中毒物尽早呕吐出来，减轻中毒症状。这两种情况运用的穴位是一样的，只不过在手法上有所区别。止呕时，手法要轻；催吐时，手法要重。

◎**健胃消食穴**：消食穴，就是能够帮助消化食物，缓解消化不良的穴位。

◎**止泻、通便穴**：穴位对人体的双向调节作用表现在止泻、通便方面也是比较明显的。许多穴位既能缓解肠鸣、腹泻（发挥止泻作用），又能缓解大便干结（发挥通便作用），区别只是手法不同。

◎**利尿、消肿穴**：利尿即通利小便。利尿穴适用于小便不畅、点滴而下，或闭塞不通、小便全无，排尿时感尿道灼热、刺痛、时而血尿。利尿和消肿是密切相关的，不论是中医，还是西医，改善水肿都是采用利尿的方法。

◎**理脾调经穴**：调经即调理月经。凡经期提前或推迟，经色时淡时红或夹有血块，经量时少时多（过少则闭经，过多则崩漏），都属于月经不调。通过调理理脾调经的穴位可改善这一症状。

◎**止血穴**：常被用于内脏、五官、前后二阴的出血。

◎**定痉穴**：定痉穴就是有制止抽搐（包括肌肉跳动、抽动、抖动在内）作用的穴位。

◎**镇痛穴**：镇痛穴具有疏经通络、行气活血、消肿止痛的作用。

致命穴

——日常应注意保护

人体周身有多个穴是致命穴，俗称“死穴”，意思是在遭受重度撞击或击打后如果不及时救治，就会有性命之忧之处，我们在日常生活中应注意不要使它们受到击打损伤。

◎**头面部“死”穴**：百会、印堂、睛明（左右双穴）、太阳（左右双穴）、人中、耳门（左右双穴）、哑门、神庭（左右双穴）、人迎。

◎**胸腹部“死”穴**：膻中、乳根、期门（左右双穴）、神阙、中极、关元、气海、章门、太渊（左右双穴）、膺窗（左右双穴）、乳中（左右双穴）、鸠尾、巨阙、曲骨。

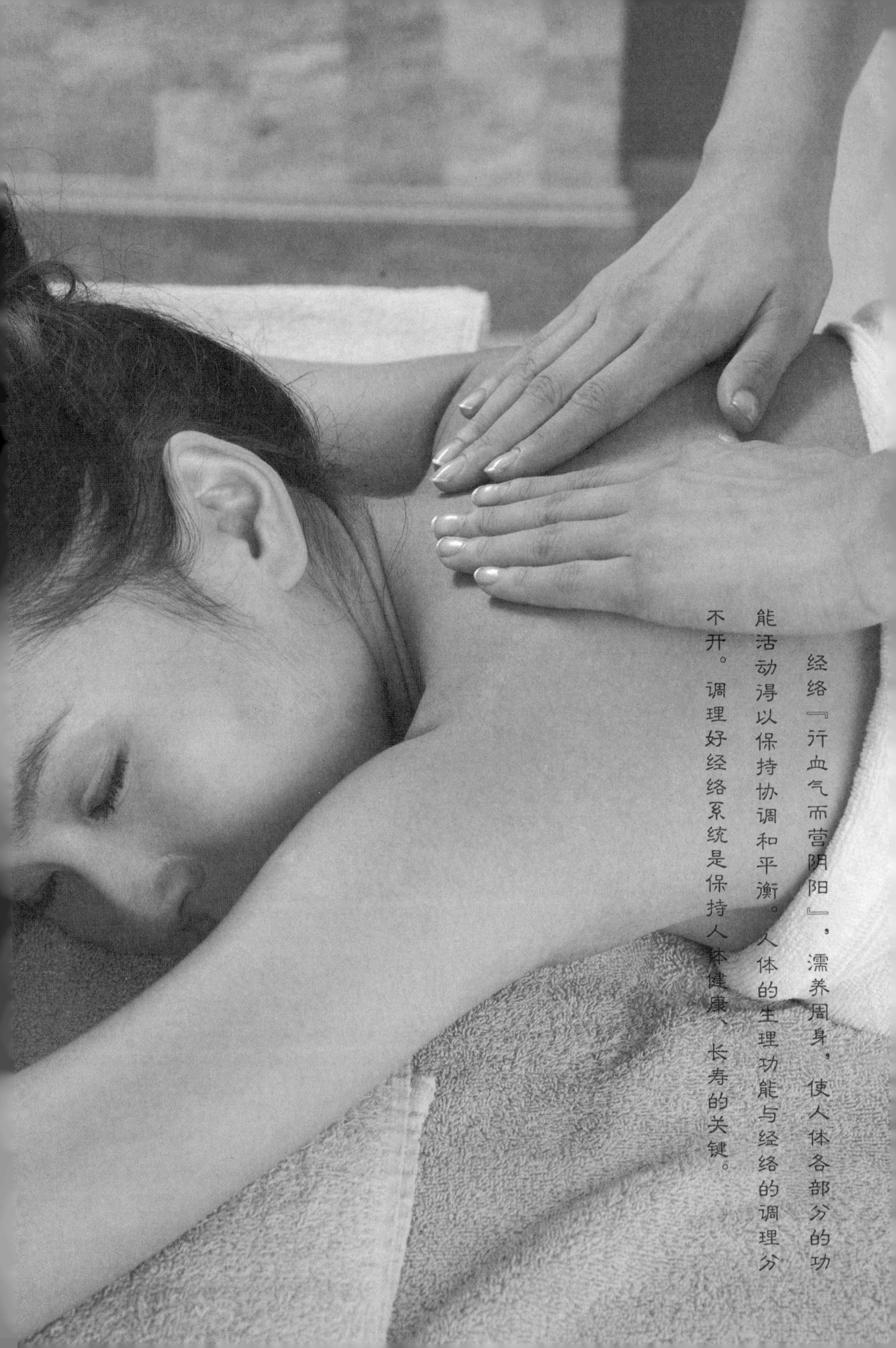

经络『行血气而营阴阳』，濡养周身，使人体各部分的功能活动得以保持协调和平衡。人体的生理功能与经络的调理分不开。调理好经络系统是保持人体健康、长寿的关键。

第二章 调好经络，治病养生

经络学说是我国劳动人民通过长期临床实践总结出来的理论。它是根据针刺时的针感传导路线、脏腑关系和腧穴的功效而逐步发展和积累起来的经验总结，这种理论又反过来指导临床实践，为诊断治疗服务。

经络预示疾病

经络有运行气血，联络脏腑的作用，脏腑、气血的病证也可以通过经络的反应表现出来。在临床上，根据疾病出现的部位，运用经络理论推断疾病发生于何经，属于何脏何腑，并可根据疾病的性质和出现的先后次序等来判断疾病的浅深和发展趋势。例如，头痛症状，根据经络循行的部位，可以判断病属何经：前额痛，属阳明经；偏头痛，属少阳经；头项痛，属太阳经。如果先见头项强痛而恶寒（太阳表证），后见身热便秘（阳明里证），是病邪由太阳传入阳明，是由表入里、由浅入深的表现。

机体患病时，常在体表的某些经络穴位或部位出现病理性反应，这对指导疾病的诊断和治疗具有现实意义。如感觉过敏或压痛，局部组织板硬、松软、凹陷、隆起，或出现丘疹，或皮肤色泽改变，这些反应也常随疾病的变化而变化。

欲治病疗疾，须先通经络

经络学说普遍应用于药物及针灸疗法、推拿疗法、气功疗法等方面，具有较强的指导意义。临床常用调理经络的方法预防疾病，如常灸足三里，可以强身、防病、益寿；灸足三里、悬钟穴可预防脑卒中等。针灸疗法与按摩疗法常用“循经取穴”的方法改善某一脏腑组织的病证。例如：胃痛取胃经的足三里穴；肝病刺肝经的期门穴等。针刺麻醉、耳针疗法等都是在经络理论的指导下创立和发展起来的。再如推拿疗法，也是根据经络循行的部位和方向运用的治疗手法。

从疾病改善与康复来说，关键在于通经络、调气血。因此，针刺、灸熨、按摩、药物等疗法在临床上的具体运用都是通过调节经络气血的活动，缓解疾病。《医说》中云：“若要安，三里常不干。”说的是一个人要想平安无恙，就必须常灸足三里穴，由于所灸之处经常会出水疱，故称“常不干”。

调好经络，强身治“未病”

“未病”的概念

随着社会的进步，人们渴望健康的欲求日益增加，人们逐渐认识到单纯治疗已病是极为消极被动的，世界卫生组织1996年发表了一个报告，报告中明确提出21世纪的医学将从“疾病医学”向“健康医学”发展，从重治疗向重预防发展；重预防、重保健、治未病，使人们逐步形成维护健康、不得病或少得病的意识。说到底就是将医学的重心从治已病向治未病转移。

中医提倡早期治疗，所谓“上工救其萌芽”，就是在病发以前就应注意该病常见的先兆症候（有些情况被认为是现代医学所说的“亚健康”状态），并给予积极诊疗，如脑卒中，发病前患者常有头昏脑涨，血压偏高，四肢麻木，口、眼部或身体某些部位的肌肉不自主地抖动等症状。

治未病的思想发端于《黄帝内经》，迄今已有两千多年的历史，这一思想的伟大意义在于倡导珍惜生命，注重养生，防患于未然。中医将人分为“未病”“欲病”“已病”三种状态，将医学的功能分为上、中、下三层次，即“上医”为维护健康的养生医学，“中医”为早期干预的预防医学，“下医”为针对疾病的治疗医学。中医学强调“不治已病治未病”，强调养生防病是医学的主要目的与功能。

“治未病”就是要去除体内的致病因素，这时人的脏腑阴阳盛衰已有偏颇，或已有邪气内存，但尚未导致人体功能活动的失常，此时进行经络治疗自然易如反掌。

此外，还可以用针灸、按摩、熏蒸等疗法综合调理健康状况，然后再饮食调摄，以达到阴阳平衡。

《黄帝内经》的医学养生思想强调预防为主，特别体现在无病先防和有病早治两个方面。有人评价这种具体的预防学思想是世界医学文献上的最早记载，并具有很强的现实意义和永久的生命力。

养好经络，强身长寿

近现代较长时期以来，中华医学传统的治未病思想逐渐被淡化，甚至被西方医学的“治已病”所取代，也就是病发以后再做治疗，而不是在身体稍有不适之时采取措施，将疾病扼杀于萌芽状态。

但随着人们对中医的逐渐了解，其养生保健功效逐渐被越来越多的人重视并接受。由于疾病的发生、发展和传变都与经络相关，那么，对疾病的预防也应首先注重调理经络。换言之，无论是无病早防，还是有病早治，都离不开经络的作用。

精于养生之道的人，经络疏调，气血平和，阴阳不偏不倚，脏腑功能健旺，不易患病。有句话这样说：命要活得长，全靠经络养，病在浅中医，上工治未病。

调好经络，可“内病外治”

“内病外治”的概念

人体的五脏六腑生病了，人们习惯称之为“内病”，而体表之类的疾病，则称之为“外病”。内病与外病，既可内治，也可外治。中医与西医相比而言，对内病的处理，最大的不同是尽量不动手术，而是善于透过人体体表、穴位等施以不同的手法或配置药方，以调节机体的功能，从而进一步起到缓解和改善五脏六腑疾病的作用。这种方法俗称为“内病外治”。

这种理念来自于传统医学的观点，中医认为人体是一个以五脏为中心，以经络联系全身的有机整体。由于经络是运行气血的通路，具有运行气血、抗御外邪、保卫机体的作用，并通过“经”和“络”沟通内外上下。因此，可以透过体表施以不同手法和药物而缓解内在的疾病。比如，在神阙穴施药，可以缓解脏腑病变。神阙穴，也就是人们常说的肚脐眼，是胎儿和母亲气血相通的枢纽，又是人体生命的源泉。神阙穴内联十二经脉、五脏六腑、四肢百骸，外通天地阴阳之气，因此透过神阙穴可以补虚泻实，培补人体正气，调节脏腑阴阳，治疗百病。

另一方面，人体五脏六腑生病，也会使气血失调，从而在体表上有所表现，比如皮肤颜色变化、斑点之类，这时可以透过在经络上施治，间接治疗内脏疾病。

这种内病外治的方法，可以最大限度上借助脏腑自身的关联，减少对人体内脏的损伤，达到简单省力治好疾病的目的。

利用经络治“内病”

经络是一种极为简便的沟通内外的中介。在人体经络上进行针灸、按摩、贴敷等疗法，可以收到极好的保健养生的效果。

例如，经常刺激百会、四神聪、风池、身柱、心俞、肝俞、脾俞、意舍、肾俞、大钟、绝骨等穴，可起到健脑益智的作用。这是因为这些腧穴通过相关经络直接或间接同大脑联系，与大脑的发育和思维、记忆息息相关，具有增加大脑血流量、调节大脑神经的作用，能振奋精神、提高大脑的思维和记忆能力。健脑益智穴位的刺激方法有针刺、艾灸、按摩或手指叩击等。

从操作简便、使用安全的角度出发，百会、四神聪、风池穴适用皮肤针叩打、按摩和手指叩击法。

有的针灸工作者为患有高考综合征的学生针刺上述穴位，能有效预防和缓解考生在考试过程中出现的紧张、头晕、头疼、心慌、健忘、思维紊乱等，使其心情放松、头脑清醒、思维有条不紊。

调好经络，美容驻颜

养好经络，美容护肤

从经络系统与面部皮肤的关系来看，面部经络功能、气血盛衰与面部皮肤状态有密切关系；从经络循行规律来看，五脏六腑的气血都通过经络系统集中输注于面部，为面部皮肤的新陈代谢提供了丰富的物质基础。

中医学认为，面部皮肤的颜色、光泽是内脏和气血功能活动盛衰的集中外在表现。

脏腑功能旺盛，气血充沛，面部皮肤代谢正常，表现为红润、富有光泽和弹性。但由于各种原因所致的脏腑功能紊乱，经络阻塞不通，均可导致颜面气血失于调和，从而破坏面部皮肤代谢的内环境，造成皮肤脱水、干燥、分泌失常、早衰，甚至发生痤疮、黄褐斑等多种皮肤病变。

因此，对面部循行的有关经络、穴位加以适当的皮肤按摩或针灸治疗，可以加速气血运行，调节脏腑功能，增进血液循环；消除代谢废物的沉积，补充营养物质，使皮下神经放松，得到充分休息；消除疲劳，减轻肌肉的疼痛和紧张感，令人精神焕发；排除积于皮下过多的水分，清除肿胀和皮肤松弛现象；帮助皮肤排泄废物和二氧化碳，减少油脂的积累，有效地延缓皮肤衰老等。从而有效调节皮肤组织新陈代谢的内环境，达到护肤养颜、防病治病的目的。

例如，手太阴肺经穴位在皮肤美容中起着十分重要的作用，其中，手太阴肺经的尺泽穴具有清泄肺热、和胃理气的功效，可用于缓解痤疮、老年斑及皮肤色素沉着等。

又如，手阳明大肠经主传导糟粕。按摩手阳明大肠经可直接影响皮肤健康状况，避免毒素累积导致早衰、皮肤粗糙及各种皮肤疾病等。

畅通经络，美容驻颜

中医学认为，脏腑在体内，其功能是产生气血；皮肤在体表，受到气血的濡养。而经络系统是气血运行的通道，它将内脏与皮肤连接起来，把内脏产生的气血输送到皮肤组织。这体现出脏腑经络气血的整体观。

从经络理论来分析，皮肤组织实际是经络系统的终极部分，属经络系统中的“皮部”范畴。所谓皮部就是受经脉支配营养的皮肤部分。全身皮肤就是各经脉所支配濡养的皮部总和。举例而言，皮部就如一片树叶，经脉就像叶中央的干茎，营养物质通过干茎及其支脉（相当于络脉）输送到树叶的每个部位。皮肤要得到气血的滋养，就必须依赖于经络系统通畅的运输功能。可以这样认为，气血是皮肤新陈代谢的物质基础，而经络为其运输保障。一旦经络系统功能紊乱，丧失其运输功能，皮肤就不可能保持其正常的弹性、颜色和光泽。

由于经络内属脏腑，外络肢节，对经络和经络上的穴位适当按摩或针灸刺激，可激发经络的功能活动，发挥其调节内脏，加强局部气血运行，通经活络，促进新陈代谢，美容驻颜的作用，使皮肤健康而充满活力。

调理经络有很多种方法，如针灸、拔罐、刮痧、按摩等。但调理经络不应拘泥于传统的针灸、拔罐、按摩。除此之外，我们还应注意与时间相关的四季经络养生等。只要平时在生活中贯穿经络调理，顺应自然规律，即可颐养天年。

按摩疗法

按摩是所有方法中最常用、最容易掌握，也是最安全、天然的一种方法。

按摩可以让关节通利，邪气得泻，经脉通畅，气血调和。这也是大多数人平常最需要的，而且需要的工具也很容易找到，如按摩棒等。倘若没有这些工具，使用有类似功能的器具代替也未尝不可，如牙刷、小勺柄等；或者就用手，我们的手指、指关节也是很不错的按摩工具。

按摩是一种相对安全的方法，除了特殊部位、特殊人群、个别疾病外，一般没有什么特殊的禁忌。按摩的程序一般是先用比较轻柔的手法，比如按揉法进行放松，时间一般是5分钟左右；然后用较重手法对穴位进行重点刺激，如点法等，时间根据穴位的特性而定（在每个穴位中都有具体的说明）；最后用轻柔的手法放松半分钟左右结束即可。

刮痧疗法

刮痧是一种简便易行、疗效独特，人们较喜欢应用的一种经络疗法，主要用于中暑、感冒等。这种方法是通过刮拭皮肤，使局部充血，借此刺激而起到疏通经络、畅通气血、发汗解寒、解表清热、祛暑除湿、调整脏腑功能等作用，从而达到缓解病情的目的。

刮痧使用的工具主要是刮痧板和刮痧油。刮痧油主要有红油和白油两种，而刮痧板也有玉石板、牛角板、砭石板等不同的材质。经过临床验证，红色的刮痧油和牛角的刮痧板是比较好用的。刮痧的方法一般是先在穴位或者经脉循行的皮肤上抹上刮痧油，然后用刮痧板在皮肤上做或点状、或直线的刮拭，直至皮肤变红，或者出现痧点、痧条为止。

这里需要说明的是，一般来说，刮痧的方法有两种：一种是使用刮痧板的角进行刮拭，叫做角刮，这种方法主要用

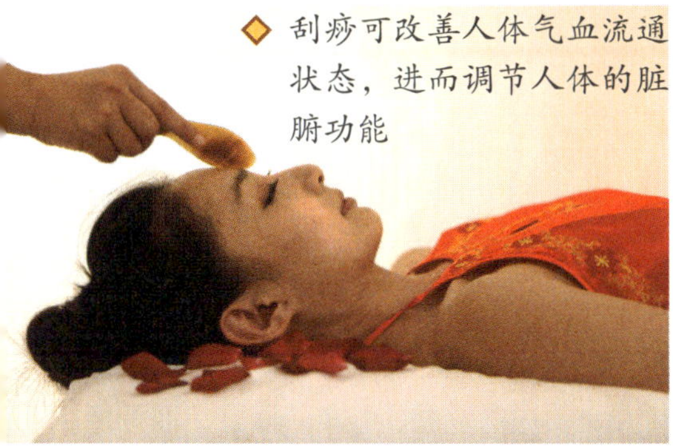

◇ 刮痧可改善人体气血流通状态，进而调节人体的脏腑功能

于穴位的刮痧；另一种方法是用刮痧板的边进行刮拭，叫做边刮，这种方法主要用于循经脉线的刮痧。

拔罐疗法

拔罐是一种通过负压将罐吸附在穴位皮肤上，使穴位皮肤充血、皮下毛细血管破裂，从而对穴位产生刺激以达到治疗目的方法。

拔罐使用的工具是罐，一般有竹罐、陶罐和玻璃罐三种，其中使用最多的是玻璃罐。

拔罐的方法有很多，如留罐、闪罐、走罐等，其中常用的主要是留罐法和闪罐法两种。

留罐法

用镊子夹住一个棉球，蘸取浓度为95%的酒精。然后点燃棉球，放进玻璃罐内，停顿1~2秒钟，待罐中空气烧完，迅速将棉球取出，并将罐吸附在穴位上即可。这种方法适合于大多数的病证，是最常用的拔罐方法。

闪罐法

闪罐法是将罐拔住后，立即起下，如此反复多次地拔住-起下-拔住-起下，直到皮肤变得潮红、充血或者出现皮下小出血点为度。这种方法一般适用于局部皮肤麻木、疼痛或者功能减退的疾病。

穴位贴敷疗法

贴敷是将一些药物调和之后，贴敷在穴位上，通过刺激穴位而达到养生目的的一种方法。这种方法除了能够有效地发挥穴位的治疗作用之外，还能够合理激发药物的作用，所以往往有着双重的疗效。

穴位贴敷使用的药物依据穴位、病情的不同会有一定的差异，药物的具体使用要以不同情况而定。

此外，调和药粉使用的液体是有一定的规律可循的。原则上，跟肺有关的用淡的花椒水，跟心有关的用清水，跟脾有关的要用面粉加清水调和，跟肝有关的要用醋调和，跟肾有关的则要用淡盐水调和。

穴位贴敷的方法是将所用的药物研成细粉，每次取适量，用合适的液体将其调成糊状或块状，涂在方形医用胶布的中心，让药物对准穴位皮肤，再用胶布固定在穴位上即可。

针灸疗法

针灸是传统的养生方法，讲究“微针以调气”。针灸包括针刺和灸法，但是由于针刺的操作需要一定的医学知识，需要专业的医师操作，所以作为保健方法，灸法较为普及。

灸法又叫艾灸，一般分为艾条灸和艾炷灸。艾条灸法是将艾条一端点燃，对准穴位或患处施灸的一种方法。艾炷灸有多种方法，隔物灸是较为安全的方法之一，就是用药物（或者其他东西）把艾炷和施灸穴位的皮肤隔开进行艾灸的方法。而这其中最常用的就是隔姜灸和隔盐灸。这些在下面章节中会详细讲到。

此外，还有温针灸法和温灸器灸法。温针灸法是将针刺与艾灸结合应用的一种方法。操作方法是：将针刺入穴位，得气后给予适当补泻手法并留针，再将纯净细软的艾绒捏在针尾上，或用一段长约2厘米的艾条插在针柄上，点燃施灸。待艾绒或艾条燃尽后，除去灰烬，将针取出。

温灸器是一种专门用于施灸的器具，用温灸器施灸的方法称温灸器灸，临床常用的有温灸盒和温灸筒。施灸时，将纯艾绒或加掺药物的艾绒装入温灸器的小筒点燃，将温灸器的盖扣好，然后置于穴位或应灸部位进行熨灸。熨灸时间以15～20分钟为宜，直至所灸部位的皮肤红润。

唐代针灸保健盛行之时，人们就已经知道足三里有防病抗衰老之功，将其称为"长寿穴"，主张常灸此穴。另外，人未病时应时常灸关元、气海、中脘穴，可以延年益寿。

艾灸疗法

《医学入门》中说："药之不及，针之不到，必须灸之。"说明了艾灸在治疗中的重要地位，而这种方法也越来越受到现代人的追捧。日常保健中常用的艾灸方法有两种，即艾条灸和艾炷灸。

艾条灸

艾条灸中最常用的是温和灸和雀啄灸两种，使用的工具都是艾条。

◎**艾条温和灸**：温和灸是将艾条的一端点燃，对准穴位，距离皮肤2～3厘米进行熏烤，以使被艾灸者有温热感而没有灼痛感为宜。进行操作的人应当把食指和中指分开，放在穴位的两侧，这样可以通过自己手指的感觉来预测被艾灸者的受热程度，可以防止烫伤。其主要用于各种慢性病。

◎**艾条雀啄灸**：将艾条的一端点燃，对准穴位，艾条与皮肤的距离不固定，而是像鸟啄食一样一上一下地运动来进行艾灸。

艾炷灸

艾炷灸包括直接灸与间接灸，其中后者又称隔物灸，就是用药物（或者其他东西）把艾炷和施灸穴位的皮肤隔开进行艾灸的方法。而这其中最常用的就是隔姜灸和隔盐灸。

◎**艾炷隔姜灸**：将生姜切成0.3厘米厚的薄片，用针在上面多扎几个孔，将艾绒做成花生米大的艾炷备用。把准备好的姜片放在要灸的穴位上，然后再将艾炷放在姜片上，点燃艾炷进行艾灸。这种方法主要用于因寒而导致的呕吐、腹痛、腹泻以及风寒痹痛等。

◎**艾炷隔盐灸**：将艾绒做成花生米大的艾炷，在穴位皮肤上放一个用面捏成的小圆圈，然后将盐填进小圆圈，使盐正好与圆圈上部齐平，然后再将艾炷放在盐上，点燃艾炷进行艾灸。这种方法多用于与肾有关的病证、吐泻并作、脑卒中昏迷（中风脱证）等，有回阳、救逆、固脱的作用。

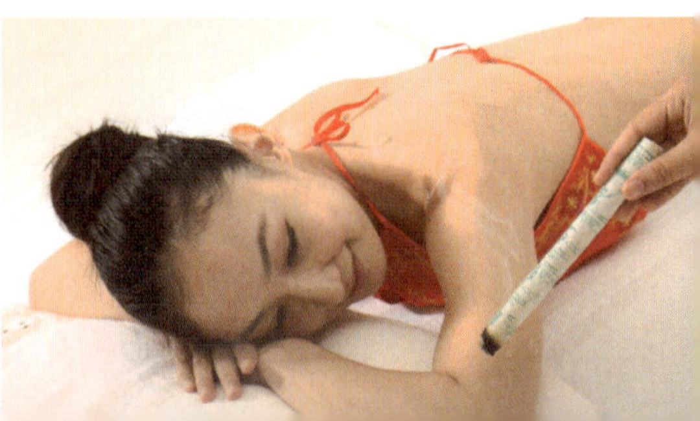

缺乏运动，危害健康

《灵枢·本脏》篇说："经脉者，所以行血气而营阴阳，濡筋骨、利关节者也。"《素问·举痛论》中说："经脉流行不止，环周不休。"说明经络既是一个运行气血的循环系统，又是一个主束骨、利关节的运动系统，而不是一个静止不动的结构。经络在经气的作用下，把气血、津液输送到身体的各个部位，供给机体以足够的营养，使脏腑协调、气血旺盛、阴阳平衡。这样，机体不但朝气蓬勃、精神焕发，而且抗病能力也强，如果经络的功能活动低下，势必导致机体精、气、神的紊乱或衰退，大大降低抗病能力。

正如我们日常生活中所见，凡是缺乏锻炼、不爱运动的人，不但容易发生头痛、失眠、感冒、便秘、痔疮、下肢静脉曲张等疾病，而且其身体素质也远不如爱运动的人强壮，经络失于运动是一个重要因素。在现代社会中，有损健康的重要因素莫过于运动不足了。长时期的运动不足，易引起一系列的疾病，如肥胖病、冠心病、心肌梗死、动脉粥样硬化、高血压、腰腿痛、自主神经功能失调等。

运动可以提高食欲，改善消化与吸收过程，使气血生化之源旺盛，增强抗病能力。另外，运动还可以改善呼吸功能，消除大脑的疲劳，有助于睡眠，使精力更加充沛，免疫功能进一步提高。

多做运动，通络保健康

运动为什么能够预防疾病、保健和长寿？现代生理学一般认为，运动通过神经反射作用锻炼了心脏和血管系统、呼吸系统、肌肉系统等。殊不知和针刺、按摩等民间疗法一样，运动是一种更为天然的经络锻炼。

例如，进行腹式深呼吸锻炼时，胸腔、腹腔及膈膜都进行着运动，使得五脏六腑都能得到按摩而和谐相处；同时，由于深呼、深吸的内抽作用，经络也都能得到充分活动，促进了气血循环，使其充盈于脏腑及腠理的各个角落，从而有助于协调脏腑。经常按摩、洗浴也会使经络通畅。经络中有气血流动，气血的充足程度和流畅程度决定着人的健康水平，经常按摩和洗浴能直接刺激人体经络，促进气血运行。

气功——依托经络、强身祛病

经络与气功紧密相关

气功又称为“导引吐纳”，是通过调身静心、调息的手段达到强身健体、防治疾病的一种方法。经络学说的形成同气功的实践互为因果，二者之间有着不可分割的密切联系。气功有活动形式的动功，也有坐卧形式的静功。静功并非绝对静止不动的，而是静中有动，外静内动。无论是动功还是静功，都是经络的运动。练气功的关键在于排除一切外来干扰，抛开一切私心杂念，意守上、中、下三丹田（百会、膻中、关元）。下丹田是人体元阴、元阳之气聚会所在，是调控经络气血运行的中心部位。意守在此，发动内气，可以由任督二脉而贯通全身经脉。十二经脉中运行的经气就是气功锻炼中所能够体察到的真气。

气功与经络的有机联系形成了一种互为因果的关系。气功促进经络，经络指导气功。一方面，由于气功锻炼，使体内产生的或热、或凉、或麻的气流沿一定路线，朝一定的方向运行，启发人们思考体内经络的存在。另一方面，经络学说的理论形成之后，又成为气功的理论基础，进一步指导气功的锻炼。

从古至今的气功实践证明，气功锻炼离不开经络学说的指导。一切离开经络、腧穴意守点的入静锻炼以及违背经络路线的存想锻炼，都无法获得伴有循经感传的练功体验。

欲练气功祛病，先识经络腧穴

气功祛病也是通过经络得以实现的。气功的意念点主要在任、督二脉上，任脉统任一身之阴，为“阴脉之海”；督脉总督一身之阳，为“阳脉之海”，二脉在气功防治疾病中起着核心作用。气功对机体的作用在于疏通经络，调和气血，平衡阴阳。

正所谓：“人能通此二脉，则百脉皆通，自然周身流转，无有停滞之患。”经络和气功同源于气感，针灸中感受的酸、麻、胀、沉、热等就是气感，气功与经络是一体双生的双胞胎，气功在经络腧穴的发展基础上，不断创造出新的功法，以达到强身健体的目的。

经络养生还应根据自然界四季气候的变化规律而制定相应的养生方法，顺应自然界的变化来调理经络，保持身体健康，延年益寿。

春季

春天，肝胆两经当令。此时应使人体尽量从自然界中汲取生气，并动员机体的阳气，化生气血、津液等，以补充冬季的消耗。拍打肝经、胆经，调畅情志是春季经络养生的常用手段。

夏季

夏季是自然界中阳气渐盛、树木茂盛的季节，夏属火，正值心、小肠经当令。尤其要注意防暑降温，特别是降心火。另外在阳气最旺的三伏天里可以选择相应的穴位做三伏艾灸、三伏贴和三伏针灸，通过提高人体阳气，以缓解冬季易发的疾患，增强体质，防治病患，从而达到“冬病夏治”的目的。另外，长夏属土，正值脾胃两经，土湿与火在这个季节比较突出，所以夏末秋初很多人容易腹泻，可多灸脾经上的穴位。

秋季

秋季阴气渐进，气候转凉、风气劲疾，秋属金，正值肺与大肠经当令。燥是秋季的主要天气，燥邪易伤肺津，影响肺的宣发肃降功能，所以秋季养生应当避免燥邪伤肺，可在室内放加湿器或床头挂湿毛巾来增加空气的湿度。同时，应注意加强锻炼，增强体质。

冬季

冬季阳气深伏于内，万物的生机潜藏起来，此时应早睡晚起，避开清晨、黎明的寒气，适当进食热饮，增加衣被以驱寒，特别是腰背部，因为“腰为肾之府”，所以冬季养生以不损阳气为主，并要进行适度活动，以达气血阳气藏而勿夺的效果。

根据临床经验，经穴按摩对于改善疾病和日常保健有很好的作用，而且随时随地都可以进行，是方便、有效的养生方法。但要真正发挥其保健作用，必须找准穴位，这是运用穴位养生的前提和基础。

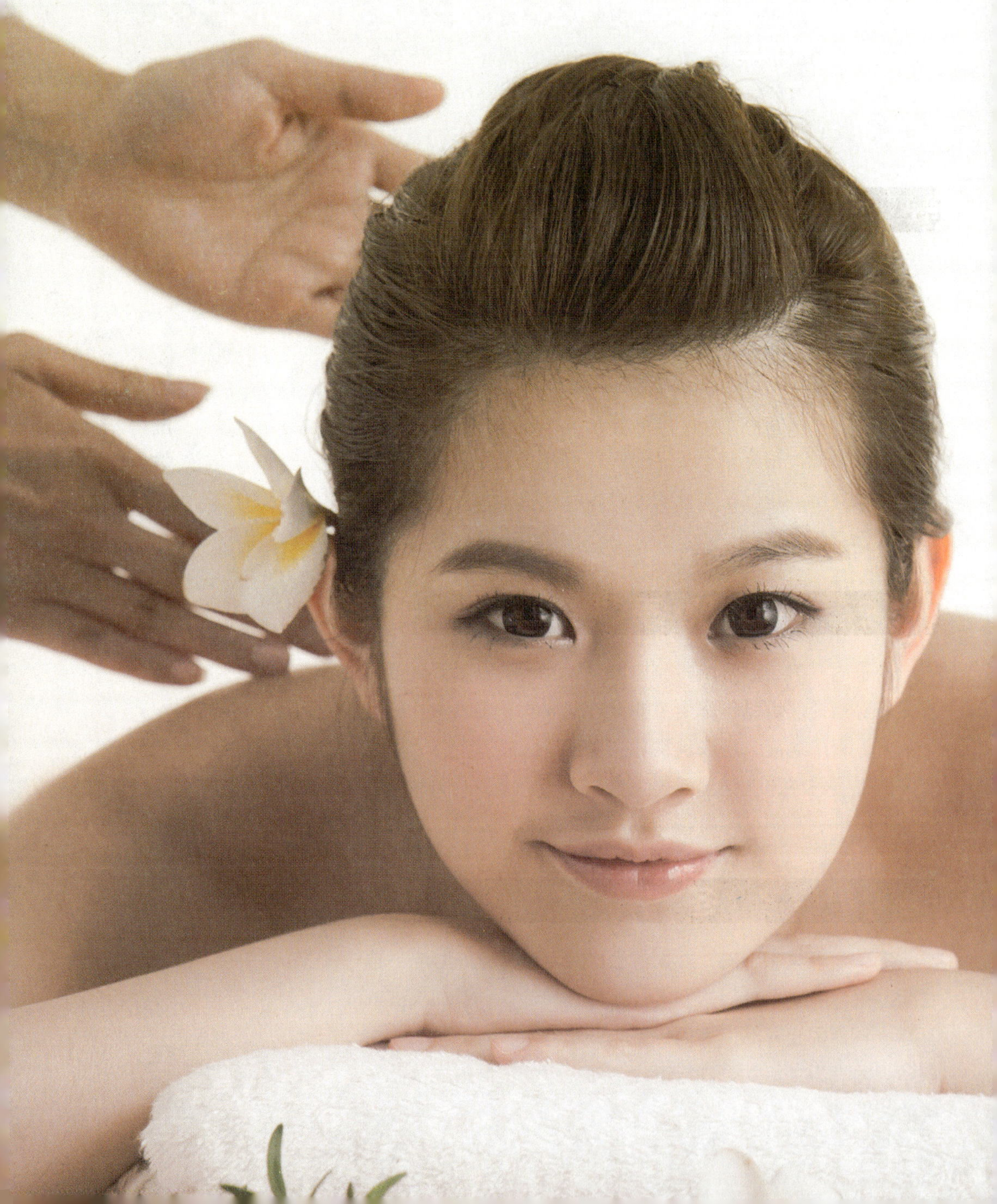

第三章 如何快速找准穴位

识穴

——认清特征，找准穴位

穴位的特征

穴位分布有规律

常见穴位集中的部位有：

◎能摸到脉搏的地方，如喉结两侧、腘窝等处。

◎肌肉与肌肉之间、肌肉与骨骼之间、骨骼与骨骼之间。

◎肌肉或骨骼凹陷处的正中间。

◎脊柱两侧或者椎骨与椎骨之间。

◎神经或血管离皮肤近的地方。

◎骨头突出的地方，如内踝骨高点的太溪。

◎关节附近，如肘关节附近有曲池。

找准穴位有异感

找到穴位时的表现主要有：

◎当手指触压到穴位时会感觉特别柔软，仿佛里面有个凹洞。

◎顺着手指，注力到穴位点，会产生轻微酸麻的反应，感觉较敏锐的人甚至会觉得指压处有轻微的温热。

穴位可反映身体不适

当身体异常时，脏腑、经络就会有所反映，其中穴位的表现尤为明显。常见的异常反应有：

◎用手指一压，会有痛感（压痛）。

◎用指触摸有硬块（硬结）。

◎稍一刺激，皮肤便会刺痒（感觉敏感）。

◎出现黑痣、斑（色素沉着）。

◎和周围的皮肤存在温度差（温度变化）。

善用手指找准穴位

用手指找穴位时，通常采用的主要有触、捏、按三种方法。

◎**触法**：用手指抚摸皮肤表面，有刺痛感、麻胀感的位置就是穴位。

◎**捏法**：用拇指和食指轻轻捏起皮肤，有痛感或麻胀感的位置就是穴位。

◎**按法**：用拇指、食指和中指的指腹垂直按压皮肤。发硬、有压痛和紧张感的位置就是穴位。

腧穴标准定位，指的是2006年发布的中华人民共和国国家标准——GB/T 12346-2006《腧穴名称与定位》中，对各个穴位位置的权威描述。

体表标志取穴法

体表解剖标志

体表解剖标志可分为固定标志和活动标志两种。

◎**固定标志**：即人体中由骨节和肌肉所形成的突起或凹陷、五官轮廓、发际、指（趾）甲、乳头、脐窝等。

◎**活动标志**：即指人体各部分的关节、肌肉、肌腱等随着活动而出现的空隙、凹陷、皱纹、尖端等体表标志。

常用的体表定穴标志

头部

①前发际正中：头部有发部位的前缘正中（下页图①）。②后发际正中：头发有发部位的后缘正中。③额角发际：前发际额部曲角处（下页图①）。④眉间：两眉头中间的中点（下页图①）。⑤耳尖：当耳向前折时耳的最高点处。

胸胁部

①第2肋：平锁骨下可触及的肋骨即第2肋（下页图①）。②第4肋间：男子乳头第4肋间。

颈背腰骶部

①第7颈椎棘突：颈后隆起最高能随头旋转而转动者为第7颈椎棘突（下页图②）。②第2胸椎棘突：直立，两手下垂时，两肩胛骨上角连线与后正中线的交点。③第3胸椎棘突：直立，两手下垂时，两肩胛骨内侧连线与后正中线的交点。④第7胸椎棘突：直立，两手下垂时，两肩胛骨下角的水平线与后正中线的交点。⑤第12胸椎棘突：直立，两手下垂时，平两肩胛骨下角与两髂嵴最高点连线的中点。⑥第4腰椎棘突：两髂嵴最高点连线与后正中线的交点。⑦第2骶椎：两髂后上棘连线与后正中线的交点。⑧骶管裂孔：取尾骨上方左右的骶角，与两骶角平齐的后正中线上。

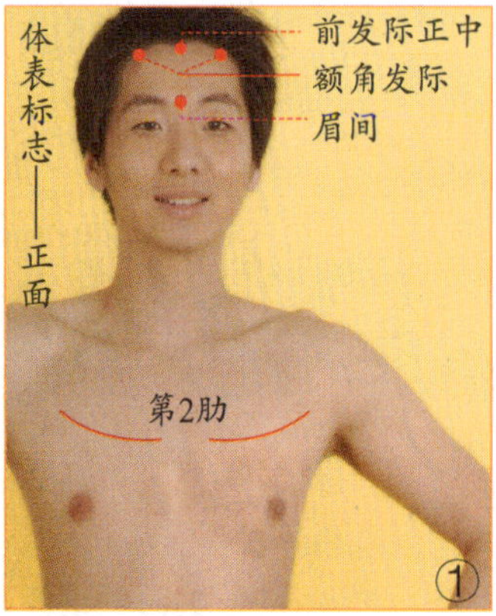

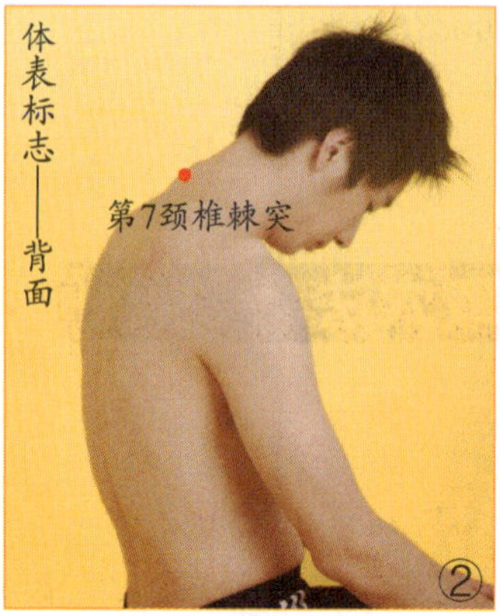

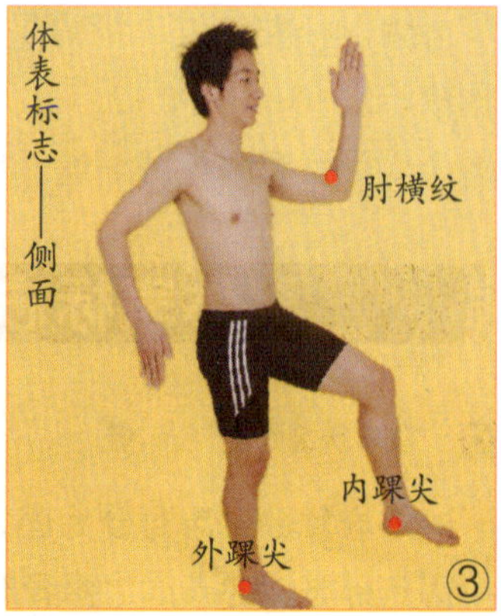

上肢部

①肘横纹：屈肘90度时肘窝处横纹或与肱骨内上髁、外上髁连线相平（图③）。②赤白肉际：手掌、手背皮肤移行处，足底、足背皮肤移行处。

下肢部

①腘横纹：腘窝处横纹。②内、外踝尖：内踝最凸点；外踝最凸点（图③）。

手指同身寸取穴法

手指同身寸取穴法即指寸定位法，指依据被取穴者手指的分寸以量取腧穴的方法。

中指同身寸法

以被取穴者的中指中节桡侧两端的纹头（拇指、中指屈曲成环形）之间的距离作为1寸。这种“同身寸法”与骨度分寸相比偏长，一般适用于小腿部和下腹部（图④）。

拇指同身寸法

被取穴者将大拇指竖起，以拇指的指间关节宽度作为1寸（图⑤）。

横指同身寸法

被取穴者四指并拢，以其中四指中节横纹为准，其四指的宽度约为3寸（图⑥）。

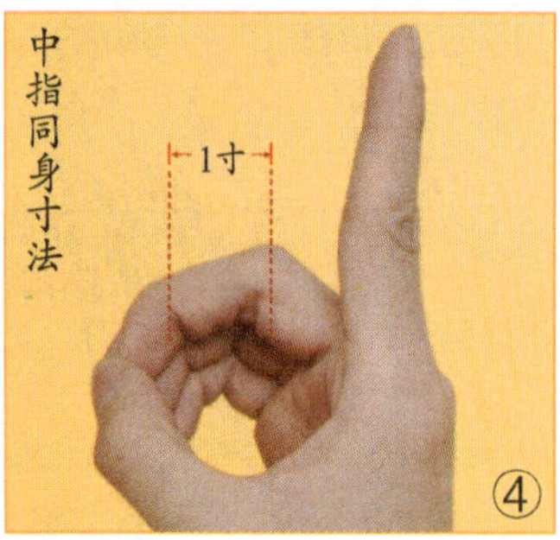

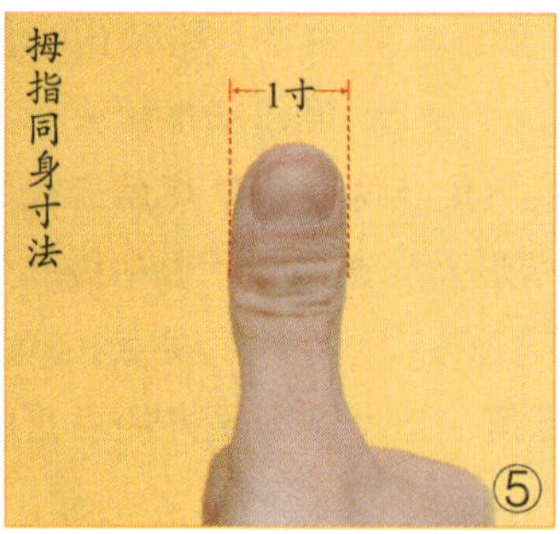

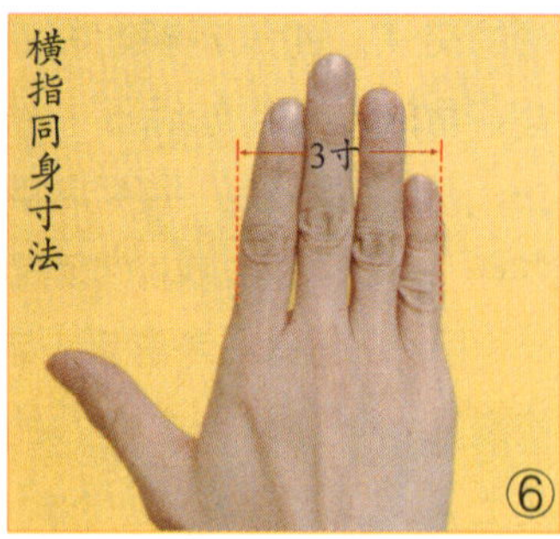

骨度折量取穴法

骨度折量法，古称“骨度法”，即以骨节为主要标志测量周身各部位的大小、长短，并依其比例折算出尺寸，作为腧穴定位的方法。采用骨度分寸折量法，不论男女老幼、高矮胖瘦，只要部位相同，其寸数便相同，均可按此标准测量。

—— 全身主要骨度折量寸表 ——

部位	起止点	折量寸	度量法	说明
头面部	前发际正中→后发际正中	12	直寸	用于确定头部腧穴的纵向距离
	眉间→前发际正中	3	直寸	用于确定前或后发际及其头部腧穴的纵向距离
	两额角发际（头维）之间	9	横寸	用于确定头前部腧穴的横向距离
	耳后两乳突（完骨）之间	9	横寸	用于确定头后部腧穴的横向距离
胸腹胁部	胸骨上窝（天突）→胸剑联合中点（歧骨）	9	直寸	用于确定胸部任脉腧穴的纵向距离
	胸剑联合中点（歧骨）→脐中	8	直寸	用于确定上腹部腧穴的纵向距离
	脐中→耻骨联合上缘	5	直寸	用于确定下腹部腧穴的纵向距离
	两乳头之间	8	横寸	用于确定胸腹部经穴的横向距离
背腰部	肩胛骨内侧缘→后正中线	3	横寸	用于确定背腰部腧穴的横向距离
上肢部	腋前、后纹头→肘横纹（平肘尖）	9	直寸	用于确定上臂部腧穴的纵向距离
	肘横纹（平肘尖）→腕掌（背）侧横纹	12	直寸	用于确定前臂部腧穴的纵向距离
下肢部	耻骨联合上缘→股骨内上髁上缘（髌底）	18	直寸	用于确定大腿部腧穴的纵向距离
	髌尖→内踝尖	15	直寸	用于确定小腿内侧部腧穴的纵向距离
	股骨大转子→腘横纹（平髌尖）	19	直寸	用于确定大腿部前外侧部腧穴的纵向距离
	臀沟→腘横纹	14	直寸	用于确定大腿后部腧穴的纵向距离
	腘横纹（平髌尖）→外踝尖	16	直寸	用于确定小腿外侧部腧穴的纵向距离
	内踝尖→足底	3	直寸	用于确定足内侧部腧穴的纵向距离

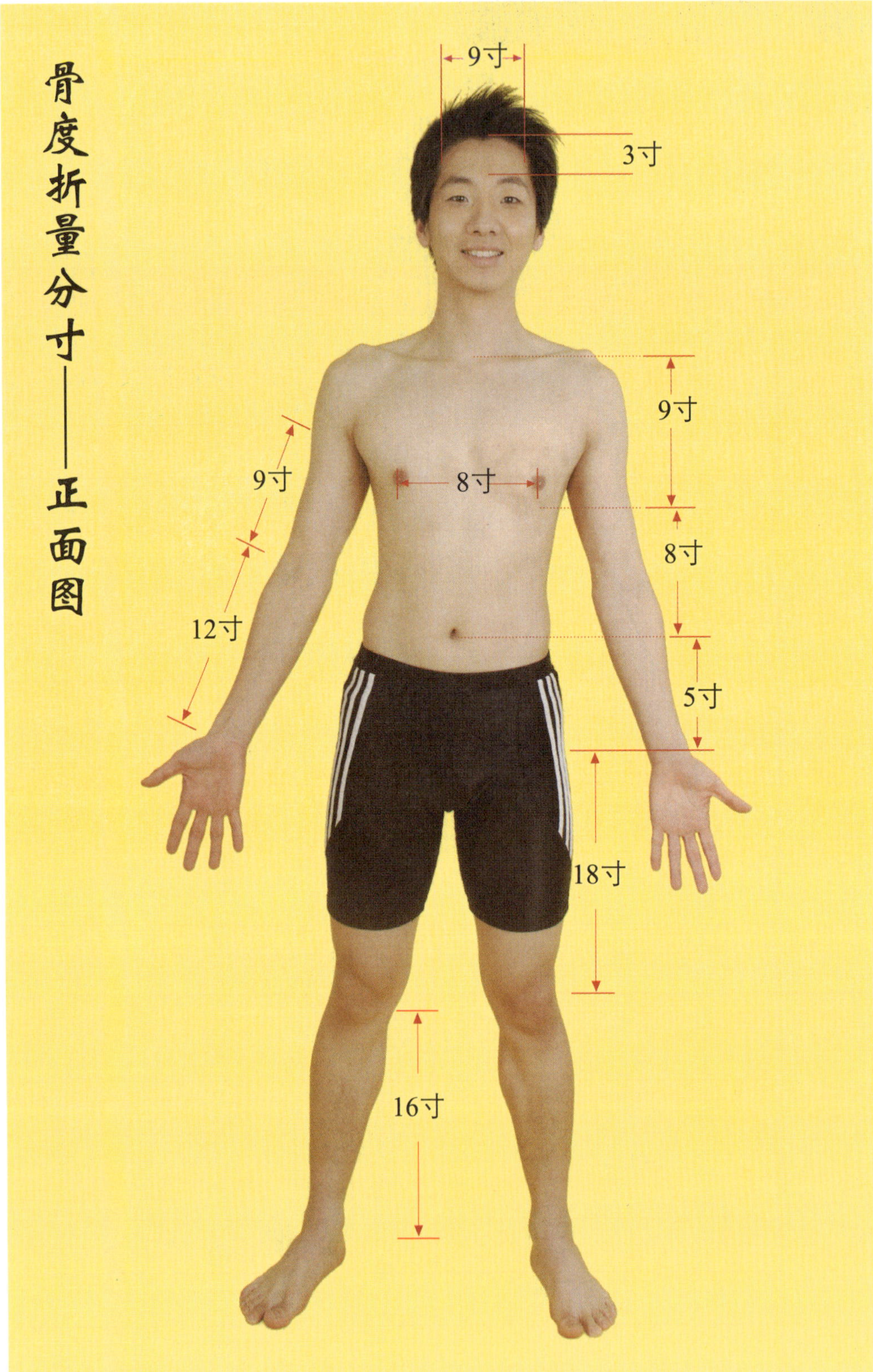
骨度折量分寸——正面图
9寸
3寸
9寸
8寸
9寸
8寸
12寸
5寸
18寸
16寸

骨度折量分寸——背面图

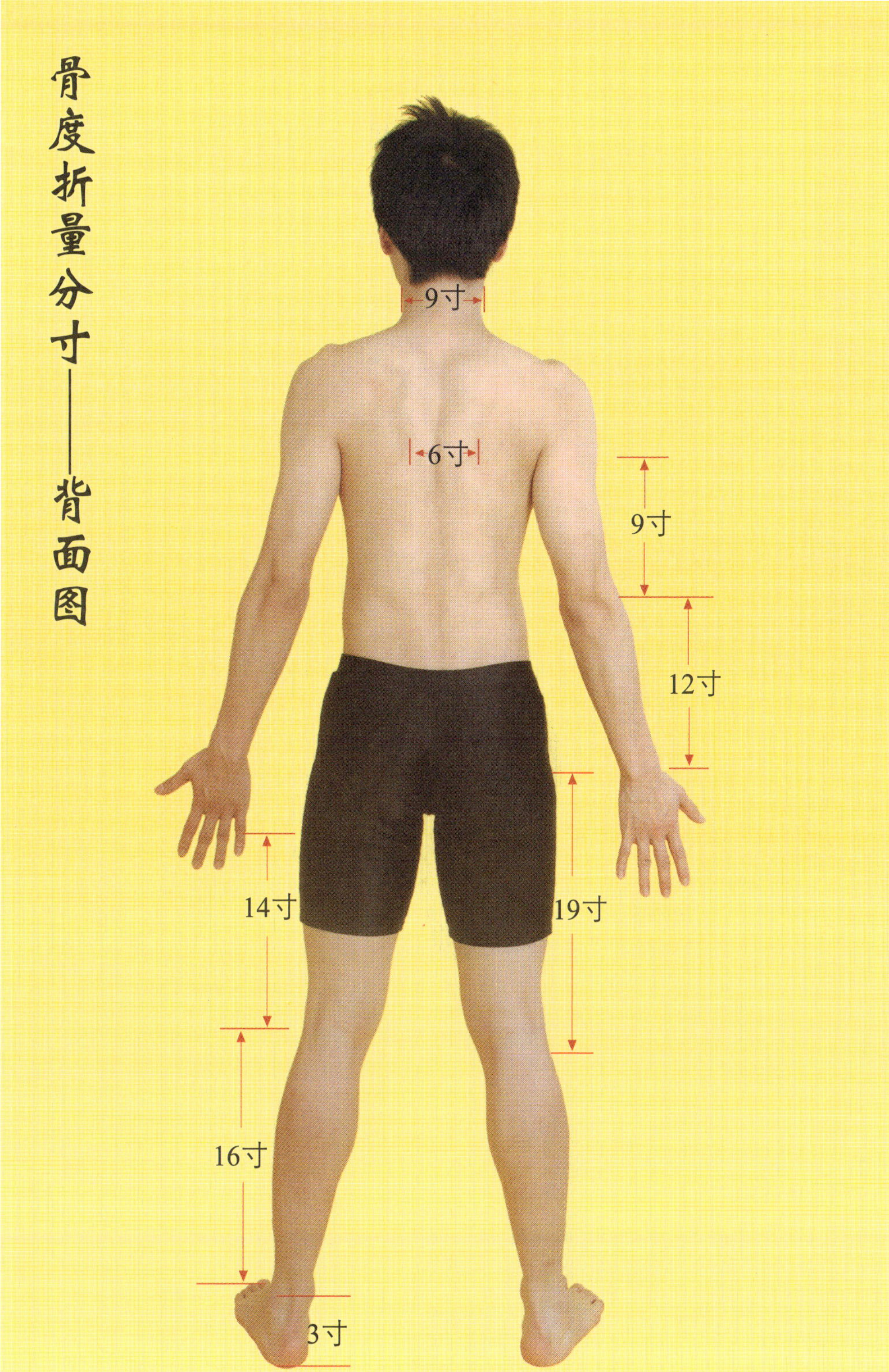

骨度折量分寸——侧面图

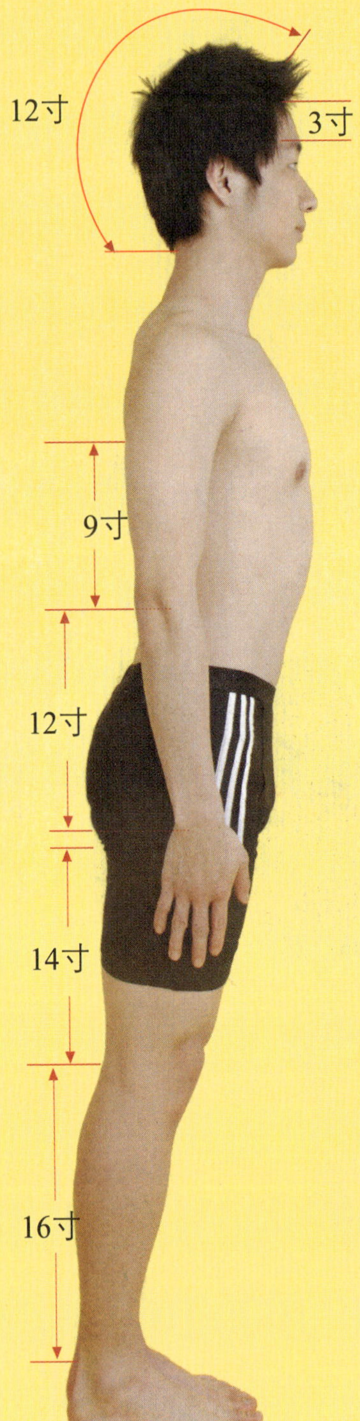

简便取穴法

简便取穴法，是指取穴时结合一些简便的活动标志来取穴的方法。例如：

◎**取血海**：被取穴者正坐屈膝，取穴者面对被取穴者，用手掌按在被取穴者的膝盖上，拇指尖指处即为本穴（图⑦）。

◎**取风市**：自然立正垂臂，股外侧中指端所指之处即为本穴（图⑧）。

◎**取天府**：被取穴者正坐，前臂向前伸展，鼻尖正对的地方即为本穴（图⑨）。

◎**取列缺**：两手虎口自然平直相交，食指尖端所指处即是。

◎**取百会**：两耳尖直上连线中点即是。

◎**取劳宫**：半握拳，中指指尖压在掌心的第一横纹处即是。

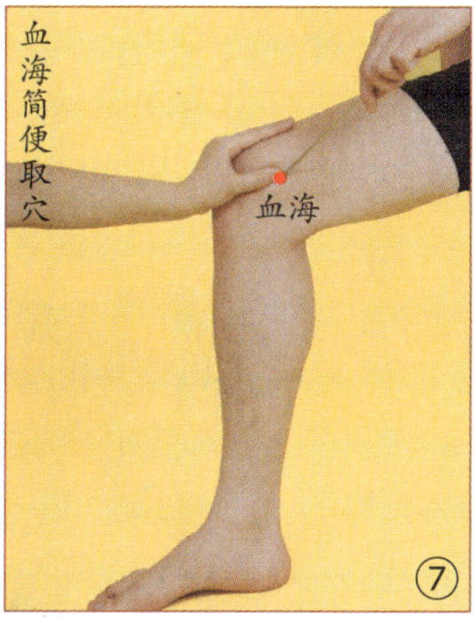

⑦

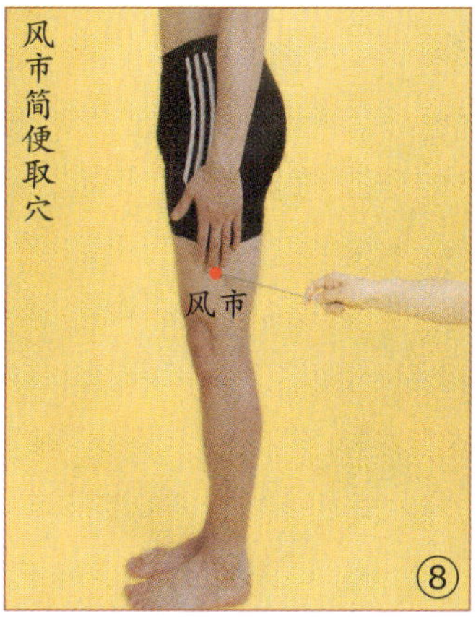

⑧

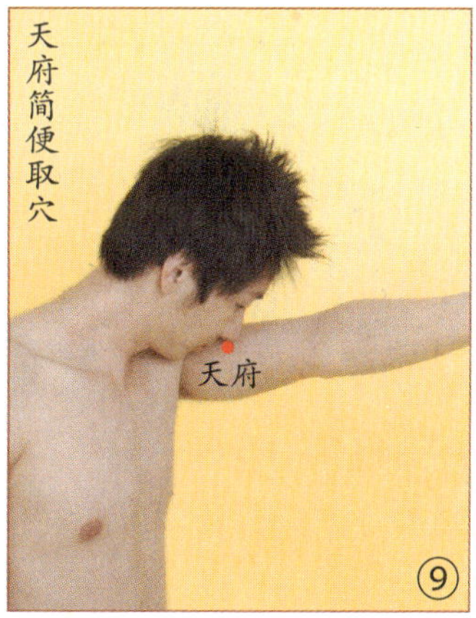

⑨

取穴注意事项

临床取穴常以骨度法为主，再结合其他取穴方法。同时还必须注意被按摩者的体型、姿势，并且要上下左右互相参照。因此，取穴时应注意以下几点：

利用参照物取穴

全身的经脉，督脉和任脉位于正中线，它们的穴位较易确定，因此任、督脉的穴位常可作为两旁经穴定位的参考依据。而头部和肩部的腧穴比较复杂，取穴时须仔细分辨。取肢体外侧面的穴位时，主要观察筋骨的凹陷等骨性标志；而取形体内侧面的穴位时，除注意体表标志外，还应注意动脉的搏动等。

采取恰当姿势取穴

某些穴位应采取坐姿取穴，而某些穴位则以卧式取穴为宜；有些穴位应伸直肢体取之，而有些穴位则应屈曲肢体取之。

当然，取穴时也可以适当选取一些辅助工具，来帮助更准确地定位。

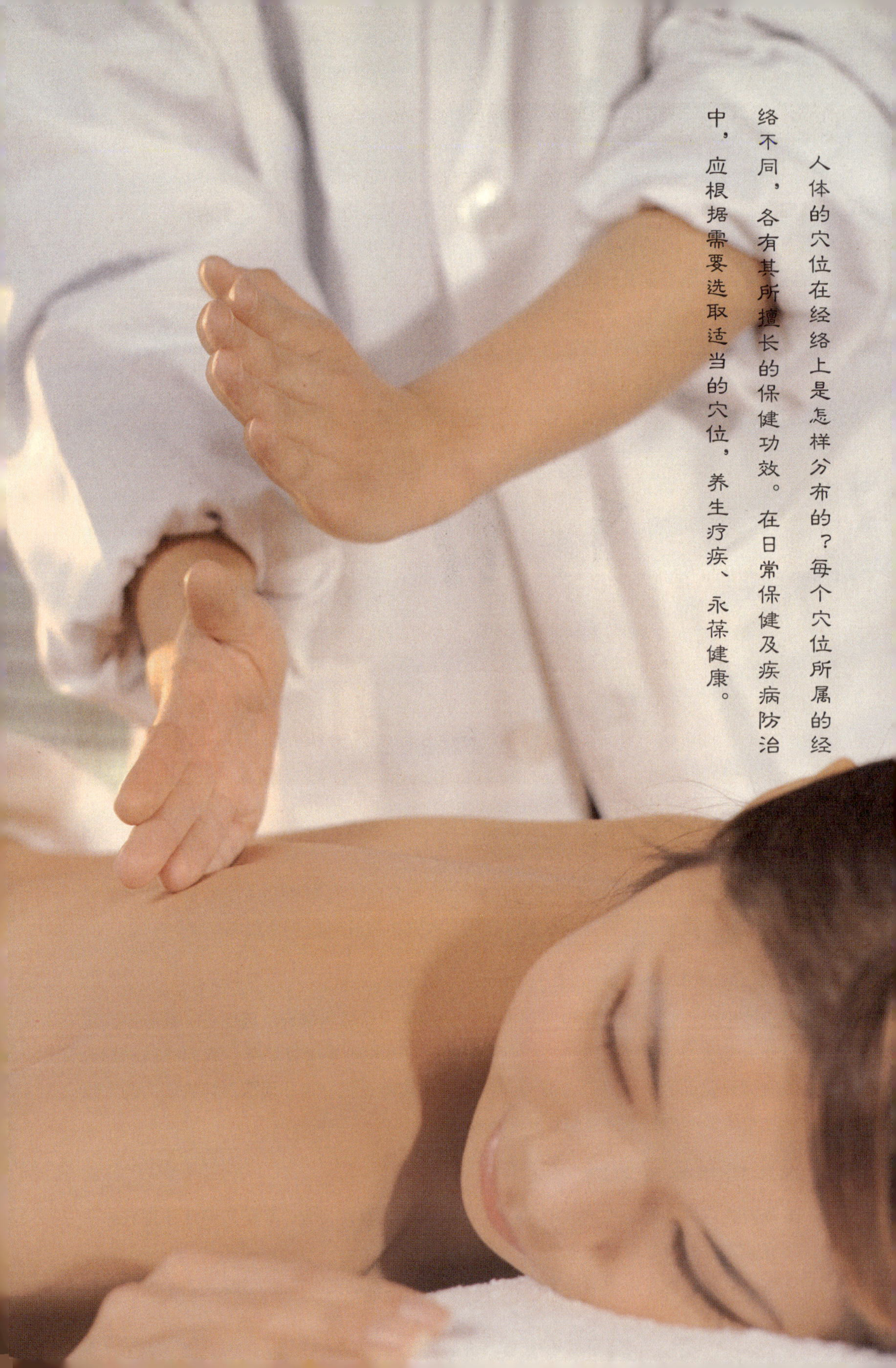

人体的穴位在经络上是怎样分布的？每个穴位所属的经络不同，各有其所擅长的保健功效。在日常保健及疾病防治中，应根据需要选取适当的穴位，养生疗疾、永葆健康。

第四章 常见穴位及应用速查

手太阴肺经

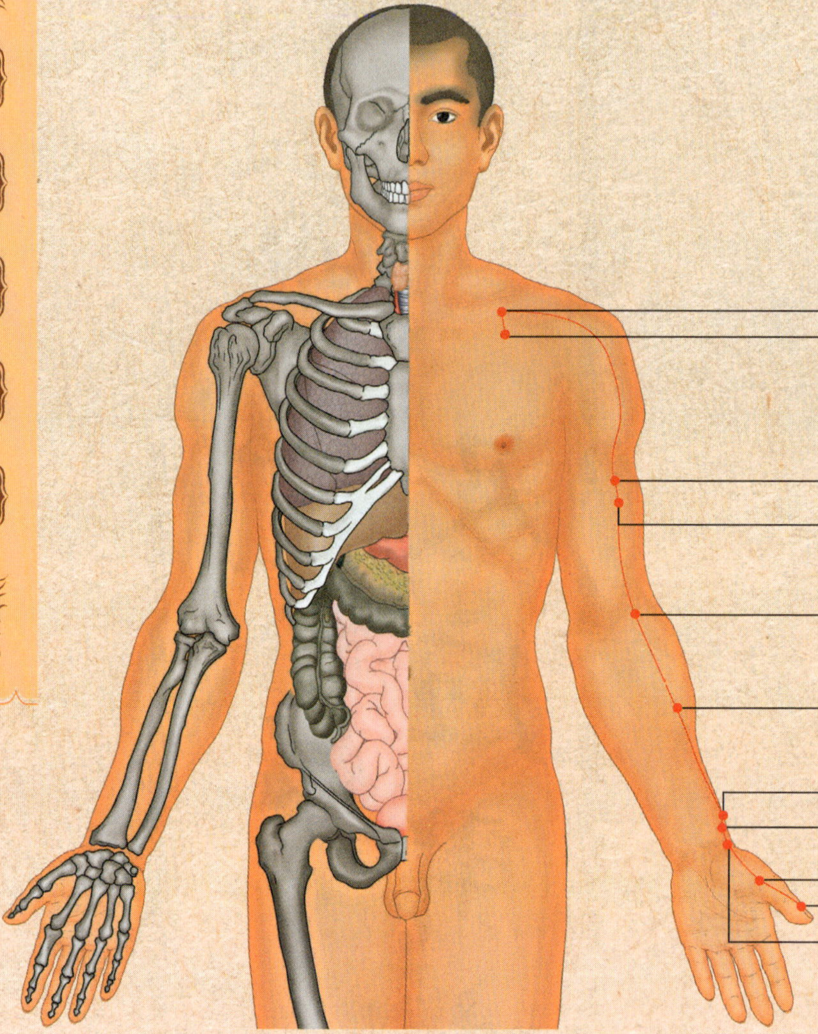

循行路线 肺手太阴之脉，起于中焦，下络大肠，还循胃口，上膈，属肺。从肺系，横出腋下（中府、云门），下循臑内，行少阴、心主之前（天府、侠白），下肘中（尺泽），循臂内上骨下廉（孔最），入寸口（经渠、太渊），上鱼，循鱼际，出大指之端（少商）。

其支者 从腕后（列缺），直出次指内廉，出其端。

范围 手太阴肺经分布于胸及手臂内侧，每侧11穴，2个穴在胸上部，9个穴分布在上肢掌面桡侧，双侧共22穴。从胸部走向手指，起于胸部的中府穴，经手臂内侧，止于手拇指的少商穴。

功效 用于预防和改善呼吸系统及五官不适。

中府

常用程度 ★

国际编号 LU1

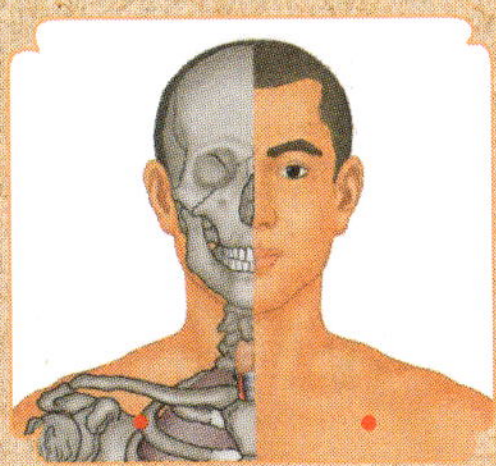

穴名释义

“中”，中焦；“府”，处所。即中焦脾胃之气聚集肺经之处。手太阴肺经起于中焦，此穴为中气聚集之处，脾、胃、肺合气于此穴，故名。

标准定位

在胸前壁外上方，云门穴下1寸，平第1肋间隙处，前正中线旁开6寸。

穴位速取

正坐位，以手叉腰，先取锁骨外端下方凹陷处的云门穴，在云门穴直下约1寸，平第1肋间隙，前正中线旁开6寸，按压有酸胀感（图①）。

主要功效

肃降肺气，和胃利水。本穴是肺脏与脾脏经络之气交通的通道，可以除胸中及体内的烦热，是支气管炎及气喘的特效保健穴，适用于气喘、肩背疼痛。

常见疗法

◎**灸法**：艾炷灸3～7壮，艾条灸5～15分钟。
◎**按摩法**：右手食、中、无名指并拢，向外顺时针揉按左胸中府穴1～3分钟，换左手进行。

最佳配伍

1.配肺俞，适用于哮喘、外感咳嗽。
2.配肩髎，适用于肩痛。

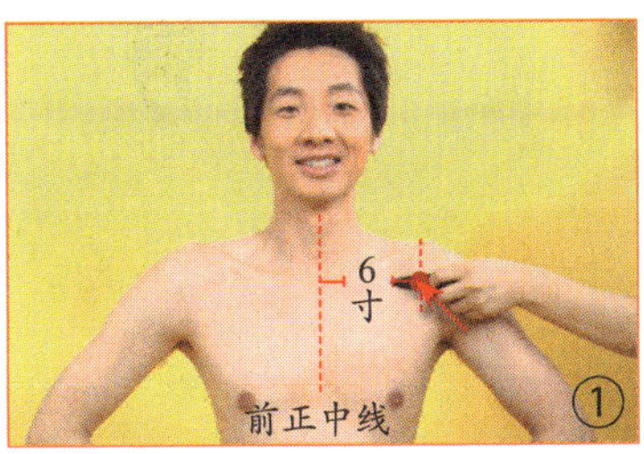

云门

常用程度 ★

国际编号 LU2

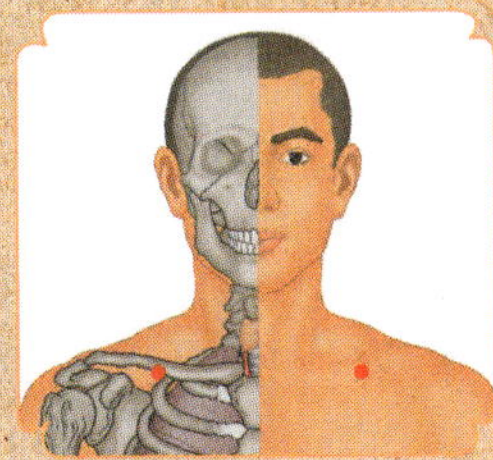

穴名释义

本穴为手太阴脉气所发，位于胸膺部，内应上焦肺气，为肺气出入之门户，故名“云门”，寓意气血首出云门，犹如气浮游于空中，滋润万物。

标准定位

在胸前壁的外上方，肩胛骨喙突上方，锁骨下窝凹陷处，距前正中线6寸。

穴位速取

在胸前臂的外上方，锁骨下缘，距前正中线6寸。压迫时上臂会有刺痛感（图②）。

主要功效

本穴有肃降肺气之功。适用于咳嗽、气喘、胸闷、肩背痛。尤其当手臂举不起来时，按压此穴能活络肩膀的筋骨，减轻疼痛。本穴多用于支气管炎、支气管哮喘、肋间神经痛等。

常见疗法

◎**灸法**：艾炷灸3～7壮，艾条灸5～15分钟。
◎**按摩法**：用手指指腹或指节向下按压，并作圈状按摩。

最佳配伍

1.配天宗、秉风、肩髃，适用于肩痛不举。
2.配膻中、内关，适用于胸闷痛。

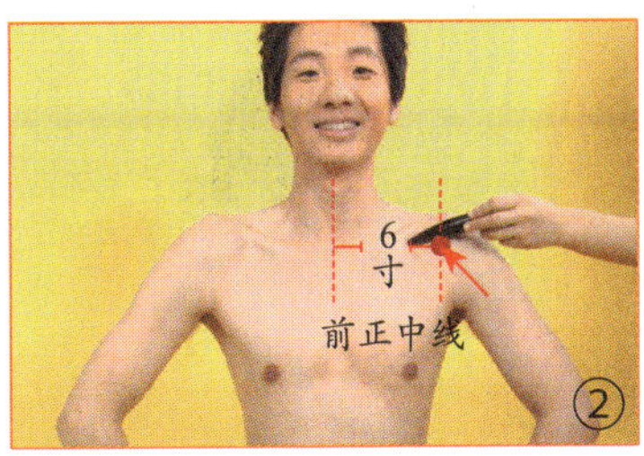

天府

常用程度 ★

国际编号 LU3

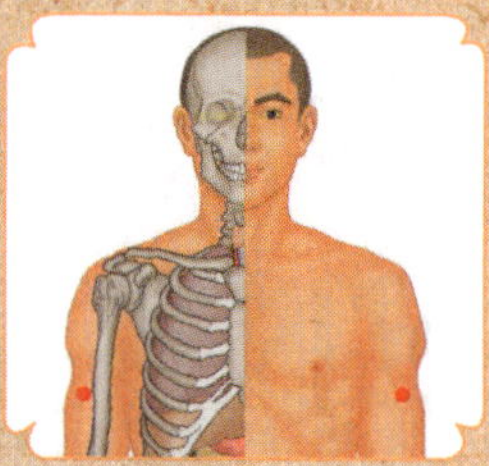

穴名释义

天，指人体上部；府，意为聚的意思。古时取此穴时需请患者以手伸直、用鼻尖碰手臂时的触点处为穴。因鼻为肺的窍，肺凭借鼻通天气，且为人身诸气汇聚之府，因名“天府”。

标准定位

在臂内侧面，肱二头肌桡侧缘，腋前纹头下3寸。

穴位速取

坐位，臂向前平举，俯头，鼻尖接触上臂侧处（图①）。

主要功效

通宣肺气，安神定志，清热凉血。本穴主要适用于咳嗽、气喘、甲状腺肿大、精神病、鼻出血、吐血、肩臂部疼痛。

常见疗法

◎**灸法**：艾炷灸或温针灸3～5壮，艾条灸5～15分钟。

◎**按摩法**：点按法、指推法、擦法、揉法。

最佳配伍

1.配尺泽、列缺，适用于咳嗽。

2.配合谷，适用于鼻出血。

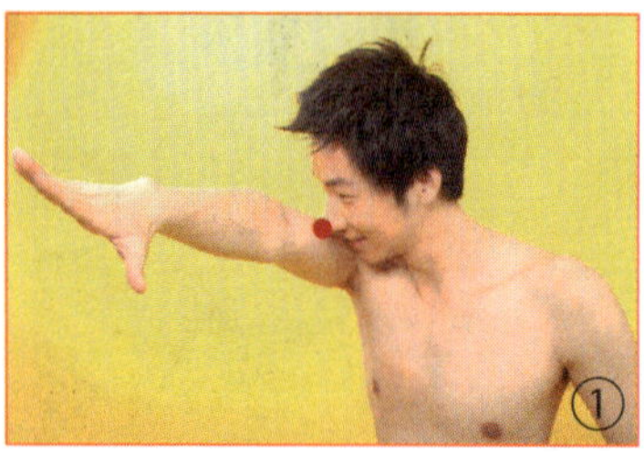

①

侠白

常用程度 ★

国际编号 LU4

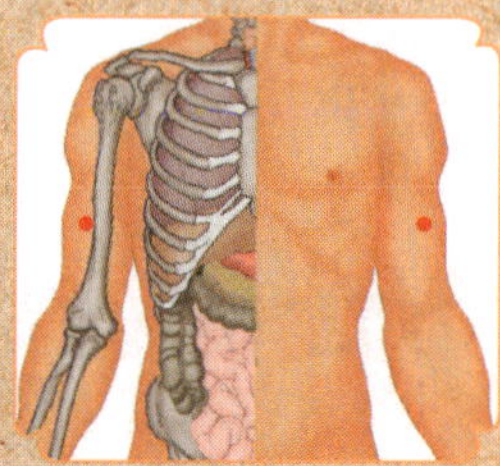

穴名释义

“侠”，通“夹”，有旁边之意。这个字指出了穴位的具体位置。“白”，即白色，是肺的颜色，是与肺部健康有关的穴位。由此可见侠白穴主肺。

标准定位

在臂内侧面，肱二头肌桡侧缘，腋前纹头下4寸或肘横纹上5寸。

穴位速取

正坐位，两手合掌向前伸直，夹住乳房，此时乳头所指的手臂内侧处（图②）。

主要功效

宣肺理气，宽胸理胃。患有支气管炎等呼吸道疾病时，按压本穴有不错的改善作用。另外，如果常常感到胸闷、心痛、气短、心动过速、心悸、呼吸困难、痰多或手臂酸痛，按摩侠白也有不错的调理作用。

常见疗法

◎**灸法**：温针灸3～5壮，艾条灸5～10分钟。

◎**按摩法**：先将食指与中指并拢，配合大拇指，对穴位进行按压，也可以顺时针或逆时针作圈状按揉。

最佳配伍

1.配尺泽、孔最，适用于咳嗽。

2.配心俞、膈俞、内关，适用于胸痛烦满。

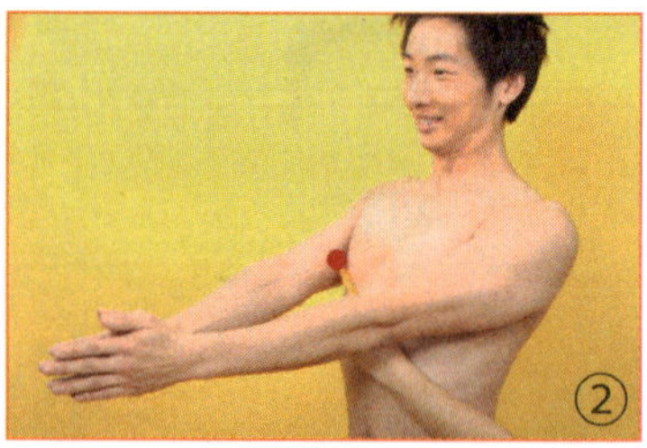

②

尺泽

常用程度 ★★★

国际编号 LU5

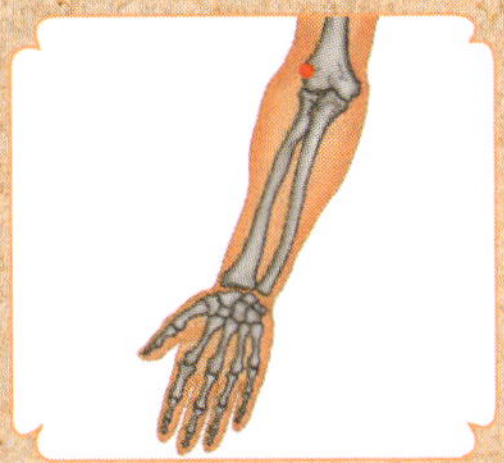

穴名释义

“尺”，指前臂部，与“寸”指腕部是相对应的。因手腕至肘部为一尺，故手前臂称“尺”；“泽”，为沼泽，是水聚集的地方。寓意脉气流注于此，如水注沼泽。

标准定位

在肘区，肘横纹上，肱二头肌腱桡侧缘凹陷中。

穴位速取

仰掌，微屈肘，在肘横纹上，肱二头肌腱桡侧缘凹陷中（图①）。

主要功效

肃降肺气，滋阴润肺。本穴可缓解手肘酸痛、发热、咽喉痛、剧烈咳嗽、气喘、胸闷胸痛、风湿、肩周炎等疾病，还可消除手臂的脂肪，瘦手臂。

常见疗法

◎**灸法**：隔姜灸5～7壮，或者温和灸10～20分钟。

◎**按摩法**：弯曲拇指，用指腹按压，每次左右各揉按1～3分钟。

最佳配伍

1.配肺俞，多用于咳嗽、气喘。

2.配少商，用以改善咽喉肿痛。

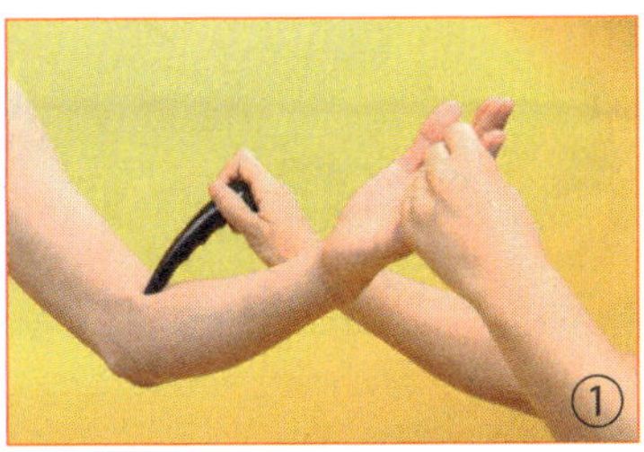

①

孔最

常用程度 ★★

国际编号 LU6

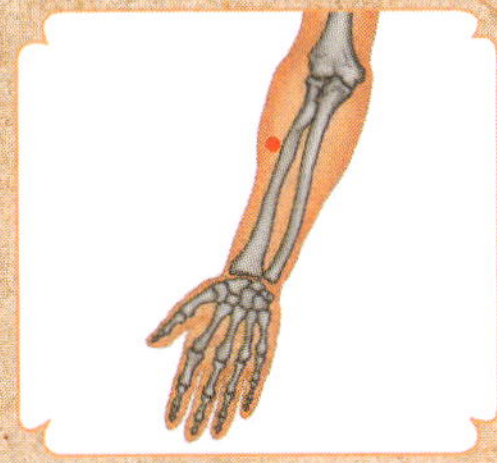

穴名释义

“孔”，指孔隙；“最”，极之意。孔最，即通窍之极，为肺经气血深聚处，是理穴通窍最常用的穴位，故名。

标准定位

在前臂掌面桡侧，尺泽与太渊连线上，腕横纹上7寸处。

穴位速取

伸臂侧掌，在尺泽与太渊连线的中点上1寸处取穴（图②）。

主要功效

清热止血，润肺理气。针之可以宣通肺气，有凉血、止血之功。孔最穴有调理肺气的功效，常用于改善肺部疾病。对慢性支气管炎、气喘、咳嗽等肺部疾病有突出疗效，尤其是突然咳嗽不止时，按压此穴可以缓和症状。另外也可缓解手腕疼痛无力、肘臂疼痛等症状。

常见疗法

◎**灸法**：艾炷灸或温针灸5～7壮，艾条灸10～20分钟。

◎**按摩法**：用食指指腹揉按，每次左右手各揉按1～3分钟。

最佳配伍

1.配曲泽、肺俞，适用于咯血。

2.配肺俞、风门，适用于咳嗽、气喘。

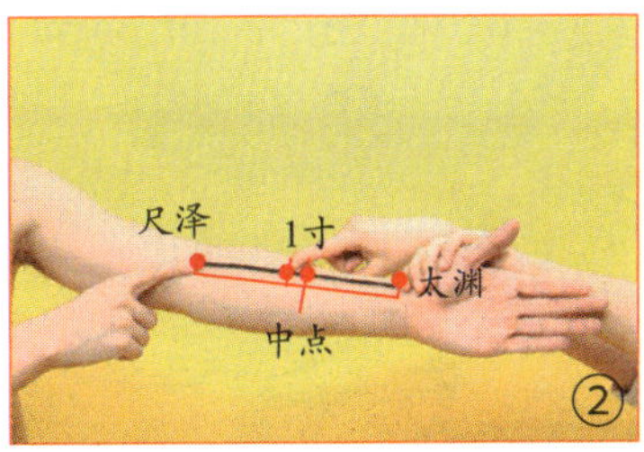

②

列缺

常用程度 ★★

国际编号 LU7

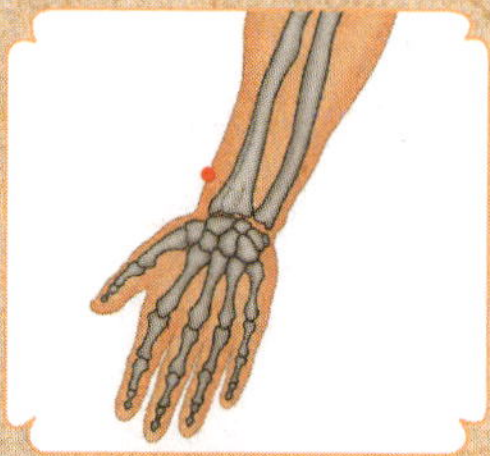

穴名释义

“列”，分解；“缺”指缺口之器。该穴位于手腕侧，当桡骨突起的分裂缺口处。手太阴肺经从此穴分支别出，通于手阳明大肠经，脉气由此分裂开去。

标准定位

在前臂桡侧缘，桡骨茎突上方，腕横纹上1.5寸，肱桡肌与拇长展肌腱之间。

穴位速取

以被取穴者左右两手虎口交叉，一手食指压在另一手的桡骨茎突上，在食指尖到达之处（图①）。

主要功效

宣肺疏风，通调任脉。针刺此穴可使人清爽，是中医常用的四总穴之一。咳嗽、牙痛、慢性支气管炎、半身不遂、手臂酸痛麻痹、头颈酸痛及鼻子方面的疾病通过按摩列缺，可缓解不适。

常见疗法

◎**灸法**：艾炷灸3～5壮，艾条灸5～10分钟。

◎**按摩法**：用食指指腹揉按，每次左右手各揉按1～3分钟。

最佳配伍

1.配大椎、曲池、太冲，适用于高血压。

2.配照海，适用于阴虚型咽喉肿痛。

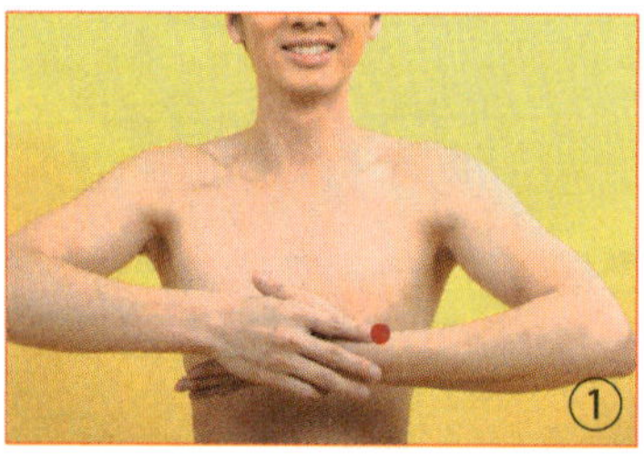

①

经渠

常用程度 ★

国际编号 LU8

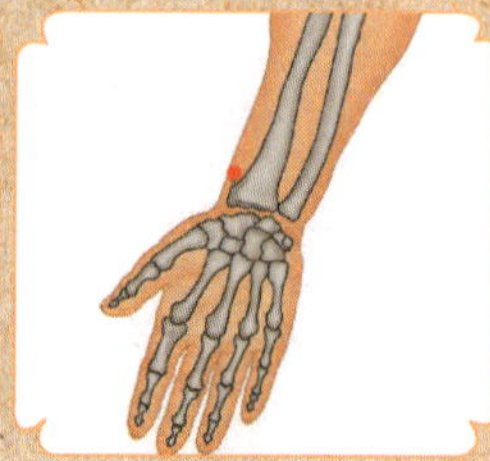

穴名释义

“经”为经过、路径的意思；“渠”，指水流的道路。当动脉所在，血气旺盛，犹如水渠。经渠，意思就是“肺经的经水流过的渠道”。

标准定位

在前臂掌面桡侧缘，桡骨茎突与桡动脉搏之间的凹陷处，腕横纹上1寸。

穴位速取

伸臂侧掌，从腕横纹上1横指桡骨茎突的高点向内侧推至骨边，可感觉与桡动脉间有一凹陷处（图②）。

主要功效

宣肺利咽，降逆平喘。常按摩此穴有宣肺利咽、降逆平喘的作用，适用于各种呼吸系统的病证，可改善咳嗽、气喘、咽喉肿痛、胸痛、手腕痛、膈肌痉挛等。

常见疗法

◎**灸法**：艾炷隔物灸或温针灸3～5壮，艾条灸5～10分钟。

◎**按摩法**：中指指腹稍用力按压此穴，可略感酸胀，交替揉按左右两穴，每次各1～3分钟。

最佳配伍

1.配照海，主要适用于阴虚火旺型咽喉肿痛。

2.配肺俞，适用于咳嗽。

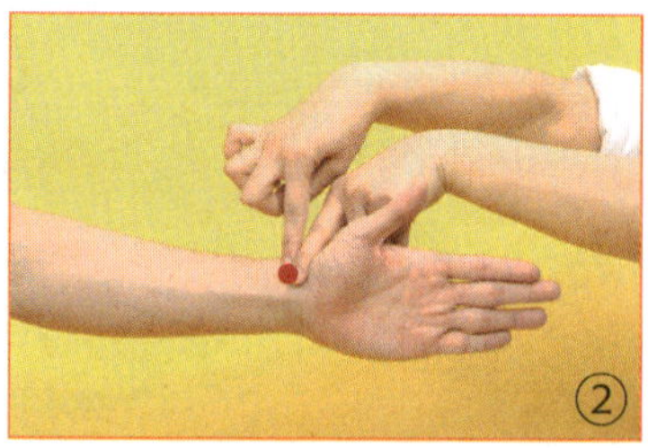

②

太渊

常用程度 ★★

国际编号 LU9

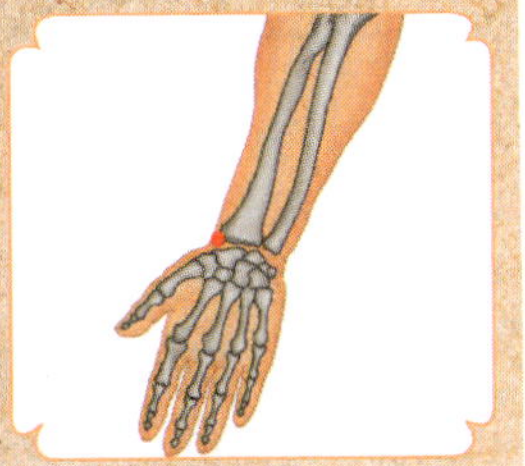

穴名释义

“太”，意为大到了极致；“渊”则是深涧、深洞的意思。此处是指穴位的形态，肺经水液在此穴散化为凉性水湿。本穴局部脉气旺盛如深渊，博大而深，故名。

标准定位

腕掌侧横纹桡侧，桡动脉搏动处。

穴位速取

坐位，伸臂侧掌，在腕横纹桡侧轻触桡动脉，从感觉到搏动处稍往桡侧移动至凹陷处（图①）。

主要功效

顺气平喘，化痰止咳，活血通脉。用于缓解咳嗽、气喘、咯血、咽喉肿痛，对无脉症、呃逆、腕痛无力等也有不错的效果。

常见疗法

◎**灸法**：艾炷灸1～3壮，艾条灸5～10分钟。

◎**按摩法**：弯曲大拇指，以拇指及指甲尖垂直轻轻掐按，会有酸胀的感觉，分别掐按左右两手，每次1～3分钟。

最佳配伍

1.配鱼际，用于咳嗽、咯血。

2.配人迎，用于无脉症。

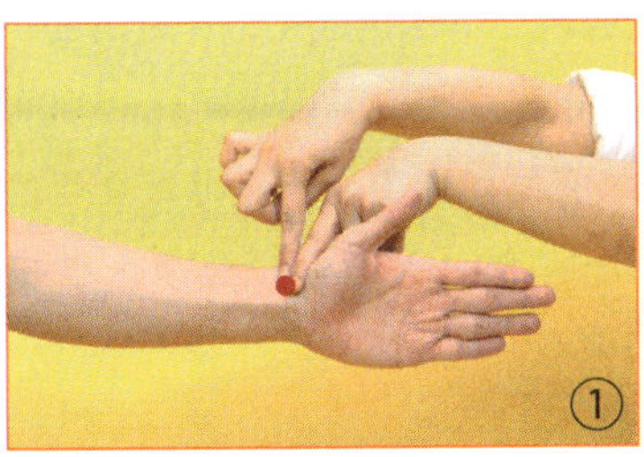

①

鱼际

常用程度 ★★

国际编号 LU10

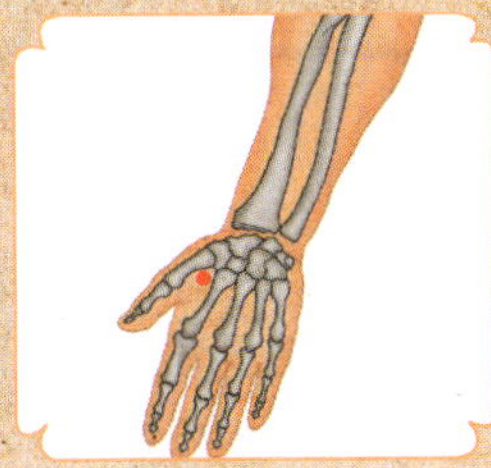

穴名释义

“鱼”，比喻水中之物；“际”，指边际。掌中屈指肌隆起似鱼腹，穴在它的边际，故名“鱼际”。

标准定位

手拇指本节（第1掌指关节）后凹陷处，约在第1掌骨中点桡侧，赤白肉际处。

穴位速取

仰掌，在第1掌指关节后，第1掌骨中点，掌后白肉（大鱼际肌）隆起的边缘，赤白肉际处（图②）。

主要功效

清泻肺热，止咳平喘。据鱼际的肤色，可以判断肠胃、肝脏的健康状况。如腹泻时拇指根部会出现青筋；肝脏病变时，拇指根部会呈现红色的斑块。按压鱼际可以缓解长期的身体疲劳和慢性疾病所造成的不适，对改善热性咳嗽、喘促有明显的效果。

常见疗法

◎**灸法**：艾炷灸1～3壮，艾条灸3～5分钟。

◎**按摩法**：弯曲拇指，以指甲尖垂直轻轻掐按，每次左右手各1～3分钟。

最佳配伍

1.配合谷，常用于咽喉肿痛、失音。

2.配天突、肺俞，用于哮喘。

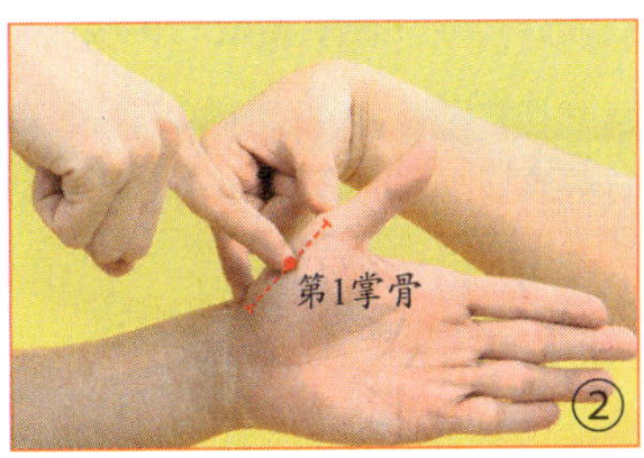

②

少商

常用程度 ★★

国际编号 LU11

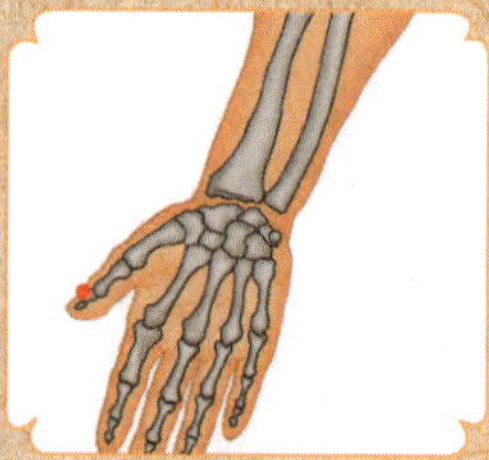

穴名释义

“少”为阴中生阳之意。“商”在“五音”（宫商角徵羽）中，排名第二，商为肺经之根，其脉气外发似浅小水流，故名。

标准定位

在手拇指末节桡侧，距指甲角0.1寸。

穴位速取

手拇指末节桡侧沿指甲桡侧面画一直线与指甲基底缘水平线交点处，按之有痛感（图①）。

主要功效

清热利咽，醒脑开窍。少商为脑卒中、休克急救穴。适用于咽喉肿痛、咳嗽、鼻出血、高热、昏迷、指端麻木等，尤其对外感风寒及虚火引起的咽喉肿痛有明显的调理功效。

常见疗法

◎**灸法**：艾条灸5~10分钟。

◎**按摩法**：一手拇指弯曲，以指甲甲尖垂直掐按，每次轻轻掐按左右手各1~3分钟。

最佳配伍

1.配天突、合谷，适用于咽喉肿痛。

2.配太冲、经渠，适用于哮喘。

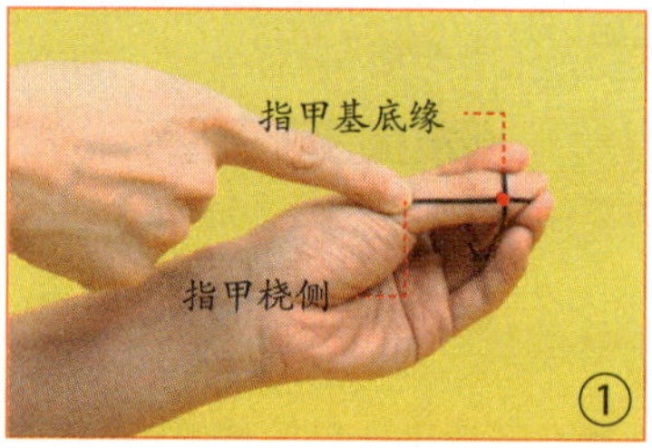

①

灸法——正确运用，功效加倍

◎灸法有其相对适应的病证。一般多用于虚证、寒证，而热证、实证一般少用灸法。因为灸法能益阳亦可伤阳，所以对阴虚阳亢的疾病和邪热内炽的病人，慎用灸法。

◎在施灸时，根据病人的体质强弱来决定艾炷的大小和壮数的多少，做到因病制宜。一般而言，凡是初病、体质强壮者，艾炷宜大，壮数宜多；久病体弱以及女性、儿童，艾炷宜小，壮数宜少。

◎患者的五官、心脏部位、血管表浅处、重要筋腱部以及阴部，孕妇的小腹部及腰骶部不宜施灸。

◎在对腰、背、腹部施灸时，壮数宜多、时间宜长；而对四肢、胸部则壮数宜少、时间宜短。对于肌肉丰满处可多灸；四肢末端皮薄处及关节处宜少灸。

◎灸后若局部出现小水疱，只要不搔破，可任其自然吸收。若水疱过大，可用消毒针从水疱底部刺破，放出水液后，再涂以龙胆紫药水。对于化脓灸者，在灸疱化脓期间，不宜从事重体力劳动，而要注意休息，严防感染。若有继发感染，应及时对症处理。

◎在灸后的短暂时间内，一般不宜马上饮茶、进食，要避免过劳、受热和感受风寒，要保持情绪稳定，这样利于艾灸作用的发挥和疗效的提高。

手阳明大肠经

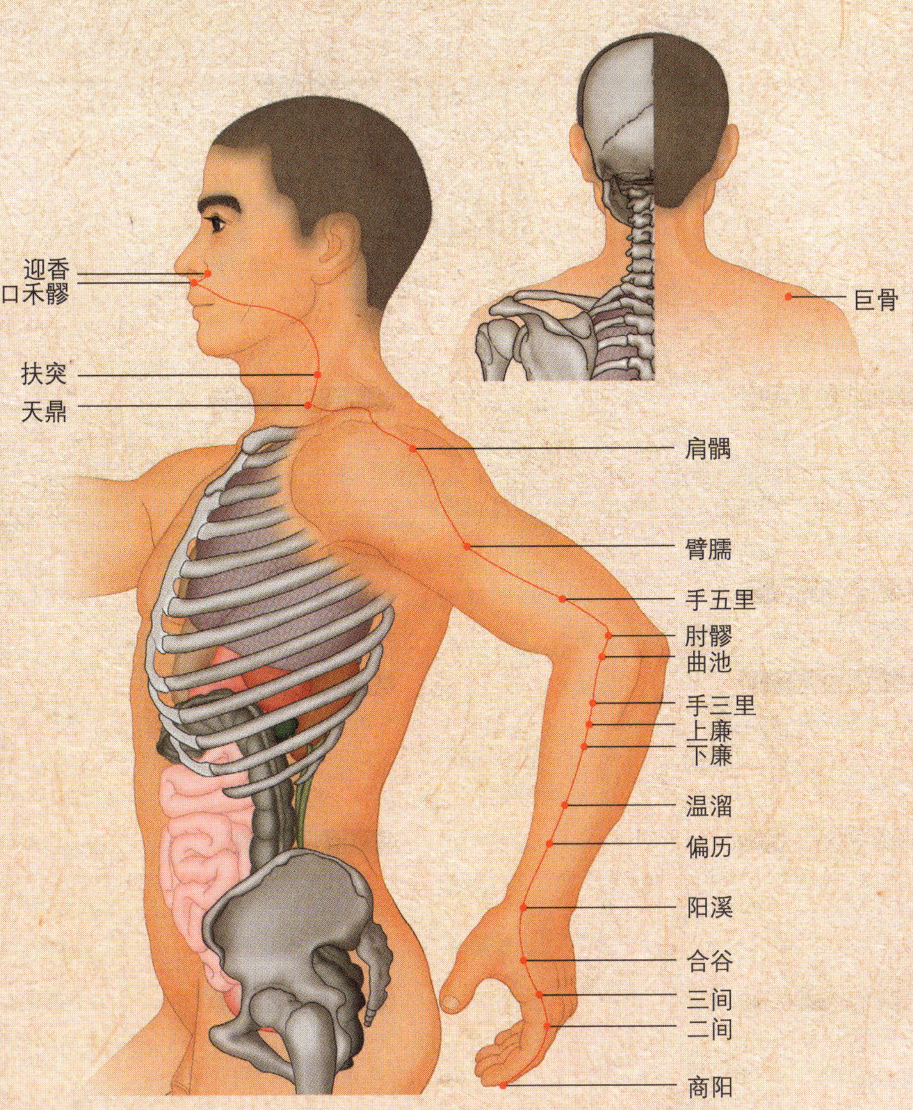

循行路线 大肠手阳明之脉，起于大指次指之端（商阳），循指上廉（二间、三间），出合谷两骨之间（合谷），上入两筋之中，循臂上廉，入肘外廉，上臑外前廉，上肩，出髃骨之前廉，上出于柱骨之会上，下入缺盆，络肺，下膈，属大肠。

其支者 从缺盆上颈（天鼎、扶突），贯颊，入下齿中；还出挟口，交人中——左之右、右之左，上挟鼻孔。

范围 手阳明大肠经起于食指末端的商阳穴，沿手臂外侧经过肩头，止于脸部鼻子旁的迎香穴。本经一侧20穴，左右两侧共40穴。

功效 本经腧穴常常用于上呼吸道感染、消化系统疾病、五官疾病、皮肤病和本经脉所经过部位的病证。

商阳

常用程度 ★

国际编号 LI1

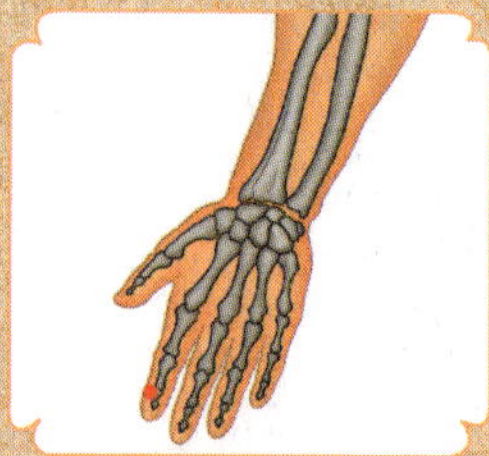

穴名释义

“商”，五音之一，属金；“阳”，阴阳之阳。商阳穴位于手大肠经的开始之处，承受手肺经的经脉之气，并由阴侧与肺相合，转入阳侧，肺属金，金音商，故名。

标准定位

在手食指末节桡侧，距指甲角0.1寸。

穴位速取

坐位，伸指伏掌，沿食指指甲底部与桡侧缘两引线的交点处，距指甲角0.1寸，按压有痛感（图①）。

主要功效

清热解表，理气平喘，开窍苏厥。本穴可缓解牙齿疼痛，对于腹痛、上吐下泻及胸口疼痛也有很好的缓解作用。

常见疗法

◎**灸法**：艾条灸5～10分钟。

◎**按摩法**：因为此穴在指尖按压不易，可以用棒状物直接刺激穴位，或是用另一手的拇指和食指抓住食指指尖的两侧加以揉捏。

最佳配伍

1.配少商、中冲、关冲，常用于脑卒中昏迷、中暑的急救。

2.配合谷、少商，适用于咽喉肿痛。

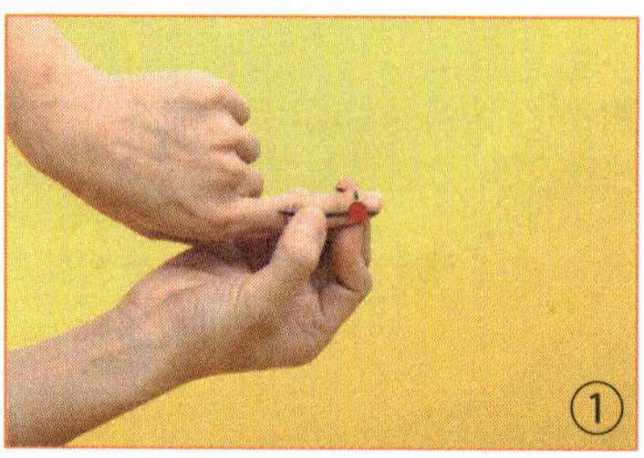

①

二间

常用程度 ★

国际编号 LI2

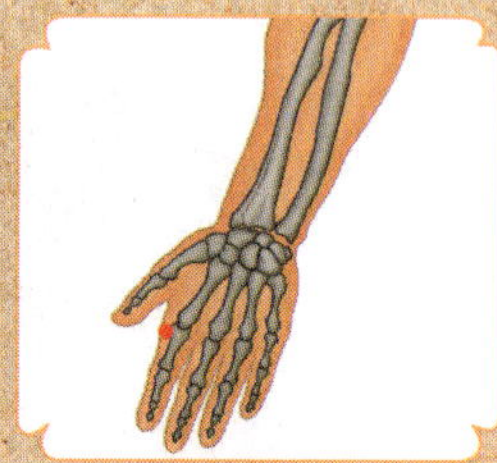

穴名释义

“二”，第二；“间”，隙也，意指隙陷处。穴在手第2掌指关节前陷处，也是本经经过的第2个穴位，故名。

标准定位

微握拳，在食指本节（第2掌指关节）前，桡侧凹陷处。

穴位速取

伸臂，微握拳，食指第2掌指关节前缘桡侧皮肤皱褶顶点，触之有凹陷处，按压有痛胀感（图②）。

主要功效

解表清热，通利咽喉。适用于牙齿疼痛、咽喉肿痛、头晕、口干舌燥、消化不良、肩周炎等。本穴还有开窍醒神之功。

常见疗法

◎**灸法**：米粒灸3～5壮，艾条灸5～10分钟。

◎**按摩法**：以拇指指腹向下按压此穴，每次1～3分钟。用于麦粒肿的按摩时，只需指压患有麦粒肿眼睛同侧手的二间穴。若不愈，则用拇指和食指强捏此穴，重复30次。

最佳配伍

1.配太阳，用于目赤肿痛、头晕目眩、麦粒肿。

2.配合谷，用于牙痛。

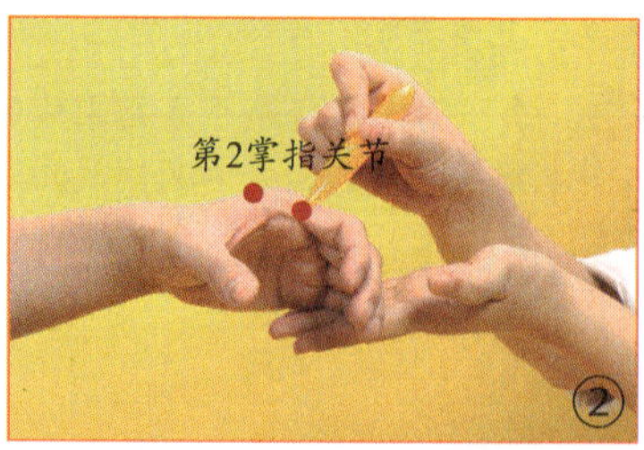

②

三间

常用程度 ★★

国际编号 LI3

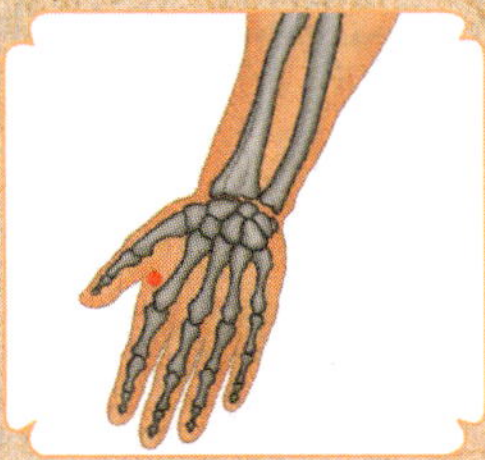

穴名释义

“三”，第三；“间”，隙也，意指隙陷处。穴在手第2掌指关节后凹陷处，手阳明大肠经经过的第3个穴位，故名。

标准定位

微握拳，在手食指本节（第2掌指关节）后，桡侧凹陷处。

穴位速取

坐位，微握拳，在食指本节（第2掌指关节）后，桡侧凹陷处，按压有痛感（图①）。

主要功效

泄热止痛，通利咽喉。本穴有传输气血物质的作用，因此，此处如果血行瘀滞，津液不能下达，可引发便秘、痔疮等。只要轻轻掐按三间穴就可以快速止痛、缓解症状。此外，经常按摩本穴，还可以缓解目痛、青光眼、牙痛、三叉神经痛、咽喉肿痛及身热、手背手指红肿疼痛等。

常见疗法

◎**灸法**：米粒灸3～5壮，艾条灸5～10分钟。

◎**按摩法**：以拇指指腹向下按压此穴。

最佳配伍

1.配角孙，适用于三叉神经痛。

2.配二间、肩髎、肩髃，适用于肩周炎。

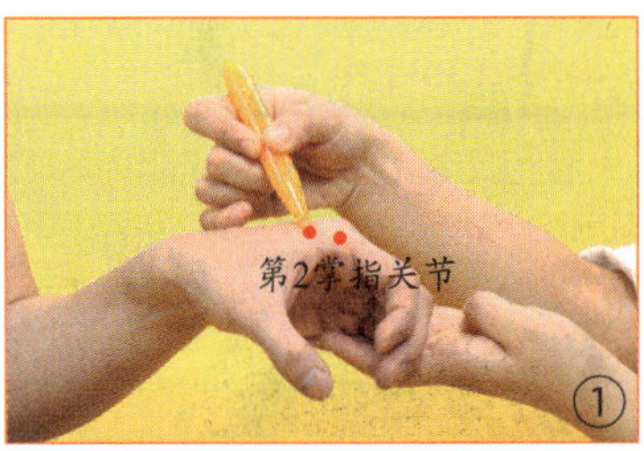

合谷

常用程度 ★★★★

国际编号 LI4

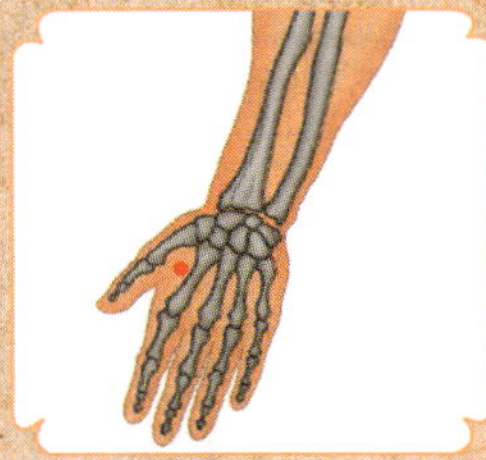

穴名释义

“合”，合拢也；“谷”，山谷也。穴在第1、2掌骨间，言两骨相合，形如山谷处也。即我们常说的虎口。

标准定位

手背，第1、2掌骨间，当第2掌骨桡侧的中点处。

穴位速取

在手背，第2掌骨桡侧的中点处，按压有酸胀感（图②）。

主要功效

镇静止痛，通经活络。适用于面部五官的疾病，对头痛、牙痛、感冒很有疗效。俗话说：“牙痛不是病，痛起来真要命”，牙痛一旦发作，及时按压合谷穴，止痛效果立竿见影。对于肠胃不适的各种症状、痛经也可明显缓解，还可消除青春痘，改善眼袋和皮肤粗糙。

常见疗法

◎**灸法**：米粒灸8～9壮，或者艾条灸10～20分钟。

◎**按摩法**：以拇指向下用力按压4～5次，并作圈状按摩。

最佳配伍

1.配三阴交，适用于痛经。

2.配血海，适用于荨麻疹。

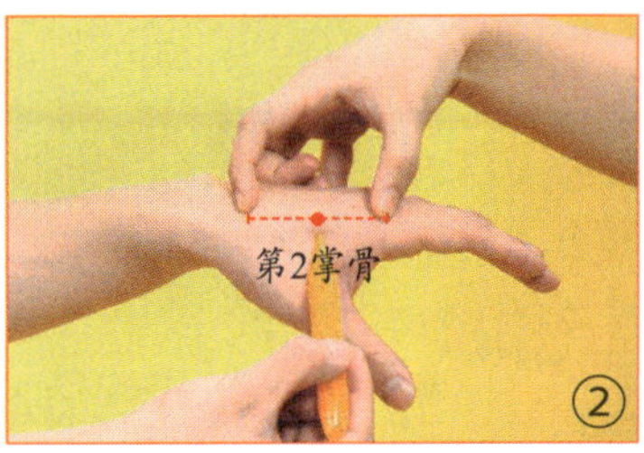

阳溪

常用程度 ★★

国际编号 LI5

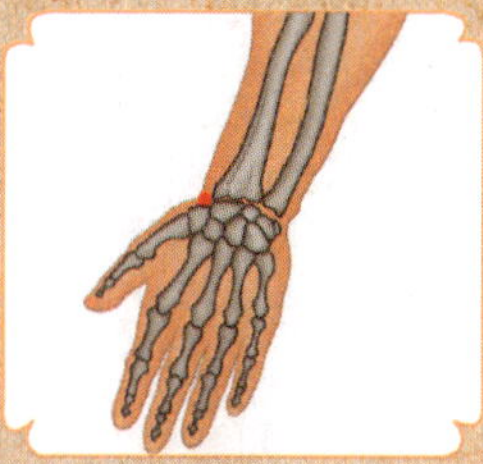

穴名释义

“阳”，阴阳之阳，指阳气、阳经；“溪”，溪流、沟溪。阳溪是阳气汇聚于人体像山涧沟溪部位的穴位。一般而言，手背属阳，手掌属阴。

标准定位

在腕背横纹桡侧，手拇指上翘时，在拇短伸肌腱与拇长伸肌腱之间的凹陷处。

穴位速取

在手腕背侧，当手拇指伸直上翘时，在拇短伸肌腱和拇长伸肌腱之间有一凹陷处，按压有酸胀感（图①）。

主要功效

清热疏风，舒筋利节。阳溪穴对于改善手臂酸麻、手腕酸痛、头痛、耳鸣、耳聋、牙痛、喉咙痛、咳嗽、气喘等有显著功效。

常见疗法

◎**灸法**：米粒灸3～5壮，或艾条灸10～20分钟。

◎**按摩法**：以手指指腹或指节向下按压，并作圈状按摩。

最佳配伍

1.配上星、二间、前谷，适用于目痛。

2.配迎香、印堂，适用于鼻炎。

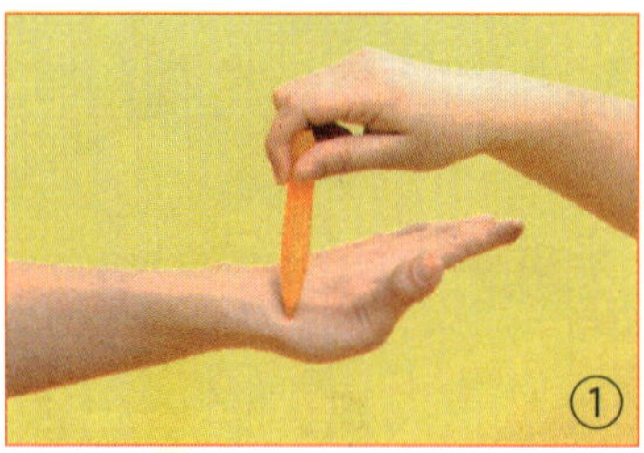

①

偏历

常用程度 ★★

国际编号 LI6

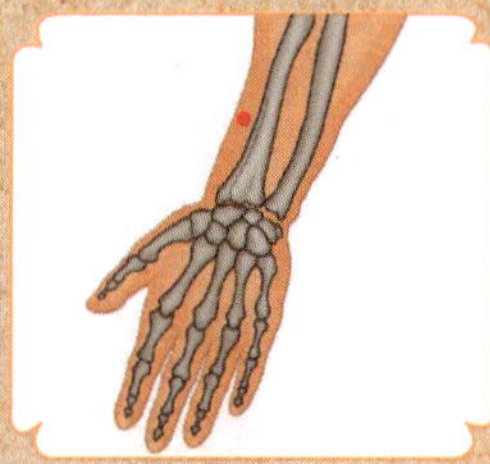

穴名释义

“偏”，即两旁；经过为“历”。本穴在桡骨阳侧，近腕关节处，经气由此通过，故名。穴为手阳明之络，脉气由本穴偏侧别出，越历本经走向太阴之脉。

标准定位

在前臂，腕背侧远端横纹上3寸，阳溪与曲池连线上。

穴位速取

前臂侧立位，先取阳溪，再向上量4横指（即3寸）处，桡骨外侧（图②）。

主要功效

清热利尿，舒筋活络。本经是大肠经的络穴，可预防和治疗面神经麻痹，预防脑卒中。经常按揉本穴对目赤、龋齿、耳聋、耳鸣、鼻出血、喉痛、面瘫、水肿、手臂酸痛等症状也有显著的改善功效。

常见疗法

◎**灸法**：艾炷灸或温针灸3～5壮，艾条灸5～10分钟。

◎**按摩法**：以手指指腹或指节向下按压，并作圈状按摩。

最佳配伍

配听宫，适用于耳聋、耳鸣。

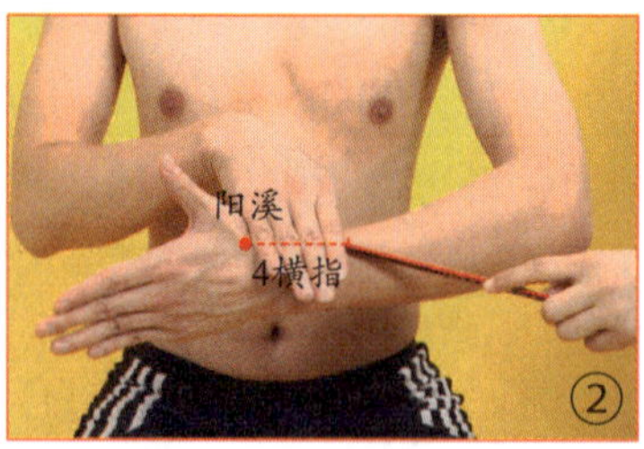

②

温溜

常用程度 ★

国际编号 LI7

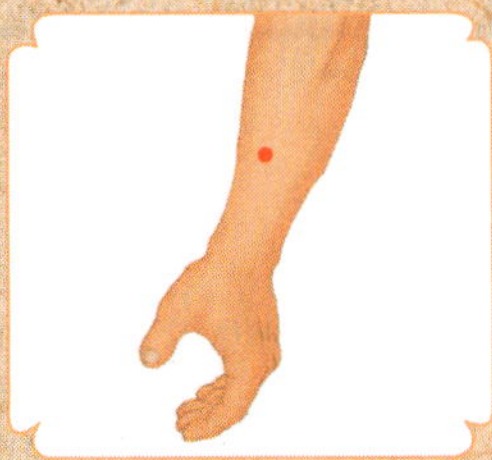

穴名释义

“温”，温热也；“溜”，通流。气血流经至此而深聚之处。“温溜”是人体温热阳气停留的穴位，故名。

标准定位

在前臂，腕背侧远端横纹上5寸，阳溪与曲池连线上。

穴位速取

伸臂，掌向胸，先确定阳溪与曲池的位置，再从阳溪与曲池连线的中点处向下量1横指处（图①）。

主要功效

调理肠胃，清热祛邪。本穴具有补阳气的作用，体质虚寒的人可以用艾灸温溜穴的方式驱寒，不一会儿就会有浑身温暖的感觉。同时，本穴也有泻火的作用，可以用刮痧法达到泻火功效。长期按摩，还可以改善胃痛、腹胀、腹鸣、肩臂疼痛等。

常见疗法

◎**灸法**：艾炷灸3～5壮，艾条灸5～10分钟。

◎**按摩法**：拇指竖起，与肌肉垂直，其余四指握住手臂，以拇指向下按压4～5次，直到疼痛缓解为止，也可以以拇指作圈状按摩。

最佳配伍

配合谷、内庭，用于减轻牙痛。

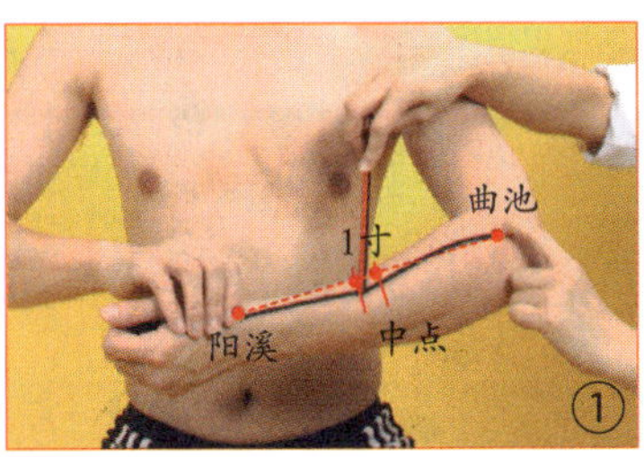

下廉

常用程度 ★

国际编号 LI8

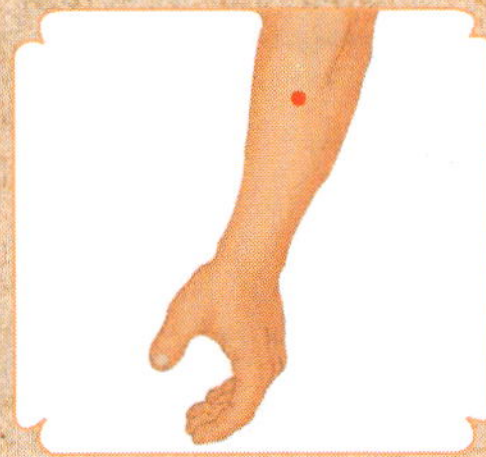

穴名释义

“下”，下方；“廉”，边缘。屈肘侧置，穴在前臂桡侧内缘，上廉下方。

标准定位

在前臂背面桡侧，阳溪与曲池连线上，肘横纹下4寸。

穴位速取

屈肘，前臂侧立，在阳溪与曲池连线下2/3与上1/3的交点处（图②）。

主要功效

调理肠腑，通经活络。本穴是清肠毒的重要穴位，常用于预防和缓解便秘。此外，下廉对运动系统疾病，如网球肘、肘关节炎、肘臂痛，消化系统疾病，如腹痛、腹胀等具有一定的调理功效。

常见疗法

◎**灸法**：艾炷灸或温针灸3～5壮，艾条灸5～10分钟。

◎**按摩法**：食指与中指并拢，用指腹垂直按压穴位，分别按压左右臂，每次1～3分钟。

最佳配伍

1.配足三里，用于缓解腹胀、腹痛。

2.配头维、神庭，用于缓解头痛、眩晕、目痛等。

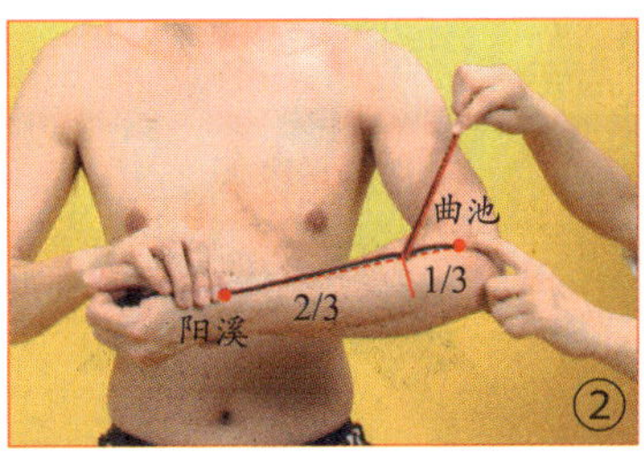

上廉

常用程度 ★

国际编号 LI9

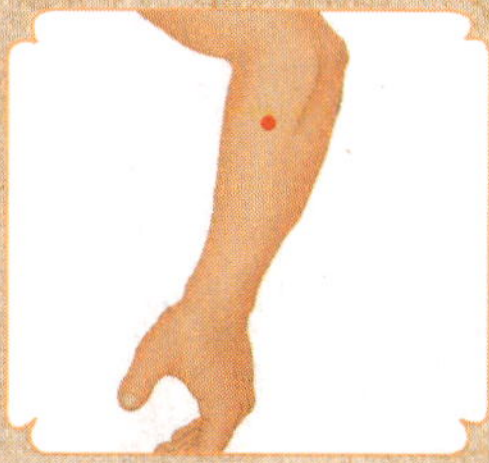

穴名释义

“上”，上方；“廉”，边缘。屈肘侧置，穴在前臂桡侧内缘，下廉上方。

标准定位

在前臂背面桡侧，阳溪与曲池连线上，肘横纹下3寸。

穴位速取

屈肘，前臂侧立，在曲池下4横指（即3寸），桡骨内侧处（图①）。

主要功效

调理肠腑，通经活络。本穴可用于头痛、牙痛、偏瘫、肩臂酸痛、桡神经麻痹、手臂麻木、腹痛肠鸣、脑血管疾病后遗症等。

常见疗法

◎**灸法**：艾炷灸3～5壮，艾条灸5～10分钟。

◎**按摩法**：以手指指腹或指节向下按压，并作圈状按摩。

最佳配伍

1.配曲池，用于缓解手臂麻木。

2.配足三里、内关，多用于脑血管疾病后遗症。

穴位标签

1.按摩时，局部有酸胀感。

2.按摩本穴可使胃蠕动增强。

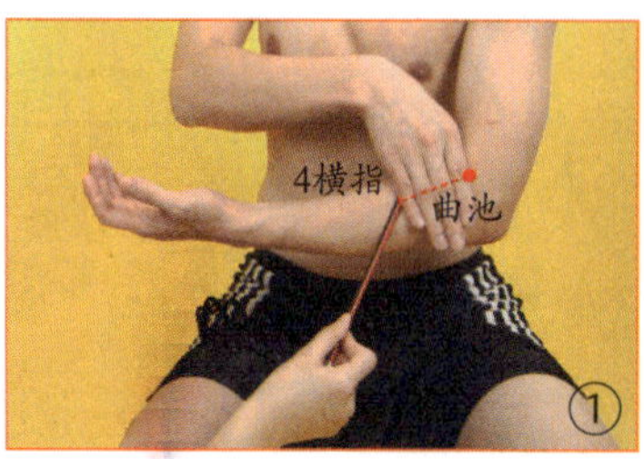

①

手三里

常用程度 ★★

国际编号 LI6

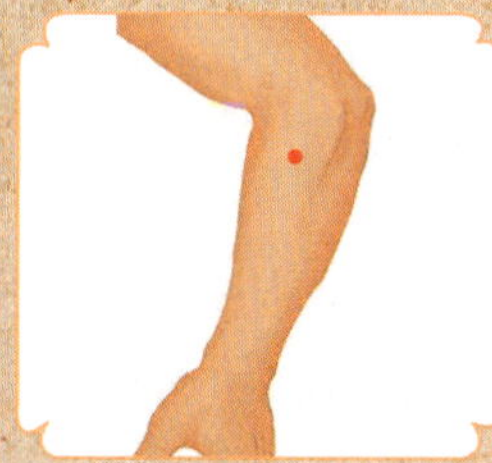

穴名释义

“手”，上肢；“三”，数词；“里”，古代有以里为寸之说。穴在上肢，因距手臂肘端3寸，故名。

标准定位

在前臂背面桡侧，阳溪与曲池连线上，肘横纹下2寸。

穴位速取

侧腕屈肘，先确定阳溪与曲池的位置，从曲池沿阳溪与曲池的连线向下量约2横指（图②）。

主要功效

通经活络，清热明目，理气通腑。手三里穴是缓解上肢疲劳的要穴，对腹痛、腹泻及肩背部的疾病有显著的缓解功效，可以有效改善手臂酸麻、手肘疼痛、牙痛、肩部酸痛僵硬、糖尿病的症状，同时还能安定精神，缓解心理因素导致的阳痿，改善容易感冒的体质。

常见疗法

◎**灸法**：艾炷灸或温针灸5～7壮，艾条灸10～20分钟。

◎**按摩法**：单手握住另一只手臂，以拇指指腹按压4～5次，并作圈状按摩，但是要避免过于用力，以免按摩后局部更疼痛。

最佳配伍

配后溪，适用于腰痛。

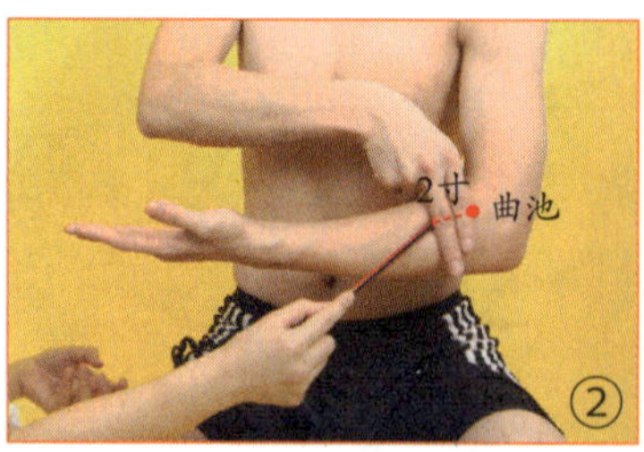

②

曲池

常用程度 ★★★★

国际编号 LI11

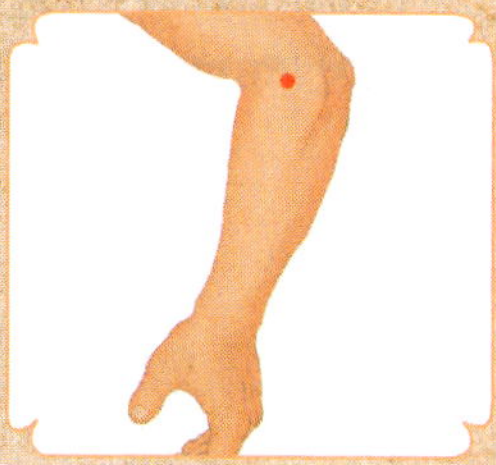

穴名释义

“曲”，弯曲；“池”，池塘。脉气流注于本穴时，好像流入水池中；又因取穴时，屈曲其肘，横纹处有凹陷，形似浅池，故名。

标准定位

在肘横纹外侧端，屈肘，即尺泽与肱骨外上髁连线的中点。

穴位速取

屈肘90度，肘横纹外侧端外凹陷中即是，按压有酸胀感（图①）。

主要功效

疏风清热，调和营卫。常按压曲池穴有利于气血循环，改善气血与肤质、消除手臂的脂肪，对于气血不足型的肥胖很有帮助。对缓解发热、头重、头痛、关节疼痛症状也有一定的作用。

常见疗法

◎**灸法**：艾炷灸5～7壮或者艾条灸10～20分钟。

◎**按摩法**：单手握住另一只手的手臂，以手指指腹或指节向下按压，并作环状按摩。

最佳配伍

1.配肩髃、外关，可以有效缓解上肢痿痹。

2.配合谷、血海、委中、膈俞，常用于丹毒、荨麻疹。

3.配太冲、大椎，适用于高血压。

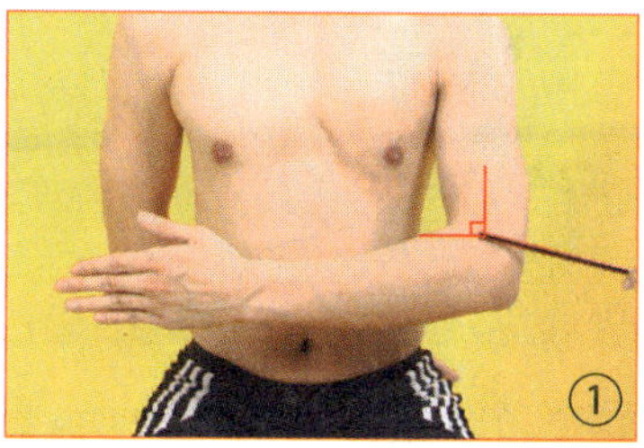

①

肘髎

常用程度 ★

国际编号 LI12

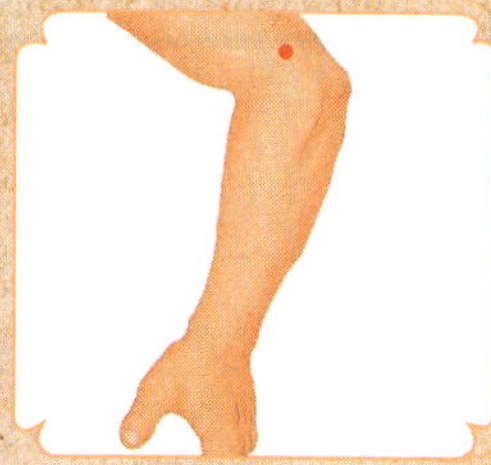

穴名释义

“肘”，肘部也；“髎”，孔穴也。穴在肘上肱骨旁凹陷，靠近骨隙处，故名。

标准定位

在臂外侧，屈肘，曲池上方1寸，肱骨边缘处。

穴位速取

在臂外侧，屈肘，先取曲池穴再向上量1横指处，在肱骨边缘处（图②）。

主要功效

舒筋活络，通经止痛。本穴为肺经、大肠经与肾经气血传输的重要穴位，也是缓解肘部疼痛、劳损的重要穴位，经常按摩本穴可以预防网球肘。

常见疗法

◎**灸法**：艾炷灸或温针灸3～7壮，艾条灸10～20分钟。

◎**按摩法**：以手指指腹或指节向下按压，并作圈状按摩。

最佳配伍

配曲池，用于肱骨外上髁炎。

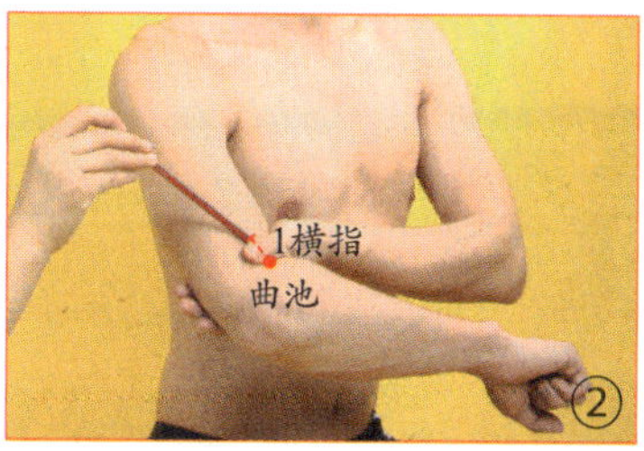

②

手五里

常用程度 ★

国际编号 LI13

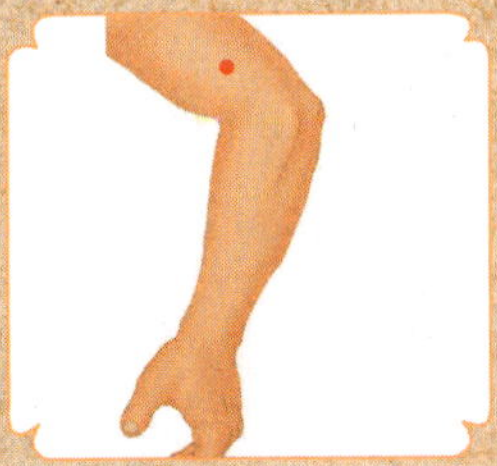

穴名释义

“手”，上肢；“五”，数词；“里”，古代以里为寸。穴在曲池上3寸，若自肘端向上量之，适得5寸。

标准定位

在臂部，曲池与肩髃连线上，肘横纹上3寸。

穴位速取

抬臂屈肘，曲池与肩髃连线向上量4横指（即3寸），所及肱骨桡侧缘的凹陷处（图①）。

主要功效

理气散结，通经活络。本穴可有效改善咯血、肺炎、胸膜炎、腹膜炎、淋巴结肿大、扁桃体炎的症状，也可用于肘臂挛急、疼痛不举、上肢不遂，取其通经络之功。本穴还可以用于嗜卧、疟疾等。

常见疗法

◎**灸法**：艾炷灸或温针灸3～5壮，艾条灸5～20分钟。

◎**按摩法**：以手指指腹或指节向下按压，并作圈状按摩。

最佳配伍

1.配曲池，适用于肘臂挛痛。

2.配合谷、曲池，适用于牙痛。

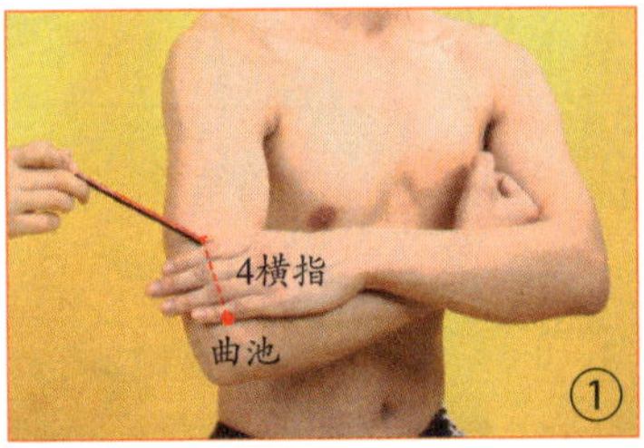

臂臑

常用程度 ★★

国际编号 LI14

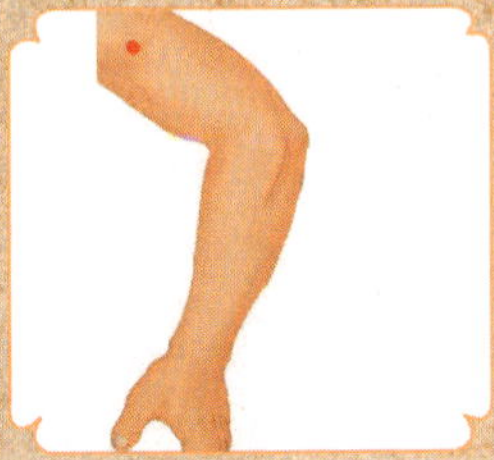

穴名释义

“臂”，上肢；“臑”，上臂肉隆起处。中医认为，上臂内侧的地方称“臑”。臂臑便是与前手臂至上臂病痛有关的穴位，穴在上肢肌肉隆起处。

标准定位

在臂部，曲池与肩髃连线上，曲池上7寸，自然垂臂时，三角肌止点处。

穴位速取

在三角肌与肱骨的交点处，曲池与肩髃连线上，曲池上7寸（图②）。

主要功效

清热明目，祛风通络。本穴有驱寒通经的功效，主治肩颈部的疼痛，主要用于缓解肩颈、手臂疼痛。同时，按压此穴还可以改善胸痛、肌肉萎缩，放松肩臂肌肉、纤细手臂。此外，对各种眼疾，如眼干、眼痒、迎风流泪、白内障、视神经萎缩等都有一定的改善作用。

常见疗法

◎**灸法**：艾炷灸或温针灸3～7壮，艾条灸5～20分钟。

◎**按摩法**：握住手臂，以另一手的拇指指尖指压穴位。

最佳配伍

配肩髃、肩贞，适用于肩周炎。

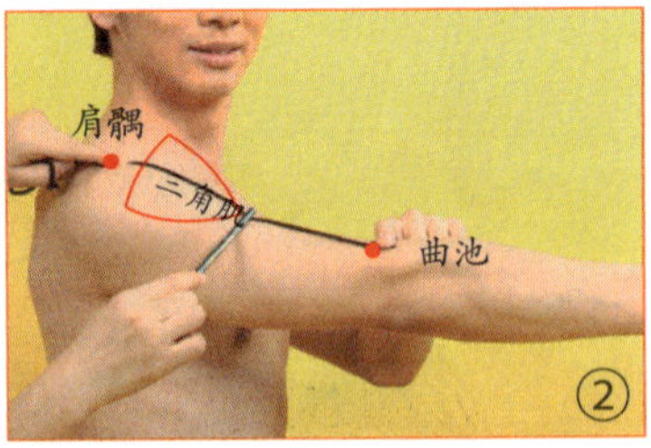

肩髃

常用程度 ★★

国际编号 LI15

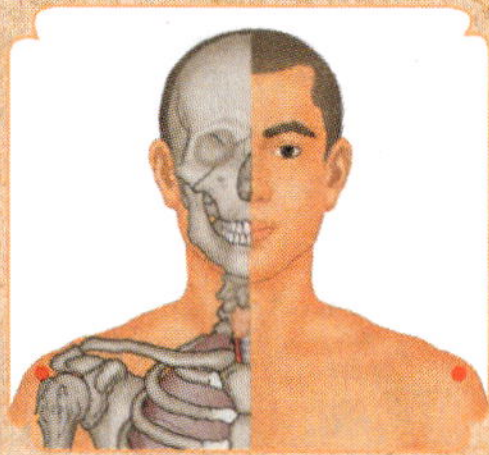

穴名释义

“肩”，肩部；“髃”，骨，为肩部之骨。穴位于肩膀前骨端，在肩端部肩峰与肱骨大结节之间，故名“肩髃”。

标准定位

在肩部，三角肌上，臂外展或向前平伸时，肩峰前下方凹陷处。

穴位速取

屈肘外展，肩峰外侧缘前后端呈现两个凹陷，前一较深凹陷处，即为本穴（图①）。

主要功效

通利关节，疏散风热。肩髃穴可有效改善手臂酸麻、僵硬，对慢性关节炎、肩膀和颈部不适的疗效显著。

常见疗法

◎**灸法**：艾炷灸或温针灸5～7壮，艾条灸5～15分钟。

◎**按摩法**：将手掌包住肩部，以大拇指按压，也可以指腹用力按压刺激，或食指、中指、无名指并拢，以指腹来回按压。

最佳配伍

1.配臂臑，常用于肩周炎。

2.配手三里，常用于腕部扭伤。

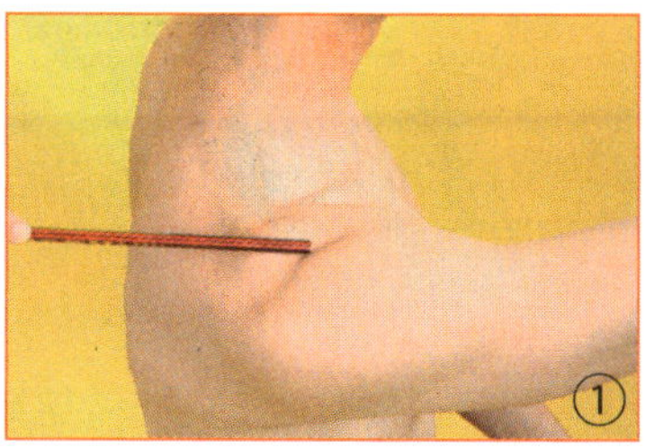

①

巨骨

常用程度 ★★

国际编号 LI16

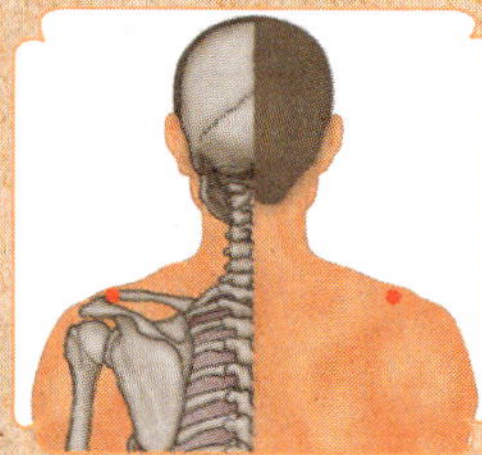

穴名释义

“巨”，大也；“骨”，水也。穴意指大肠经阴浊降地后所形成的水域，由于范围巨大而得名。

标准定位

在肩上部，锁骨肩峰端与肩胛冈之间凹陷中。

穴位速取

在肩上部，锁骨肩峰端与肩胛冈之间的凹陷处，按压有酸痛感（图②）。

主要功效

通经活络，散结消肿。本穴是大肠经的一个重要穴位，经常按揉，可有效改善本经疾病，对预防肩周炎效果极为显著。肩周炎患者轻轻揉压本穴，即可立刻减轻病痛。同时按揉巨骨穴可有效减轻肩背疼痛、上肢抬举不利、高热痉挛等症状。

常见疗法

◎**灸法**：艾炷灸或温针灸3～5壮，艾条灸5～10分钟。

◎**按摩法**：以手指指腹或指节向下按压，并作圈状按摩。

最佳配伍

配臂臑、肩髎，适用于肩痛。

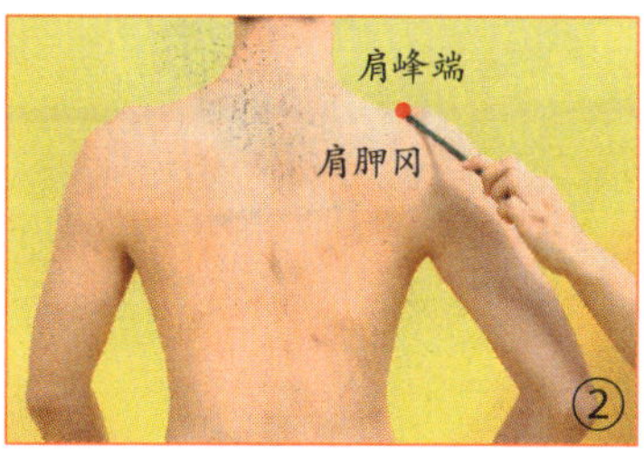

②

天鼎

常用程度 ★★

国际编号 LI17

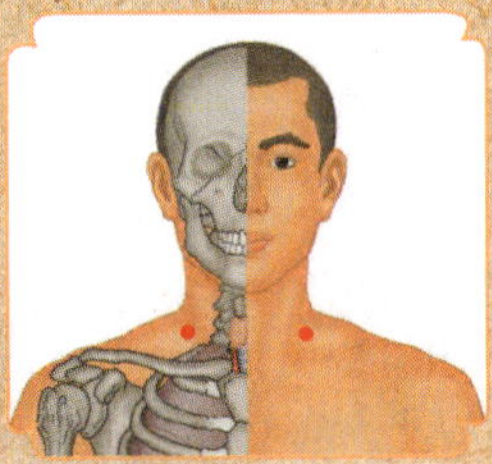

穴名释义

“天”，高部；“鼎”，古代焚煮用具，有三足，此处把人体最高处的头部比作“鼎”，颈椎和颈部两侧为鼎的三只脚，因穴处于人体的鼎足的位置，故名“天鼎”。

标准定位

颈外侧部，胸锁乳突肌后缘，在喉结旁，扶突与缺盆连线的中点。

穴位速取

头微侧仰，喉结旁开3寸，扶突下1寸，在胸锁乳突肌的胸骨头与锁骨头结合处即为本穴（图①）。

主要功效

清咽散结，理气化痰。多用于改善血液循环，通常高血压患者此处会出现硬块，通过按摩可将硬块消除。此外，对因扁桃体发炎引起的疼痛或红肿、声音沙哑有缓解作用，也可用于手臂酸麻。

常见疗法

◎**灸法**：艾条灸5～10分钟。

◎**按摩法**：以手指指腹或用指节的力量向下按压，并作圈状按摩，但要避免过度按压。

最佳配伍

1.配廉泉，适用于声音嘶哑。

2.配攒竹，适用于顽固性呃逆。

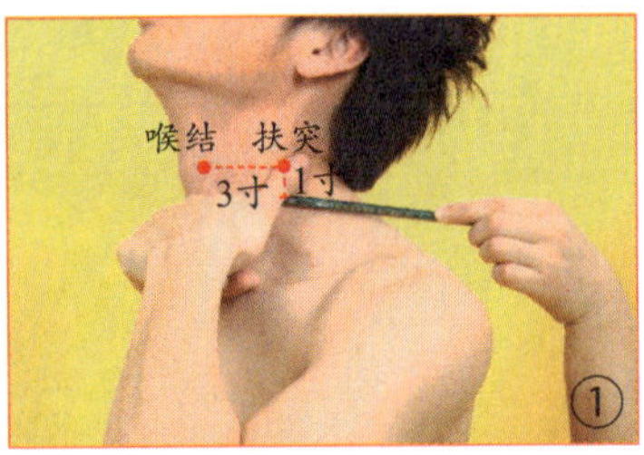

①

扶突

常用程度 ★

国际编号 LI18

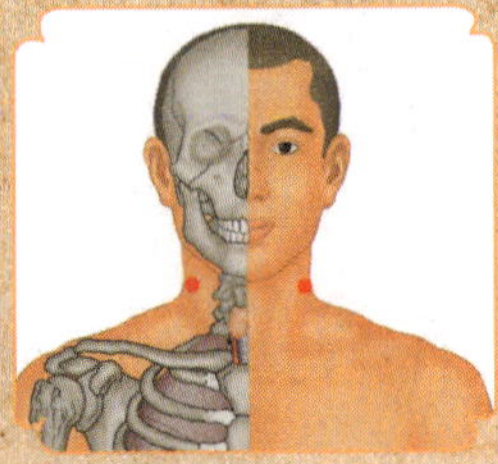

穴名释义

“扶”，扶持，帮助，二人搀扶；“突”，高处。本穴意为大肠经的经气在外部热气之扶持下上行之高处。

标准定位

在颈外侧部，喉结旁，胸锁乳突肌的前、后缘之间。

穴位速取

头微侧仰，先取甲状软骨与舌骨之间的廉泉穴，从廉泉向外4横指（即3寸），在胸锁乳突肌的前、后缘之间即为本穴（图②）。

主要功效

清咽消肿，理气降逆。扶突有消肿止痛的功效，可以用于感冒、扁桃体炎、急性咽炎、淋巴结核、甲状腺肿大、头痛、颈部疼痛、气喘、神经性疼痛等。

常见疗法

◎**灸法**：艾条灸5～10分钟。

◎**按摩法**：以手指或指节向下按压，并作圈状按摩。

最佳配伍

1.配风池、合谷，有效舒缓上肢抬举疼痛。

2.配太冲、通里，适用于咽喉肿痛。

3.配风门、气海、足三里，适用于肩背疼痛。

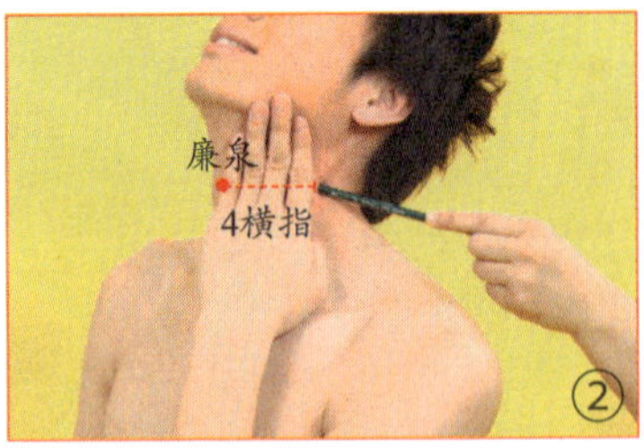

②

口禾髎

常用程度 ★★

国际编号 LI19

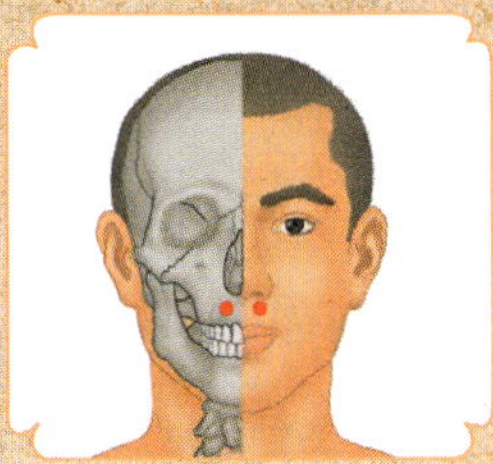

穴名释义

“口”，口部；“禾”，谷物；“髎”，间隙。谷从口入，穴近口处，向内对应门牙及尖牙的两齿牙根间凹陷处，故名。

标准定位

在上唇部，鼻孔外缘直下，平水沟穴，平人中沟上1/3与下2/3交点处即为此穴。

穴位速取

正坐位，上唇部，鼻孔外缘直下，平水沟穴，按压有痛感（图①）。

主要功效

祛风开窍，活血止血。口禾髎穴可有效缓解鼻子的各种疾病，如过敏性鼻炎、鼻塞、鼻出血、流鼻涕、鼻窦炎以及因鼻塞引起的头痛、嗅觉减退，也可用于牙痛、龋齿、牙周病、牙龈脓肿等。

常见疗法

◎**灸法：**艾炷灸或温针灸5～7壮，艾条灸5～15分钟。

◎**按摩法：**以手指或指节向下按压，并作圈状按摩。

最佳配伍

1.配地仓、颧髎、合谷，适用于面神经麻痹。

2.配迎香，适用于鼻炎。

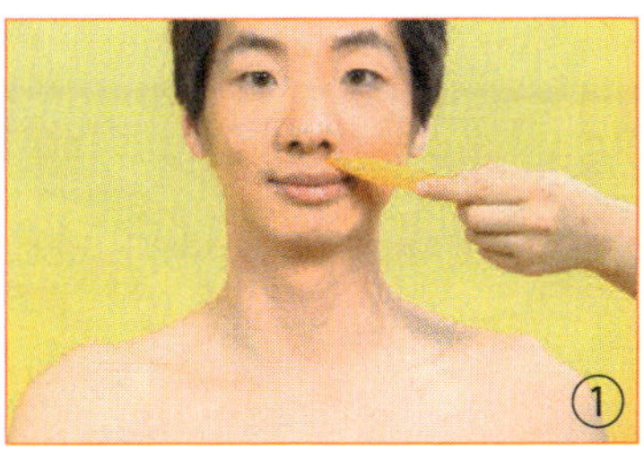

①

迎香

常用程度 ★★★

国际编号 LI20

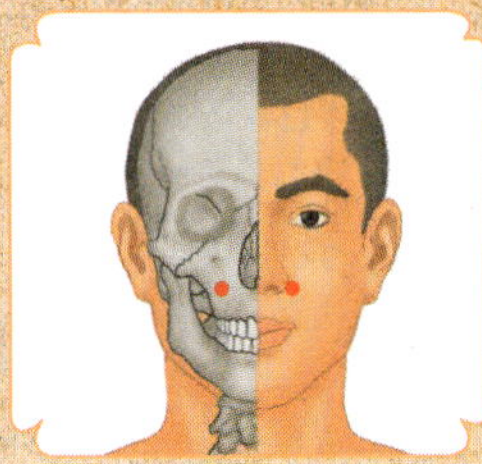

穴名释义

“迎”，迎接；“香”，芳香、香气。表示能接收芳香气味。穴在鼻旁，因能治“鼻鼽不利，窒洞气塞”，当鼻塞不畅通时，可以通过此穴治疗，故名。

标准定位

在面部，在鼻翼的外缘中点旁，鼻唇沟中。

穴位速取

正坐位，用手指从鼻翼沿鼻唇沟向上推，至鼻唇沟中点处可触及一凹陷，按之有酸胀感（图②）。

主要功效

疏风解表，通利鼻窍。本穴是缓解鼻病的重要穴位，还能消除嘴角两侧八字纹，有效改善唇肿、鼻塞、流鼻涕、鼻出血、嗅觉减退等症状。此外，迎香穴对脸部神经痛、感冒有很好的效果。

常见疗法

◎**灸法：**艾条灸5～10分钟。

◎**按摩法：**以手指或指节向下按压，并作圈状按摩，施力方向略往中央。

最佳配伍

配上星、口禾髎、合谷，适用于鼻塞等。

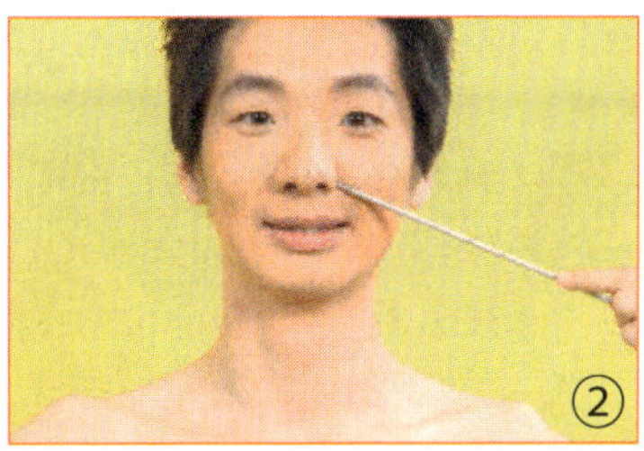

②

足阳明胃经

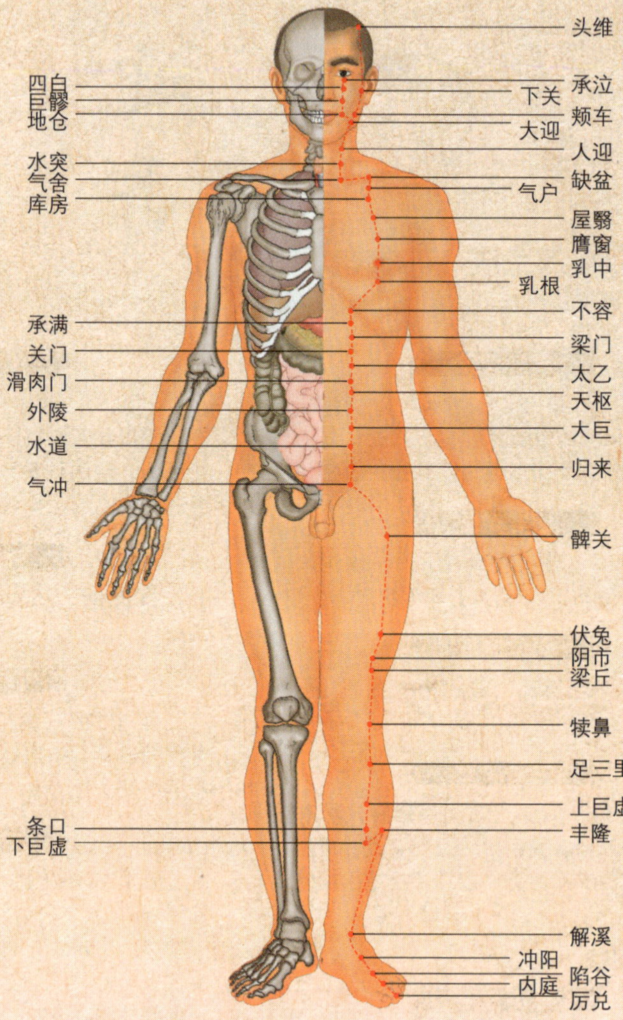

循行路线 胃足阳明之脉，起于鼻，交頞中，旁约太阳之脉，下循鼻外，入上齿中，还出挟口，环唇，下交承浆，却循颐后下廉，出大迎，循颊车，上耳前，过下关，循发际，至额颅。

其支者 从大迎前，下人迎，循喉咙，入缺盆，下膈，属胃，络脾。

其支者 从缺盆下乳内廉，下挟脐，入气街中。

其支者 起于胃下口，循腹里，下至气街中而合，以下髀关，抵伏兔，下入膝髌中，下循胫外廉，下足跗，入中趾内间。

其支者 下膝三寸而别，以下入中趾外间。

其支者 别跗上，入大趾间，出其端。

范围 本经共45个穴位，起于头部，往下经过胸部、腹部，达到脚背，双侧共90个穴位。

功效 本经常用于治疗和改善消化系统疾病及五官疾病。

承泣

常用程度 ★★

国际编号 ST1

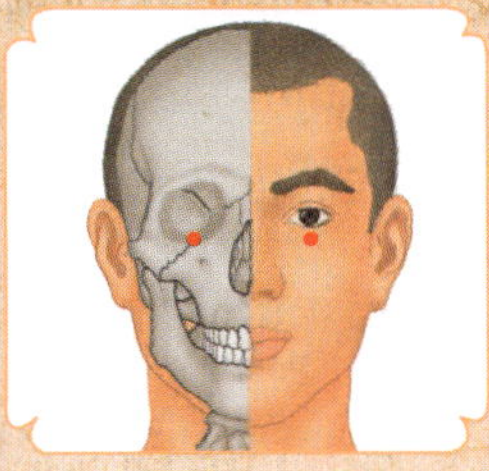

穴名释义

“承”，承受；“泣”，哭泣、眼泪。穴在瞳孔下0.7寸，意指哭泣时眼泪留下，此穴正好承接泪水的意思，故名。

标准定位

在面部，位于眼球与眶下缘之间，瞳孔直下。

穴位速取

正坐位，直视前方，瞳孔直下0.7寸，下眼眶边上（图①）。

主要功效

疏风清热，明目止痛。承泣穴适用于眼部疾病，能有效改善眼睛酸痛流泪、夜盲症、眼睛充血，消除眼部疲劳、减轻头昏眼花等症状，也能淡化黑眼圈，改善口眼歪斜、面肌痉挛症状。

常见疗法

◎**按摩法**：以手指指腹或指节向下按压，并作圈状按摩。

最佳配伍

1.配内关，适用于心律失常。
2.配睛明、攒竹、光明，有效改善目痛。

穴位标签

为足阳明经、阳跷脉、任脉交会穴。

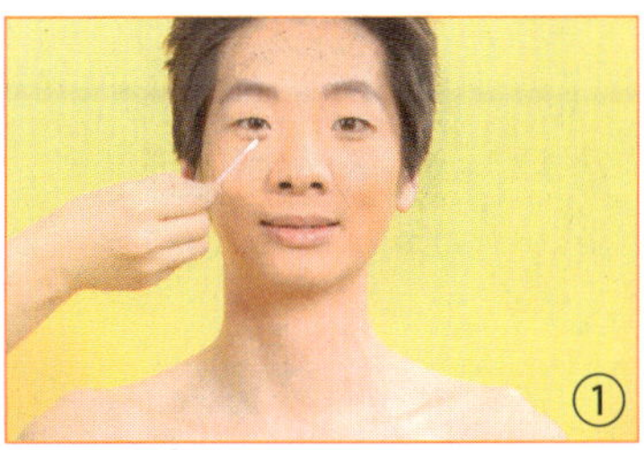

①

四白

常用程度 ★★

国际编号 ST2

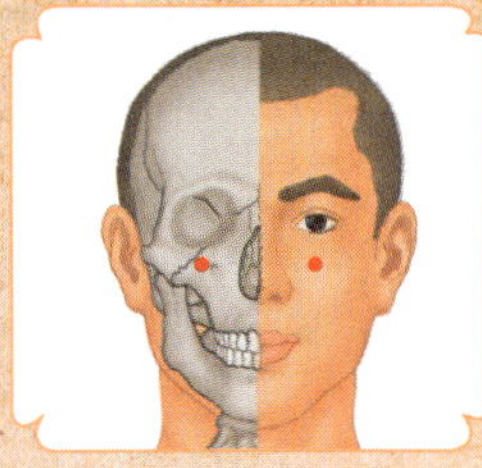

穴名释义

“四”，四方广阔；“白”，白色、明亮，此指凹陷处。穴在目下1寸，主“目不明”，针刺能使视力复明，放眼四方。中医把眼睛上、下、左、右统称“四白”。

标准定位

在面部，瞳孔直下，眶下孔处。

穴位速取

正坐位，直视前方，瞳孔直下，在眶下孔凹陷处，按之有酸胀感（图②）。

主要功效

疏风明目，通经活络。四白穴可治疗三叉神经痛与眼部疾病，可用于头痛或眩晕，预防近视，消除眼部疲劳、浮肿，还能增加肌肤弹性、美化脸部至颈部曲线。

常见疗法

◎**按摩法**：仰卧位，按摩者双上肢屈肘，前臂内旋，以小指指端置于四白穴处，分别顺、逆时针点揉8～12次。注意用力以轻为主，速度适中，以被按摩者无不适感为宜。

最佳配伍

1.配廉泉、承浆，适用于口歪。
2.配颊车、攒竹、太阳，适用于口眼歪斜、角膜炎等。

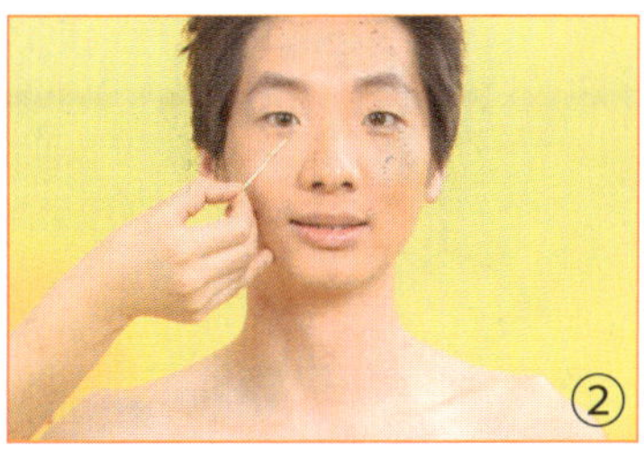

②

巨髎

常用程度 ★

国际编号 ST3

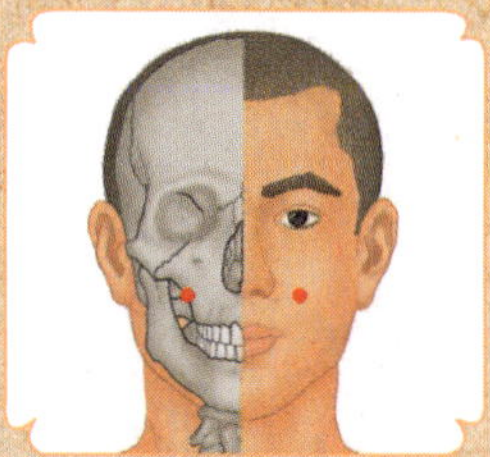

穴名释义

“巨”，巨大的意思；“髎”，即骨隙。穴在面部上颌骨和头骨交接处的大骨隙中，由于凹陷很深，故名。

标准定位

在面部，瞳孔直下，平鼻翼下缘处，鼻唇沟外侧。

穴位速取

正坐位或仰卧位，直视前方或上方，瞳孔直下，沿瞳孔直下垂直线向下轻推，至与鼻翼下缘水平线的交点处，按之有酸胀感（图①）。

主要功效

有明目疏风、清热镇痛作用。本穴可用于鼻塞、流鼻涕、鼻窦炎、鼻出血、牙龈发炎、上排牙齿疼痛、脸部麻痹、颜面痉挛，也可消除脸颊浮肿、紧实肌肤、美化曲线。

常见疗法

◎**灸法**：温针灸3～5壮，艾条灸5～10分钟。
◎**按摩法**：以手指指腹或指节向下按压，并作圈状按摩，按压时朝颧骨方向施力。

最佳配伍

1.配合谷，适用于齿痛。
2.配地仓、颊车，适用于口歪。

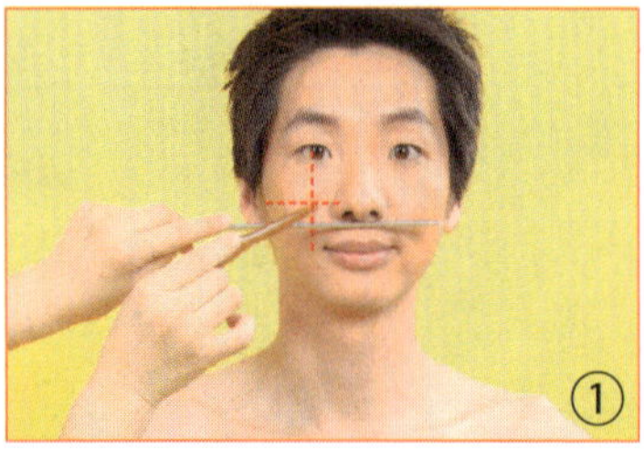

①

地仓

常用程度 ★★★

国际编号 ST4

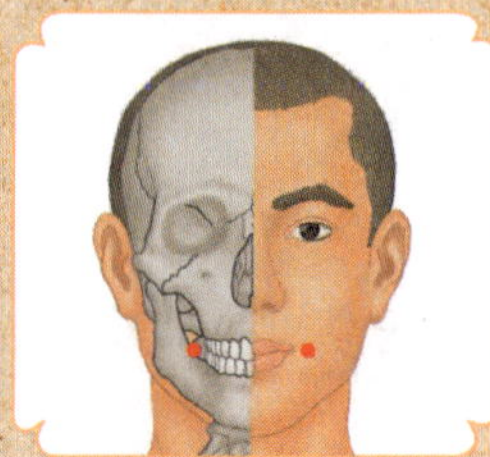

穴名释义

“地”，土地、地格；“仓”，粮仓。土生五谷，谷从口入，如进粮仓，故名。

标准定位

在面部，口角外侧，上直瞳孔。

穴位速取

正坐位，直视前方，瞳孔直下，沿瞳孔直下垂直线向下轻推，至与口角水平线的交点处，按之有酸胀感（图②）。

主要功效

祛风止痛，舒筋活络。本穴可以用来改善面神经麻痹、面肌痉挛，对三叉神经痛、口臭、口角歪斜、小儿流涎也有疗效。

常见疗法

◎**灸法**：艾条灸5～10分钟。
◎**按摩法**：以手指指腹或指节向下按压，并作圈状按摩。

最佳配伍

1.配迎香，用于三叉神经痛。
2.配颊车，用于面瘫。

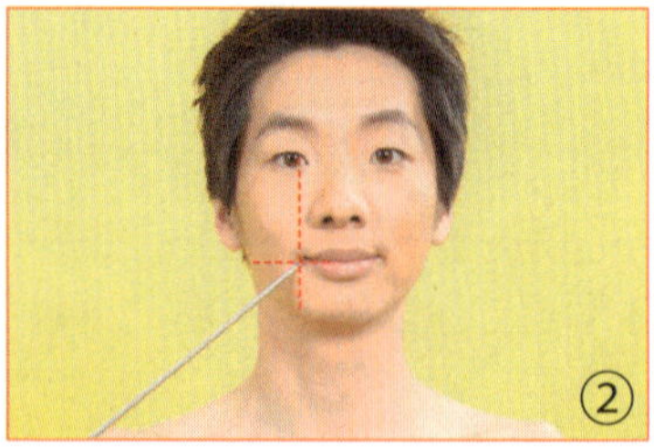

②

大迎

常用程度 ★★

国际编号 ST5

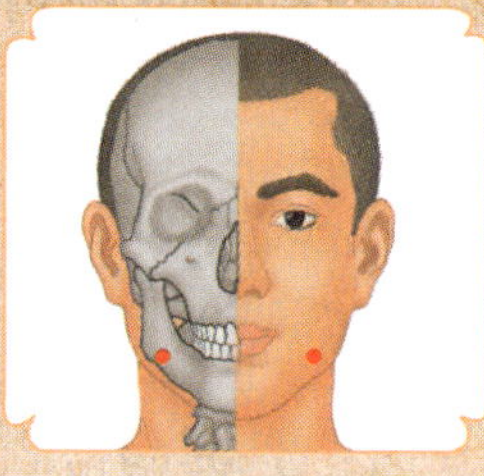

穴名释义

“迎”，迎合。穴在颌角前下方，该穴位前面有面动脉通过，按压该穴有大动脉搏动冲迎指面之感，故名。

标准定位

在面部，下颌角前方，咬肌附着部的前缘凹陷中，面动脉搏动处。

穴位速取

侧坐，在下颌角前下方约1.3寸，咬肌附着处的前缘（图①）。

主要功效

祛风通络，消肿止痛。指压大迎穴，有助于改善脸部血液循环，因此可以祛除脂肪，消除恼人的双下巴。此外，还能改善颈部痉挛、舌部僵硬、牙齿疼痛、牙龈肿胀以及消除脸部浮肿等。

常见疗法

◎**灸法**：温针灸3～5壮，或以艾条灸10～15分钟。

◎**按摩法**：以手指指腹或指节向下按压，并作圈状按摩。

最佳配伍

1.配颊车、合谷，可用于齿痛。

2.配天容、天牖，可用于胸锁乳突肌痉挛。

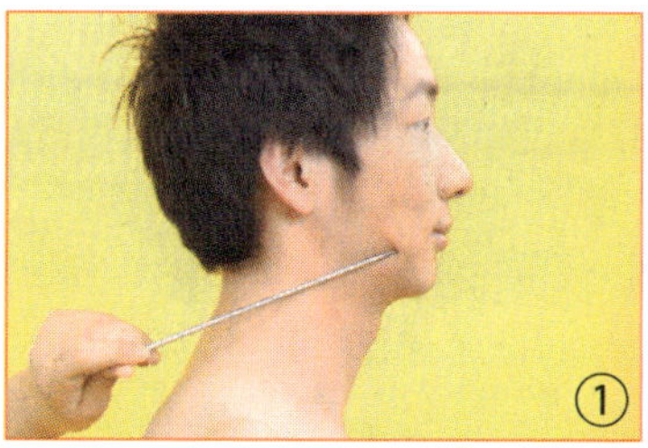

①

颊车

常用程度 ★★★

国际编号 ST6

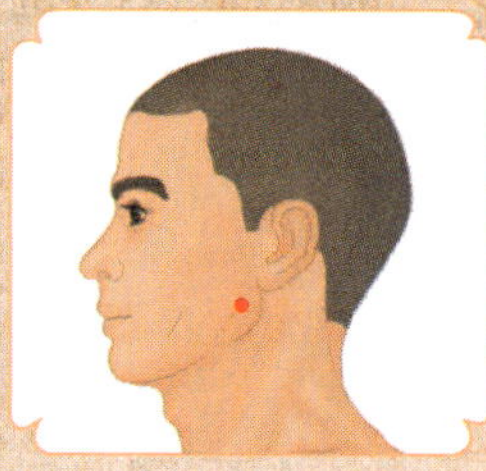

穴名释义

面两侧称为颊，牙床周下骨如车之上翘，俗称“腮颊”，故名“颊车”。下牙床骨因此称为颊车骨。穴在其处，总载诸齿开合如机轴转运。

标准定位

在面颊部，下颌角前上方约1横指，当咀嚼时咬肌隆起，按之有凹陷处。

穴位速取

侧坐，下颌角前上方约1横指，当咀嚼时咬肌隆起，放松时按之有酸胀感（图②）。

主要功效

祛风通络，消肿止痛。颊车穴可以缓解面神经瘫痪引起的口眼歪斜的症状，因本穴接近下排牙齿，所以对下排牙齿疼痛也有疗效。此外，对颈部痉挛、脸颊浮肿、腮腺炎等均有不错的效果，还能紧实肌肤。

常见疗法

◎**灸法**：温针灸3～5壮，艾条灸10～15分钟。

◎**按摩法**：以手指指腹或指节向下按压，并作圈状按摩。

最佳配伍

1.配口禾髎，多用于牙痛。

2.配水沟、承浆、合谷，适用于脑卒中、口噤不开。

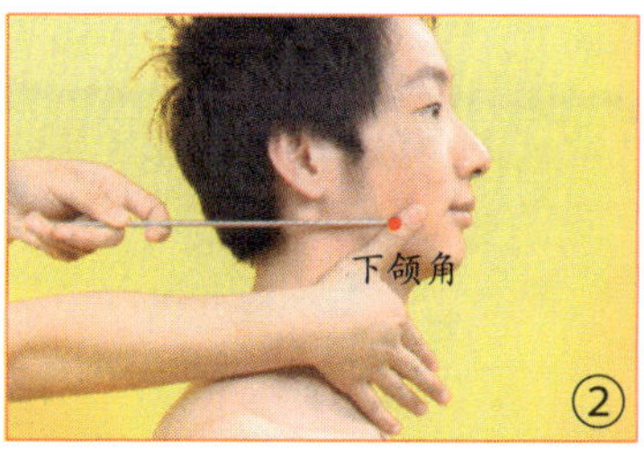

②

下关

常用程度 ★★★

国际编号 ST7

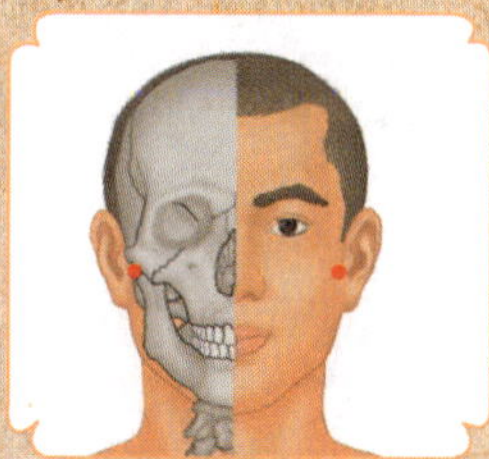

穴名释义

“下”，下方，属下的浊重水湿，此处穴位调节的气血物质属阴；“关”，机关、关卡。穴在下颌关节前“牙关”处，故名。

标准定位

在面部耳前方，颧弓下缘与下颌切迹之间凹陷中。

穴位速取

侧坐，在颧弓下缘，下颌骨髁状突之前方，切迹之间凹陷中，合口有孔，张口即闭（图①）。

主要功效

消肿止痛，聪耳通络。下关有消炎止痛的作用，对牙痛、耳鸣、三叉神经痛有显著的效果，尤其针对最容易蛀牙的下排臼齿，在牙痛甚至伴随红肿的情形下，略微按摩下关穴，就可以缓解不适的症状。本穴也常用于减轻耳鸣、张口困难、高血压等。

常见疗法

◎**灸法**：温针灸3～5壮，或艾条灸10～15分钟。

◎**按摩法**：以手指指腹或指节向下按压，并作圈状按摩。

最佳配伍

1.配偏历，适用于龋齿。

2.配听宫、听会，适用于耳鸣、耳聋。

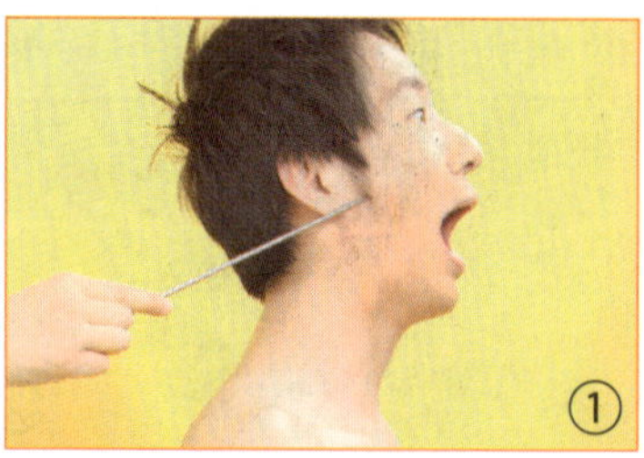

①

头维

常用程度 ★★★★

国际编号 ST8

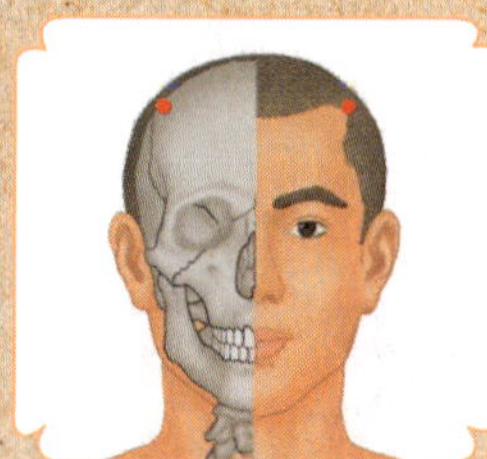

穴名释义

“头”，头部；“维”，维护的意思。穴为阳明脉气所发，有维持头部正常秩序的作用，故名。

标准定位

在头侧部，额角发际上0.5寸，头正中线旁4.5寸。

穴位速取

正坐，在头侧部，在额角发际上0.5寸，头正中线旁4.5寸（图②）。

主要功效

清利头目，止痛镇痉。头维穴的附近有三叉神经通过，故此穴对于三叉神经痛或偏头痛、高血压非常有效。同时，也常用于眼睛疾病或疲劳、脑充血等。

常见疗法

◎**灸法**：隔物灸3～5壮，艾条灸10～15分钟。

◎**按摩法**：以手指指腹或指节向下按压，并作圈状按摩。

最佳配伍

1.配攒竹，常用于缓解眼睑瞤动。

2.配睛明、头临泣、风池，常用于迎风流泪。

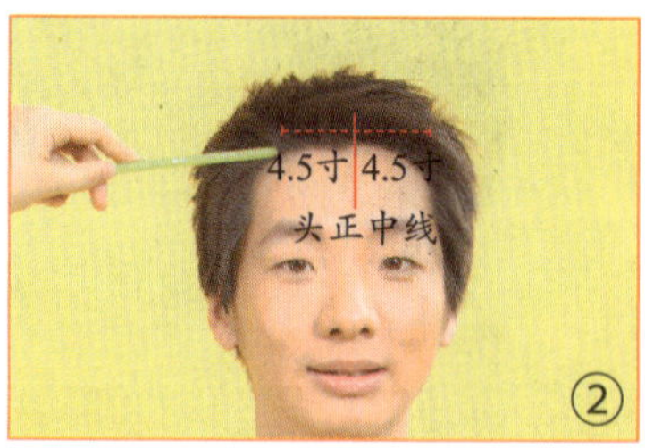

②

人迎

常用程度 ★★

国际编号 ST9

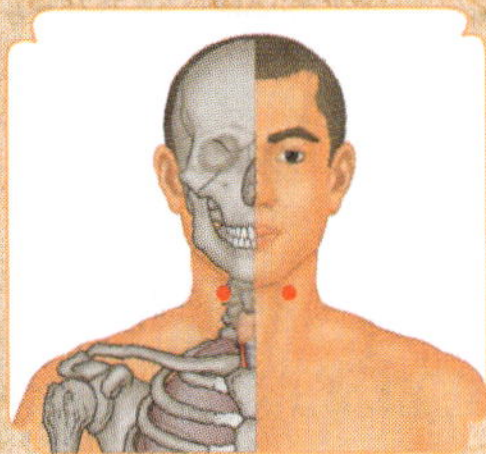

穴名释义

“人”，人类；“迎”，迎接。穴在人体颈部总动脉的搏动处，正值切脉部位的人迎脉，古以此迎候人体三阳之气。

标准定位

在颈部，平喉结，胸锁乳突肌前缘，颈总动脉搏动处。

穴位速取

正坐，头微抬，在颈部，喉结旁1.5寸，胸锁乳突肌前缘，颈总动脉搏动处（图①）。

主要功效

利咽散结，理气降逆。人迎对气喘、支气管炎、心悸、甲亢等慢性病均有良好的效果。指压人迎穴能使血液循环顺畅，使脸部的小皱纹消失，恢复肌肤的柔嫩光滑。另外，还可以减缓咽喉痛、音哑等症状。

常见疗法

◎**按摩法**：以拇指及食指指腹同时按压两侧，但在施力的过程中需要斟酌力道，切不可用力过重造成咳嗽或呼吸困难。

最佳配伍

配足三里、三阴交、攒竹，用于呃逆。

穴位标签

为足阳明经、足少阳经交会穴。

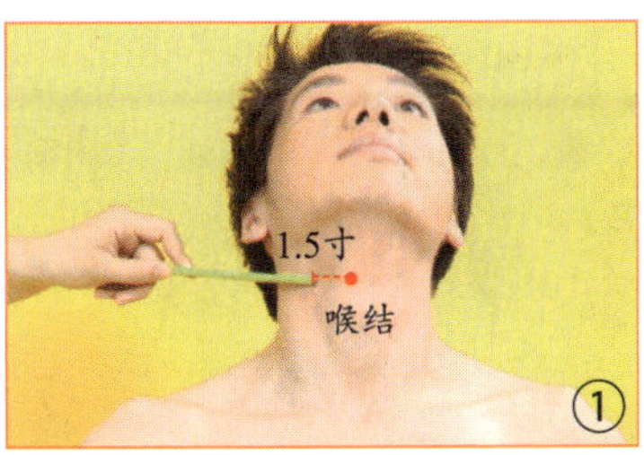

水突

常用程度 ★

国际编号 ST10

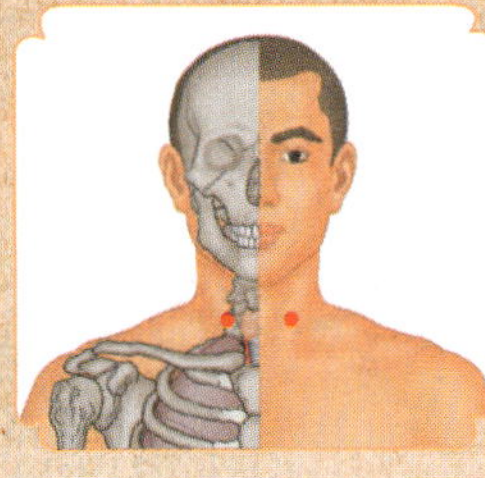

穴名释义

“水”，水谷；“突”，突起。该穴位于胸锁乳突肌前，喉结突起之旁。当饮食咽下时，穴会向上突起。

标准定位

在颈部，横平环状软骨，胸锁乳突肌前缘，即人迎与气舍连线的中点处。

穴位速取

正坐，头微抬，人迎直下约1寸（1横指），胸锁乳突肌的前缘，按压有酸胀感（图②）。

主要功效

清热利咽，降逆平喘。本穴可以减轻喉咙肿痛、呼吸困难、声音沙哑等症状。经常按摩此穴，对于支气管炎、胸部憋闷也有很好的改善效果。

常见疗法

◎**按摩法**：以食指及中指对水突穴进行指压，操作时要注意力道。

最佳配伍

1.配人迎、扶突，适用于甲状腺肿大。

2.配太冲、风池、风府，适用于脑卒中偏瘫。

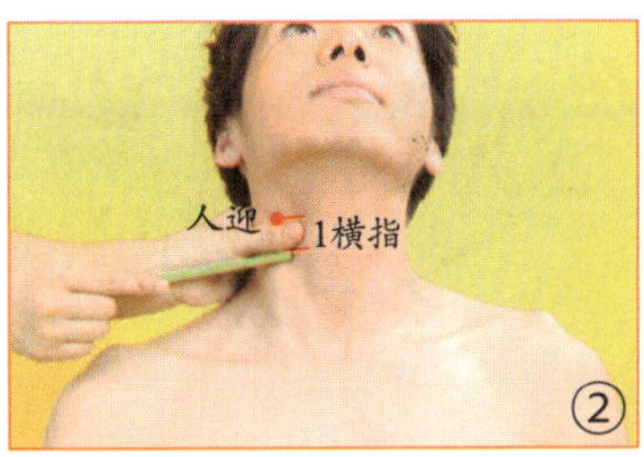

气舍

常用程度 ★

国际编号 ST11

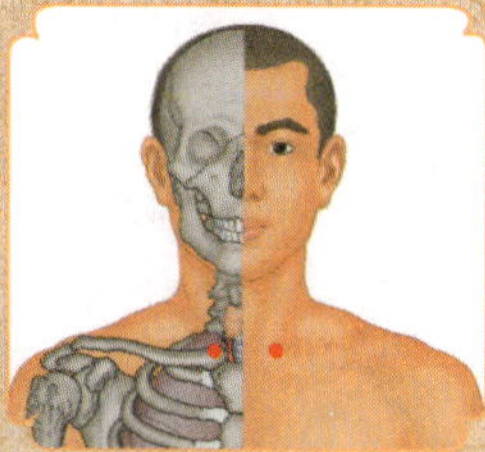

穴名释义

“气”，空气，指肺胃之气；“舍”，宅舍。该穴位于气管旁，犹如气之宅舍，即气息出入经过的地方，故名。

标准定位

在胸锁乳突肌区，锁骨上小窝，锁骨胸骨端上缘，胸锁乳突肌胸骨头与锁骨头中间的凹陷处。

穴位速取

正坐仰靠，在颈部，锁骨胸骨端上缘，胸锁乳突肌胸骨头与锁骨头之间的凹陷处，按之有痛感处（图①）。

主要功效

清咽利肺，理气散结。本穴对喉咙痛、颈部红肿及肩膀到后颈部的酸痛有很好的功效。同时，由于气舍靠近与肠胃功能有密切关联的淋巴结，所以对胃肠功能不良所引起的各种症状相当有效果。因此，当消化不良、恶心、呕吐、打嗝时，可刺激气舍穴以改善症状。

常见疗法

◎**灸法**：艾炷灸3～5壮，艾条灸5～10分钟。

◎**按摩法**：以指尖适当用力同时指压两侧锁骨上端的凹陷处。

最佳配伍

配水突，适用于瘿瘤。

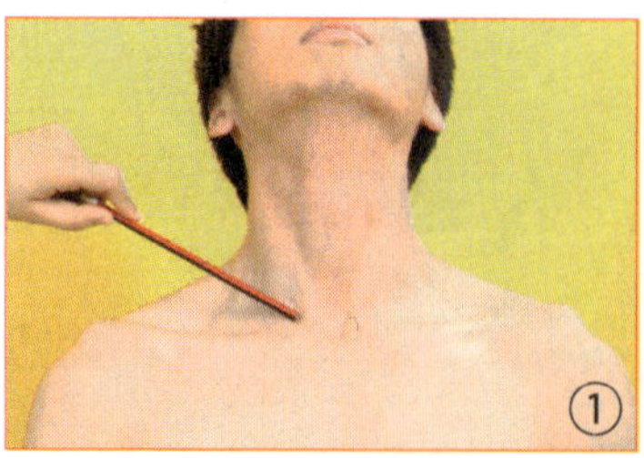

①

缺盆

常用程度 ★

国际编号 ST12

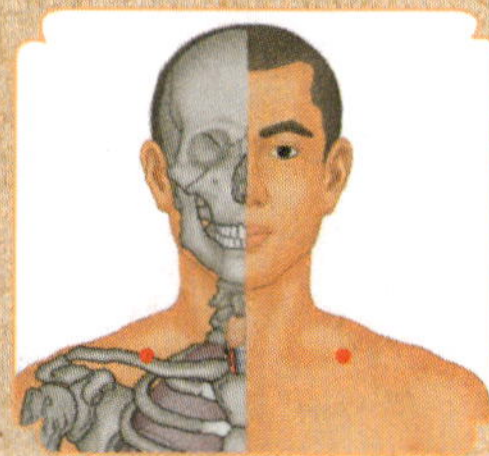

穴名释义

“缺”，凹陷；“盆”，器物名。穴在锁骨凹陷处，因穴在其中，骨形如破缺之盆，故名。

标准定位

在锁骨上窝中央，距前正中线4寸。

穴位速取

正坐，在乳中线上，锁骨上窝中点处，即为本穴（图②）。

主要功效

调理气血，宽胸利膈，止咳平喘。缺盆穴可以调理全身的气血，疏通胸部及手臂经络，对气喘、呼吸困难、胸部疼痛、咽痛、咳嗽、颈肩酸痛、身体疲乏等均有不错的疗效。

常见疗法

◎**灸法**：艾炷灸3～5壮，艾条灸5～10分钟。

◎**按摩法**：以手指指腹或指节向下按压，并作圈状按摩。

最佳配伍

配肺俞，适用于咳嗽。

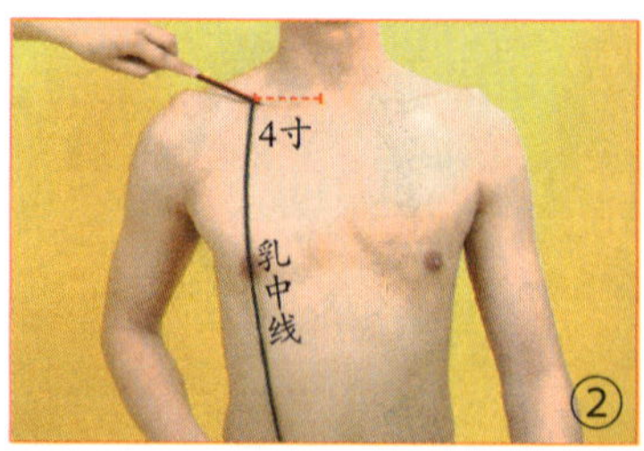

②

气户

常用程度 ★

国际编号 ST13

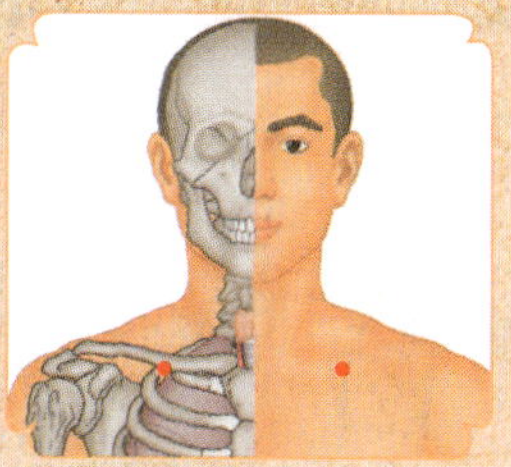

穴名释义

“气”，即脉气；“户”，门户。“气户”即脉气出入之门户。

标准定位

在胸部，锁骨下缘，前正中线旁开4寸。

穴位速取

正坐位，在胸部，锁骨下缘，乳中线上，前正中线旁开4寸（图①）。

主要功效

理气宽胸，止咳平喘。肺主气，本穴主治肺部诸疾，坚持按揉本穴，对慢性支气管炎、咳嗽、胸胁胀痛、胸膜炎、肋软骨炎、肋间神经痛等各种病证都有不错的疗效。

常见疗法

◎**灸法**：艾炷灸3～5壮，艾条灸5～10分钟。

◎**按摩法**：以手指指腹或指节向下按压，并作圈状按摩。

最佳配伍

1.配气海，开胸理气，适用于噎嗝。

2.配华盖，宽胸利气止痛，可以舒缓胁肋痛。

3.配华盖、膻中、肺俞、尺泽、列缺，宣肺宽胸，利气平喘，用于缓解胸胁疼痛、咳嗽喘息。

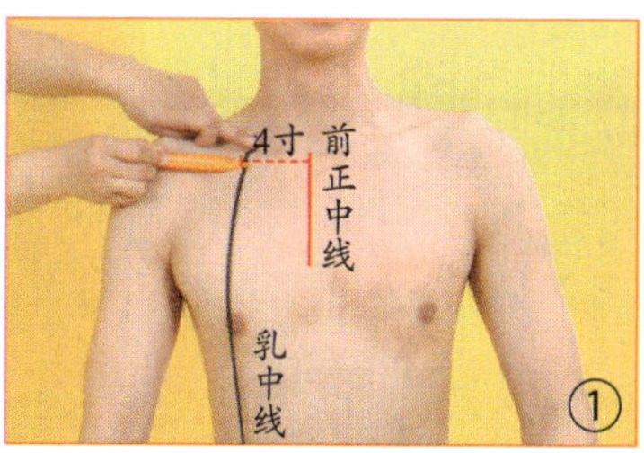

库房

常用程度 ★

国际编号 ST14

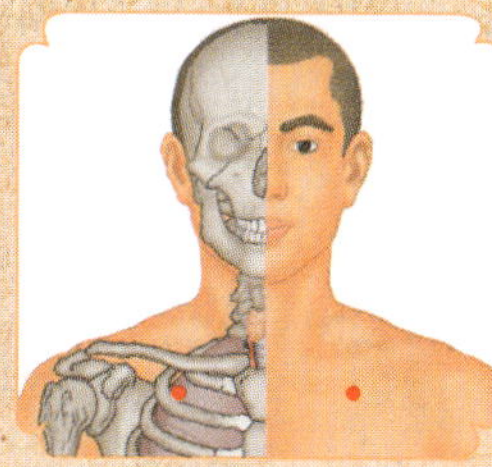

穴名释义

“库”即府库；“房”有居住之处之意。因本穴多关联到肺脏，好像肺的储藏之室，故名。

标准定位

在胸部，第1肋间隙，前正中线旁开4寸。

穴位速取

正坐位，从乳头沿垂直线向上推3个肋间隙（即第1肋间隙），按压有酸胀感（图②）。

主要功效

理气宽胸，清热化痰。本穴位于胃经，又位于肺的上部，主要用于肺部和胸部各种疾病。坚持按揉本穴，对气逆、咳嗽、咳唾脓血、肺炎、胸胁胀痛、胸膜炎、肋间神经痛等有很好的疗效。针刺本穴可缓解支气管哮喘，解除支气管痉挛，对慢性支气管炎有一定疗效。

常见疗法

◎**灸法**：艾炷灸3～5壮，艾条灸5～10分钟。

◎**按摩法**：以手指指腹或指节向下按压，并作圈状按摩。

最佳配伍

1.配周荣、中府、尺泽，可宣肺平喘，适用于咳逆上气、咳唾脓血。

2.配肺俞、膻中、天突、尺泽，可宣肺利气，适用于胸痛、咳嗽、吐脓血。

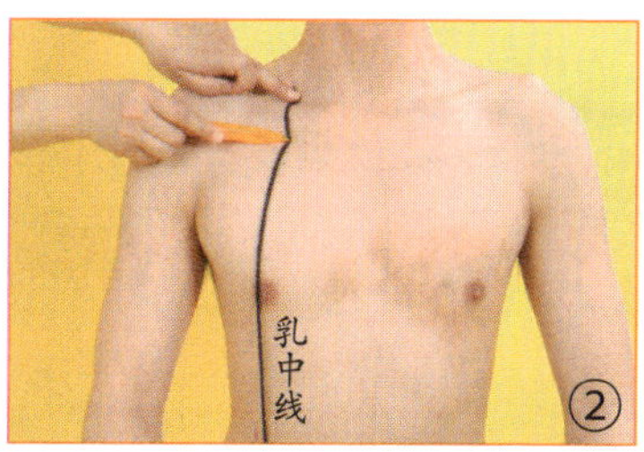

屋翳

常用程度 ★

国际编号 ST15

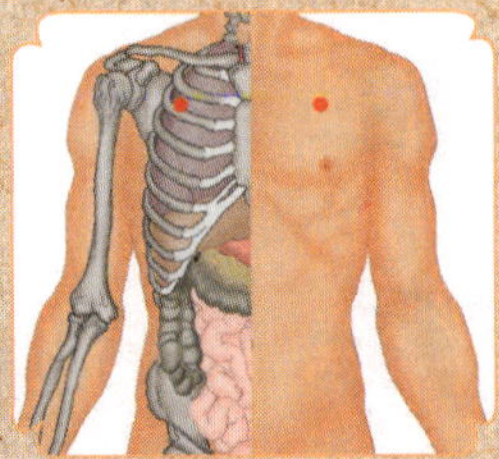

穴名释义

“屋”，深室；“翳”，隐蔽，亦有华盖之意。肺为华盖，穴主肺疾，内应于肺。本穴上有库房，下有膺窗，像屋檐上的遮翳，故名。

标准定位

在胸部，第2肋间隙，距前正中线4寸。

穴位速取

正坐位，从乳头沿垂直线向上推2个肋间隙（男性乳头所在的肋间隙为第4肋间隙，再向上数2肋即为第2肋间隙），按压有酸胀感（图①）。

主要功效

理气安神，活络通乳。本穴主要用于肺部疾病，对咳嗽、气喘、咳唾脓血、胸胁胀痛、乳腺炎、乳腺纤维瘤等有不错的疗效。

常见疗法

◎**灸法**：艾炷灸3～5壮，艾条灸5～10分钟。
◎**按摩法**：以手指指腹或指节向下按压，并作圈状按摩。

最佳配伍

1.配天宗，适用于乳腺炎。
2.配中府，适用于胸胁胀痛。

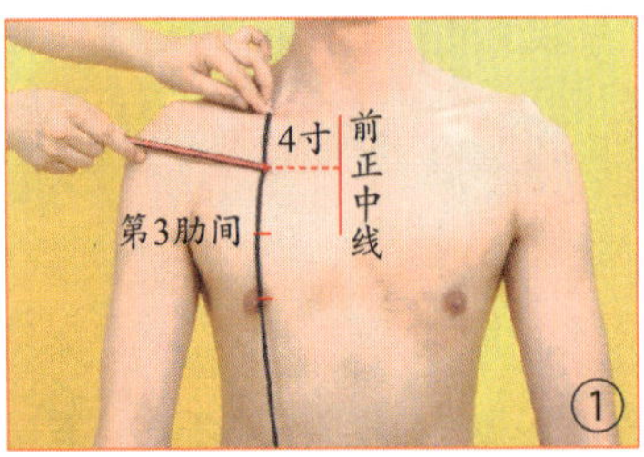

膺窗

常用程度 ★

国际编号 ST16

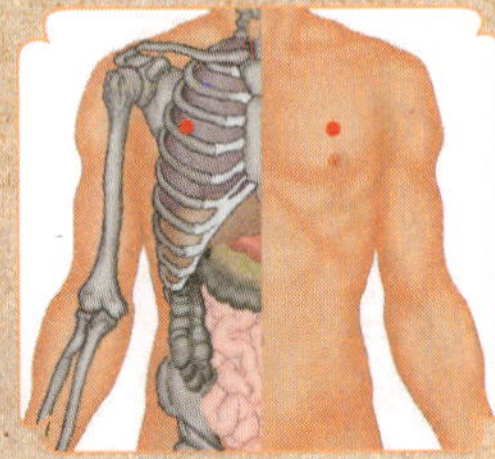

穴名释义

“膺”，指胸部；“窗”，通孔的意思。膺窗指位于胸部的穴位。本穴位于胸部乳房的乳晕上缘，为女性通乳汁的重要穴位。

标准定位

在胸部，第3肋间隙，前正中线旁开4寸。

穴位速取

正坐位，从乳头沿垂直线向上推1个肋间隙（即第3肋间隙），即为本穴，按压有酸胀感（图②）。

主要功效

止咳宁嗽，消肿清热。膺窗位于胸部，乳房之上，可缓解乳房疼痛及胸痛等症状，对乳汁分泌不足或乳腺炎等症状也有改善效果。另外，也可用于呼吸系统及心脏疾病。

常见疗法

◎**灸法**：艾炷灸3～5壮，艾条灸5～10分钟。
◎**按摩法**：以手指指腹或指节向下按压，并作圈状按摩。

最佳配伍

1.配支沟，用于缓解胸胁胀痛。
2.配乳根、曲池、足三里，适用于乳腺炎。
3.配少泽、尺泽、足三里，用于改善乳汁分泌不足。
4.配膻中、内关，适用于心动过速和心前区痛。

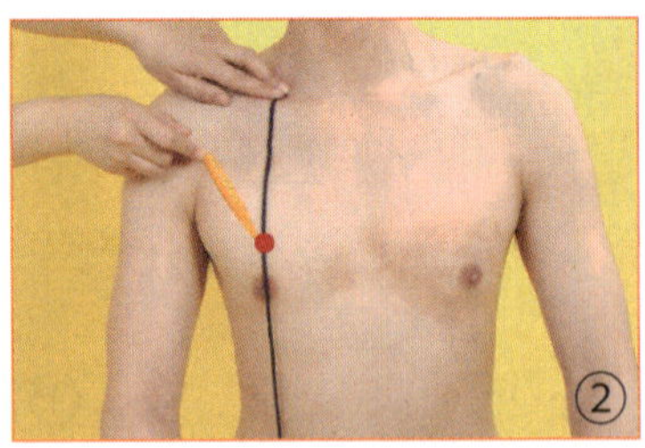

乳中

常用程度 ★

国际编号 ST17

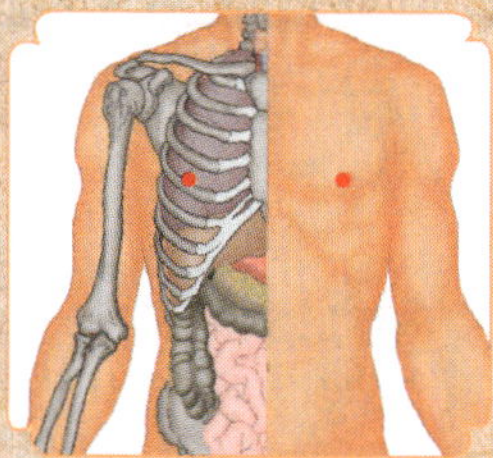

穴名释义

顾名思义，可知该穴位位于乳房正中央处。

标准定位

在胸部，第4肋间隙，乳头中央，距前正中线4寸。

穴位速取

正坐位，乳头中央，距前正中线4寸（图①）。

主要功效

调气醒神，通窍明目。按摩乳中穴可以改善性冷淡，还可以丰胸、调理月经。乳汁分泌不足的女性，可以用手指牵住乳头，刺激乳中，也可以针对整个乳房进行适度按摩。

常见疗法

◎**按摩法**：以手指指腹向下按压，并作圈状按摩。

温馨叮咛

此穴作为胸腹部取穴标志，不做针灸治疗。

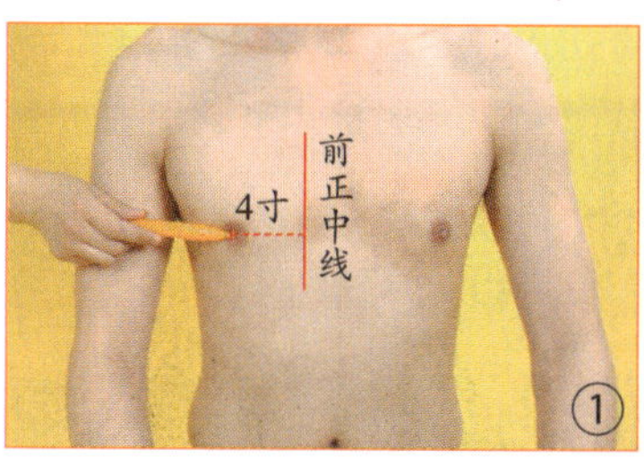

乳根

常用程度 ★

国际编号 ST18

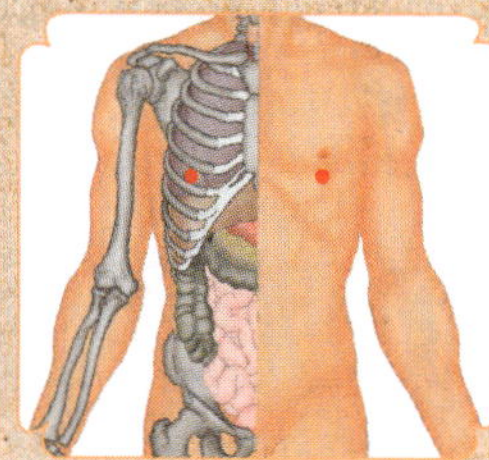

穴名释义

“乳”，乳房；“根”，根部。该穴位于乳房之根部，故名。

标准定位

在胸部，第5肋间隙，距前正中线4寸。

穴位速取

仰卧位，在胸部，男性当乳头直下，女性沿锁骨中线，第5肋间隙，距前正中线4寸，按压有酸胀感（图②）。

主要功效

通乳化瘀，宣肺理气。本穴属足阳明胃经，足阳明乃多气多血之经，又因本穴在胸部乳房下乳根部，具有宣肺利气、通乳的功效，故可用于缓解胸部乳房诸疾患。长期按压乳根穴可以改善乳汁分泌不足、乳腺炎、胸部疼痛、咳嗽、气喘等。本穴也有使乳房坚挺的功效，可以有效美化胸形。

常见疗法

◎**灸法**：艾炷灸3～5壮，艾条灸5～10分钟。

◎**按摩法**：以手指指腹或指节向下按压，并作圈状按摩。

最佳配伍

1.配少泽、足三里，适用于乳汁少。

2.配少泽、膻中，适用于乳腺炎。

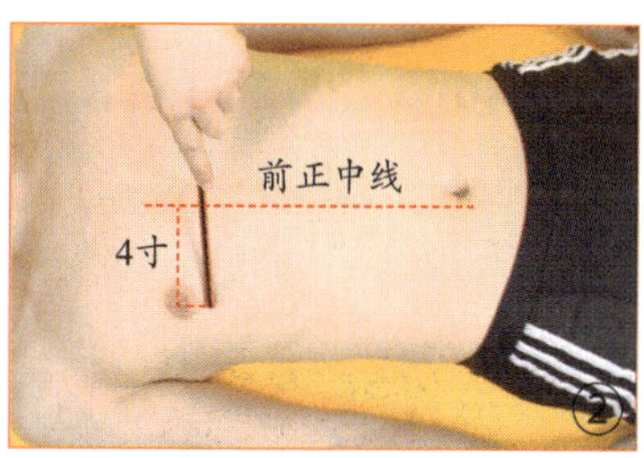

不容

常用程度 ★

国际编号 ST19

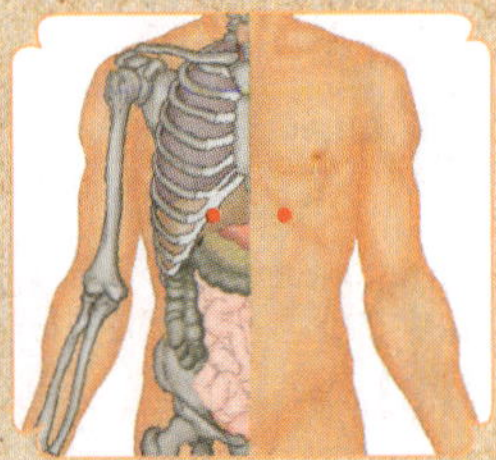

穴名释义

“不”，在此处指开始的意思；“容”，意为容纳。“不容”，即指食物汇入的地方，也就是胃部的重要入口处。

标准定位

在上腹部，脐中上6寸，前正中线旁开2寸。

穴位速取

坐位，从肚脐向上量2个4横指（6寸），再水平旁开约2横指处，按压有酸胀感（图①）。

主要功效

调中和胃，理气止痛。按摩本穴能改善胃部各种不适症状，对于改善胸部到胃部的持续绞痛、胸部灼热、消化不良、胃酸过多等均有效果。

常见疗法

◎**灸法**：艾炷灸3～5壮，艾条灸5～10分钟。
◎**按摩法**：以手指指腹或指节向下按压，并作圈状按摩。

最佳配伍

1.配中脘、内关、足三里、公孙，用于缓解胃脘胀痛。
2.配上脘、大陵，适用于呕吐。

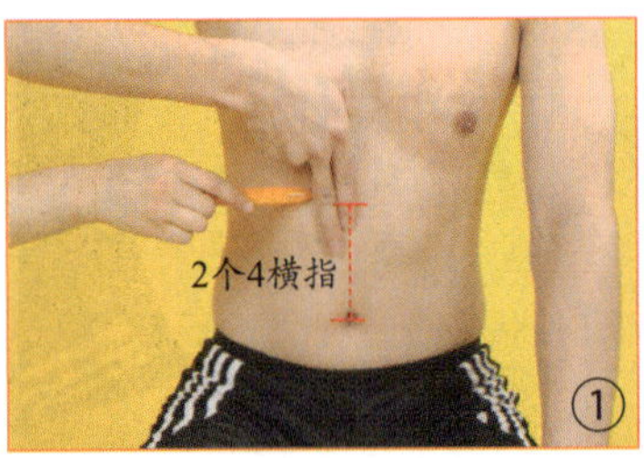

①

承满

常用程度 ★

国际编号 ST20

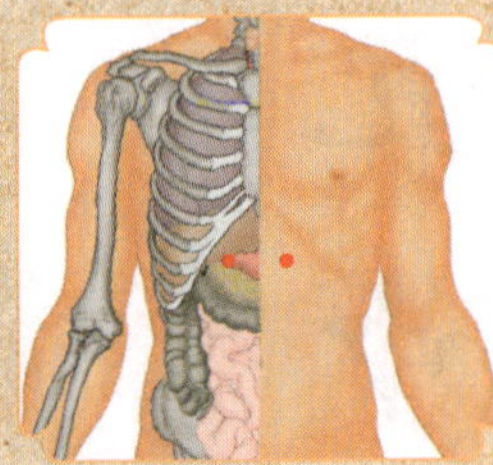

穴名释义

“承”指承受；“满”指盛。因该穴位于不容之下，说明盛水的容器已满了，故名。

标准定位

在上腹部，脐中上5寸，前正中线旁开2寸。

穴位速取

仰卧位，在上腹部，脐中上5寸，前正中线旁开约2横指，按压有酸胀感（图②）。

主要功效

理气和胃，降逆止呕。承满可有效调理和改善脾胃各种疾患。按摩本穴可明显缓解胃痛、吐血、呕吐、食欲不振、消化不良、腹胀等症状，对痢疾、肝炎也有一定的作用。

常见疗法

◎**灸法**：艾炷灸3～5壮，艾条灸5～10分钟。
◎**按摩法**：以手指指腹或指节向下按压，并作圈状按摩。

最佳配伍

1.配中脘、胃俞、合谷、太冲，用于缓解胃痛、腹胀。
2.配中脘、内关，适用于呃逆。

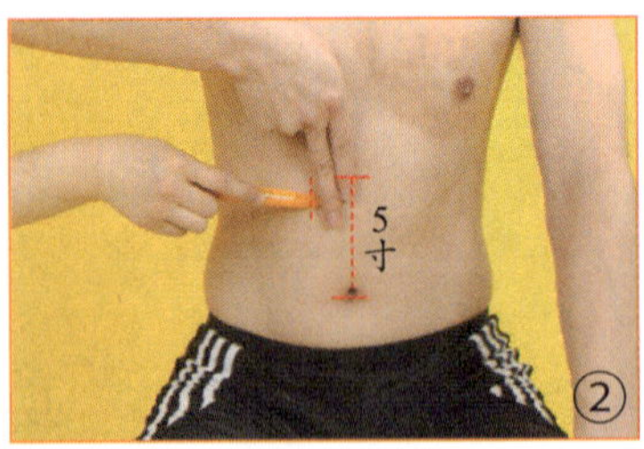

②

梁门

常用程度 ★★★

国际编号 ST21

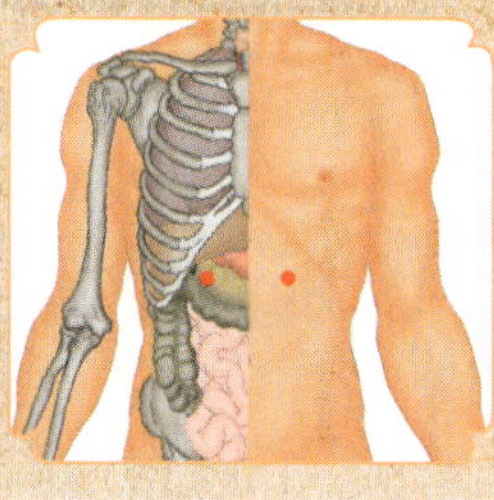

穴名释义

“梁”，通“粱”，膏粱之物；“门”，门户。此穴能消积化滞，以此比喻为胃气出入之门户，故名。

标准定位

在上腹部，脐中上4寸，前正中线旁开2寸。

穴位速取

仰卧位，在上腹部，肚脐与胸剑联合点的中点处，即脐中上4寸，前正中线旁开约2横指处，按压有酸胀感（图①）。

主要功效

和胃理气，健脾调中。主要用于胃部疾病，如胃炎、胃下垂、胃溃疡、消化不良、神经性胃炎等，按压梁门穴对这些消化系统疾病都有改善效果。

常见疗法

◎**灸法**：艾炷灸3～5壮，艾条灸5～10分钟。
◎**按摩法**：以手指指腹或指节向下按压，并作圈状按摩。

最佳配伍

1.配梁丘、中脘、足三里，用于胃痛。
2.配胃俞、脾俞、肾俞、上巨虚，用于腹泻。

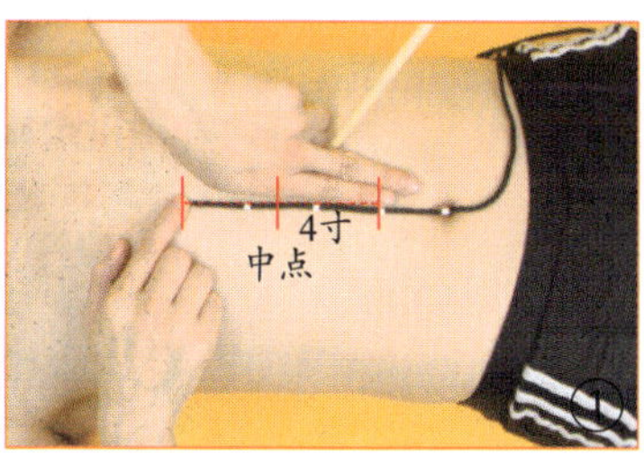

关门

常用程度 ★★

国际编号 ST22

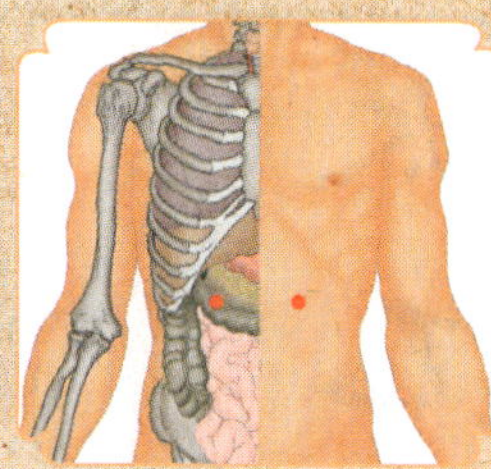

穴名释义

“关”，关隘；“门”，门户。穴在胃脘下部，约胃肠交界处，有开有关，如同门户，故名。

标准定位

在上腹部，肚脐与胸剑联合点的连线处，脐中上3寸，前正中线旁开2寸。

穴位速取

仰卧位，从肚脐沿前正中线向上量4横指（即3寸），再水平旁开约2横指，按之有酸胀感（图②）。

主要功效

调理肠胃，利水消肿。经常按摩关门穴可增强脾胃功能，可有效改善食欲不振、腹胀、腹痛、肠鸣、泄泻、便秘、水肿、遗尿、水肿等。

常见疗法

◎**灸法**：艾炷灸3～5壮，艾条灸5～10分钟。
◎**按摩法**：以手指指腹或指节向下按压，并作圈状按摩。

最佳配伍

1.配足三里、水分，可有效改善肠鸣、腹泻。
2.配中极，可有效改善遗尿。

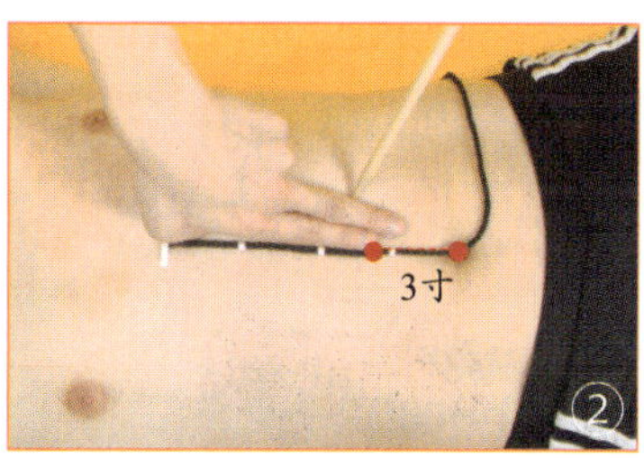

太乙

常用程度 ★

国际编号 ST23

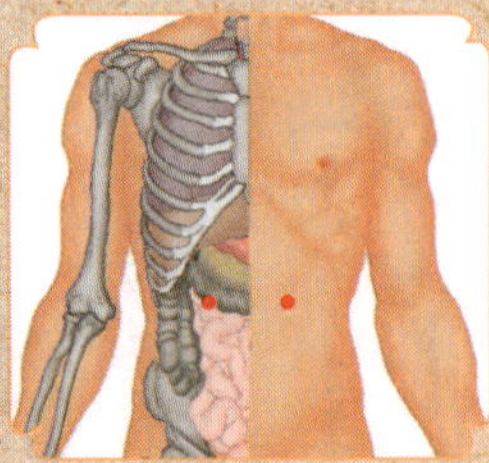

穴名释义

“太”即“大”的意思；“乙”通“一”。这里指易学中的宇宙万物赖“一”以生之说，比喻脾胃如太乙居腹中以养先天的意思，故名。

标准定位

在上腹部，脐中上2寸，前正中线旁开2寸。

穴位速取

坐位，从肚脐沿前正中线向上量约2横指，再水平旁开约2横指，按压有酸胀感（图①）。

主要功效

和胃止痛，镇静安神。按揉本穴有调理肠胃之功，常用于食少、不思饮食，对胃痛、消化不良、肠鸣、腹胀、癔病、心烦癫狂、遗尿等也有一定的改善效果。

常见疗法

◎**灸法**：艾炷灸3~5壮，艾条灸5~10分钟。

◎**按摩法**：以手指指腹或指节向下按压，并作圈状按摩。最好取仰卧位，由他人进行按摩。

最佳配伍

1.配足三里、中脘，可用于缓解胃痛。

2.配百会、心俞、神门、大陵，适用于癫痫。

3.配滑肉门，适用于狂癫吐舌。

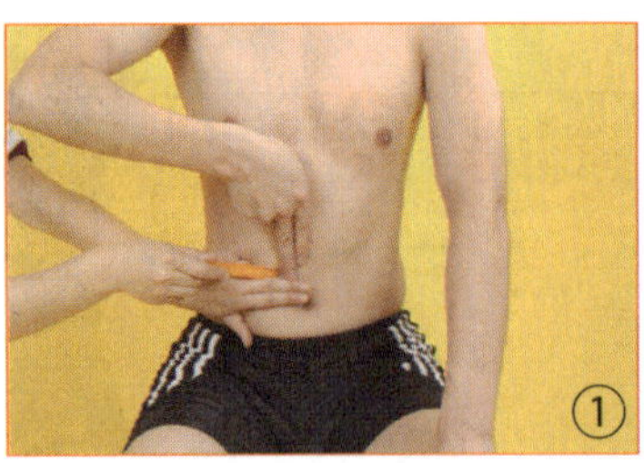

①

滑肉门

常用程度 ★★★

国际编号 ST24

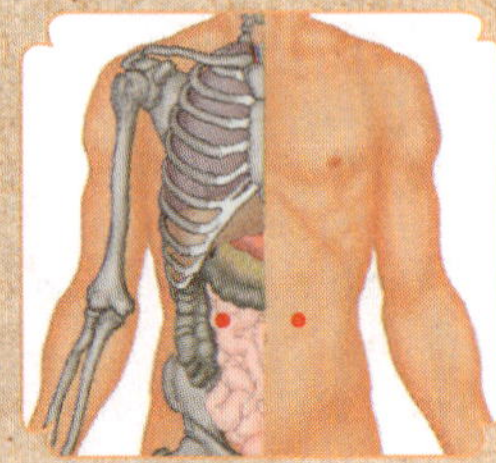

穴名释义

“滑”，利也；“肉”，肌肉。脾生肉，阳明主肉。穴主脾胃之疾，通利脾胃之门，故名。

标准定位

在上腹部，脐中上1寸，前正中线旁开2寸。

穴位速取

仰卧位，从肚脐沿前正中线向上量1横指，旁开约2横指处，按之有酸胀感（图②）。

主要功效

镇静化痰，健胃止呕。按压此穴可以止吐，改善腹泻、便秘等慢性胃肠疾病，可帮助消化，调理和改善月经不调。

常见疗法

◎**灸法**：艾炷灸3~5壮，艾条灸5~10分钟。

◎**按摩法**：以指腹向下按压后放松，如此反复进行。

最佳配伍

1.配足三里，适用于胃痛。

2.配天枢、丰隆，适用于肥胖病。

温馨叮咛

按摩此穴时，有打嗝、放屁等症状，为正常现象。

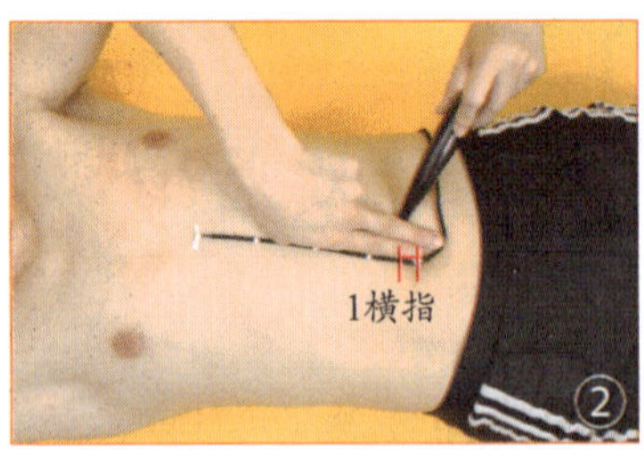

②

天枢

常用程度 ★★★★

国际编号 ST25

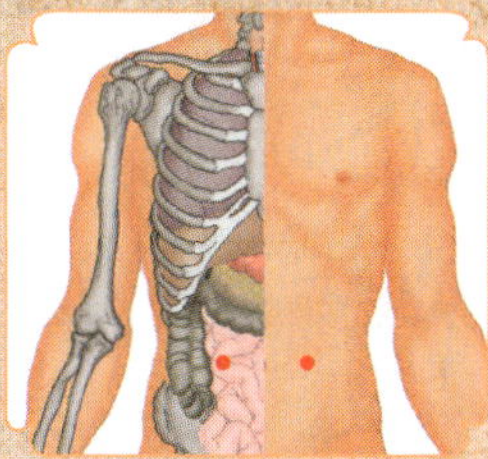

穴名释义

“枢”，枢纽。脐上应天，脐下应地，穴在脐旁为上下腹交界处，通于中焦，故名。

标准定位

在腹部，横平脐中，前正中线旁开2寸。

穴位速取

坐位或仰卧位，肚脐旁开约2横指处，按压有酸胀感（图①）。

主要功效

调中和胃，理气健脾。天枢是调理和改善大肠疾病的重要穴位，可以促进肠胃蠕动，用于消化系统相关疾病，改善中暑、痛经、月经紊乱等。此外，按摩本穴还可瘦腰、消除小腹赘肉。

常见疗法

◎**灸法**：艾炷灸3～5壮，或施以艾条灸15～30分钟。

◎**按摩法**：以手指指腹或指节向下按压，并作圈状按摩。

最佳配伍

1.配支沟，可用于便秘。

2.配丰隆、陷谷，可用于水肿。

3.配气海、足三里，可用于急性菌痢。

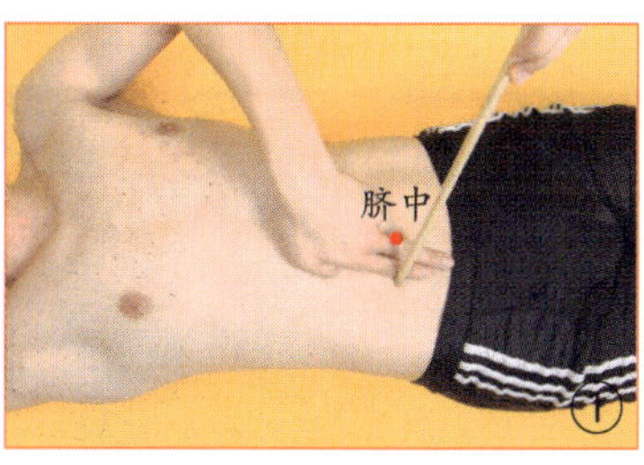

外陵

常用程度 ★★★

国际编号 ST26

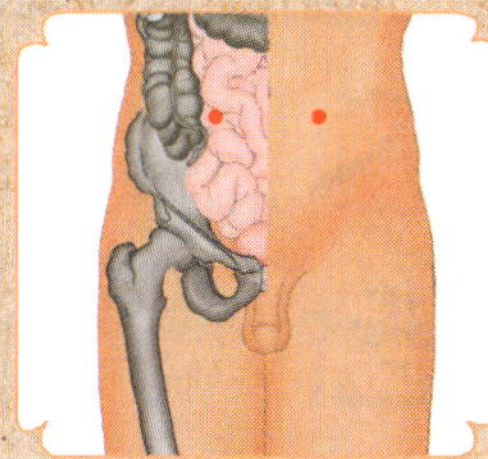

穴名释义

“外”，腹中线外侧；“陵”，高起处，山陵。穴在肚脐外下方，因腹直肌隆起处如山陵，故名。

标准定位

在下腹部，脐中下1寸，前正中线旁开2寸。

穴位速取

仰卧位，从肚脐沿正中线向下量1横指（即1寸），再水平旁开约2横指（图②）。

主要功效

和胃化湿，理气止痛。经常按摩外陵穴，可有效改善腹痛、疝气、痛经及胃痛、胃下垂等。

常见疗法

◎**灸法**：艾炷灸3～5壮，艾条灸5～10分钟。

◎**按摩法**：以手指指腹或指节向下按压，并作圈状按摩。

最佳配伍

1.配子宫、三阴交，可用于痛经。

2.配天枢、足三里、中脘，可用于胃痛。

3.配阑尾、足三里，适用于阑尾炎。

温馨叮咛

孕妇禁灸。

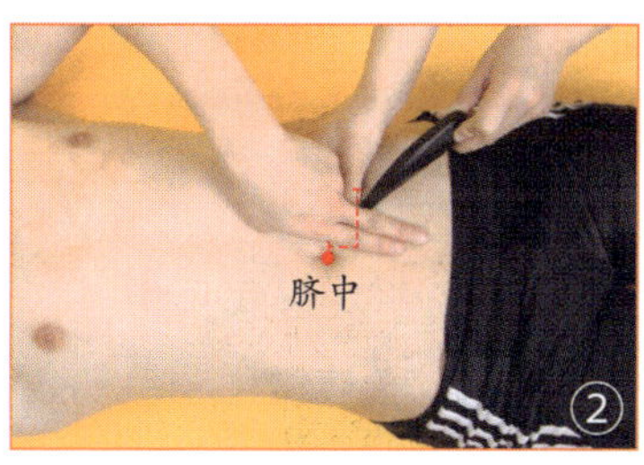

大巨

常用程度 ★

国际编号 ST27

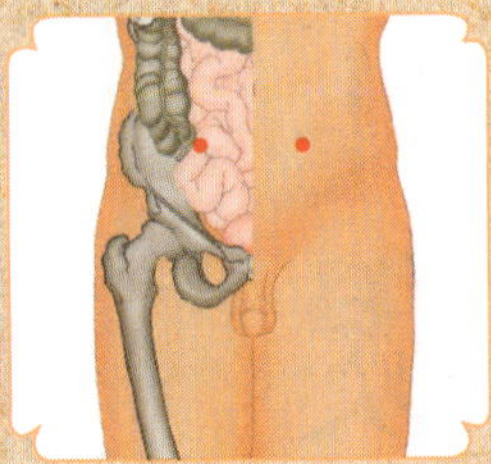

穴名释义

“大”，为空阔之意，“巨”，即硕大的意思。此穴位于身体肠道分布处的两侧，即腹直肌隆起高突的阔大处，故名。

标准定位

在下腹部，脐中下2寸，前正中线旁开2寸。

穴位速取

坐位，从肚脐沿前正中线向下量约2横指，再水平旁开约2横指，按压有酸胀感（图①）。

主要功效

调理肠胃，固肾纳气。对慢性疾病有不错的疗效，可用于缓解高血压、糖尿病、肠鸣、腹胀等，也可用于白带异常、月经失调等妇科疾病。

常见疗法

◎**灸法**：艾炷灸或温针灸3～5壮，艾条灸5～10分钟。

◎**按摩法**：以手指指腹或指节向下按压，并作圈状按摩。

最佳配伍

1.配天枢、三阴交，适用于腹痛。

2.配地机，适用于疝气。

3.配关元，可有效调理和改善遗精、早泄。

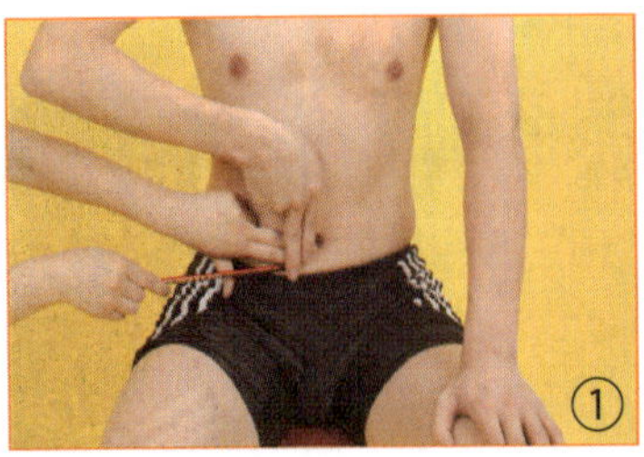

①

水道

常用程度 ★★★

国际编号 ST28

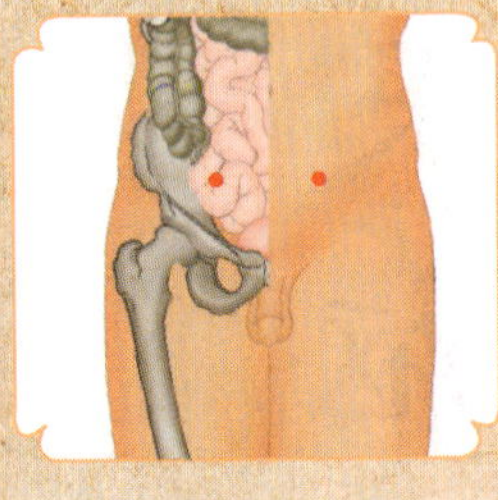

穴名释义

“水”，水液；“道”，道路。穴有通调人体水道，使体内多余的水液可以渗注于膀胱之功，故名。

标准定位

在下腹部，脐中下3寸，前正中线旁开2寸。

穴位速取

仰卧位，从肚脐沿正中线向下量4横指（即3寸），再水平旁开约2横指，按压有酸胀感（图②）。

主要功效

利水消肿，调经止痛。本穴主要用于调理和改善下腹部的各种疾病与不适，如排便及排尿困难、尿道炎、膀胱炎等。另外，也可缓解糖尿病、肾脏病所带来的不适感。此外，对女性疾病也有一定的疗效，可用于妇科各种疾病以及月经伴随的腰痛等。

常见疗法

◎**灸法**：艾炷灸3～5壮，艾条灸5～10分钟。

◎**按摩法**：以手指指腹或指节向下按压，并作圈状按摩。

最佳配伍

1.配三阴交、中极，适用于痛经、不孕。

2.配水分，适用于水肿。

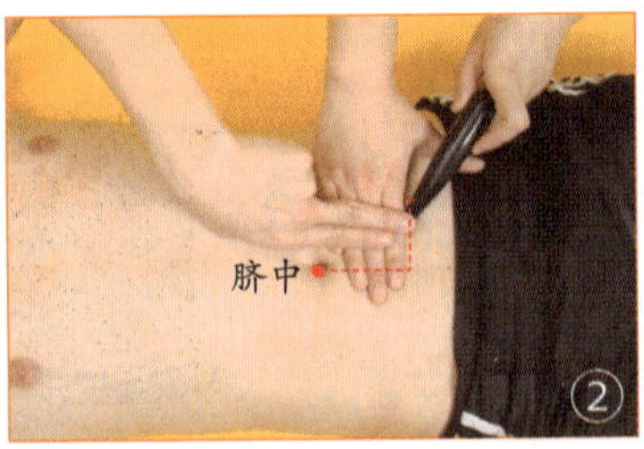

②

归来

常用程度 ★★★

国际编号 ST29

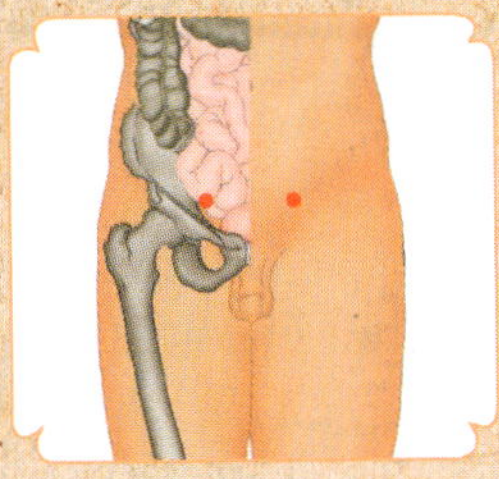

穴名释义

“归”，归来；“来”，返回。穴有恢复和复原之意。穴主男子卵缩，女子子宫脱出等，刺本穴可使其复原而愈。

标准定位

在下腹部，脐中下4寸，前正中线旁开2寸。

穴位速取

仰卧位，在下腹部，脐中下4寸，前正中线旁开2寸，按压有明显的酸胀感（图①）。

主要功效

活血化瘀，调经止痛。按摩此处穴位，能够改善疝气、月经不调、闭经、带下、阳痿、睾丸炎等的症状。长期按压此穴，对腹痛、体质虚弱等有很好的调理保健功能。

常见疗法

◎**灸法**：艾炷灸3～5壮，艾条灸5～10分钟。

◎**按摩法**：以手指指腹或指节向下按压，并作圈状按摩。

最佳配伍

1.配大敦，适用于疝气。

2.配三阴交、中极，适用于月经不调。

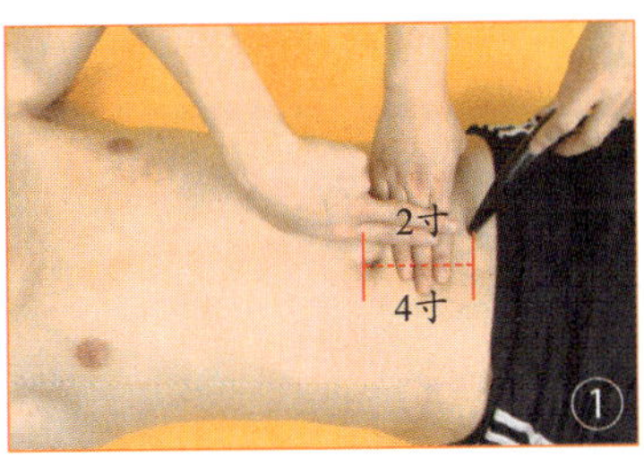

气冲

常用程度 ★★

国际编号 ST30

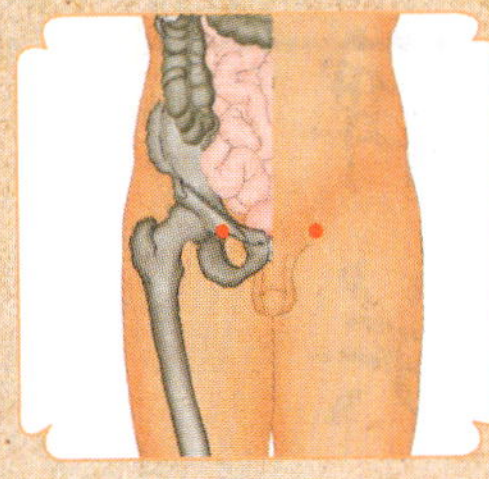

穴名释义

“气”，经气；“冲”，冲要。穴在气街部位，为经气流注之冲要，故名。

标准定位

在腹股沟区，耻骨联合上缘，前正中线旁开2寸，动脉搏动处。

穴位速取

仰卧位，在腹股沟稍上方，耻骨联合上缘，肚脐下5寸，距前正中线约2横指，按压有酸胀感（图②）。

主要功效

调经舒筋，理气止痛。此穴当冲脉起点气街之处，三阳之气由此冲出，三阴之精由此冲来。所以，主要用于改善和缓解生殖系统相关疾病，如腹痛、疝气、遗精、阳痿、阴部肿痛、月经不调、痛经、白带异常、卵巢炎、膀胱炎等。

常见疗法

◎**灸法**：艾炷灸3～5壮，艾条灸5～10分钟。

◎**按摩法**：以手指指腹或指节向下按压，并作圈状按摩。

最佳配伍

1.配气海，适用于肠鸣、腹痛。

2.配大敦，适用于疝气。

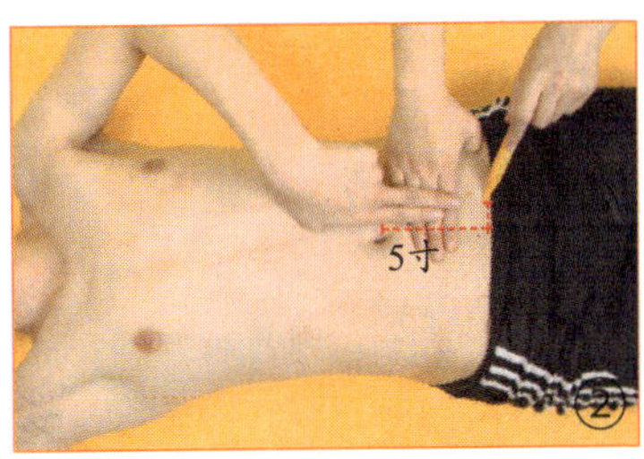

髀关

常用程度 ★★

国际编号 ST31

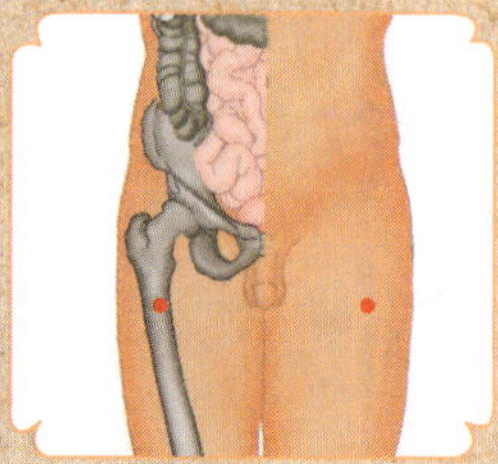

穴名释义

“髀”，髀骨，即股骨；“关”，股骨上端关节处。因该穴位于髂前上棘下方近股骨关节处，故名。

标准定位

在股前区，股直肌近端、缝匠肌与阔筋膜肌3条肌肉之间凹陷中。

穴位速取

坐位，右手手掌第1横纹中点按于伏兔穴，手掌平伸向前，在中指尖到处，按压有酸胀感（图①）。

主要功效

增强腰膝，通经活络。本穴属足阳明胃经，位居髋关节附近，有通内达外、转动枢纽之功，故刺之可健腰、通经络、利关节，主要用于缓解下肢疼痛、屈伸不利等，对下肢痿痹、脑卒中偏瘫、腰膝冷痛、肥胖、膝关节痛、大腿肌肉痉挛、重症肌无力等亦有缓解作用。

常见疗法

◎**灸法**：艾炷灸3～5壮，艾条灸5～10分钟。
◎**按摩法**：以手指指腹或指节向下按压，并作圈状按摩。

最佳配伍

配犊鼻、阳陵泉，适用于腰腿疼痛。

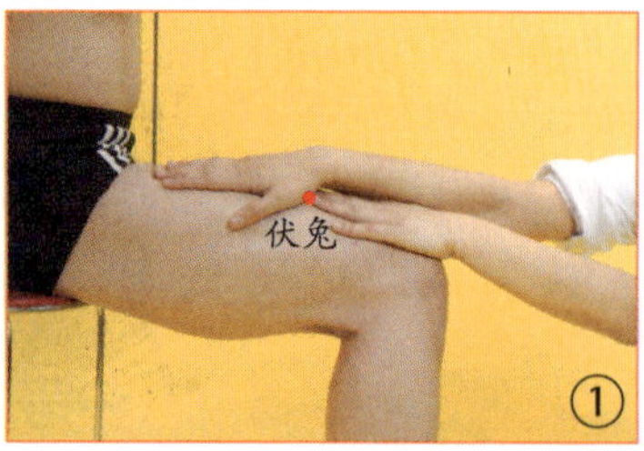

①

伏兔

常用程度 ★★★

国际编号 ST32

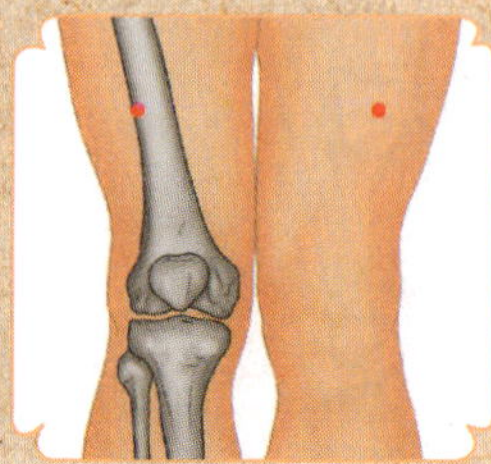

穴名释义

“伏”，俯伏；“兔”，兔子。穴位局部肌肉隆起，形如俯伏之兔，故名。

标准定位

在股前区，髌底上6寸，髂前上棘与髌底外侧端的连线上。

穴位速取

坐位，屈膝成直角，以手掌横纹中点按在髌骨上缘中点，手指并拢按压在大腿上，在中指尖端到达处，按压有酸胀感（图②）。

主要功效

散寒化湿，疏通经络。伏兔穴可用于腰痛膝冷、膝关节炎、腿部酸软无力、下肢麻痹，常按压此穴可促进下肢血液循环。

常见疗法

◎**灸法**：艾炷灸3～5壮，艾条灸5～10分钟。
◎**按摩法**：以手指指腹或指节向下按压，并作圈状按摩。

最佳配伍

1.配髀关、阳陵泉，适用于下肢痿痹。
2.配犊鼻、足三里，适用于膝关节病。

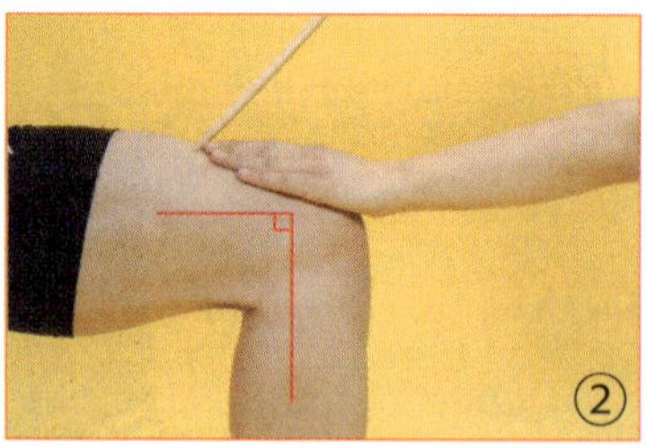
②

阴市

常用程度 ★★★

国际编号 ST33

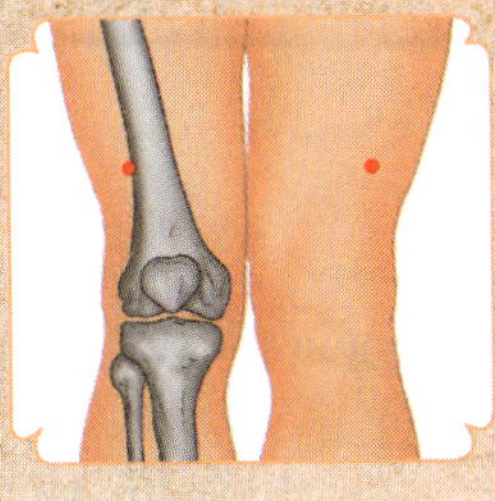

穴名释义

“阴”，阴阳之阴，指寒邪；“市”，集结之处。因该穴为足阳明脉气所发，故名。

标准定位

在股前区，髌底上3寸，股直肌肌腱外侧缘。

穴位速取

正坐屈膝，于膝盖外上缘直上4横指（即3寸）处，按压有明显的酸胀感（图①）。

主要功效

温经散寒，理气止痛。本穴主治阴寒湿邪聚集之患，可用于腿膝冷痛、屈伸不利、腹胀、腹痛等，对改善脑血管疾病后遗症、糖尿病、水肿、风湿性关节炎等的症状亦有一定的功效。

常见疗法

◎**灸法**：艾炷灸或温针灸3～5壮，艾条灸5～10分钟。

◎**按摩法**：以手指指腹或指节向下按压，并作圈状按摩。

最佳配伍

1.配足三里、阳陵泉，适用于下肢痿痹。

2.配伏兔、足三里、丰隆、血海，适用于脑卒中偏瘫。

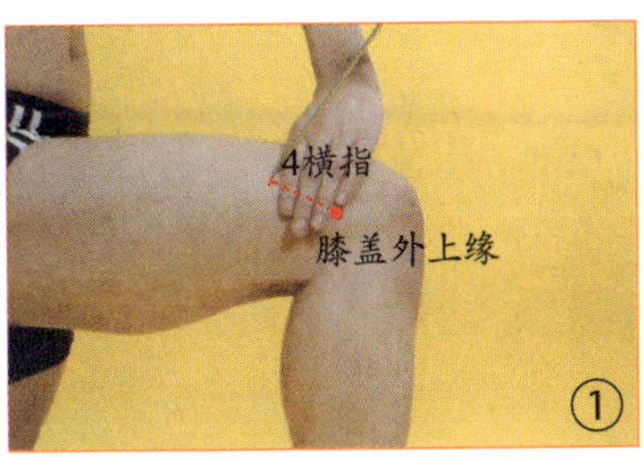

梁丘

常用程度 ★★★

国际编号 ST34

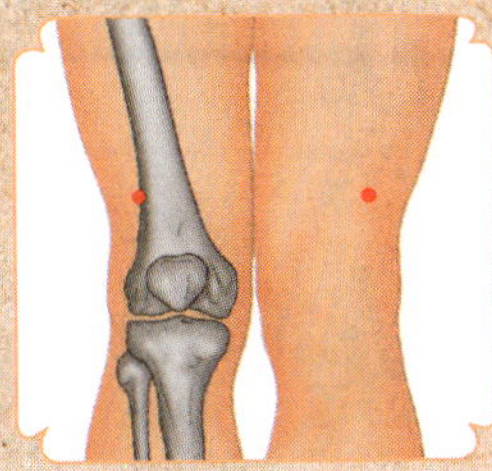

穴名释义

“梁”，山梁；“丘”，丘陵。该穴前骨巨如梁，穴后肉隆如丘，故名。

标准定位

在股前区，髌底上2寸，股外侧肌与股直肌肌腱之间。

穴位速取

屈膝，在大腿前面，髂前上棘与髌底外侧端连线上，髌底上约2横指处，按压有酸胀感（图②）。

主要功效

理气和胃，通经活络。本穴可以有效改善胃痛、胃痉挛、腹胀、胃酸分泌过多等消化系统疾病。当消化不良时，指压梁丘穴可以产生剧烈的疼痛感。梁丘穴也可以改善膝盖冷痛、坐骨神经痛等。此外，它能使大腿肌肉紧实，美化腿部曲线。

常见疗法

◎**灸法**：艾炷灸3～5壮，艾条灸5～10分钟或药物天灸。

◎**按摩法**：以手指指腹或指节向下按压，并作圈状按摩。

最佳配伍

1.配足三里、公孙，适用于胃痛。

2.配下巨虚、足三里，适用于腹泻。

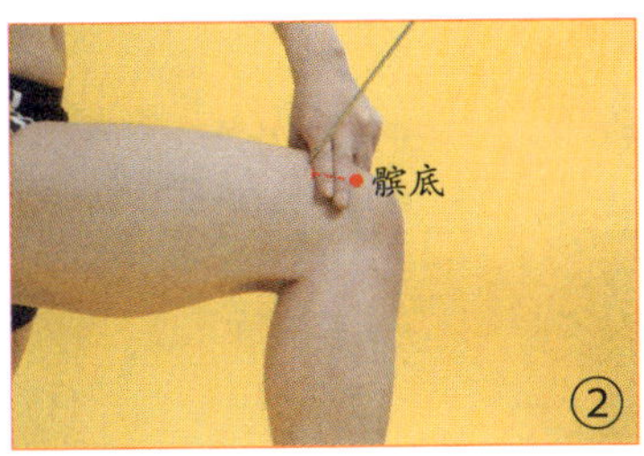

犊鼻

常用程度 ★★★★

国际编号 ST35

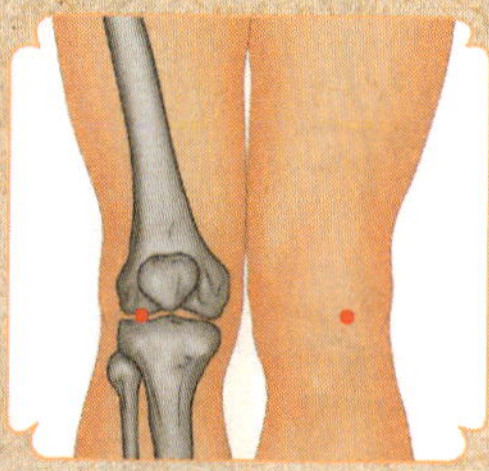

穴名释义

“犊”，小牛；“鼻”，鼻孔。该穴位于髌韧带外侧凹陷处，犹如牛犊鼻孔，故名。

标准定位

在膝前区，髌骨下缘，髌骨与髌韧带外侧凹陷中。

穴位速取

坐位，屈膝成135度，在髌骨下缘，髌韧带外侧凹陷中，按压有酸胀感（图①）。

主要功效

通经活络，消肿止痛。主要用于缓解膝关节及小腿疾病。常按摩犊鼻可改善关节炎、风湿、膝盖疼痛、水肿。膝盖受伤时，若能配合内膝眼一起按摩或针灸，则效果更好。

常见疗法

◎**灸法**：艾炷灸5～9壮，艾条灸5～10分钟。
◎**按摩法**：以手指指腹或指节向下按压，并作圈状按摩。

最佳配伍

1.配鹤顶、足三里、阴陵泉，适用于膝关节病变。
2.配支沟、天枢，适用于腹胀、便秘。
3.配天枢、太溪、涌泉，适用于脚气（维生素B_1缺乏症）。

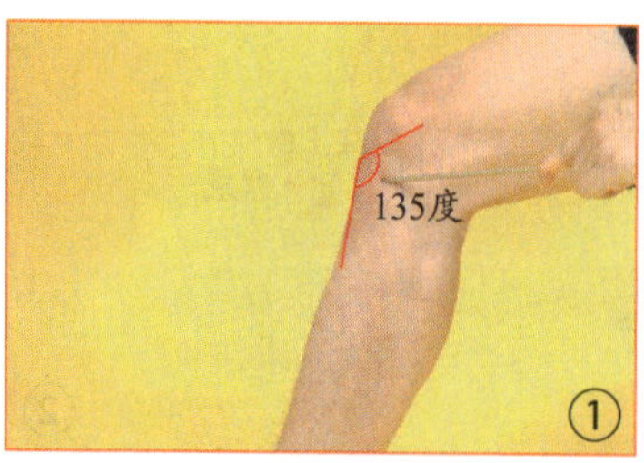

足三里

常用程度 ★★★★

国际编号 ST36

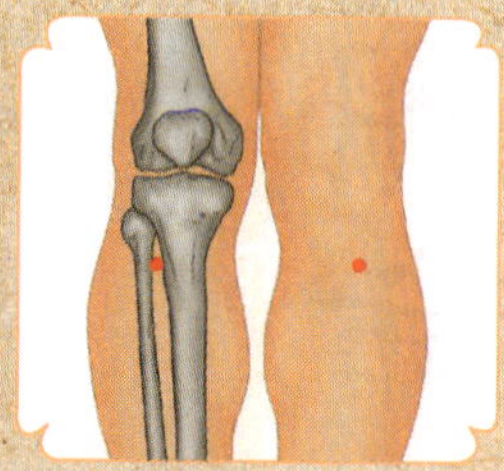

穴名释义

“足”，下肢；“三”，数词；“里”，古代有以里为寸之说。穴在下肢，位于膝下3寸，故名。

标准定位

在小腿外侧，犊鼻下3寸，犊鼻与解溪连线上。

穴位速取

坐位屈膝，取犊鼻，自犊鼻向下量4横指处（3寸），按压有酸胀感（图②）。

主要功效

健脾和胃，扶正培元。中医认为，本穴是足阳明胃经的合穴，聚集胃腑精气，可疏通下肢郁结之气。可缓解上、中、下三部的疾病。足三里对各种慢性疾病都有效，被誉为“无病长寿的健康穴”，且效果显著，对消化道疾病、足膝腰部疾病、呼吸道疾病都有效，还可促进血液循环，延缓衰老。此外，足三里对改善和缓解抑郁症、神经衰弱也有一定的作用。

常见疗法

◎**灸法**：艾炷灸3～5壮，艾条灸5～10分钟。
◎**按摩法**：以手指指腹或指节向下按压，并作圈状按摩。

穴位标签

为合穴，胃之下合穴。

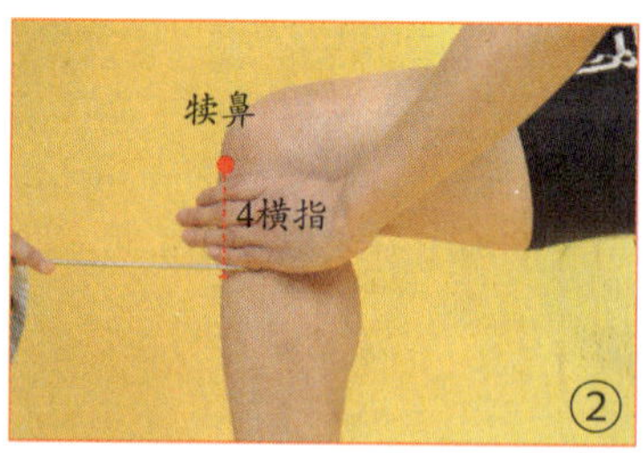

上巨虚

常用程度 ★★★

国际编号 ST37

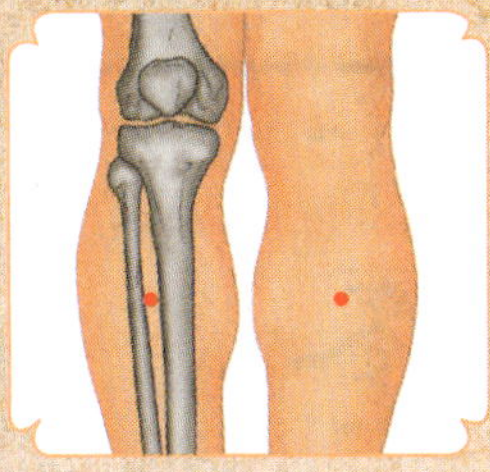

穴名释义

“巨虚”，巨大空虚。穴在下巨虚之上方，胫骨、腓骨之间大的空隙处，故名。

标准定位

在小腿外侧，犊鼻下6寸，犊鼻与解溪连线上。

穴位速取

坐位屈膝，从足三里向下量4横指（即3寸），在胫、腓骨之间可触及一凹陷处（图①）。

主要功效

调和肠胃，通经活络。巨虚是指四肢关节气血濡养所通的地方，邪气不得留止，如瘀滞不通则生病。上巨虚有调理肠胃的功效，是缓解肠胃疾病的名穴，可改善腹泻、胃痉挛、胃胀、消化不良、便秘等。

常见疗法

◎**灸法**：艾炷灸5～8壮，艾条灸5～10分钟。

◎**按摩法**：以手指指腹或指节向下按压，并作圈状按摩。

最佳配伍

1.配足三里、气海，适用于便秘、泄泻。

2.配胆囊穴、阳陵泉，适用于急性胆囊炎。

穴位标签

为大肠下合穴。

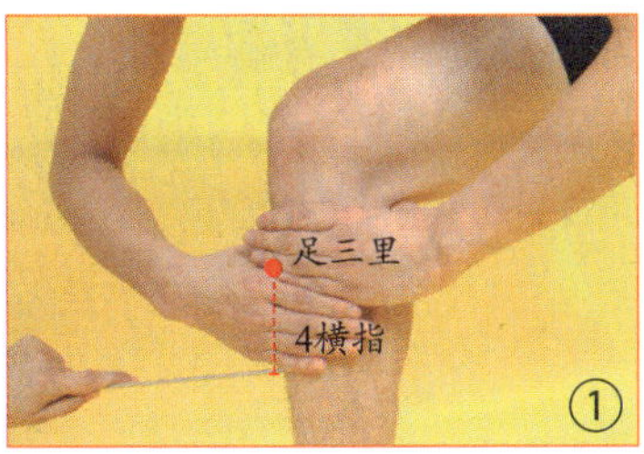

①

条口

常用程度 ★★★★

国际编号 ST38

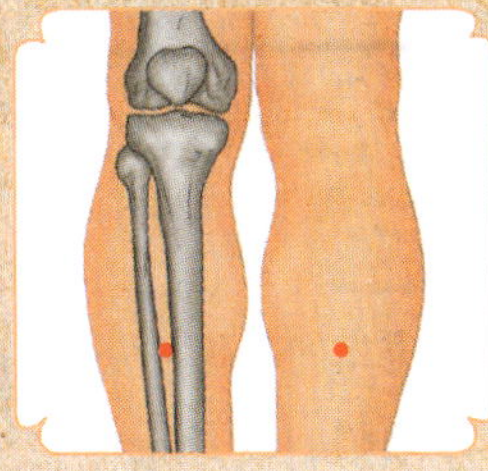

穴名释义

“条”，狭长为条；出入经过之处为“口”。穴在上下巨虚之间，胫、腓骨间隙中。穴位于条状肌肉处有如条口状，故名。

标准定位

在小腿外侧，犊鼻下8寸，犊鼻与解溪连线上。

穴位速取

侧坐屈膝，足三里直下，于外膝眼与外踝尖连线之中点处取穴（图②）。

主要功效

舒筋活络，理气和中。条口穴具有舒筋活络、止痛的效果，除用于本经之脘腹疼痛等疾病外，主要用于调理和缓解下肢痛、麻木、挛急等局部疾病，对下肢麻痹、腿部肿痛、肩膀酸痛等症效果甚佳。

常见疗法

◎**灸法**：艾炷灸3～5壮，艾条灸5～10分钟。

◎**按摩法**：以手指指腹或指节向下按压，并作圈状按摩。

最佳配伍

1.配承山、肩贞、肩髃，适用于肩周炎。

2.配太冲、中封，适用于腓神经麻痹。

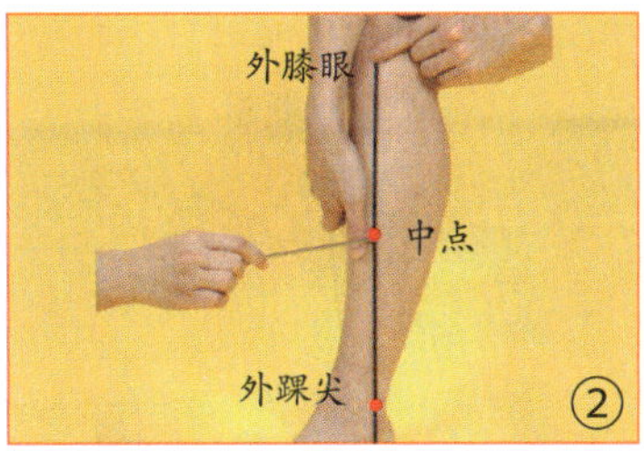

②

下巨虚

常用程度 ★★★

国际编号 ST39

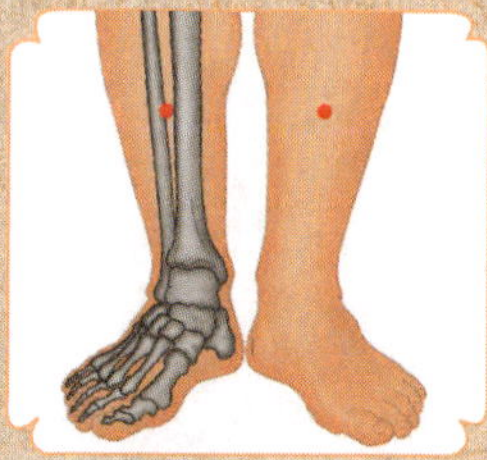

穴名释义

“下”，下方；“巨”，巨大；“虚”，中空。穴位于胫、腓骨之间的空隙下方，故名。

标准定位

在小腿外侧，犊鼻下9寸，犊鼻与解溪连线上。

穴位速取

坐位屈膝，先确定条口，从条口向下量1横指，在胫、腓骨之间可触及一凹陷处，按压有酸胀感（图①）。

主要功效

调理肠胃，通经活络。本穴常用于小肠疾病，是缓解下腹疼痛，调理肠胃的重要穴位，对腹部疼痛、腹泻、急性肠炎、下肢肿痛、下肢麻木等有明显的改善作用。

常见疗法

◎**灸法**：艾炷灸或温针灸5～9壮，艾条灸10～20分钟。

◎**按摩法**：以手指指腹或指节向下按压，并作圈状按摩。

最佳配伍

1.配天枢、气海，适用于腹痛。

2.配足三里、解溪，适用于下肢麻木。

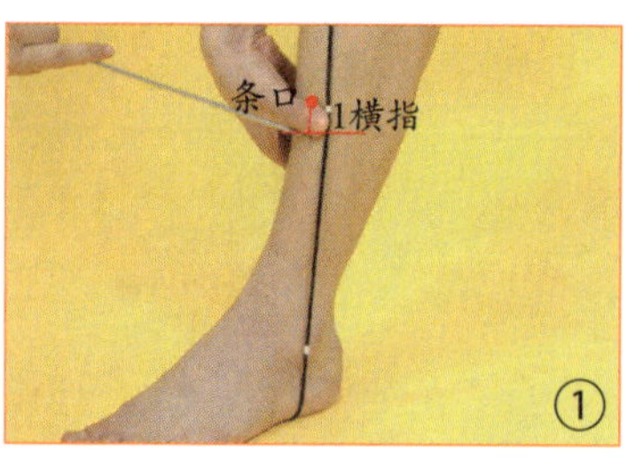

①

丰隆

常用程度 ★★★★

国际编号 ST40

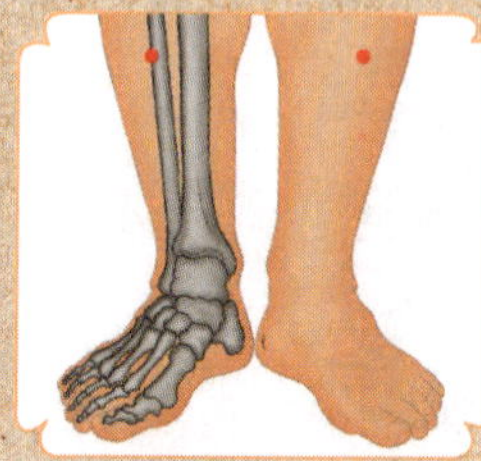

穴名释义

“丰”，丰满；“隆”，隆盛。穴在伸趾长肌外侧与腓骨短肌之间，该处肌肉丰满而隆起，故名。

标准定位

在小腿外侧，外踝尖上8寸，胫骨前肌前缘约2横指（中指）处。

穴位速取

坐位屈膝，先确定犊鼻的位置，取犊鼻与外踝尖连线的中点，在腓骨略前方肌肉丰满处，按压略有沉重感（图②）。

主要功效

健脾化痰，和胃降逆。经常按揉本穴，可以有效改善痰多、气喘、咳嗽、胸闷、头晕、头痛、心烦、下肢疼痛、便秘等症状，可有效缓解胃部不适。

常见疗法

◎**灸法**：艾炷灸3～5壮，艾条灸5～10分钟。

◎**按摩法**：以手指指腹或指节向下按压，并作圈状按摩。

最佳配伍

1.配风池，适用于眩晕。

2.配膻中、肺俞，适用于咳嗽痰多。

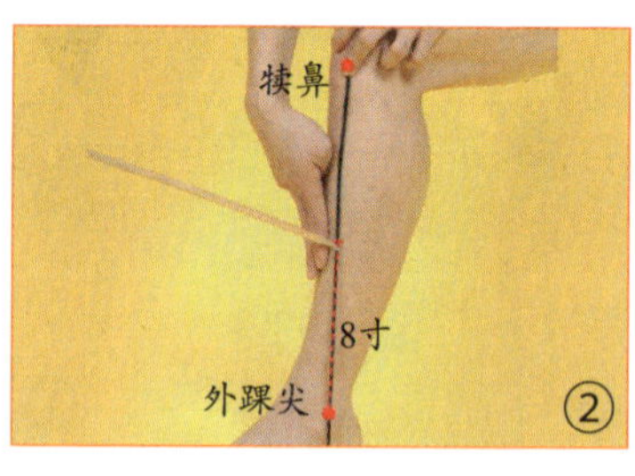

②

解溪

常用程度 ★★★

国际编号 ST41

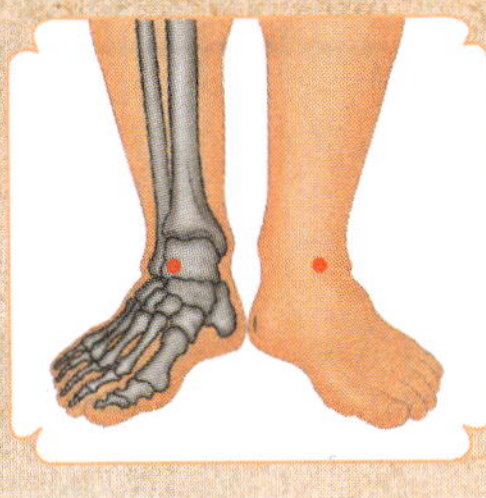

穴名释义

“解”，分解；“溪”，沟溪。解溪是人体踝关节凹陷如沟溪的穴位。穴在足踝部，当系鞋带之处，如溪谷之状，故名。

标准定位

在足背与小腿交界处的横纹中央凹陷处，拇长伸肌腱与趾长伸肌腱之间。

穴位速取

正坐，足背屈，与外踝尖齐平，在趾长伸肌腱与拇长伸肌腱之间的凹陷中，按之有酸胀感（图①）。

主要功效

舒筋活络，清胃化痰。主要用于关节炎、下肢麻痹、眩晕、腹胀、便秘。按摩此穴还能使足踝纤细，促进局部血液循环。

常见疗法

◎**灸法**：艾炷灸3～5壮，或艾条灸10～15分钟。

◎**按摩法**：以手指指腹或指节向下按压，并作圈状按摩。

最佳配伍

1.配阳陵泉、悬钟，可有效缓解下肢痿痹。

2.配昆仑、中封，可有效缓解踝关节扭伤。

穴位标签

为经穴。

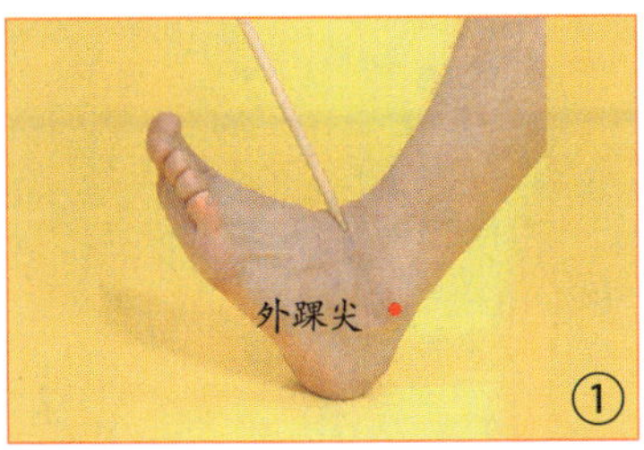

冲阳

常用程度 ★

国际编号 ST42

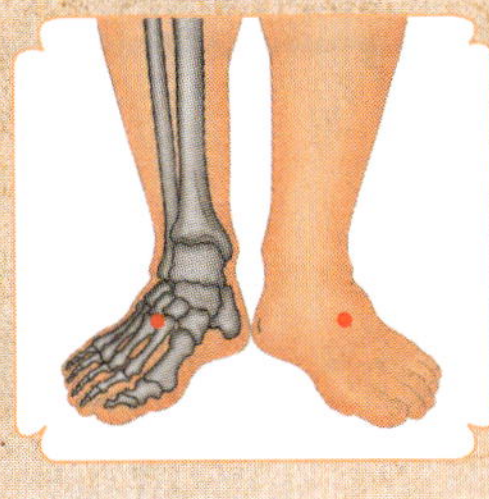

穴名释义

“冲”意为要冲，有动的含义；“阳”为阳脉。此穴位于足背高处的动脉上，既是胃经脉气流通的“要冲”，更有动脉跳动所产生的脉冲，故名。

标准定位

在足背，第2跖骨基底部与中间楔状骨关节处，可触及足背动脉。

穴位速取

在足背最高处，第2、3跖骨与中间楔状骨之间，可触及足背动脉搏动（图②）。

主要功效

和胃化痰，通络宁神。冲阳主要用于食欲不振、腹泻、脚麻、坐骨神经痛、半身不遂等。常常指压冲阳穴，还有助于调适情绪，让心情放松。

常见疗法

◎**按摩法**：以手指指腹或指节向下按压，并作圈状按摩。

最佳配伍

1.配陷谷、然谷、中封，适用于足背肿。

2.配条口、悬钟、飞扬，适用于下肢痿痹。

3.配中脘、足三里，适用于缓解胃痛。

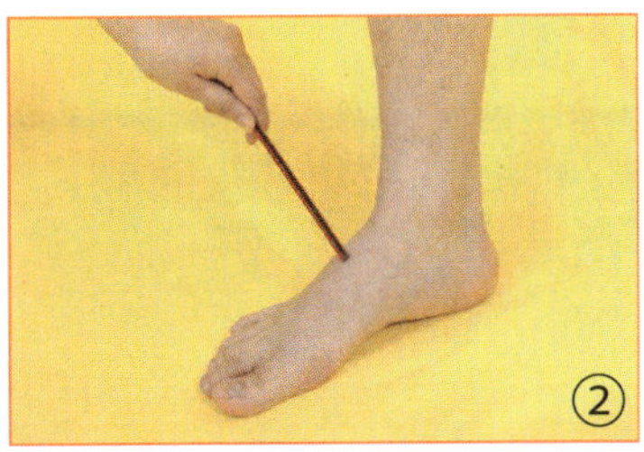

陷谷

常用程度 ★★

国际编号 ST43

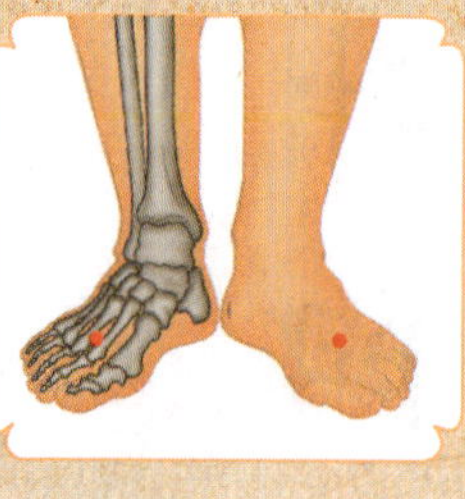

穴名释义

“陷”，凹陷；“谷”，山谷。因该穴位于足背第2、3跖骨间凹陷，如山谷处，故名。

标准定位

在足背，第2、3跖骨间，第2跖趾关节近端凹陷中。

穴位速取

正坐，足尖着地在足背第2、3跖骨间结合部之前可触及一凹陷处，按压有酸胀感（图①）。

主要功效

和胃行水，理气止痛。凡脾胃功能失调所致腹泻、肠鸣、水肿、面目浮肿，都可通过按揉或针灸陷谷穴来改善，有健脾利湿、消除腹胀的显著功效。按摩陷谷穴可有效改善足背肿痛及缓解足扭伤带来的疼痛。

常见疗法

◎**灸法**：艾炷灸3～5壮，艾条灸5～10分钟。

◎**按摩法**：以手指指腹或指节向下按压，并作圈状按摩。

最佳配伍

1.配上星、前顶、囟会、公孙，可有效缓解面目浮肿。

2.配足三里、中脘，可有效缓解胃痛。

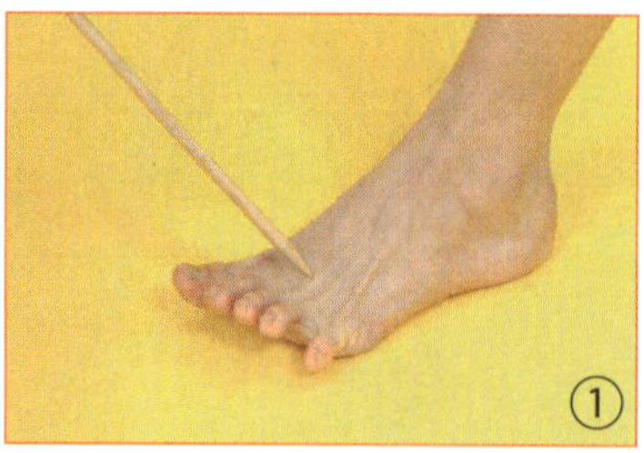

①

内庭

常用程度 ★★★

国际编号 ST44

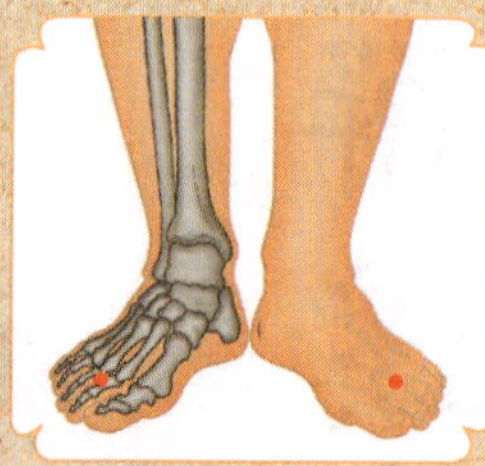

穴名释义

“内”，里边；“庭”，门庭。内庭是人体如门内庭院的穴位。穴在足背第2、3趾间缝纹端。趾缝如门，比喻穴在纳入门庭之处。

标准定位

在足背，第2、3趾间，趾蹼缘后方赤白肉际处。

穴位速取

正坐，在足背，第2、3趾间，趾蹼缘后方赤白肉际处，按压有酸胀感（图②）。

主要功效

清胃泻火，理气止痛。本穴对脚痛、膝盖酸痛、脚麻特别有效，也可改善胃肠虚弱、腹胀、消化不良、牙齿疼痛等症状。

常见疗法

◎**灸法**：艾炷灸3～5壮，艾条灸5～10分钟。

◎**按摩法**：以拇指或中指按压4～5次，按摩时可分别对双足加以刺激。

最佳配伍

1.配合谷，适用于齿痛。

2.配足三里、内关，适用于胃痛。

穴位标签

为荥穴。

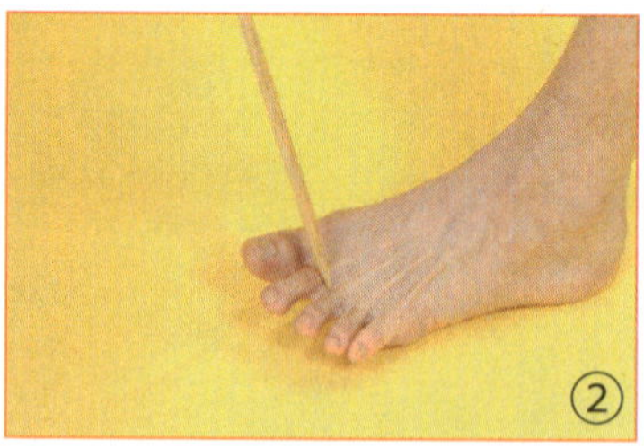

②

厉兑

常用程度 ★★

国际编号 ST45

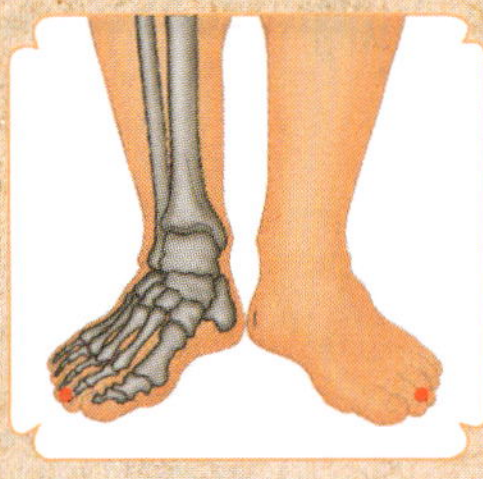

穴名释义

“厉”，胃；“兑”，口，大门。厉兑是人体胃部精气出入大门的穴位。本穴在趾端，犹如胃经之门户。

标准定位

在足趾，第2趾末节外侧，距趾甲根角侧后方0.1寸（指寸）。

穴位速取

正坐，在足第2趾，由足背第2趾趾甲外侧缘与趾甲下缘各作一垂线之交点处，按压有痛感（图①）。

主要功效

清热和胃，通经活络。按压此穴可以强健胃部功能，主要用于改善晕车、晕船等胃肠不适的症状，对面部浮肿、畏寒、牙痛、食欲不振等症状有缓解效果。

常见疗法

◎**灸法**：米粒灸3～5壮，艾条灸5～10分钟。

◎**按摩法**：本穴因位于脚趾的尖端不易按摩，所以可用拇指和食指分别捏住第二脚趾的指尖两侧，向中央方向施压，或是用棒状物直接按压本穴位。

最佳配伍

1.配内关、神门，适用于多梦。

2.配大敦，适用于疝气。

3.配间使、膈关，适用于癫狂。

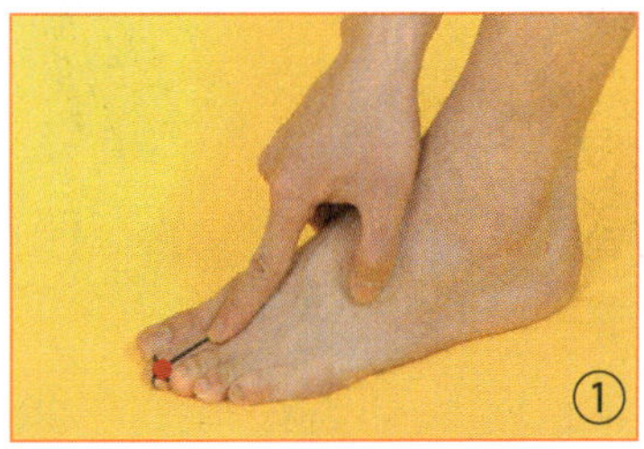

①

按摩适量——穴位也“怕累”，不要无止境地反复按摩

按摩穴位、反应点或反射区等，可以产生刺激信息。这些信息经过一定的途径，到达病变部位，可起到改善疾病的作用。刺激信息的传递，关键是在穴位、反应点或反射区等部位上做功。做功量的多少与穴位改善疾病的效果息息相关。做功量不够，信息量不强烈，达不到应有的舒解效果；做功量过大，信息量过多，会造成穴位疲劳，反而导致穴位接受刺激信息的能力减弱，即机体经络穴位对按摩刺激的应答力下降，就会降低效果，产生所谓的经穴疲劳综合征。所以，按摩穴位要定时定量、有规律、有节奏地进行，不要无止境地反复按摩。

按摩开始时，穴位的压痛敏感，多次按压后，压痛就不敏感了。按摩多日后，病情好转，穴位、反应点的压痛随之减轻，这是疾病好转的必然结果。如果病情没有好转，而压痛明显迟钝，这就是穴位疲劳现象。

左右两只手有着同样的穴位、反应点，如果左手的穴位、反应点疲劳了，可以调换使用右手的，也可以左右手的交叉轮流使用。

足太阴脾经

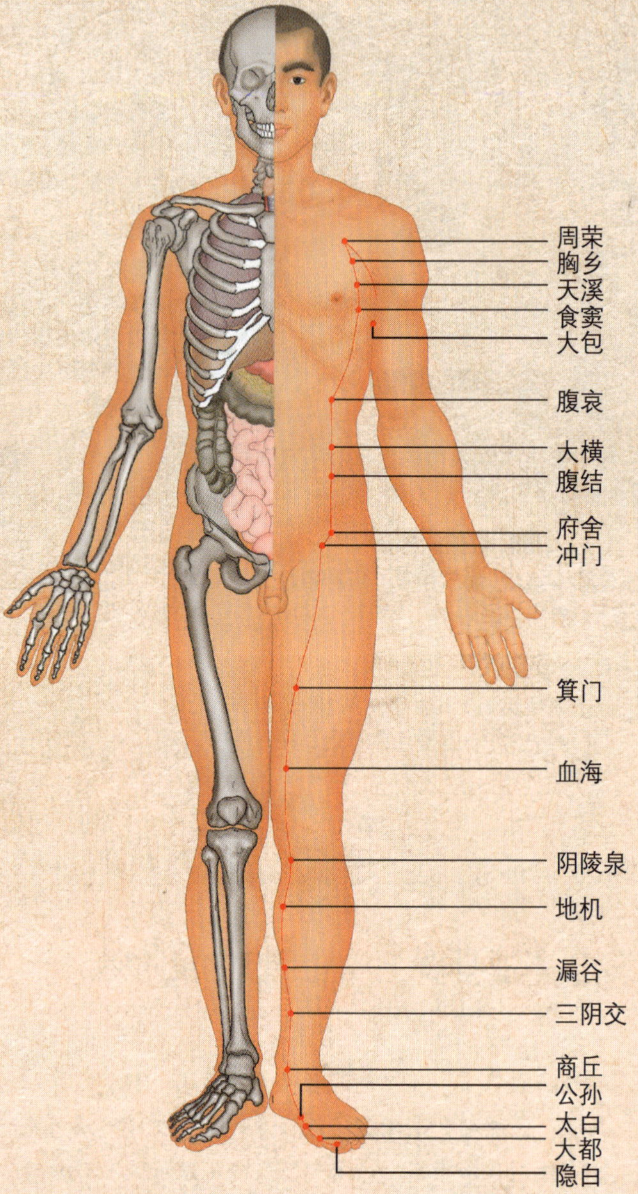

循行路线 脾足太阴之脉，起于足大趾之端，循指内侧赤白肉际，过核骨后，上内踝前廉，上腨内，循胫骨后，交出厥阴之前，上循膝股内前廉，入腹，属脾络胃，上膈，挟咽，连舌本，散舌下。

其支者 复从胃别，上膈，注心中。

范围 起于脚拇指内侧隐白穴，经过腿部内侧，止于胸部的大包穴。本经一侧21穴，11穴分布在下肢内侧面，10穴分布在腹部、侧胸部，左右两侧共42穴。

功效 预防和缓解消化系统和泌尿生殖系统疾病及本经脉所经过部位的病证。

隐白

常用程度 ★★

国际编号 SP1

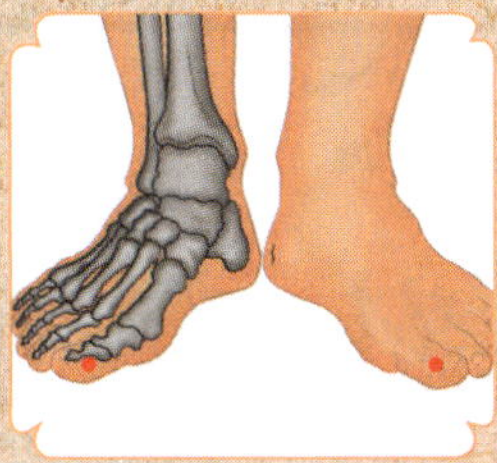

穴名释义

“隐”，隐藏；“白”，为金之色。足太阴属土，土者金之母，言足太阴脉气所起，手太阴金气所隐，故名。

标准定位

在足趾，大趾末节内侧，距趾甲根角侧后方0.1寸（指寸）。

穴位速取

正坐，足着地，在足大趾甲内侧缘线与基底部线之交点处，按压有痛感（图①）。

主要功效

调经统血，健脾回阳。本穴可以改善心脾疼痛、食欲不振、月经过多或崩漏、尿血、便血、吐血、腹痛、多梦、晕厥、心胸痛等。此穴还常用于治疗呕吐、食欲不振、泄泻、腹满等。

常见疗法

◎**灸法**：艾炷灸3～7壮，艾条灸10～15分钟，用于止血。

◎**按摩法**：以拇指指尖或棒状物压迫此穴，或是以拇指与食指捏住脚趾两侧，加以揉捏，间接刺激穴位。

最佳配伍

1.配地机、三阴交，适用于各种出血证。

2.配大敦，适用于疝气。

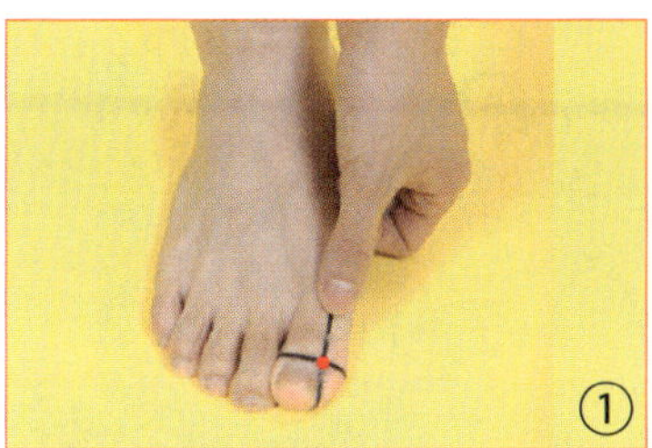

①

大都

常用程度 ★

国际编号 SP2

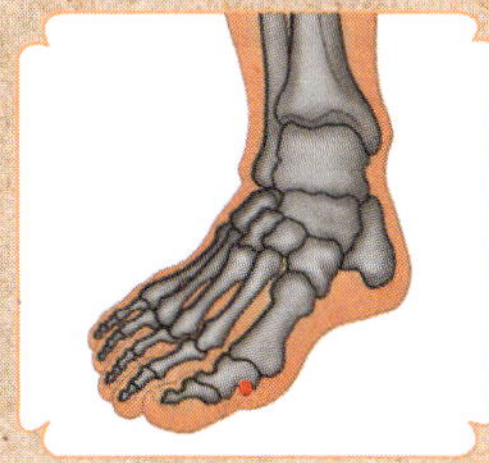

穴名释义

“大”，大小之大；“都”，都会。穴在大趾内侧第一跖趾关节前下方赤白肉际处，该处皮肉丰厚，骨关节隆起，故名大都。为经气所留聚之处。

标准定位

在足趾，第1跖趾关节远端赤白肉际凹陷中。

穴位速取

正坐，在足大趾与足掌所构成的关节（第1跖趾关节）前下方掌背交界线处可触及一凹陷，按压有酸胀感（图②）。

主要功效

健脾和中，泄热止痛。本穴主要用于改善腹胀、胃痛、饮食不化、便秘、热病无汗、体重肢肿、心烦不得卧等疾患。因脾虚无力充养肌肉所致腰腿疼痛、麻木不仁、日久肌肉萎缩，刺灸大都能使其得到改善，本穴还有宁心安神作用，是缓解小儿惊厥常用的配穴。

常见疗法

◎**灸法**：艾炷灸1～3壮，或以艾条灸10～15分钟。

◎**按摩法**：以手指指腹或指节向下按压，并作圈状按摩。

最佳配伍

1.配足三里、天枢，适用于腹胀。

2.配公孙、中脘，适用于胃痛。

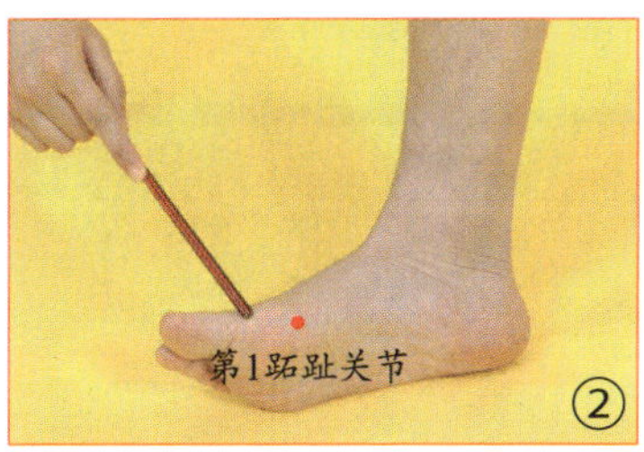

②

太白

常用程度 ★★

国际编号 SP3

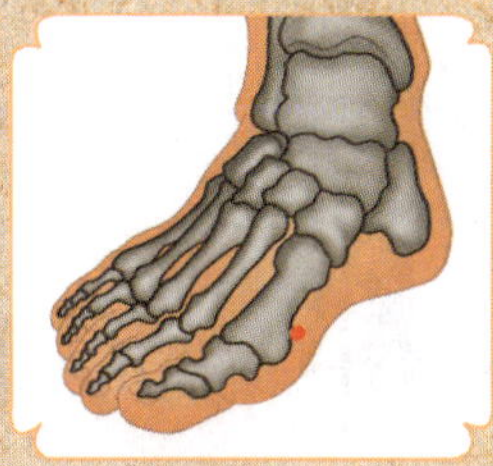

穴名释义

“太”，大也，始也；“白”，金色。该穴为金色所始，又太白为星座名，即金星，亦含土能生金之意。

标准定位

在跖区，第1跖趾关节近端赤白肉际凹陷中。

穴位速取

取坐位，在足大趾与足掌所构成的关节（第1跖趾关节）后下方掌背交界线处可触及一凹陷，按压有酸胀感（图①）。

主要功效

健脾和胃，清热化湿。太白是改善脾胃功能的重要穴位，能够调理因各种原因导致的脾虚。坚持按摩本穴，还可改善呕吐、消化不良、胃痛、腹泻、腹胀、便秘、腹痛等症状。此外，敲打或用力揉按本穴，可以迅速消除肌肉酸痛等症状。

常见疗法

◎**灸法**：艾炷灸3～5壮，或以艾条灸10～15分钟。
◎**按摩法**：稍微翻转脚背，四肢握住脚背，以拇指指腹按压，并作圈状按摩。

最佳配伍

1.配足三里、中脘，适用于胃痛。
2.配承山、二白，适用于痔疮。

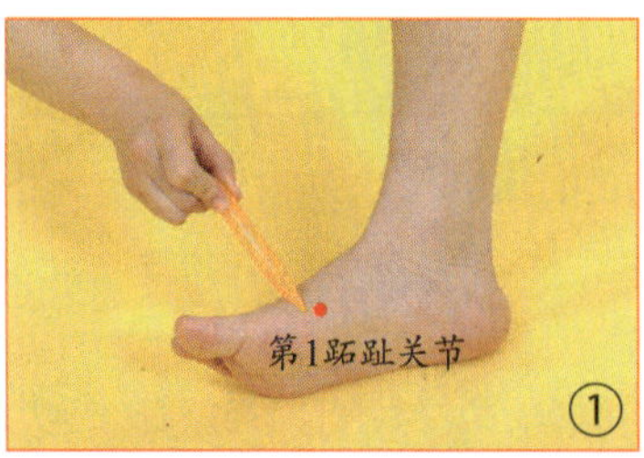

公孙

常用程度 ★★★

国际编号 SP4

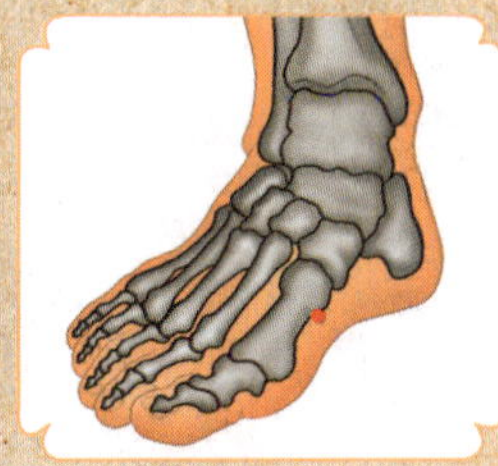

穴名释义

“孙”，孙络，意指络脉。公孙是人体络脉通达脏腑的穴位，本穴是脾经的分支经脉，脾经之络脉从此通向胃经，如同祖孙的关系，故名。

标准定位

在跖区，第1跖骨底的前下缘赤白肉际处。

穴位速取

在足大趾与足掌所构成的关节（第1跖趾关节）内侧，往后用手推有一弓形骨（足弓），在弓形骨后端下缘可触及一凹陷，按压有酸胀感（图②）。

主要功效

健脾和胃，调理冲任。公孙可改善胃痛、呕吐、大便稀软、水肿、腹泻、消化不良、痰多等症状。此外，公孙对缓解足部疼痛、心烦气躁、胸闷等也有不错的效果。

常见疗法

◎**灸法**：艾炷灸3～5壮，艾条灸5～10分钟。
◎**按摩法**：稍微翻转脚背，四肢握住脚背，以拇指指腹按压，并左右移动脚尖刺激穴位。

最佳配伍

1.配足三里、中脘、内关，用于胃痛。
2.配申脉、昆仑，适用于足跟痛。

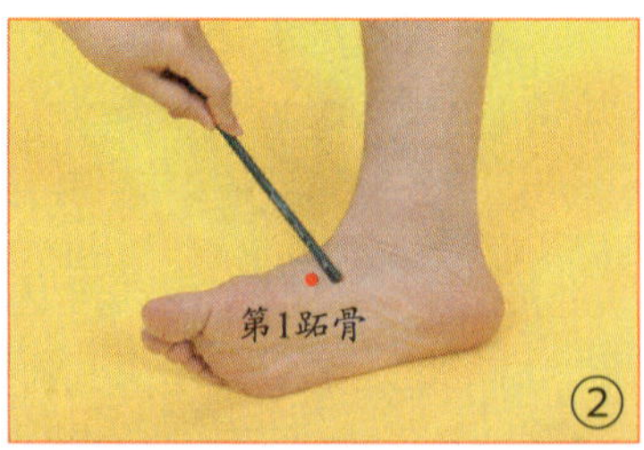

商丘

常用程度 ★★

国际编号 SP5

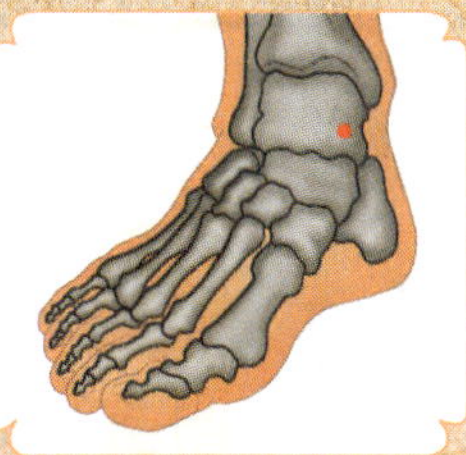

穴名释义

“商”，五音之一；“丘”，土山。穴为足太阴之经穴，五行属金，位于突起之内踝前下。

标准定位

在踝区，内踝前下方，舟骨粗隆与内踝尖连线中点凹陷中。

穴位速取

侧坐垂足，取内踝前缘直线与内踝下缘横线之交点处，按压此处有酸胀感（图①）。

主要功效

健脾化湿，通调肠胃。商丘可以用于足踝疼痛、痔疮、腹胀、腹痛、泄泻、便秘、黄疸、消化不良、脚气（维生素B_1缺乏症）、水肿等。

常见疗法

◎**灸法**：艾炷灸3～5壮，艾条灸5～10分钟。

◎**按摩法**：以手指指腹或指节向下按压，并作圈状按摩。

最佳配伍

1.配商丘、承山，适用于痔疮。

2.配申脉、昆仑、太溪，适用于足跟痛。

穴位标签

为经穴。

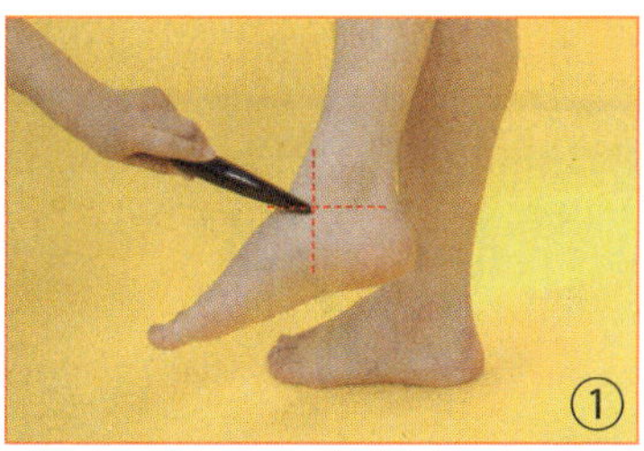

①

三阴交

常用程度 ★★★★

国际编号 SP6

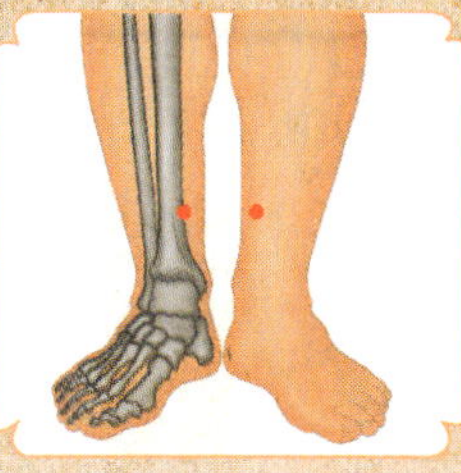

穴名释义

“三阴”，三条阴经；“交”，交会。这里指足太阴脾经、足厥阴肝经、足少阴肾经之交会穴。

标准定位

在小腿内侧，内踝尖上3寸，胫骨内侧缘后际。

穴位速取

侧坐垂足，在内踝尖直上4横指（即3寸）处，胫骨内侧面后缘，按压有酸胀感（图②）。

主要功效

健脾和胃，调经止带。三阴交主要用于调理腹泻、腹胀、消化不良、胃肠虚弱等胃肠道疾病及月经不调、白带异常、闭经、乳汁分泌不足、子宫下垂、遗精、阳痿、尿道炎、便秘、遗尿等泌尿生殖系统疾病。另外，还可促进睡眠，缓解腿部酸痛、下肢麻痹，提高内脏功能，调节激素分泌等。

常见疗法

◎**灸法**：艾炷灸5～9壮，艾条灸5～10分钟。

◎**按摩法**：以手指指腹或指节向下按压，并作圈状按摩。

最佳配伍

1.配中极，适用于月经不调。

2.配大敦，适用于疝气。

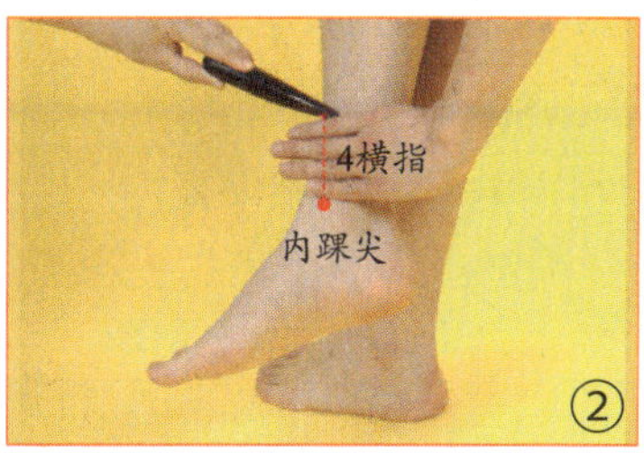

②

漏谷

常用程度 ★★
国际编号 SP7

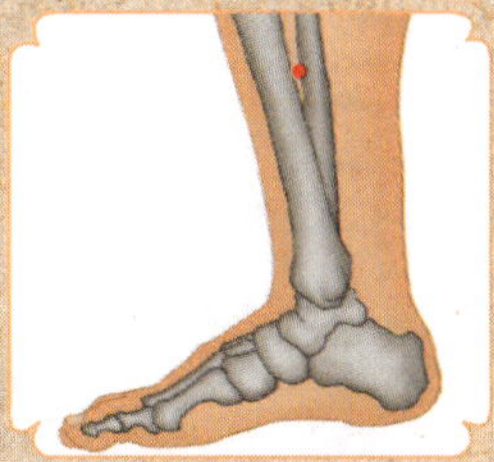

穴名释义

“漏”，渗漏；“谷”，凹陷处。因本穴具有渗湿利尿之功能，故名。

标准定位

在小腿内侧，内踝尖上6寸，胫骨内侧缘后际。

穴位速取

取侧坐位，垂足，在小腿内侧从内踝尖向上量2个4横指处，胫骨内侧面后缘，按压有酸胀感（图①）。

主要功效

健脾和胃，利尿除湿。漏谷主要用于改善胸部、腹部、大腿部、膝部、足踝部、脚趾部等经脉循行部位的组织、器官疾病，如腹胀、肠鸣、小便不利、下肢痿痹、湿痹不能行、女性赤白带下、尿路感染等。

常见疗法

◎**灸法**：艾炷灸5～9壮，艾条灸5～10分钟。
◎**按摩法**：以手指指腹或指节向下按压，并作圈状按摩。

最佳配伍

1.配足三里，适用于腹胀、肠鸣。
2.配阴陵泉，适用于下肢痿痹。

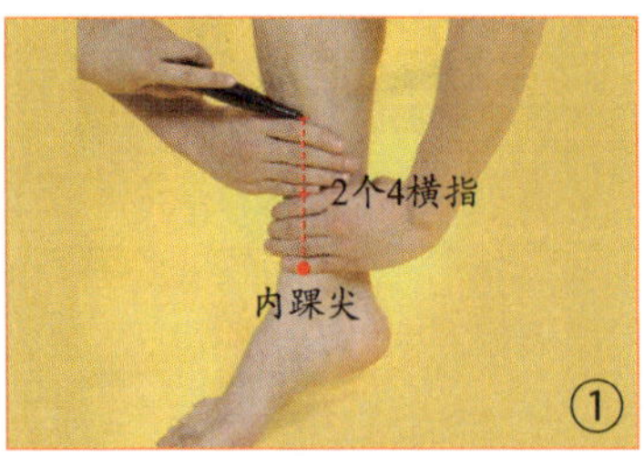

地机

常用程度 ★★★
国际编号 SP8

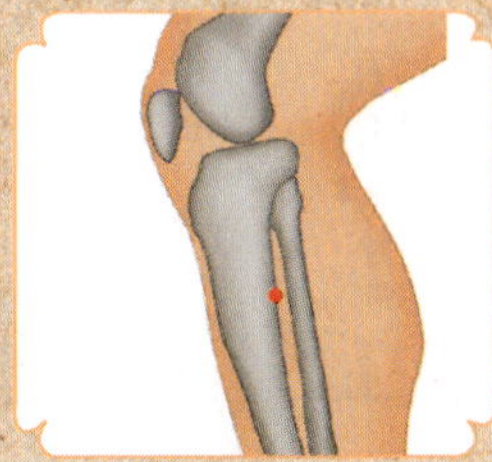

穴名释义

“地”，土为地之体，此指足太阴脾土；“机”，要。本穴属足太阴脾经，脾主土，而本穴为足太阴脾经气血深聚之处，故名。

标准定位

在小腿内侧，阴陵泉下3寸，胫骨内侧缘后际。

穴位速取

取侧坐位，在小腿内侧，内踝尖与阴陵泉连线上，阴陵泉下4横指（即3寸）处（一夫法），按压有酸胀感（图②）。

主要功效

健脾渗湿，调经止带。本穴是足太阴脾经的郄穴，长期坚持按摩地机穴，对出血性疾病有良效，还可用于由脾胃功能失调，水谷运化失职引起的腹痛、泄泻。

常见疗法

◎**灸法**：艾炷灸或温针灸3～5壮，艾条灸5～10分钟。
◎**按摩法**：以手指指腹或指节向下按压，并作圈状按摩。

最佳配伍

1.配子宫，适用于痛经。
2.配血海，适用于功能性子宫出血。

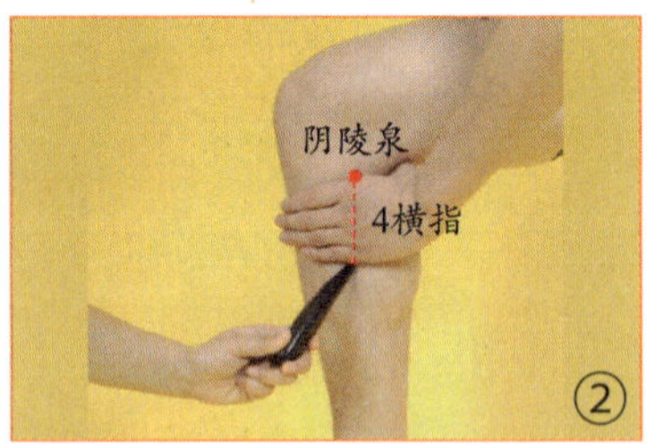

阴陵泉

常用程度 ★★★★

国际编号 SP9

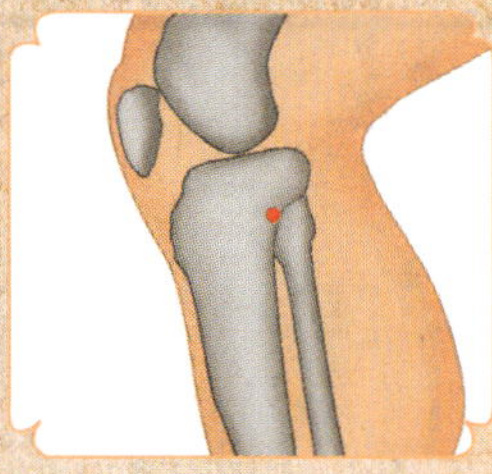

穴名释义

“阴”，阴阳之阴；“陵”，山陵；“泉”，水泉。该穴位于胫骨内侧髁下缘凹陷中，如山陵之水泉，故名。

标准定位

在小腿内侧，胫骨内侧髁下缘与胫骨内侧缘之间的凹陷中。

穴位速取

侧坐屈膝，在膝部内侧，胫骨内侧髁后下方约胫骨粗隆下缘齐平处，按压有酸胀感（图①）。

主要功效

健脾理气，通经活络。可改善足部、生殖系统、泌尿系统疾病，改善小便困难、腹胀、膝痛等。此外，还可用于白带异常、月经失调等女性疾病以及更年期综合征、阳痿及尿路感染、腹痛、食欲不振等。

常见疗法

◎**灸法**：艾炷灸5～9壮，或者以艾条灸5～10分钟。

◎**按摩法**：以手指指腹或指节向下按压，并作圈状按摩。

最佳配伍

1.配肝俞、至阳，适用于黄疸。

2.配阳陵泉、膝关、鹤顶，适用于膝关节炎。

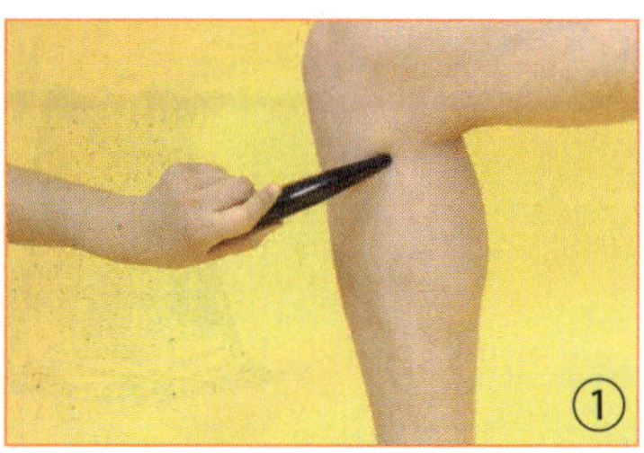

①

血海

常用程度 ★★★★

国际编号 SP10

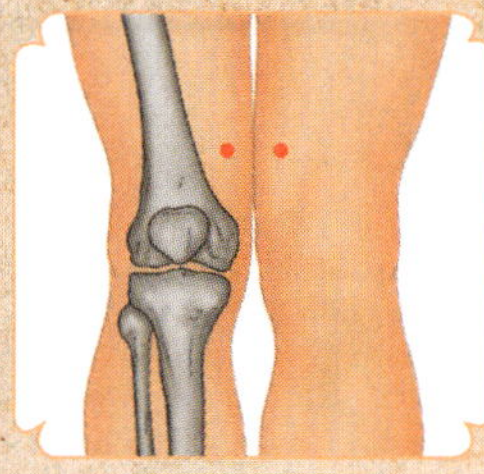

穴名释义

“血”，气血；“海”，百川之汇。该穴为足太阴脉气所发，气血归聚之海，故名。

标准定位

在股前区，髌底内侧端上2寸，股内侧肌隆起处。

穴位速取

侧坐屈膝90度，用左手掌心对准右髌骨中央，手掌伏于膝盖上，拇指与其他4指约成45度，拇指尖所指处（图②）。

主要功效

健脾化湿，调经统血。本穴是脾经发出脉气，聚集脾血的地方，犹如汇聚百川的海洋，可以有效地促进血液循环。因此，它对于月经不调、痛经、下腹闷痛等女性生理方面的疾病很有效果。此外，血海可使大腿肌肉结实，消除腿部水肿，对贫血、湿疹、脚麻等都有效果。按压血海穴还可有效缓解更年期的各种症状，让女性愉快度过更年期。

常见疗法

◎**灸法**：艾炷灸5～9壮，艾条灸5～10分钟。

◎**按摩法**：竖起拇指，手掌可作覆盖膝盖状，以拇指指腹向下按压，并作圈状按摩。

最佳配伍

配带脉，适用于月经不调。

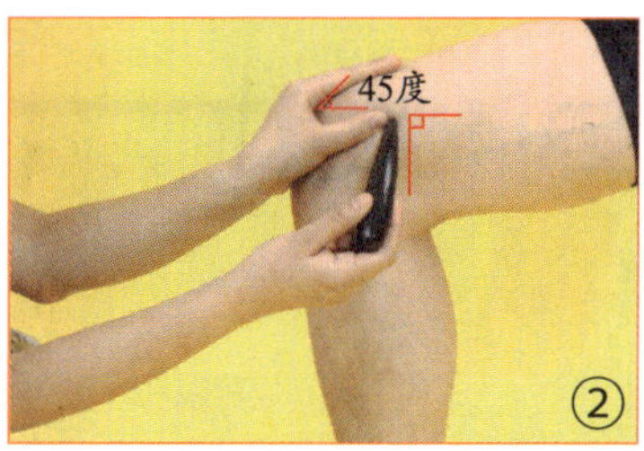

②

箕门

常用程度 ★

国际编号 SP11

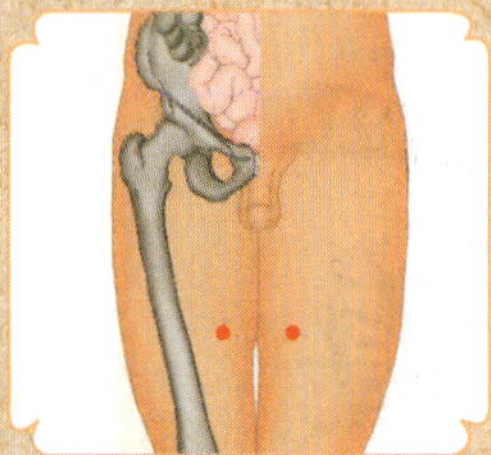

穴名释义

“箕”，簸箕；“门”，大门。位于人体如簸箕部位且为脉气进出门户。另外，本穴在大腿内侧，同时也是足太阴脾经的门户，故名。

标准定位

在股前区，在髌底内侧端与冲门的连线上1/3与下2/3交点，长收肌和缝匠肌交角的动脉搏动处。

穴位速取

坐位，两腿微张开于缝匠肌内侧缘，距血海上2个4横指处，按压有酸胀感（图①）。

主要功效

健脾渗湿，通利下焦。本穴对泌尿生殖系统疾病有显著疗效。按摩本穴可改善尿潴留、遗尿等症状，还可缓解遗精、阳痿、带下异常等。

常见疗法

◎**灸法**：艾炷灸或温针灸3～5壮，艾条灸5～10分钟。

◎**按摩法**：以手指指腹或指节向下按压，并作圈状按摩。

最佳配伍

1.配然谷、行间，利水通淋，用于淋症（尿路感染）。

2.配通里、大敦、膀胱俞，用于小儿遗尿、尿失禁。

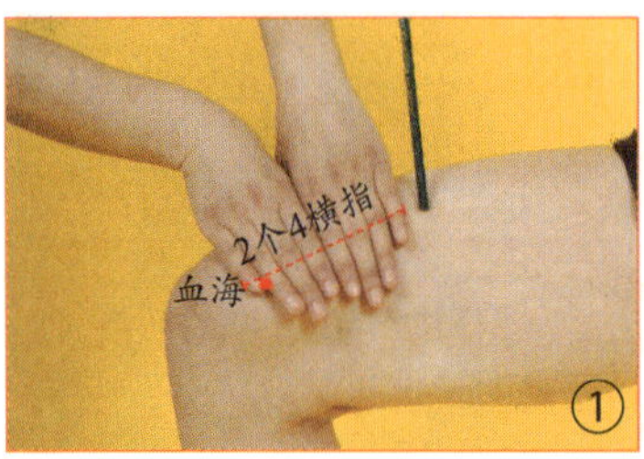

冲门

常用程度 ★★

国际编号 SP12

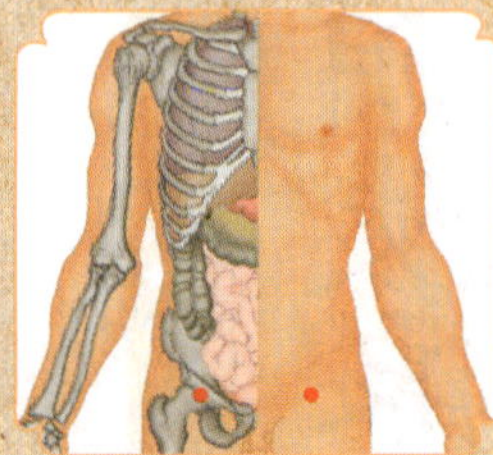

穴名释义

“冲”，即要冲；“门”，是门户。本穴可触及股动脉的要冲，是脾经脉气往上冲而进入腹部的门户，故名。

标准定位

在腹股沟区，腹股沟斜纹中，髂外动脉搏动处的外侧。

穴位速取

仰卧位，与耻骨联合上缘齐平，距前正中线3.5寸，按压有酸胀感（图②）。

主要功效

健脾化湿，理气解痉。冲门适用于一般的妇科疾病，如痛经、崩漏、带下、子宫痉挛、乳腺炎等。冲门穴位于男女生殖器官附近，因此，对男女生殖器官附近的疾病有不错的疗效。

常见疗法

◎**灸法**：间接灸或温针灸3～5壮，艾条灸5～10分钟。

◎**按摩法**：以手指指腹按压几秒钟后再迅速移开，反复数次。

最佳配伍

1.配大敦，用于疝气。

2.配中极、三阴交，用于尿闭。

3.配中脘、气海、三阴交，用于子宫脱垂。

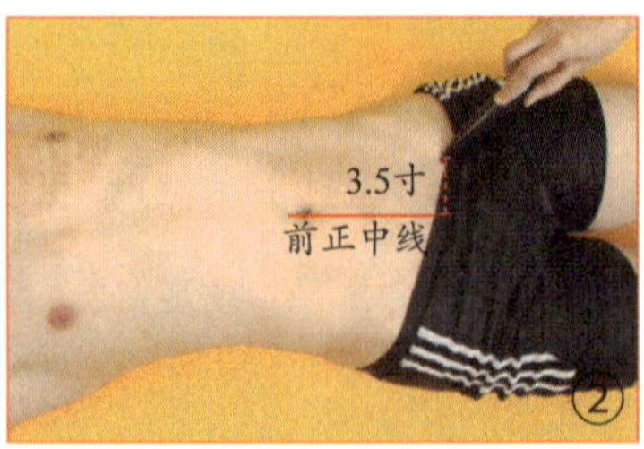

府舍

常用程度 ★★

国际编号 SP13

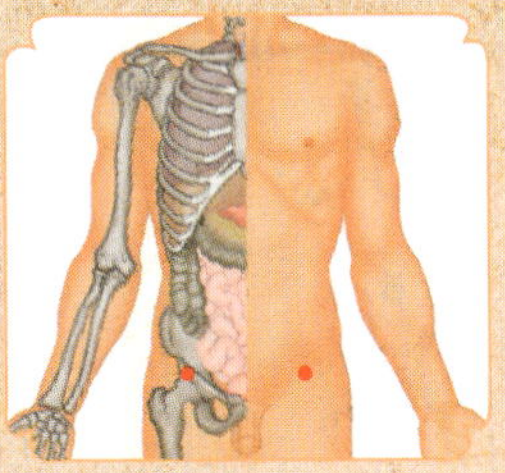

穴名释义

“府”，脏腑；“舍”，居处。穴为足太阴经、足厥阴经、阴维脉3条经脉气血聚会之处所。

标准定位

在下腹部，脐中下4.3寸，前正中线旁开4寸。

穴位速取

仰卧位，在下腹部，脐中下4.3寸，前正中线旁开4寸（图①）。

主要功效

健脾理气，散结止痛。主要用于疝气、腹痛、脾肿大、肠炎、阑尾炎、便秘、睾丸炎、附件炎、腹股沟淋巴结炎等的治疗。现代临床研究表明，针刺该穴对膀胱张力有双向调节作用。另外，对男子精子缺乏症也有一定的作用。

常见疗法

◎**灸法**：艾炷灸或温针灸5～9壮，艾条灸5～10分钟。

◎**按摩法**：以手指指腹或指节向下按压，并作圈状按摩。

最佳配伍

1.配气海，适用于腹痛。

2.配冲门，适用于腹股沟淋巴结炎。

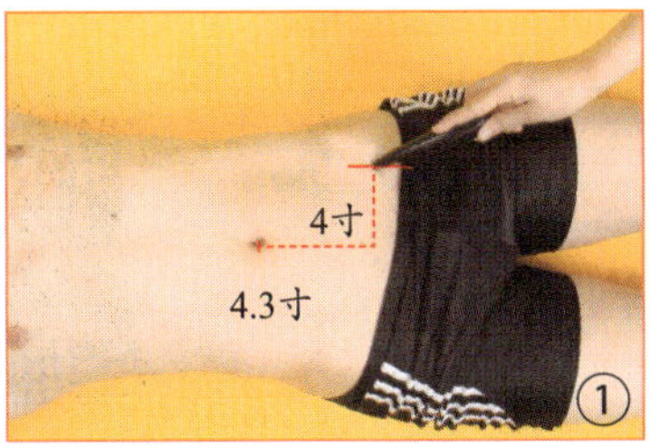

腹结

常用程度 ★★

国际编号 SP14

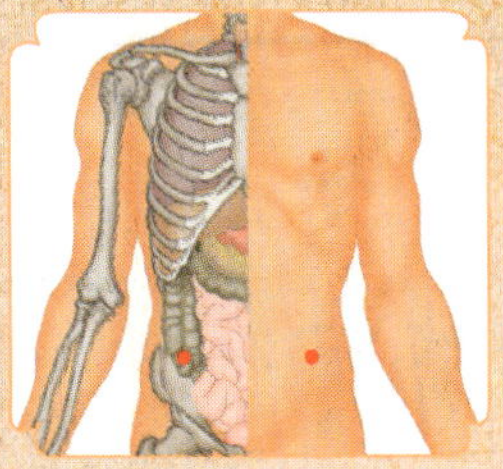

穴名释义

“腹”，下腹部；“结”，结聚。穴为腹气结聚之处，故名。

标准定位

在下腹部，脐中下1.3寸，前正中线旁开4寸。

穴位速取

仰卧位，在下腹部，前正中线旁开4寸，大横下1.3寸（图②）。

主要功效

健脾温中，宣通降逆。由穴名可知，腹结穴主要用于腹部疾病，有行气血、调脏腑的功效。便秘、侧腹痛、下腹神经痛等，均可借由按摩腹结穴得以改善。

常见疗法

◎**灸法**：艾炷灸或温针灸3～5壮，艾条灸5～10分钟。

◎**按摩法**：以手指指腹或指节向下按压，并作圈状按摩。

最佳配伍

1.配天枢、大横，适用于腹痛。

2.配支沟、足三里，适用于便秘。

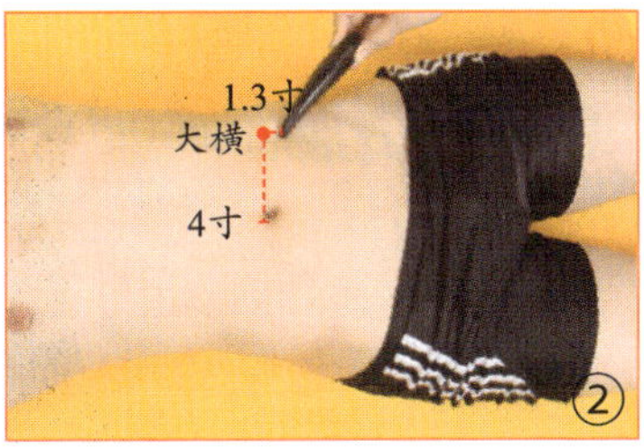

大横

常用程度 ★★★

国际编号 SP15

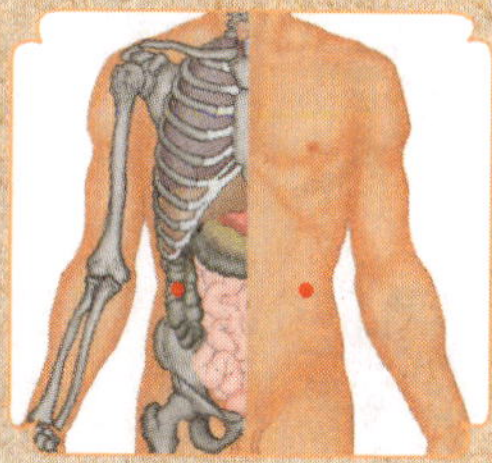

穴名释义

“大”，大小之大，意指穴位气血作用的范围大；“横”，平，是指穴内气血运动的方式为横向传输，与肚脐在同一条水平线上。穴位在内应横行于大肠，故名。

标准定位

在腹中部，脐中旁开4寸。

穴位速取

仰卧位，在腹中部，先取肚脐（神阙），再从前正中线旁开4寸，按压有酸胀感（图①）。

主要功效

温中散寒，调理肠胃。按摩这个穴位，能够改善多种肠道和腹部疾病，尤其对习惯性便秘、腹胀、腹泻、小腹寒痛等疾患，具有很好的治疗、调理和改善作用。长期按摩这个穴位，对四肢痉挛、腹部肥胖等，也具有很好的调理和保健作用。

常见疗法

◎**灸法**：艾炷灸或温针灸5～7壮，艾条灸5～10分钟。

◎**按摩法**：以手指指腹或指节向下按压，并作圈状按摩。最好由他人在旁进行按摩，可使穴位得到充分刺激。

最佳配伍

配神阙、足三里，适用于腹痛。

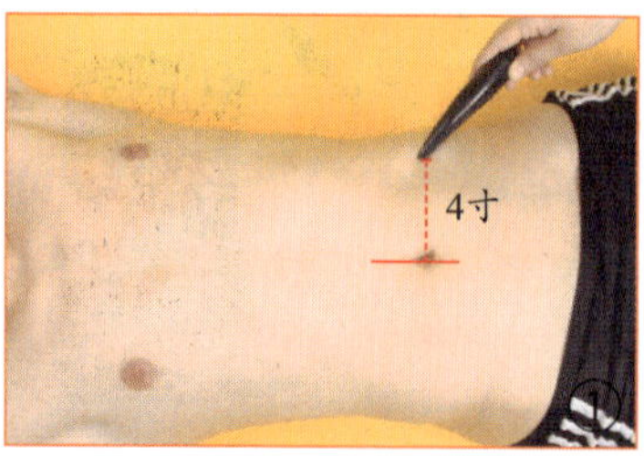

腹哀

常用程度 ★★

国际编号 SP16

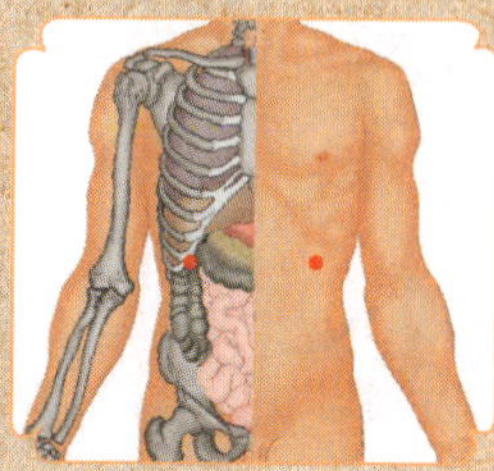

穴名释义

“腹”，腹部；“哀”，有鸣和爱的含义。穴当腹部，主腹痛肠鸣，犹如腹部发出哀鸣之状；且因腹包肠胃，需加爱护，故名。

标准定位

在上腹部，脐中上3寸，前正中线旁开4寸。

穴位速取

仰卧位，在上腹部，先取大横穴，再向上量4横指（即3寸）处，按压有酸胀感（图②）。

主要功效

健脾和胃，理气调肠。《会元》：“腹哀者，穴居腹部，哀是乞求也，因足太阴磨胃助消化之功，腹求胃之精谷气养脾润五脏，以助四肢之行动。”本穴常用于改善腹痛、肠鸣、消化不良、痢疾、绕脐痛、胃溃疡、胃痉挛、胃酸过多或过少等。

常见疗法

◎**灸法**：艾炷灸或温针灸3～5壮，艾条灸5～10分钟。

◎**按摩法**：以手指指腹或指节向下按压，并作圈状按摩。

最佳配伍

配气海，适用于肠鸣。

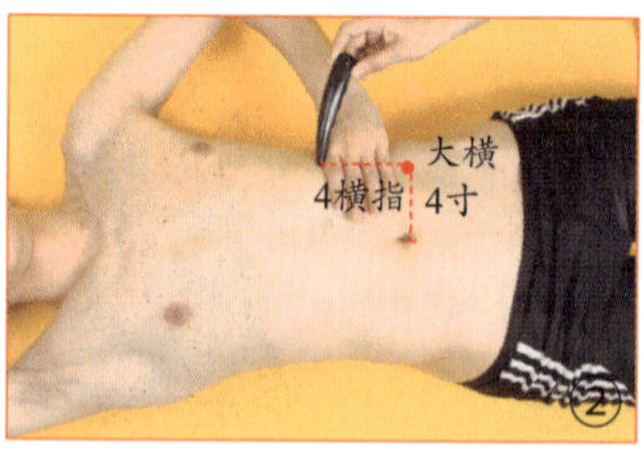

食窦

常用程度 ★

国际编号 SP17

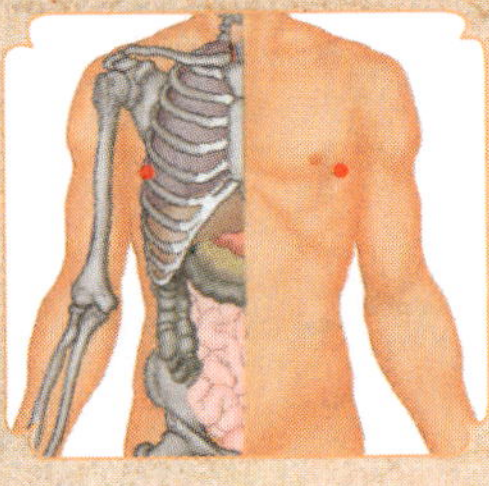

穴名释义

“窦”，即孔，就是孔穴水道之意。该穴可用于调理胸胁支满，肠间雷鸣，常有水声，似有水谷从此通过，故名。

标准定位

在胸部，位于第5肋间隙，前正中线旁开6寸。

穴位速取

取仰卧位，在胸部第5肋间隙，前正中线旁开2个4横指处，按压有酸胀感（图①）。

主要功效

宣肺平喘，健脾利湿。常用于改善食管各种症状。坚持按摩此穴，对胸胁胀痛、反胃、食入即吐、腹胀、肋间神经痛等都有一定的功效。针刺该穴，对胃功能有较明显的调整作用，可用于各种胃炎。

常见疗法

◎**灸法**：艾炷灸或温针灸3～5壮，艾条灸5～10分钟。

◎**按摩法**：以手指指腹或指节向下按压，并作圈状按摩。

最佳配伍

1.配膈俞、郄门、阳陵泉，用于胸胁满痛。

2.配膈俞，可缓解呃逆症状。

3.配足三里、中脘，可改善腹痛、肠鸣。

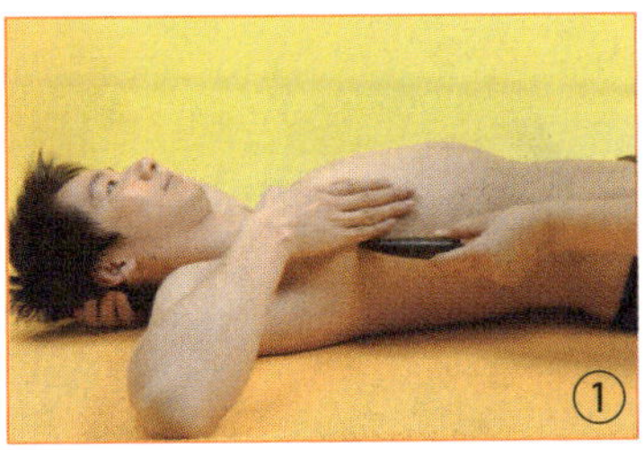

①

天溪

常用程度 ★★

国际编号 SP18

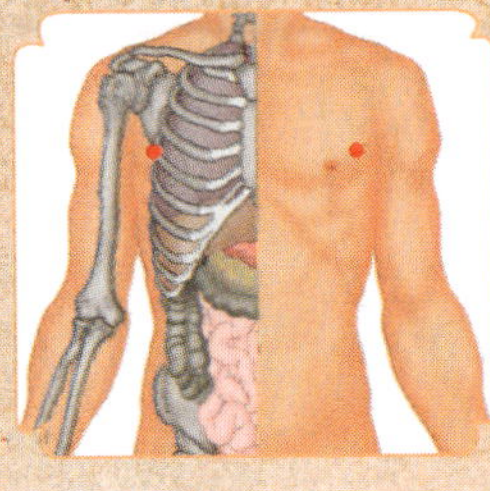

穴名释义

“天”，天空；“溪”，两肋间凹陷处，有陷入的意思。本穴功在宽胸通乳，犹溪水畅流，故名。

标准定位

位于胸部，第4肋间隙，前正中线旁开6寸。

穴位速取

仰卧位，在第4肋间隙，从前正中线向外量2个4横指，按压有酸胀感（图②）。

主要功效

宽胸理气，止咳通乳。天溪最大的功效在于缓解疼痛，常用于胸痛、胸闷。乳房肿大疼痛或乳腺炎时，也可以按压本穴以减轻疼痛感。

常见疗法

◎**灸法**：艾炷灸或温针灸3～5壮，艾条灸5～10分钟。

◎**按摩法**：以手指指腹或指节向下按压，并作圈状按摩。

最佳配伍

1.配膻中，适用于胸胁胀痛。

2.配支沟、天宗，适用于岔气（急性胸胁痛）。

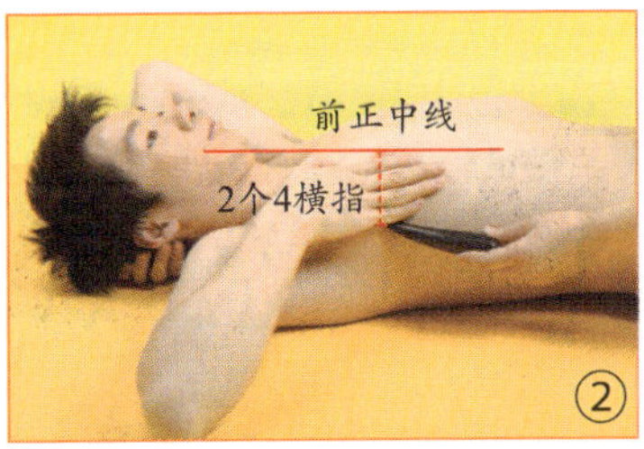

②

胸乡

常用程度 ★

国际编号 SP19

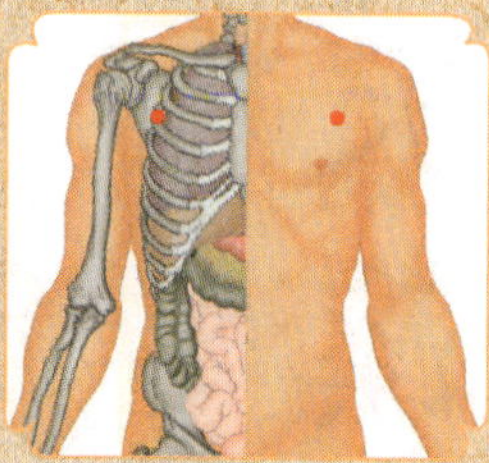

穴名释义

“胸”，胸部；居处为“乡”，又有广阔的含义。穴当胸侧，适用于胸胁支满、气郁胸胀，针泻此穴，可使气行郁散，复其清旷之乡，故名。

标准定位

位于胸部，第3肋间隙，前正中线旁开6寸。

穴位速取

仰卧位，在胸部第3肋间隙，前正中线旁开6寸（两个4横指）（图①）。

主要功效

宣肺止咳，理气止痛。主要用于改善胸胁胀满、胸引背痛不得卧等。坚持按揉本穴，还可有效改善肺水肿、支气管哮喘、肋间神经痛、膈肌痉挛等。临床实践表明，针刺该穴有舒张支气管平滑肌的作用，对气管炎有一定的疗效。该穴还可改善肺通气功能，对过敏性哮喘有较好的缓解作用。

常见疗法

◎**灸法**：艾炷灸或温针灸3～5壮，艾条灸5～10分钟。

◎**按摩法**：以手指指腹或指节向下按压，并作圈状按摩。也可由他人进行按摩。

最佳配伍

配膻中，用于胸胁胀痛。

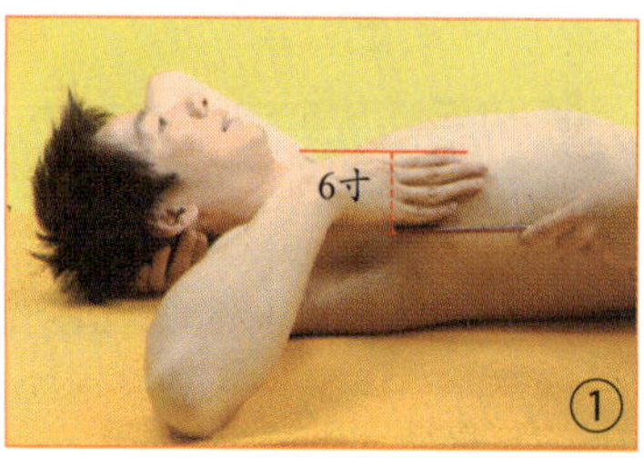

周荣

常用程度 ★

国际编号 SP20

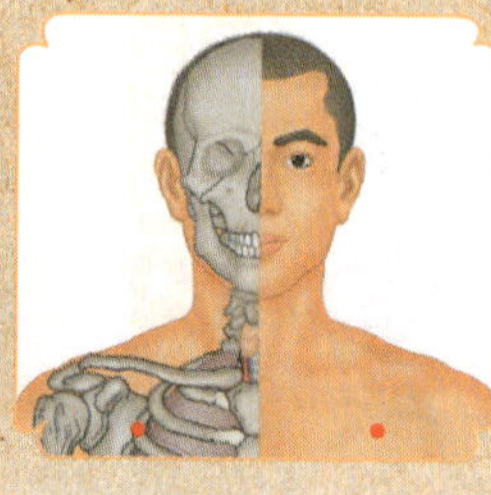

穴名释义

“周”，周行；“荣”，荣养，又有细小之意。穴属脾经，脾主肌肉，且有活血散结之功，加之经气至此，渐成细流，由此散布各处，以养周身，故名。

标准定位

位于胸部，第2肋间隙，前正中线旁开6寸。

穴位速取

仰卧位，在胸部，从前正中线沿乳头水平旁开2个4横指，再向上2肋间（第2肋间隙）（图②）。

主要功效

宣肺平喘，理气化痰。本穴有宣发脾气的作用。按揉此穴，对咳嗽、气逆、胸胁胀满具有明显的改善作用。临床实践证明，针刺该穴对冠心病、支气管炎有效，可使肺呼吸功能增强、肺通气量增加、呼吸道阻力下降，迅速减轻症状。

常见疗法

◎**灸法**：艾炷灸3～5壮，艾条灸5～10分钟。

◎**按摩法**：以手指指腹或指节向下按压，并作圈状按摩。

最佳配伍

1.配膻中，多用于胸胁胀满。

2.配天溪、胸乡，多用于肋间神经痛。

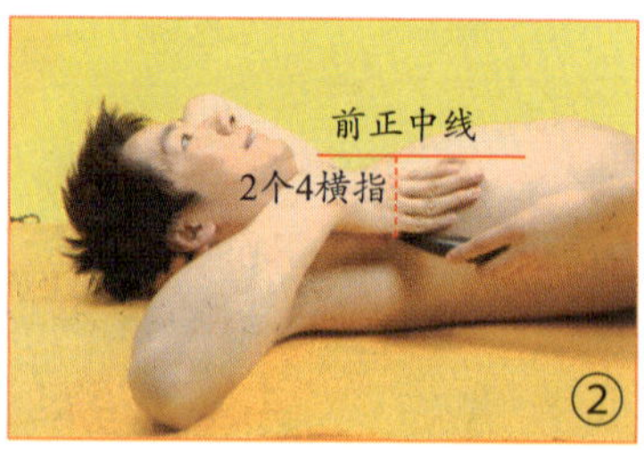

大包

常用程度 ★★

国际编号 SP21

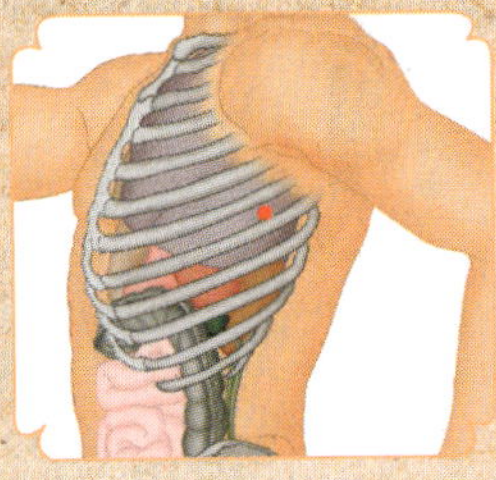

穴名释义

“大”，大小之大；“包”，包容。本穴为脾之大络，通络阴阳之经，总统阴阳诸经，由此灌溉四肢五脏，犹如包裹住脾脏，故名。

标准定位

位于胸外侧区，第6肋间隙，在腋中线上。

穴位速取

仰卧位，在腋中线上，于第6肋间隙，按压有酸胀感（图①）。

主要功效

统血养经，宽胸止痛。本穴最常用于调理全身经脉疾病及胸胁痛等。按摩这个穴位，能够改善全身疲劳、四肢无力、消化不良、胸部闷痛、气喘、咳嗽、全身肌肉疼痛等症状。每天坚持按揉这个穴位，还有丰胸的效果。

常见疗法

◎**灸法**：艾炷灸3～5壮，艾条灸5～10分钟。

◎**按摩法**：以手指指腹或指节向下按压，并作圈状按摩。

最佳配伍

1.配足三里，适用于四肢无力。

2.配天溪、膻中，适用于肋间神经痛。

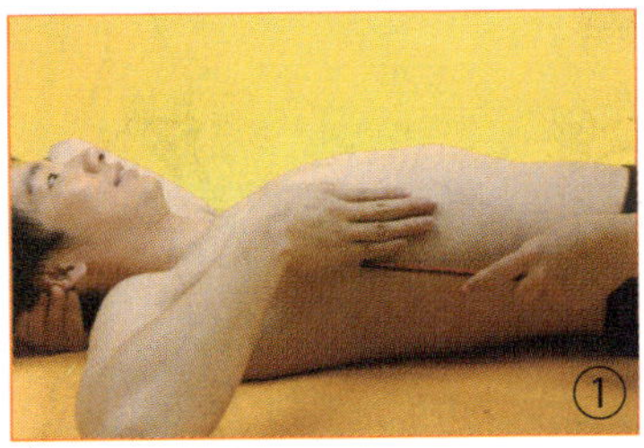

①

养血穴——针灸中的“四物汤”

中医中有一道养血名方——“四物汤”。而在针灸医学中，也有类似“四物汤”养血作用的腧穴，那就是血海、膻中、心俞、膈俞、肝俞、脾俞、膏肓、悬钟、三阴交、足三里等穴。

补血的腧穴多同脾、胃、肝这几个消化脏器有关。同时，补气可以生血，许多补气穴也具有补血功能。贫血患者可选择上述有关穴位，运用中医疗法加以改善。

◎血海是脾经之穴，以“血海”命名，比喻此穴犹如血液聚汇之海。

◎膻中本是补气要穴，但中医历来有“益气生血”的说法，故常常作为养血之穴。

◎心俞、膈俞、肝俞、脾俞四穴分别为心、膈肌、肝、脾之背腧穴。中医认为，心主血，肝藏血，脾统血，心肝脾三脏都与血液的生成和储存息息相关，膈俞在心下肝上，是为“血之会穴”，只要是与血有关的病证，均可取用。

◎膏肓与心包的关系密切，为古今养血要穴。

◎足三里是多气多血的胃经腧穴，属全身第一补气补血要穴。

手少阴心经

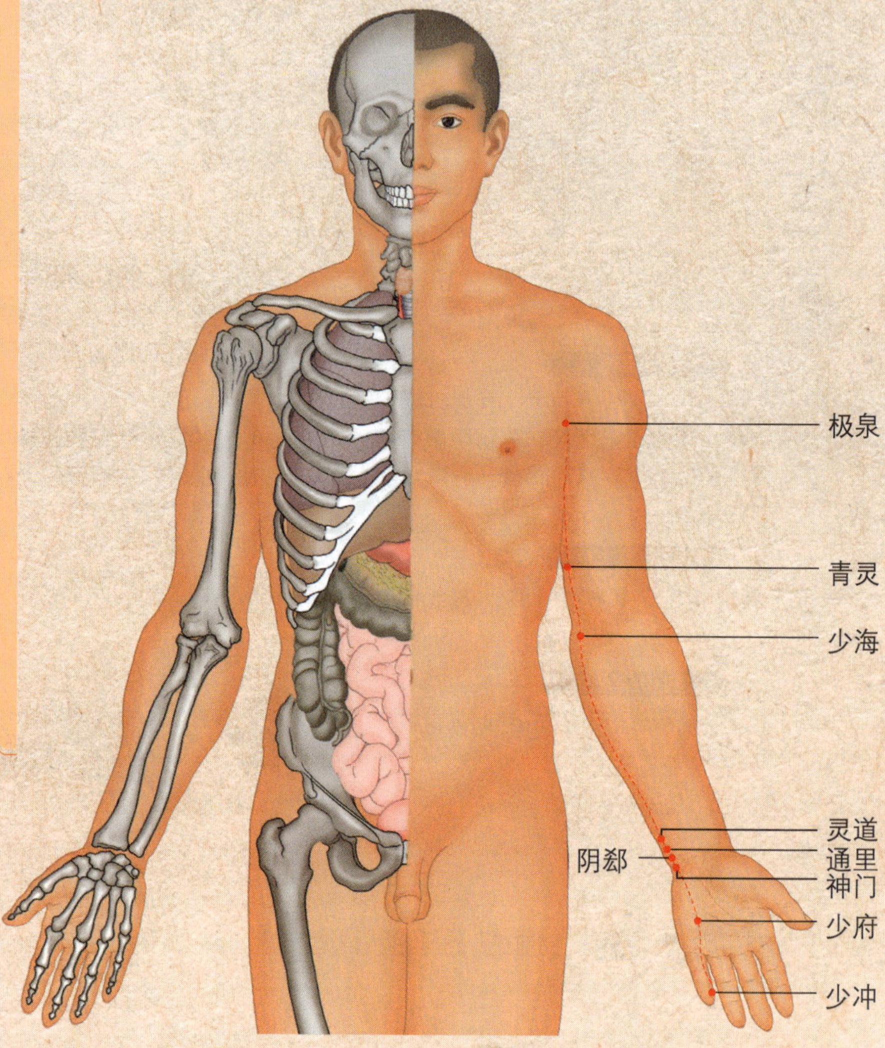

循行路线 心手少阴之脉，起于心中，出属心系，下膈，络小肠。

其支者 从心系，上挟咽，系目系。

其支者 复从心系，却上肺，下出腋下极泉，下循臑内后廉，行太阴、心主之后，下肘内，循臂内后廉，抵掌后锐骨之端，入掌内后廉，循小指之内，出其端。

范围 起于腋窝中央的极泉穴，沿手臂内侧走到手小指内侧的少冲穴。本经一侧9穴，1穴分布在腋窝部，8穴分布在上肢掌侧面的尺侧，双侧共18穴。

功效 本经腧穴常用于预防和缓解心血管疾病、精神疾病和本经脉所经过部位的病证。

极泉

常用程度 ★★

国际编号 HT1

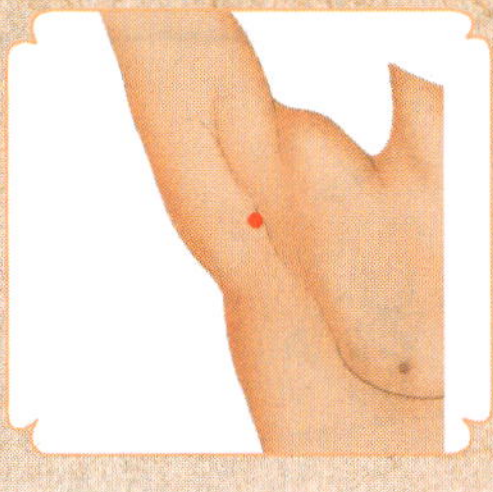

穴名释义

“极”，高大；“泉”，水泉。穴在腋窝处，是位于人体高处，局部凹陷如泉水下注的穴位。本穴掌管人体的血脉，就如同水泉从高处往下流注，故名“极泉”。

标准定位

在腋区，腋窝中央，腋动脉搏动处。

穴位速取

屈肘上臂外展，手掌按于后枕，于腋窝中部有动脉搏动处，按压有酸痛感（图①）。

主要功效

宽胸宁心，活络止痛。本穴为心经靠近心脏的穴位，因此可以增强心脏功能。对于心脏病突然发作的患者，可以强压本穴，有急救之功。也可以用于胸闷、手肘酸痛、乳汁分泌不足的调理。

常见疗法

◎**灸法**：艾炷灸或温针灸3～5壮，艾条灸5～10分钟。

◎**按摩法**：以手指指腹按压，也可以将四指置于肩头，以拇指按压穴位，用力宜轻。

最佳配伍

1.配曲池、肩贞，适用于臂痛。

2.配内关、尺泽、合谷，适用于脑卒中后遗症。

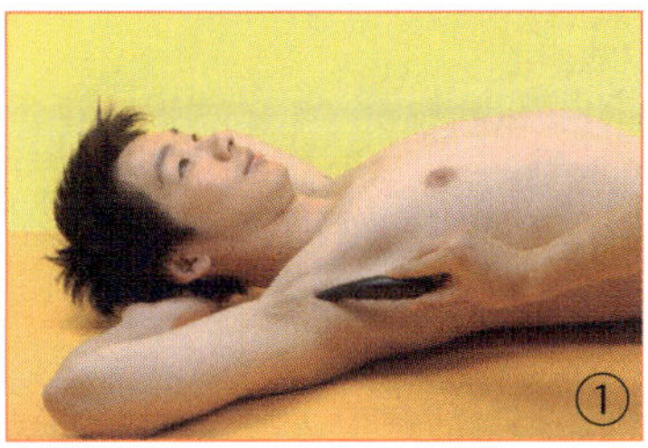

青灵

常用程度 ★

国际编号 HT2

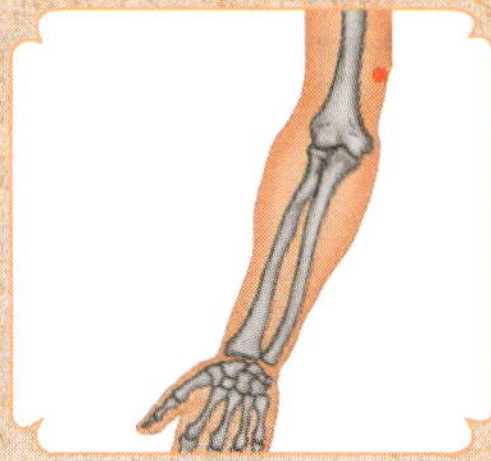

穴名释义

“青”，是肝脏的颜色；“灵”，为灵巧的意思。指此穴内的气血在运行过程中，因散热而缩合成水湿之气，表现出风木的灵巧特征，故名。

标准定位

在臂前区，肘横纹上3寸，肱二头肌的内侧沟中。

穴位速取

先取肘横纹尺侧端的少海，于少海穴向上量4横指（即3寸）处，与极泉成直线位上（图②）。

主要功效

理气止痛，宽胸宁心。经常拍打、按揉此处穴位，能够有效缓解头痛、肩臂疼痛、肩胛及前臂肌肉痉挛等疾患，还能够改善循环系统的疾病，如心绞痛等。此外，还能够改善神经系统的疾病，如神经性头痛、肋间神经痛等。

常见疗法

◎**灸法**：艾炷灸或温针灸3～5壮，艾条灸5～10分钟。

◎**按摩法**：以手指指腹或指节向下按压，并作圈状按摩。

最佳配伍

配肩髃、曲池，可减轻肩臂痛。

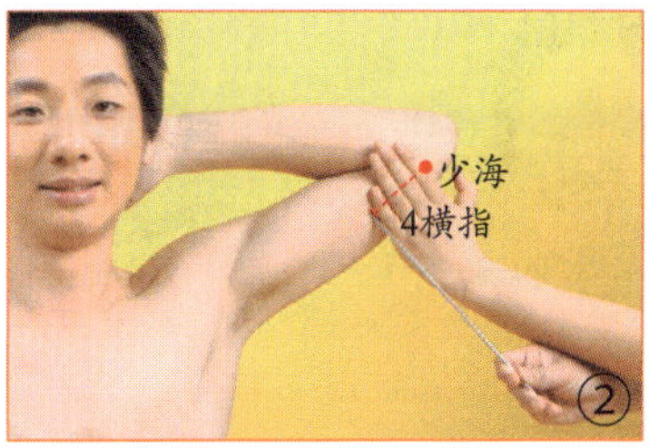

少海

常用程度 ★★★

国际编号 HT3

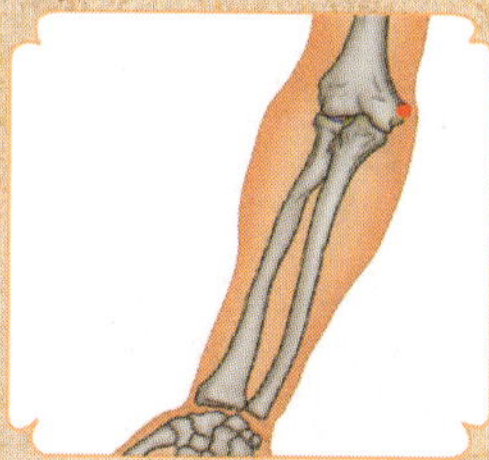

穴名释义

“少”，指手少阴经；“海”，百川之汇。本穴为少阴经脉脉气汇聚之处，脉气强盛犹如百川汇聚成海，故名。

标准定位

在肘前区，横平肘横纹，肱骨内上髁前缘。

穴位速取

屈肘举臂，以手抱头，在肘内侧横纹尽头处，按压有酸胀感（图①）。

主要功效

理气通络，宁心安神。心属火，主一身之血脉，泻少海有益火泻水、清热凉血之功。经常按摩可以改善前臂麻木、手指颤抖、肘关节疼痛、神经衰弱、头晕目眩、牙痛、胸痛、健忘，还能疏通肩膀与手臂的经络，改善手臂肥胖。另外，“心火有余则癫狂善笑”，泻少海可止狂乱。

常见疗法

◎**灸法**：艾炷灸3～5壮，艾条灸5～10分钟。
◎**按摩法**：以手指指腹或关节向下按压，并作圈状按摩。

最佳配伍

1.配曲池，适用于肘臂挛痛。
2.配神门、内关，适用于心率过慢。

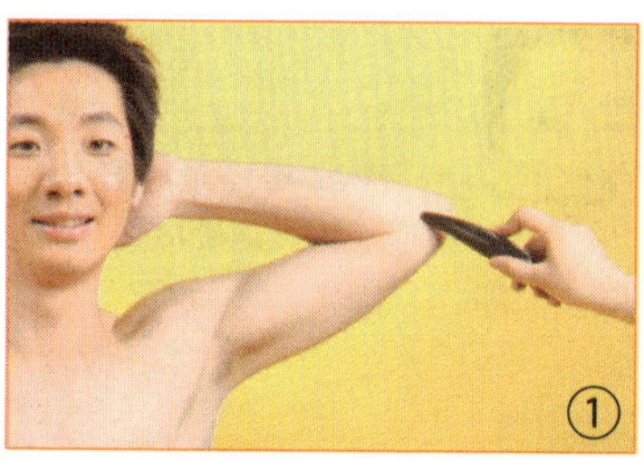

①

灵道

常用程度 ★★

国际编号 HT4

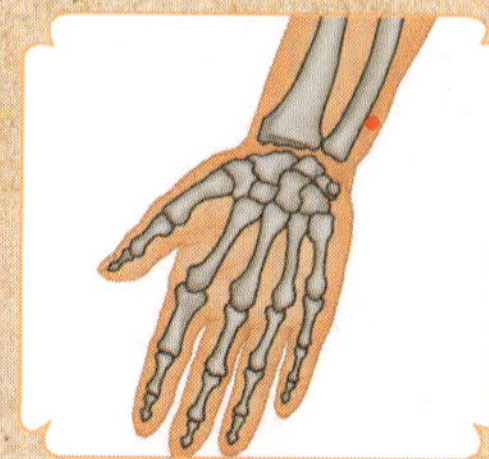

穴名释义

“灵”为心灵之毅力；“道”指道路，为经穴之常道。本穴是心灵出入的道路，手指相握依赖的是心意之灵，力到即能握物，故名。

标准定位

在前臂前区，腕掌侧远端横纹上1.5寸，尺侧腕屈肌腱的桡侧缘。

穴位速取

仰掌，在尺侧腕屈肌腱桡侧缘，腕横纹上1.5寸（图②）。

主要功效

宁心安神，活血通络。除用于心脏疾病外，常用于神志疾患。心开窍于舌，故刺激该穴能开郁泻火，而达开喑之效。针刺该穴对心动过速、早搏及房颤有一定疗效，可增强心肌收缩力、减慢心率、调节血管的舒缩功能等。

常见疗法

◎**灸法**：艾炷灸1～3壮，艾条灸5～10分钟。
◎**按摩法**：以手指指腹或指节向下按压，并作圈状按摩。

最佳配伍

1.配内关，用于胸痹。
2.配天突，用于暴喑不能言。

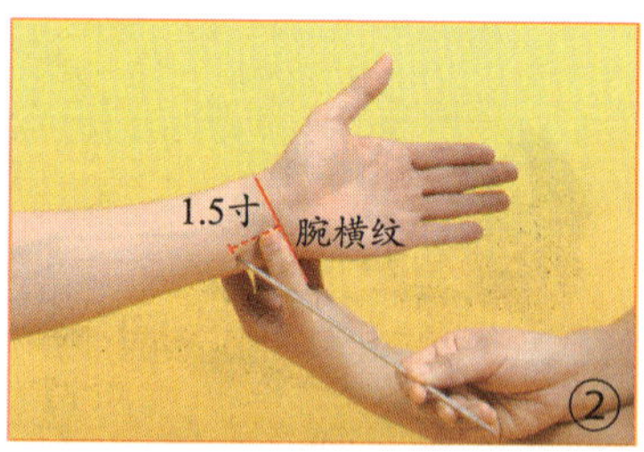

②

通里

常用程度 ★★

国际编号 HT5

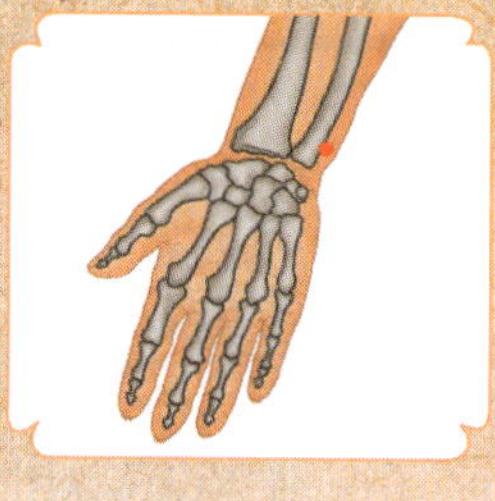

穴名释义

“通”，是指通路；“里”，是指表里。本经络脉由本穴别出，与小肠经互为表里而相通，故名。

标准定位

在前臂前区，腕掌侧远端横纹上1寸，尺侧腕屈肌腱的桡侧缘。

穴位速取

坐位，仰掌，在前臂前区，于尺侧腕屈肌桡侧缘，在神门与少海连线上，神门上1寸处（图①）。

主要功效

清热安神，通经活络。适用于头痛目眩、心悸怔忡、月经量多、扁桃体炎、心绞痛、神经衰弱、子宫内膜炎等。

常见疗法

◎**灸法**：艾炷灸1～3壮，艾条灸5～10分钟。

◎**按摩法**：以手指指腹或指节向下按压，并作圈状按摩。

最佳配伍

1.配廉泉、哑门，适用于不语（语言障碍）。

2.配内关、神门，适用于心悸。

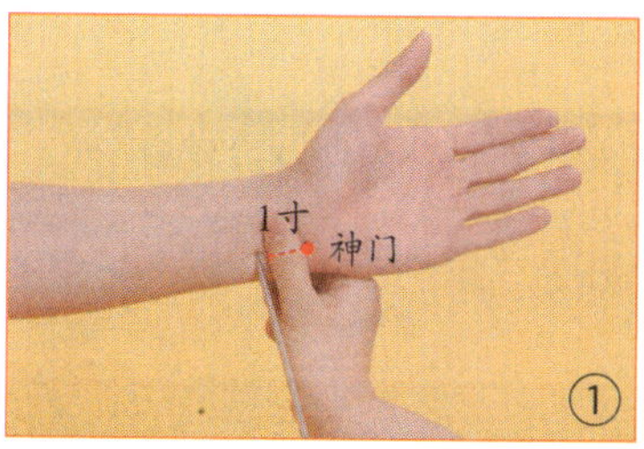

阴郄

常用程度 ★★

国际编号 HT6

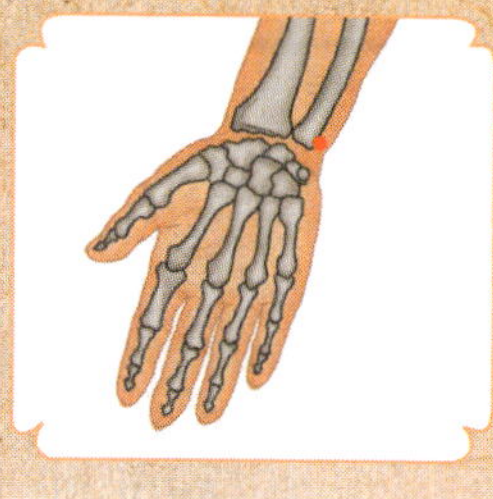

穴名释义

“阴”，阴阳之阴，手少阴经；“郄”，孔隙，气血深聚处。

标准定位

在前臂前区，腕掌侧远端横纹上0.5寸，尺侧腕屈肌腱的桡侧缘。

穴位速取

仰掌，前臂前区，于尺侧腕屈肌桡侧，在神门与少海连线上，神门上0.5寸，即半个横指（拇指）（图②）。

主要功效

清心安神，固表开音。常按压阴郄穴可以预防或缓解心脏疾病，如心律不齐、心绞痛等。心主血，血汗同源，故汗为心液，阴虚火旺引起的盗汗、潮热、梦多，针刺本穴有较好疗效。

常见疗法

◎**灸法**：间接灸3～5壮，艾条灸5～10分钟。

◎**按摩法**：以手指指腹或指节向下按压，并作圈状按摩。

最佳配伍

1.配大陵、间使，适用于癫痫。

2.配大椎，适用于阴虚盗汗。

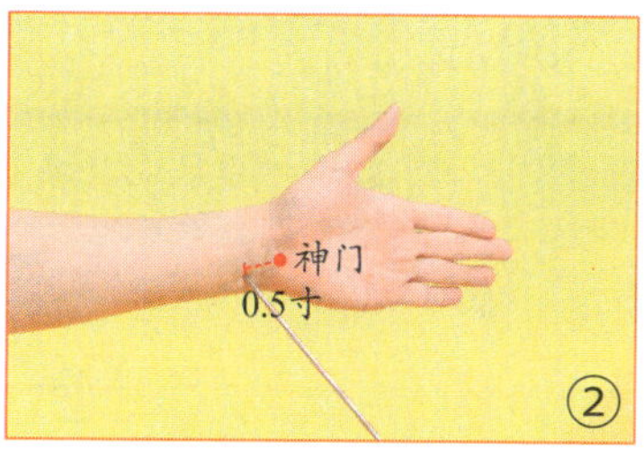

神门

常用程度 ★★★

国际编号 HT7

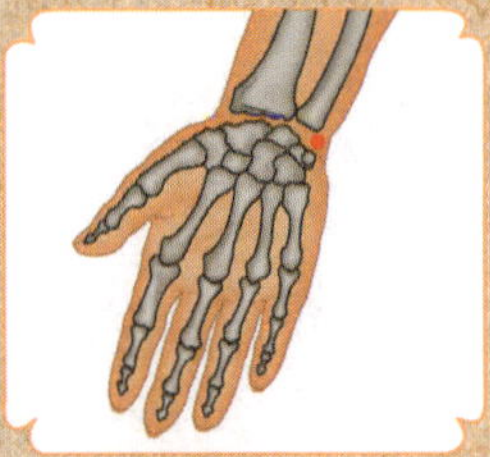

穴名释义

“神”，心神，神明；“门”，门户。心藏神，穴为心气出入之门户，故名。

标准定位

在腕前区，腕掌侧远端横纹尺侧端，尺侧腕屈肌腱的桡侧缘。

穴位速取

仰掌，在腕骨后缘，尺侧腕屈肌的桡侧，在掌后第1横纹上，按压有酸痛感（图①）。

主要功效

宁心安神，通经活络。可以用于心悸或心律不齐，对于因焦虑、更年期综合征的心悸也有效。另外，也可用于改善食欲不振、手臂酸麻疼痛、关节痛、眼睛疲劳、失眠、疲劳困倦等症状。

常见疗法

◎**灸法**：艾炷灸1～3壮，艾条灸5～15分钟。

◎**按摩法**：以拇指指腹指节向下按压30秒钟。

最佳配伍

1.配内关、心俞，用于心痛。

2.配内关、三阴交，用于健忘、失眠。

穴位标签

为输穴、原穴。

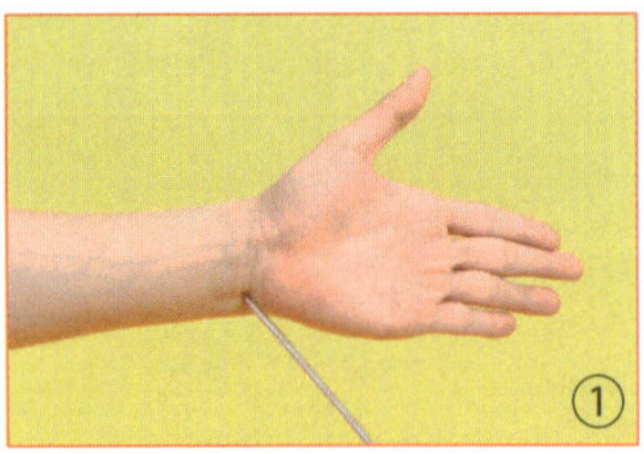

①

少府

常用程度 ★★

国际编号 HT8

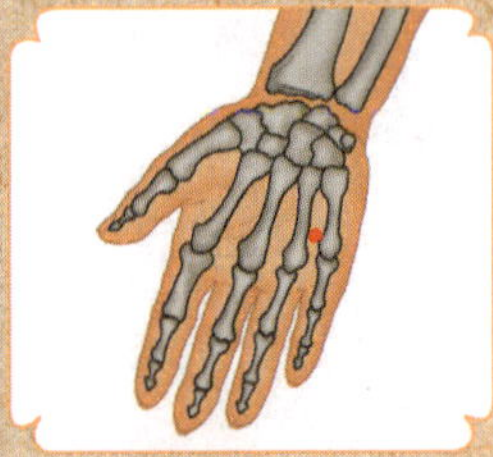

穴名释义

“少”，手少阴；“府”，聚也，处所。穴为脉气所留之处，故名。

标准定位

在手掌面，横平第5掌指关节近端，第4、5掌骨之间。

穴位速取

仰掌，在手掌面，握拳，手指屈向掌心横纹，在小指尖下凹陷处，按压有酸痛感（图②）。

主要功效

清心泻火，理气活络。主要用于各种各样的心脏疾患，如风湿性心脏病、心悸、心律不齐、心绞痛等。此穴能通达心、肾，能缓解两经抑郁之气，所以可以调理女性的泌尿、生殖系统疾病，如小便困难、月经过多等。长期按压此穴，还对前臂神经麻痛、手指酸痛具有很好的改善作用。

常见疗法

◎**灸法**：艾炷灸3～5壮，或者艾条灸5～10分钟。

◎**按摩法**：以拇指指腹向下按压。

最佳配伍

1.配内关，适用于心悸。

2.配地机，适用于阴部瘙痒。

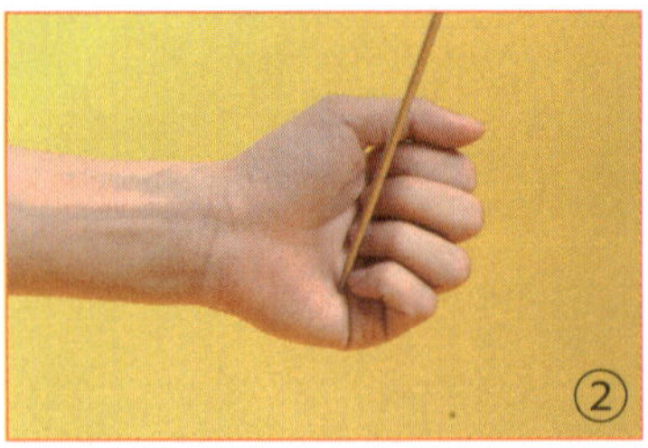

②

少冲

常用程度 ★★

国际编号 HT9

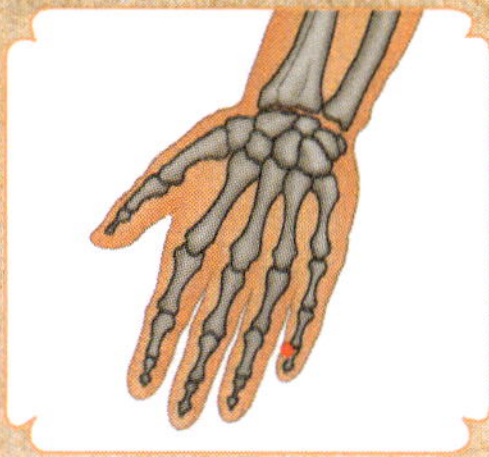

穴名释义

“少”，阴也；“冲”，突也。少冲的意思是指此穴中的气血物质从体内冲出，故名。

标准定位

在手指，小指末节桡侧，指甲根角侧上方0.1寸（指寸）。

穴位速取

俯掌伸指，在手小指指甲底部与小指桡侧缘引线（掌背交界线）的交点处（图①）。

主要功效

清热熄风，醒神开窍。常用于心脏疾病急救，有醒脑安神的作用，对脑卒中、胸闷、心悸、心痛疗效显著，对于头部充血、手臂疼痛也有不错的效果。如突然脑卒中，牙关紧闭，不省人事，要一边将病人迅速送往医院急救，一边掐按病人的少冲穴，有疏通气血、回厥的作用。

常见疗法

◎**灸法**：艾炷灸3～5壮，艾条灸5～10分钟。
◎**按摩法**：以指尖或棒状物按摩本穴，或用拇指和食指捏住小指两侧，向指甲方向稍用力揉捏，间接刺激穴位。

最佳配伍

配风府、水沟、十宣、合谷，用于脑卒中昏迷。

穴位标签

为井穴。

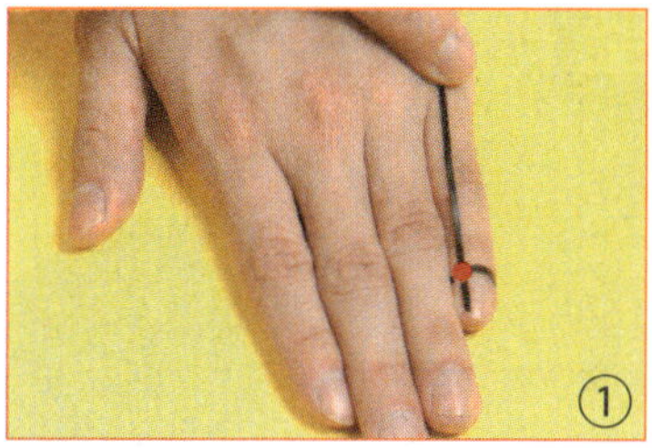

①

把握力度——经络按摩之要点

很多人认为，“按摩穴位要越痛越好，越痛效果越好”，这完全是错误的观念。经络按摩不管痛不痛，只要有刺激就有效果，任何腧穴都一样，不需用蛮力。

经络按摩的原理是：按摩之处的神经一旦受到刺激，会将信号传达至组织器官，调节其功能。气血是让身体组织运作、脏腑发挥功能的原动力。当气血运行顺畅，气能生血，血能载气，穴位的疼痛将逐渐缓和，最后消除，身体也就会恢复原有的活力。手部按摩主要通过刺激手部穴位或病理反射区等调节相应脏腑的功能来预防和缓解疾病。一般来讲，刺激适当强一点，痛感重一点，效果就好一些。特别是骨骼、关节、肌肉、韧带等部位的病痛，必须用较强的力量按摩，效果才更好。但切忌用力过重，以免造成损伤。严重心脏病患者的心脏反射区、肝脏病人的肝反射区及淋巴和坐骨神经反射区，在按摩时，用力均不宜过重，只要有明显的痛感就行了。按摩的正确方法是：用正确的方式，准确地找到穴位或反射区，轻轻触压。

手太阳小肠经

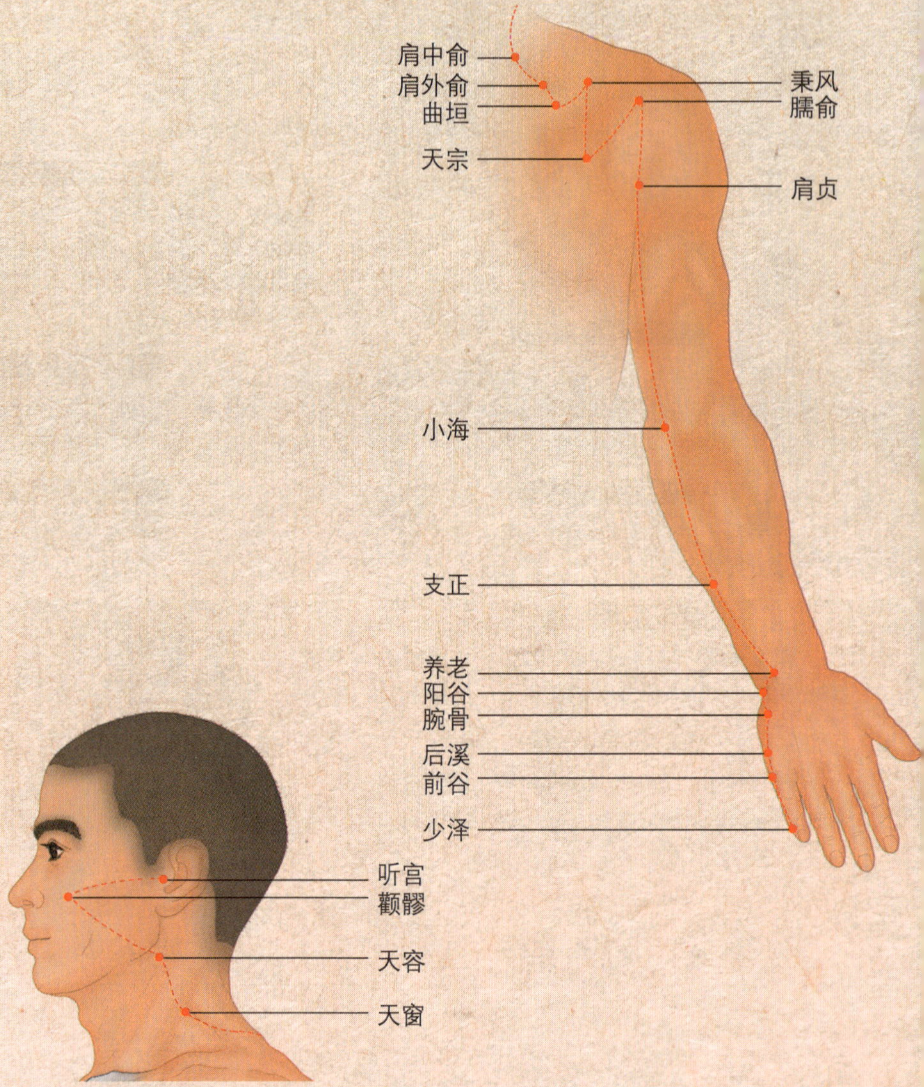

循行路线 小肠手太阳之脉，起于小指之端（少泽），循手外侧上腕，出踝中，直上循臂骨下廉，出肘内侧两骨之间，上循臑外后廉，出肩解，绕肩胛，交肩上，入缺盆，络心，循咽，下膈，抵胃，属小肠。

其支者 从缺盆，循颈，上颊，至目锐眦，却入耳中。

其支者 别颊上颇抵鼻，至目内眦，斜络于颧。

范围 起于手小指少泽穴，从手臂外侧到颈部，止于耳朵的听宫穴。本经一侧19穴，左右两侧共38穴。

功效 本经腧穴主要用于预防和缓解五官疾病与颈肩、掌部疾病及本经脉所经过部位的病证。

少泽

常用程度 ★★

国际编号 SI1

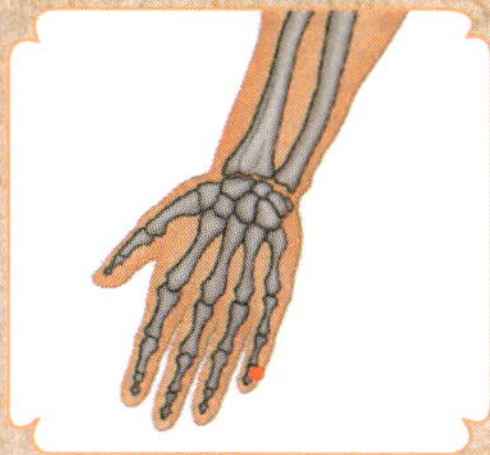

穴名释义

“少”，幼小，初生；“泽”，沼泽。穴为脉气初生之处，故名。

标准定位

在手指，小指末节尺侧，指甲根角侧上方0.1寸（指寸）。

穴位速取

伏掌，伸直小指，于小指甲尺侧缘与基底部各作一线，两线交点处即为本穴，按之有酸胀感（图①）。

主要功效

清热通乳，散瘀利窍。本穴位于小肠经的起点，小肠可调节人体水液代谢及养分的吸收，故本穴有润泽全身的功效，主要用于青光眼、白内障、心悸、胸闷、颈部酸痛等，也有助于改善产后乳汁过少、乳腺炎，还有丰胸的效果。本穴也是急救的要穴。在将不省人事的脑卒中患者送往医院的途中，只要用指甲稍微用力掐按此穴，就能使血气得以畅通，有助于昏迷的患者苏醒。平时咽喉疼痛时按压本穴也可明显改善症状。

常见疗法

◎**灸法**：艾炷灸1～3壮，艾条灸5～15分钟。

◎**按摩法**：以指尖或棒状物向下按压，或用拇指与食指捏住小指两侧，加以揉捏，间接刺激穴位。

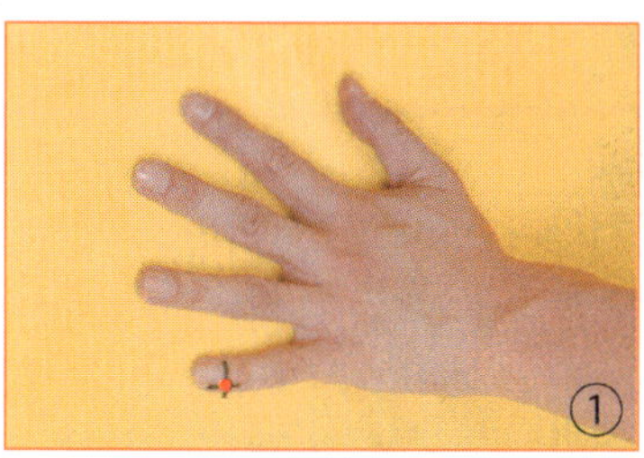

①

前谷

常用程度 ★★★

国际编号 SI2

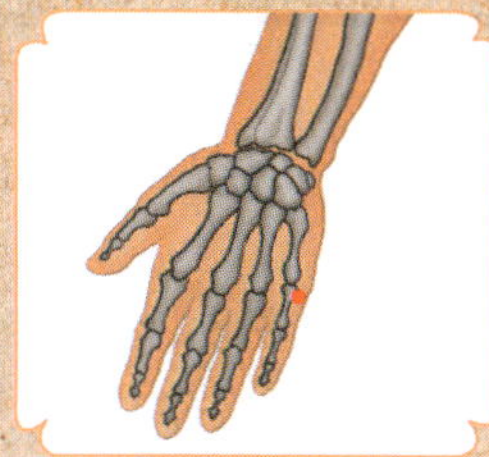

穴名释义

“前”，表明位置，穴在本节后陷之前，又因孔穴所在之处骨肉相会，凹陷如谷，又恰与后溪相对，故名。

标准定位

在手指，第5掌指关节尺侧远端赤白肉际凹陷中。

穴位速取

正坐位，微握拳，在小指本节（第5掌指关节）前的掌指横纹头赤白肉际处，按压有酸胀感（图②）。

主要功效

疏风散热，清利头目。常用于头痛、眼睛酸痛、耳鸣、手麻、喉咙痛及女性乳汁分泌不足等。此外，本穴属小肠经荥水穴，因水能克火，荥主身热，故针刺本穴时用泻法可收到清热泻火之效，可用于热病、疟疾等。

常见疗法

◎**灸法**：艾炷灸3～5壮，艾条灸5～15分钟。

◎**按摩法**：以手指指腹向下按摩。

最佳配伍

1.配合谷、曲池、外关，用于手痛臂麻。

2.配照海、中封，用于咽喉肿痛。

3.配后溪，用于耳鸣。

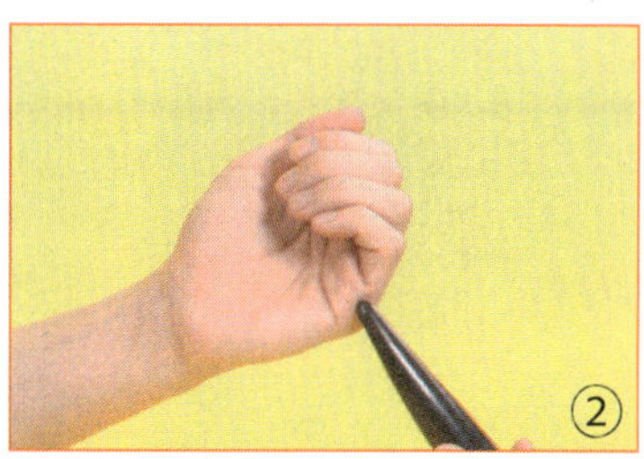

②

后溪

常用程度 ★★★★

国际编号 SI3

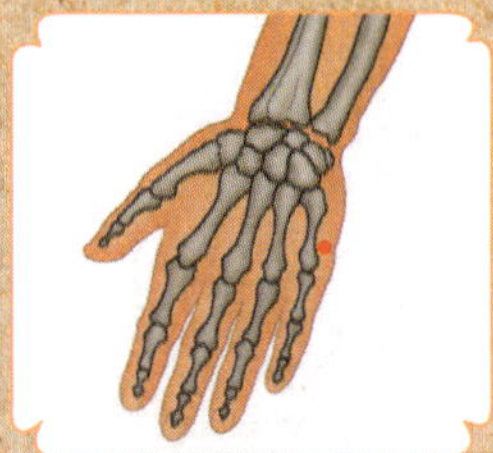

穴名释义

“后”，前后之后；“溪”，沟溪。后溪表示位于地处形如沟溪的穴位。穴在第5掌指关节后方，当尺侧横纹尽头。

标准定位

在手内侧，第5掌指关节尺侧近端赤白肉际凹陷中。

穴位速取

仰掌握拳，在手掌尺侧，第5掌指关节后的远侧掌横纹尽头赤白肉际处（图①）。

主要功效

清心安神，通经活络。后溪能用于腰痛、腰部急性扭伤、慢性劳损等，还可以改善头颈疼痛、落枕、上肢酸麻、手指及肘臂挛急、耳鸣、耳痛等，对目赤、咽喉疼痛也有很好的调理和保健作用。对长期伏案工作或者在电脑前长时间久坐带来的颈肩、腰部不适具有改善作用。如果不小心闪了腰，在疼痛难忍的时候，用手指甲掐按此穴位，同时轻轻转动痛处，可以缓解疼痛。

常见疗法

◎**灸法**：艾炷灸1～3壮，艾条灸5～15分钟。

◎**按摩法**：以拇指指尖或棒状物向下按压，施力时略偏向小指根部的关节处。

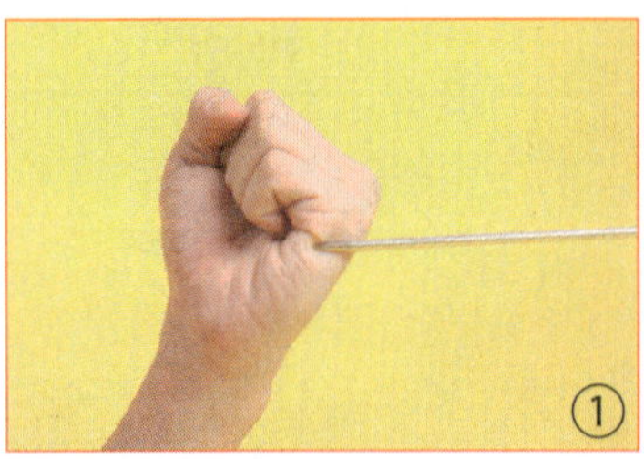

①

腕骨

常用程度 ★★

国际编号 SI4

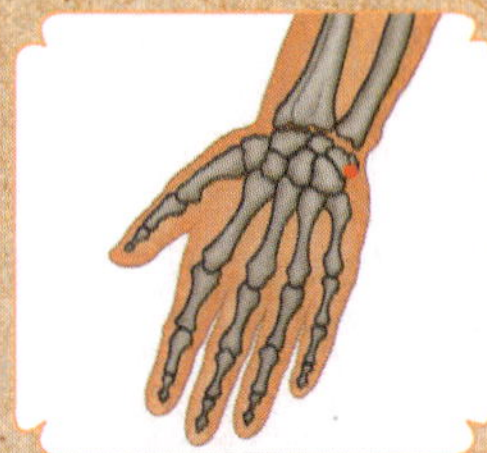

穴名释义

“腕”，腕部；“骨”，骨头。穴在手外侧腕骨下的凹陷处，故名。

标准定位

在手内侧，手掌第5掌骨底与三角骨之间的赤白肉际凹陷中。

穴位速取

屈肘，掌心向下，由后溪穴向腕部推，可摸到两块骨头（第5掌骨基底和三角骨），在两骨的结合部可触及一凹陷即为本穴（图②）。

主要功效

清心安神，通经活络。此穴是手太阳小肠经的原穴。小肠为受盛之官，主泌别清浊，而理水谷消化，本经属火，称为火府。如饮食不节、食不清洁，以至肠道传导失职，湿热内蕴，引起消化不良、纳呆，可按摩腕骨穴，能有效缓解症状。此外，手肘酸痛、颈肩僵硬、耳鸣、手腕疼痛、眼睛疲劳时，按压此穴有不错的改善效果。

常见疗法

◎**灸法**：艾炷灸1～3壮，艾条灸5～15分钟。

◎**按摩法**：以手指指腹向下按摩。

最佳配伍

1.配列缺，适用于项强痛。

2.配水沟，适用于急性腰扭伤。

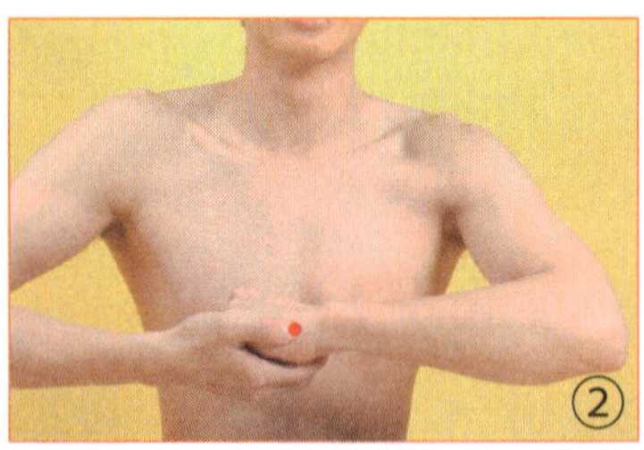

②

阳谷

常用程度 ★★★★

国际编号 SI5

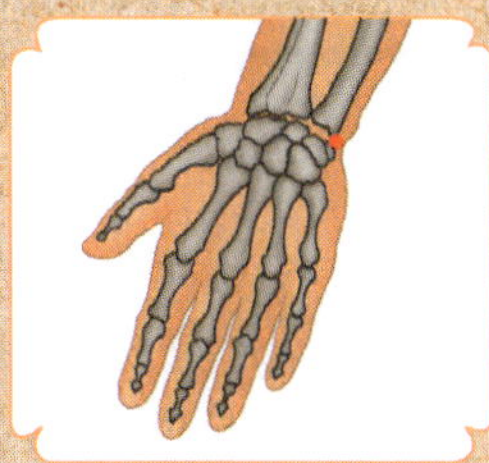

穴名释义

“阳”，阴阳之阳；“谷”，山谷。穴在手外侧三角骨与尺骨茎突间凹陷中，其外形如山谷，故名。

标准定位

在腕后区，手腕尺侧，尺骨茎突与三角骨之间的凹陷中。

穴位速取

屈肘，掌心向外，由腕骨穴向腕部推，相隔一骨（三角骨）的凹陷处（图①）。

主要功效

清心明目，镇惊聪耳。按压此穴可疏通经络，调和营卫，使气血得以顺畅运行，能够促进人体的新陈代谢，协调脏腑功能，有效增强机体的抗病能力。按压此穴可以缓解手腕扭伤、头痛、牙痛、手臂无力、耳鸣等。此外，对于肠胃的各种症状也有很显著的改善作用。

常见疗法

◎**灸法**：艾炷灸3～5壮，艾条灸5～15分钟。

◎**按摩法**：以手指指腹或指节向下按压，并作圈状按摩。

最佳配伍

1.配阳池，适用于腕部疼痛。

2.配间使，适用于癫痫。

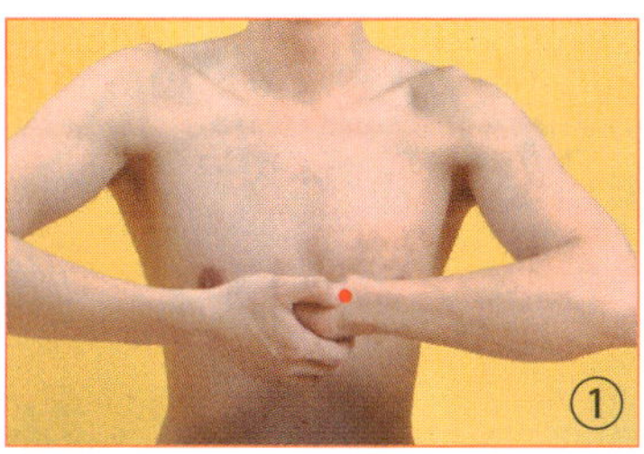

①

养老

常用程度 ★★★

国际编号 SI6

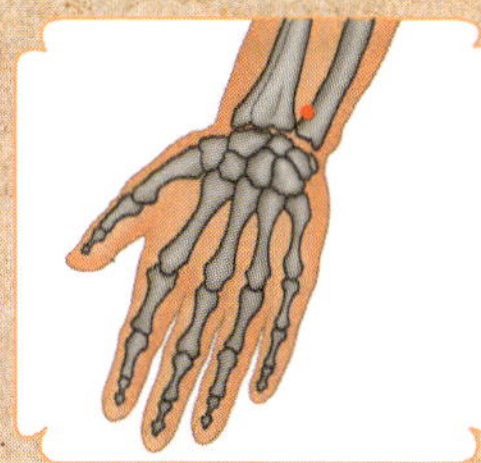

穴名释义

“养老”，奉养老人。本穴可改善老年性疾病，为调理老年疾病的要穴，故名。

标准定位

在前臂背面尺侧，尺骨小头近端桡侧凹陷中。

穴位速取

正坐，掌心向下，用另一手指按在尺骨小头的最高点上，然后掌心转向胸部，在手指滑入的骨缝中（图②）。

主要功效

清热明目，通经活络。本穴属于小肠经，小肠能吸收水谷，转化为人体可吸收的营养精华，以养身、防衰老。本穴还是缓解手指及腕关节红肿疼痛的穴位。坚持按摩此穴对视力模糊、视力减退、落枕、腰痛、肩背肘酸痛有显著功效。如果有尿频、不耐久坐、上下楼梯不利落等衰老症状的话，可通过按摩养老穴来改善。

常见疗法

◎**灸法**：艾炷灸3～5壮，艾条灸5～15分钟。

◎**按摩法**：以手指指腹或指节向下按压，并作圈状按摩。

最佳配伍

配华佗夹脊，适用于颈椎病。

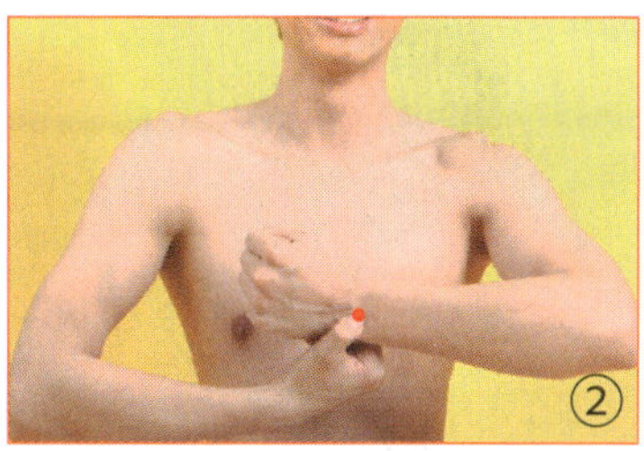

②

支正

常用程度 ★★

国际编号 SI7

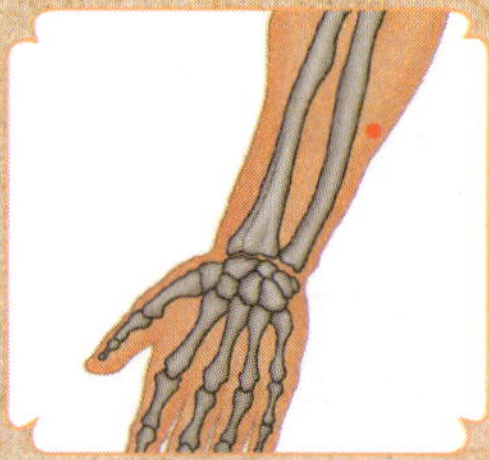

穴名释义

“支”，络脉；“正”，正经。本穴为手太阳之络，正经由此别支而走少阴，故名。

标准定位

在前臂背面尺侧，阳谷与小海连线上，腕背横纹上5寸处。

穴位速取

正坐，掌心向胸，在阳谷与小海连线中点，再向下量1.5寸（拇指）处（图①）。

主要功效

清热通络，安神定志。本穴是小肠经的络穴，常用于头痛、项强、关节松弛无力、十二指肠溃疡、肘部酸痛、糖尿病、神经衰弱等。小肠与心相表里，本络别走少阴，故除用于本经病证外，还可以用于缓解神志疾病，如癫狂、神经衰弱等。

常见疗法

◎**灸法**：艾炷灸3～5壮，艾条灸5～15分钟。

◎**按摩法**：以手指指腹或指节向下按压，并作圈状按摩。

最佳配伍

1.配合谷，适用于头痛。

2.配劳宫、少府，适用于舌尖痛。

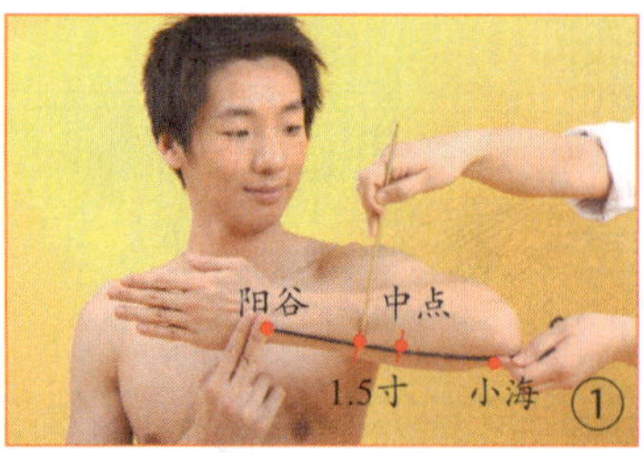

小海

常用程度 ★★★

国际编号 SI8

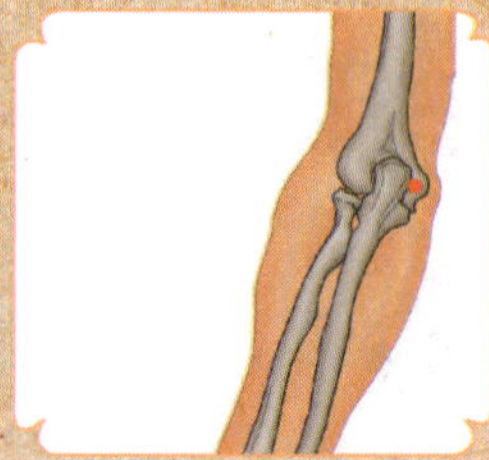

穴名释义

“小”，微小，小肠经；“海”，海洋。气血至此，犹如水流入海。

标准定位

在肘内侧，尺骨鹰嘴与肱骨内上髁之间凹陷处。

穴位速取

屈肘举臂，在肘横纹平齐之尺骨鹰嘴与肱骨内上髁之间，用手弹拨该部位，有麻感可直达小指（图②）。

主要功效

清热祛风，宁神定志。如果小肠吸收营养不良、造血功能障碍以及贫血等疾病，可以通过按摩此穴得到改善。长期按压此穴，对肩、肱、肘、臂等部位的肌肉痉挛等也具有调理和保健作用。

常见疗法

◎**灸法**：艾炷灸3～5壮，艾条灸5～15分钟。

◎**按摩法**：以手指指腹或指节向下按压，并作圈状按摩。

最佳配伍

1.配曲池、手三里，用于肘臂疼痛。

2.配合谷、颊车，用于咽喉炎、颊肿。

3.配耳门、听宫、中渚，用于耳聋、耳鸣。

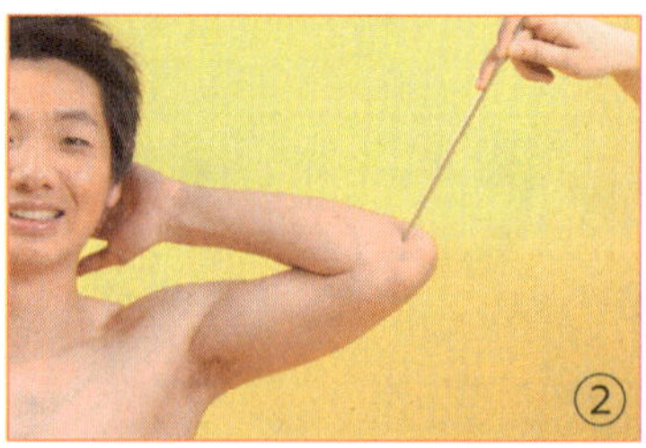

肩贞

常用程度 ★★★

国际编号 SI9

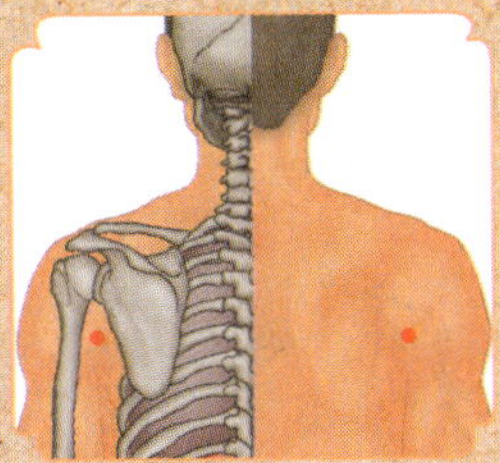

穴名释义

“肩”，肩部；“贞”，正，表示中央的意思。穴在肩后纹头端，当后肩正中，故名。

标准定位

在肩胛区，肩关节后下方，臂内收时，腋后纹头直上1寸。

穴位速取

臂内收时，腋后纹头直上1寸，三角肌后缘处，按后有酸胀感（图①）。

主要功效

清头聪耳，通经活络。主要用于肩部疾患，针刺此穴能驱邪气、扶正气，达到祛风止痛、疏利关节之效。长期按摩此穴，可以改善双肩血脉运行不畅、肌肉僵硬，肩膀疼痛，对肩周炎也有不错的疗效。另外，除主肩疼麻等局部疾病外，尚可用于耳鸣、项痛等经脉所过处的疾患，尤其当手臂疼痛到无法举高时，稍微揉压穴位，疼痛可立即减轻。

常见疗法

◎**灸法**：艾炷灸3～7壮，艾条灸5～15分钟。

◎**按摩法**：以手指指腹或指节向下按压，并作圈状按摩。

最佳配伍

1.配曲池、手三里，适用于上肢不遂。

2.配肩髃、肩髎，适用于肩关节炎。

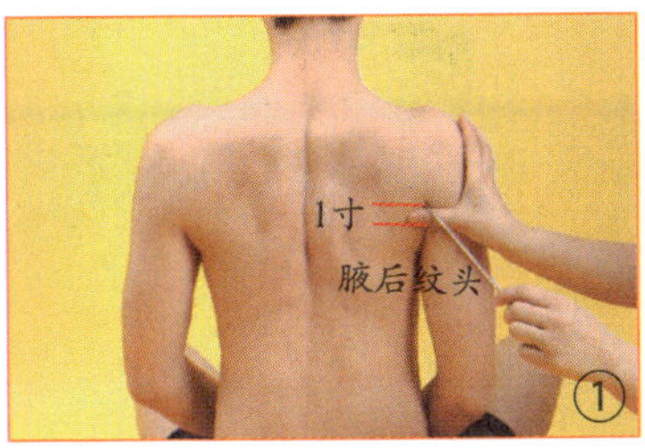

①

臑俞

常用程度 ★★★

国际编号 SI10

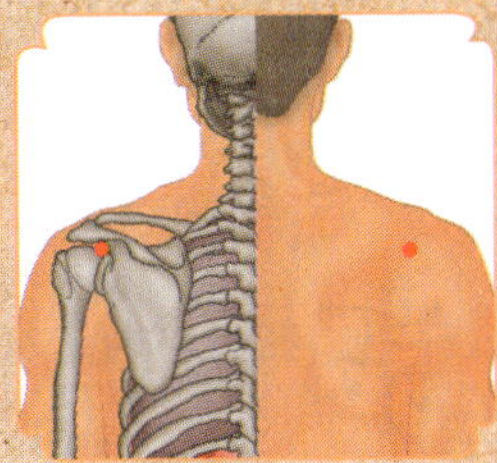

穴名释义

“臑”，肱骨上端；“俞”，穴位。穴在臑部，为经气所输注之处，故名。

标准定位

在肩胛区，腋后纹头直上，肩胛冈下缘凹陷中。

穴位速取

正坐垂肩，上臂内收，用手指从腋后纹头肩贞穴直上推至肩胛冈下缘，有一凹陷处，按压后有酸胀感（图②）。

主要功效

舒筋活络，消肿化痰。本穴是预防和缓解脑卒中、肩背酸麻及半身不遂的要穴，有舒筋、祛风、止痛之功。坚持长期按摩本穴，可有效改善肩臂酸痛无力、肩肿、肩关节周围炎、上臂疼痛等。

常见疗法

◎**灸法**：艾炷灸3～5壮，艾条灸5～15分钟。

◎**按摩法**：以手指指腹或指节向下按压，并作圈状按摩。

最佳配伍

配肩髃、曲池，适用于肩臂疼痛。

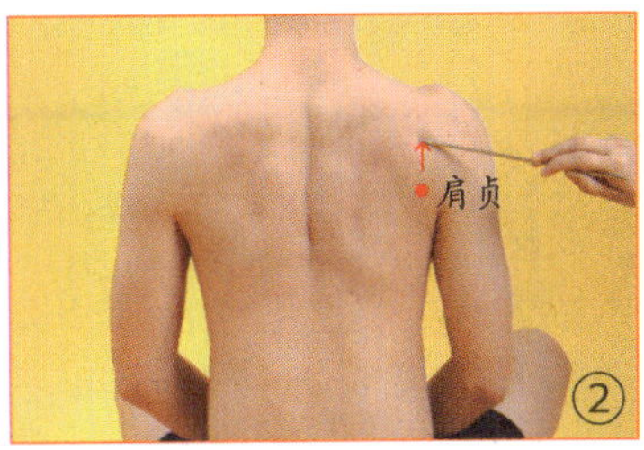

②

天宗

常用程度 ★★★★

国际编号 SI11

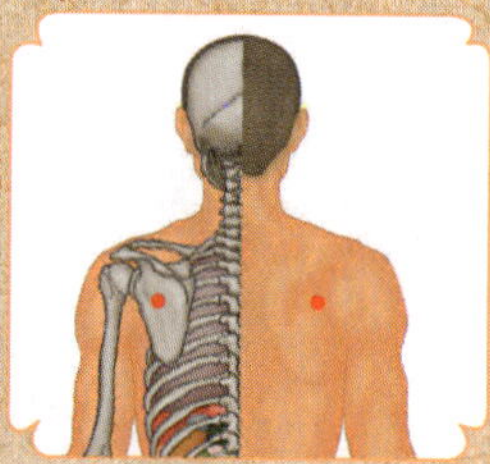

穴名释义

“天”，天空，高处；“宗”，本，中心。穴在肩胛冈下窝正中，意为人体上部重要的腧穴。

标准定位

在肩胛区，冈下窝中央凹陷处，与第4胸椎平齐。

穴位速取

在肩胛部，冈下窝中央凹陷处，与第4胸椎平齐，肩胛冈中点下缘处，按压有酸胀感（图①）。

主要功效

通经活络，理气消肿。凡遇到肩重肘臂重不可举、胸胁支满、颊肿、肩胛痛、背痛时，坚持按摩此穴，可以缓解上述症状。按压此穴还可改善女性乳汁分泌不足、乳腺炎，对脸部浮肿、胸部疼痛也有疗效。

常见疗法

◎**灸法**：艾炷灸3～5壮，艾条灸5～15分钟。

◎**按摩法**：被按摩者以俯卧的姿势，按摩者将双手放在被按摩者肩上，以指尖同时按压左右两侧的天宗穴。

最佳配伍

1.配膻中、足三里，用于乳腺炎。

2.配肩外俞，可有效缓解肩胛痛。

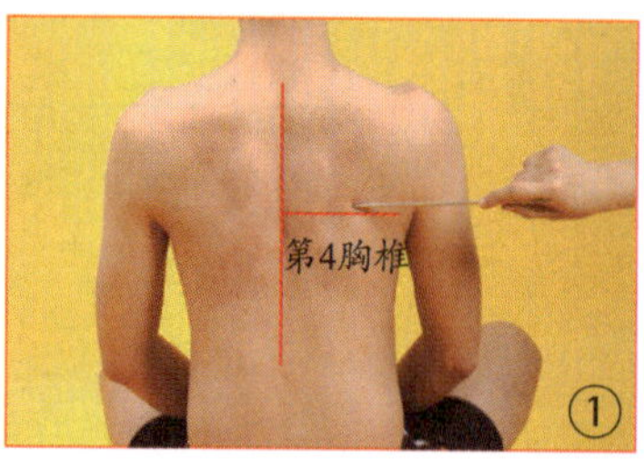

秉风

常用程度 ★★

国际编号 SI12

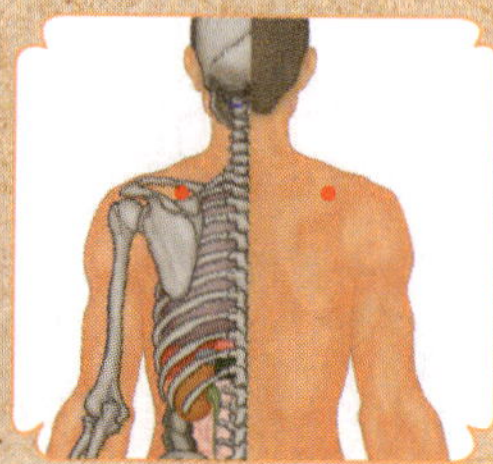

穴名释义

“秉”，执掌，执持，又通“柄”；“风”，风邪。穴主肩痛不可举，功在疏筋祛风，故名。

标准定位

在肩胛区，肩胛冈上窝中点，天宗穴直上，举臂有凹陷处。

穴位速取

坐位，在肩胛部，冈上窝中央，与臑俞、天宗成一三角形，举臂有凹陷处，按压有酸胀感（图②）。

主要功效

疏风活络，止咳化痰。长期按压此穴，对肩胛疼痛、臂不能举、上肢酸麻、手痛起到有效的缓解、减轻疼痛的作用。对冈上肌肌腱炎、肩周炎所带来的不适和活动不便具有明显的改善作用。

常见疗法

◎**灸法**：艾炷灸3～5壮，艾条灸5～15分钟。

◎**按摩法**：以中指指腹按压穴位，每次左右按揉各1～3分钟。

最佳配伍

1.配天宗，常用于肩胛疼痛。

2.配风池、后溪，用于颈椎病。

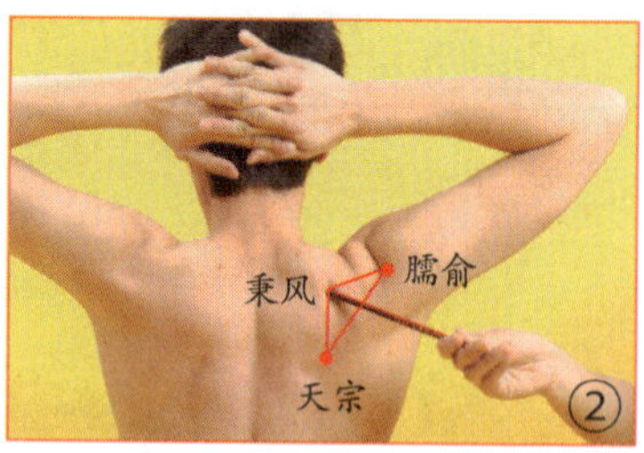

曲垣

常用程度 ★★

国际编号 SI13

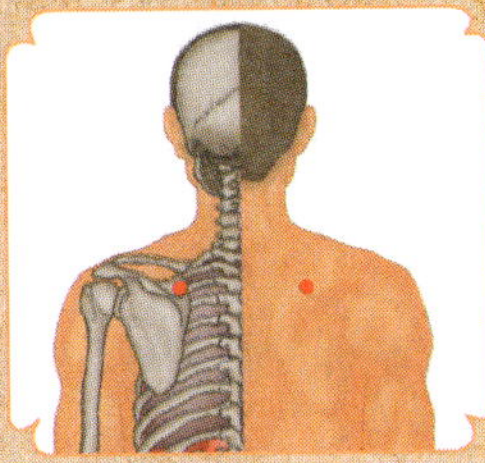

穴名释义

“曲”，即弯曲；“垣”，是短墙。曲垣意为人体弯曲蜿蜒如短墙的穴位。

标准定位

在肩胛区，位于肩胛冈内侧端上缘凹陷中。

穴位速取

坐位，在肩胛部，冈上窝内侧端，当臑俞与第2胸椎棘突连线的中点处（图①）。

主要功效

舒筋活络，祛风止痛。可缓解颈肩及手臂方面的疾病。凡手臂酸麻疼痛、无法上举、颈肩僵硬等，都可按摩该穴加以改善。

常见疗法

◎**灸法**：艾炷灸3～5壮，艾条灸5～15分钟。

◎**按摩法**：以指腹向下按压，或以掌心作圈状按摩。用热毛巾热敷或吹风机吹热风，也可以达到同样的效果。

最佳配伍

1.配天宗、后溪、昆仑，用于缓解肩背痛。

2.配曲池、合谷，用于改善上肢疼痛不举。

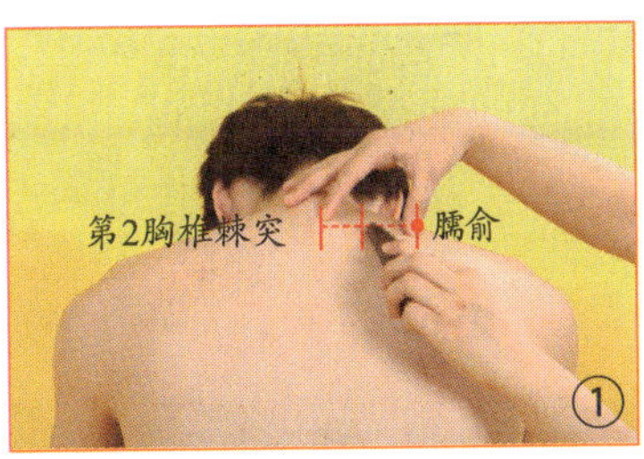

肩外俞

常用程度 ★★

国际编号 SI14

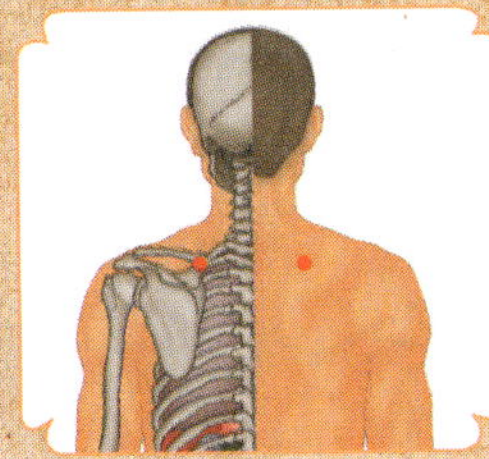

穴名释义

“肩”，肩部；“外”，外侧；“俞”，穴位。穴在肩部，约在肩胛骨内侧缘之稍外方，故名。本穴为肩部外方小肠经输送经脉之气的穴位。

标准定位

在背部，第1胸椎棘突下，后正中线旁开3寸。

穴位速取

坐位，低头，由颈部交界处椎骨高突（即第7颈椎棘突）往下推1个椎骨的棘突，由此旁开量4横指（即3寸），在肩胛骨内侧缘处，即为本穴（图②）。

主要功效

舒筋活络，祛风止痛。按摩此穴可以缓解肩部酸痛。按摩此穴，对于因感冒造成的身体疲倦、肌肉酸痛等症状，也有很好的改善效果。

常见疗法

◎**灸法**：艾炷灸3～5壮，艾条灸5～15分钟。

◎**按摩法**：以指腹向下按压，并作圈状按摩。他人辅助按摩时，被按摩者低头坐于椅上，按摩者两手放在被按摩者肩上，以手指指腹稍微用力揉压。

最佳配伍

配大椎、列缺、天宗，适用于肩背疼痛、颈项强急。

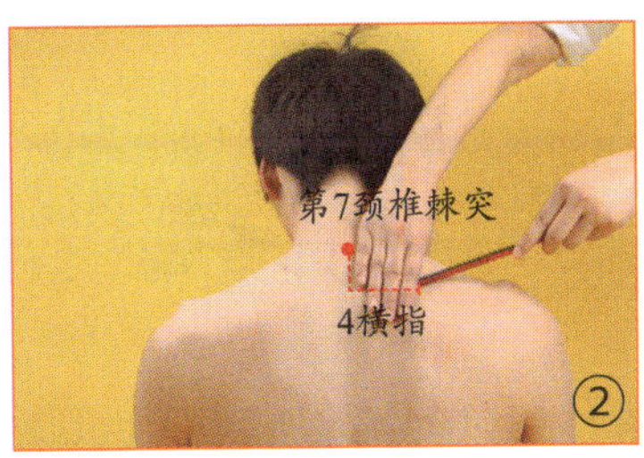

肩中俞

常用程度 ★★

国际编号 SI15

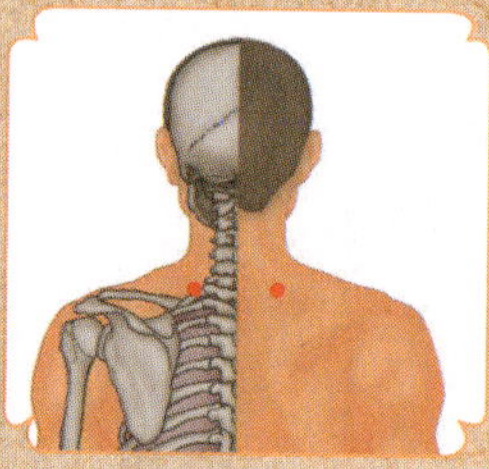

穴名释义

“肩”，肩部；“中”，中部；“俞”，穴位。穴在肩部大椎与肩井之间，故名。

标准定位

在脊柱区，第7颈椎棘突下，后正中线旁开2寸。

穴位速取

坐位，低头，在颈部交界处椎骨高突（即第7颈椎棘突），由此旁开约2横指，按压有酸胀感（图①）。

主要功效

宣肺解表，活络止痛。按摩此穴对颈肩部疲劳、酸痛有良好的缓解效果。长时间坐着看书、用电脑而感觉肩背酸软、疼痛，按摩一下此穴，可以舒筋活血，缓解肩背的酸痛。

常见疗法

◎**灸法**：艾炷灸3～5壮，温和灸10分钟，艾条灸5～15分钟。

◎**按摩法**：以指腹向下按压，并作圈状按摩。他人辅助按摩时，被按摩者低头坐于椅上，按摩者两手放在被按摩者肩上，用手指指腹稍微用力揉压。

最佳配伍

配肩外俞、大椎，用以缓减肩背疼痛。

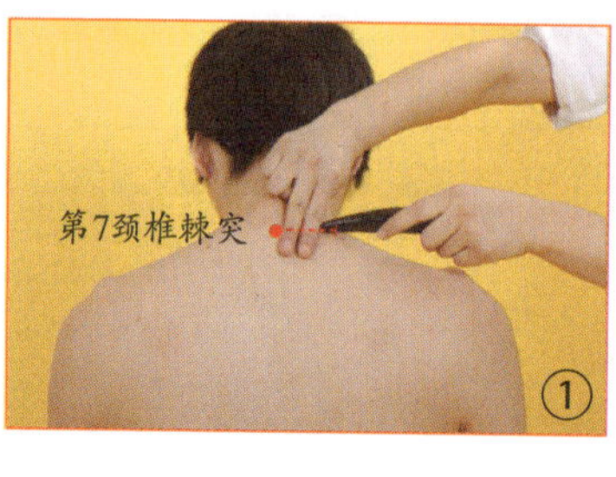

天窗

常用程度 ★

国际编号 SI16

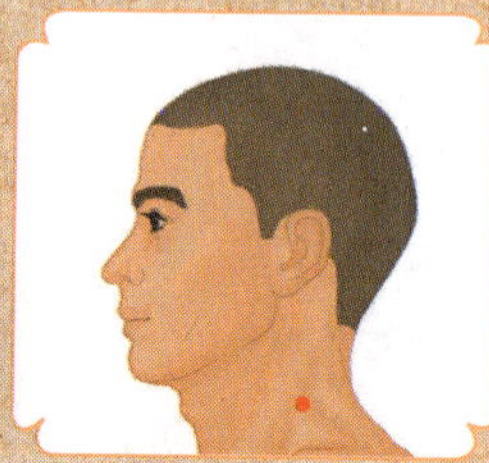

穴名释义

“天”指阳，头颈为阳，引申为头颈之意；“窗”，通孔的意思，此处指头之孔窍，表示天窗是位于头颈部的穴位。

标准定位

在颈部，横平喉结，胸锁乳突肌的后缘。

穴位速取

侧坐位，平甲状软骨与舌骨肌之间的廉泉穴，于胸锁乳突肌后缘，按压有酸胀感（图②）。

主要功效

聪耳开窍，宁神定志。能改善耳聋、咽肿等各种人体上部孔窍的疾患，具有通经气的功能，犹如开窗通气一样，常用于改善耳鸣、重听、中耳炎等。另外，对腮腺炎、颈肩僵硬、手臂酸痛、脸部僵硬或红肿等有不错的效果。

常见疗法

◎**灸法**：艾炷灸3～5壮，艾条灸5～15分钟。

◎**按摩法**：以手指指腹或指节向下按压，并作环状按压。按压天窗时，用食指或中指缓慢适当用力，进行指压，不可过度用力。

最佳配伍

1.配合谷、少商，适用于咽痛。

2.配外关，适用于耳鸣、耳聋。

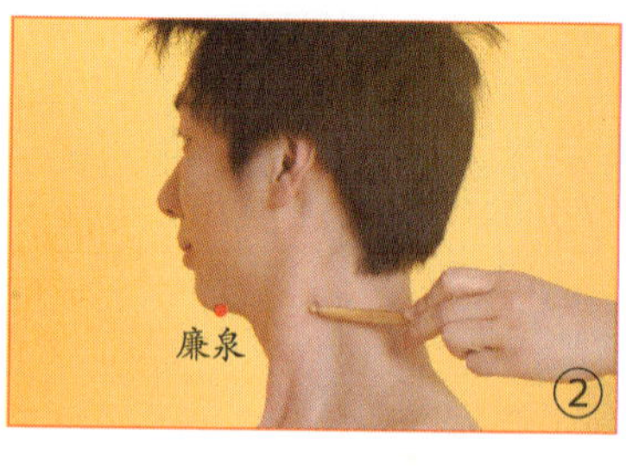

天容

常用程度 ★★

国际编号 SI17

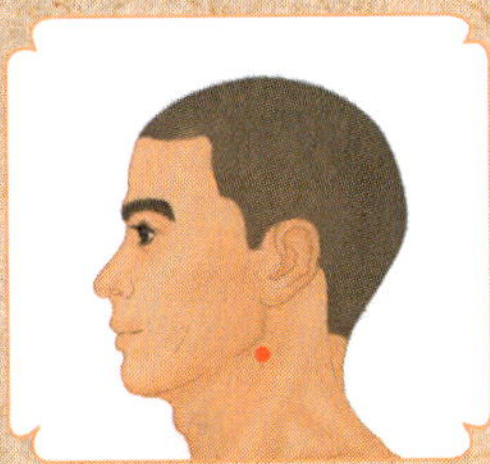

穴名释义

“天”，天空，上部；“容”，包容，容盛，引申为包含。由于许多经脉气络都需经过此穴位后才能灌注到脸部，故名。

标准定位

在颈外侧部，下颌角的后方，胸锁乳突肌的前缘凹陷中。

穴位速取

侧坐位，头转向对侧，在颈部外侧部，平下颌角，在胸锁乳突肌的前缘凹陷中，按压有酸痛感（图①）。

主要功效

聪耳利咽，清热降逆。常用于颈部疾病，如颈部僵硬、酸痛、颈部转动困难、落枕以及耳鸣、重听、胸闷、胸痛、喉咙痛等。此外，天容还可以调节血液循环，紧实颈部肌肤。

常见疗法

◎**灸法**：艾炷灸1～3壮，艾条灸5～15分钟。

◎**按摩法**：以手指指腹或指节向下按压，并作圈状按摩，左右各操作一遍。

最佳配伍

1.配列缺，适用于颈项疼痛。

2.配廉泉，适用于失音、咽炎。

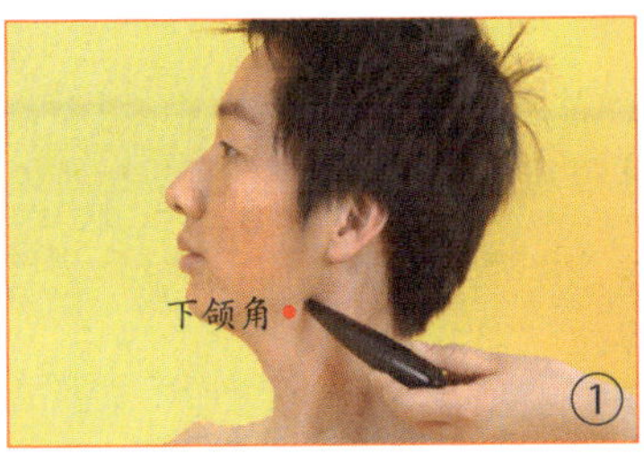

颧髎

常用程度 ★★★

国际编号 SI18

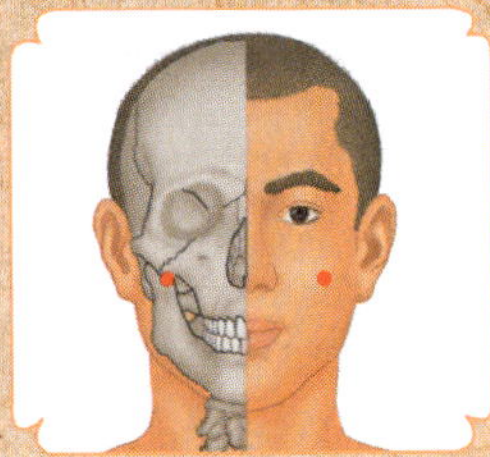

穴名释义

“颧”，颧部；“髎”，骨隙。从字面上可知此穴在颧骨下缘凹陷处，故名。

标准定位

在面部，目外眦直下，颧骨下缘的凹陷中。

穴位速取

侧坐位，在颧骨下缘平线与目外眦角垂线之交点处，约与迎香同高，按压有明显酸胀感即为本穴（图②）。

主要功效

清热消肿，祛风止痛。可缓解牙痛，改善黑眼圈、眼睛疲劳、眼睑浮肿。此处有神经经过，因此对面部痉挛、三叉神经痛、口眼歪斜的效果良好，还有润滑紧致肌肤的功效，平时多加按摩可以减少皱纹的产生。

常见疗法

◎**灸法**：艾炷灸1～3壮，艾条灸5～15分钟。

◎**按摩法**：以手指指腹或指节向下按压，并作圈状按摩。按压时朝颧骨方向施力。

最佳配伍

1.配地仓、颊车，适用于口歪。

2.配合谷，适用于齿痛。

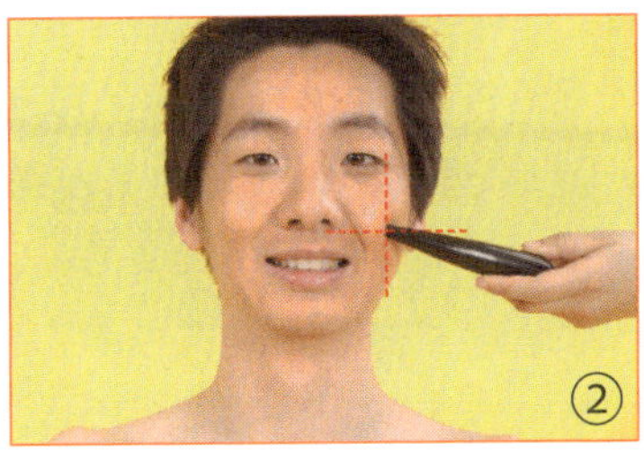

听宫

常用程度 ★★★★

国际编号 SI19

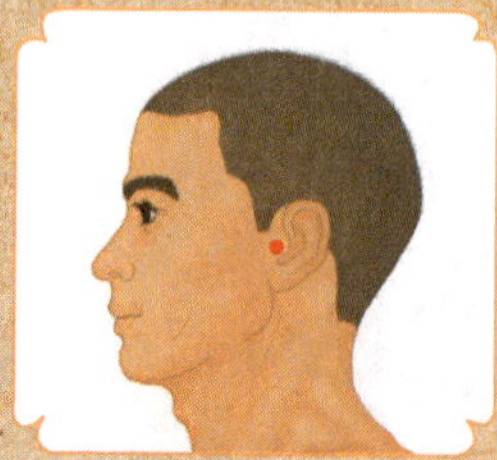

穴名释义

“宫”，五音之首，指位于耳朵部位的穴位。听宫又名“多闻”，意思是此穴气血流入部位空洞之处，产生的回声既响又长。

标准定位

在面部，耳屏前，下颌骨髁状突的后方，张口有凹陷处。

穴位速取

侧坐位，微张口，在面部耳屏前，下颌骨髁状突的后方，张口有凹陷处，按之有酸胀感（图①）。

主要功效

聪耳开窍，宁神定志。刺激这个穴位，可以增强听力，主要用于预防和缓解与耳朵有关的各种疾病，如耳鸣、耳聋、中耳炎、外耳道炎等，对头痛、头重、眩晕、视力减退、记忆力减退也有效果。

常见疗法

◎**灸法**：艾炷灸3～5壮，艾条灸5～15分钟。

◎**按摩法**：以手指指腹或指节向下按压，并作圈状按摩。

最佳配伍

配翳风、中渚，用于耳鸣、耳聋。

穴位标签

为手足少阳经、手太阳经之交会穴。

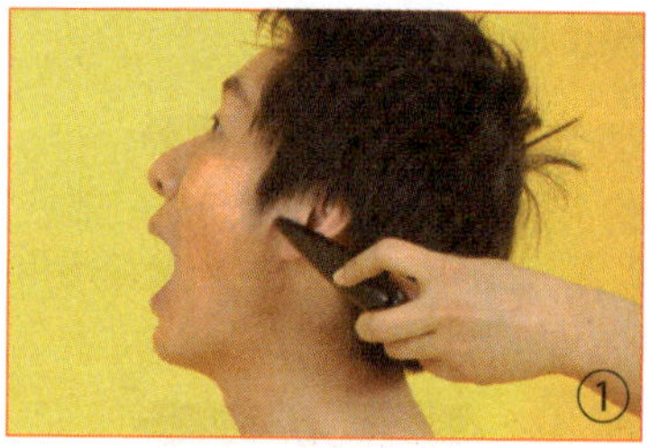

①

养老穴——老年人的养生大穴

老年人身体状况欠佳的根源之一就是气血不足，因为他们的脾胃和小肠功能已经衰退、减弱，脏腑功能大幅下降，这样，气血生化本来就不足，再加上吸收不好，各种各样的毛病自然而然就会跟随而来，如头晕眼花、失眠健忘、精神不振等。

另外，人体一旦气血虚了，抵抗能力就会下降，各种外邪必然会乘虚而入，所以老年人就成了外邪侵入的高危人群。而经常刺激小肠经上的养老穴位，就可以改善和调理小肠的功能，促进老年人对食物的消化吸收，增加身体的气血供应。

养老穴是专门针对老年病的保健、调理的穴位，包括老花眼、失眠健忘、消化功能不好，以及肩、背、肘、臂酸痛，还有其他各种因气血不足引起的病证。养老穴还可以用来减缓糖尿病，选用单手的养老穴，行针15分钟即可。每天施治1次，连续施治1个月。此法可作为糖尿病常规用药外的辅助疗法。本穴是最适合老年人用来缓解病证的穴位，每天用手指按揉可以缓解老年病。每天1～2次，每次3分钟。

此外，小肠经上还有一个养老的穴位，叫阳谷穴。同时按摩，效果会更好。

足太阳膀胱经

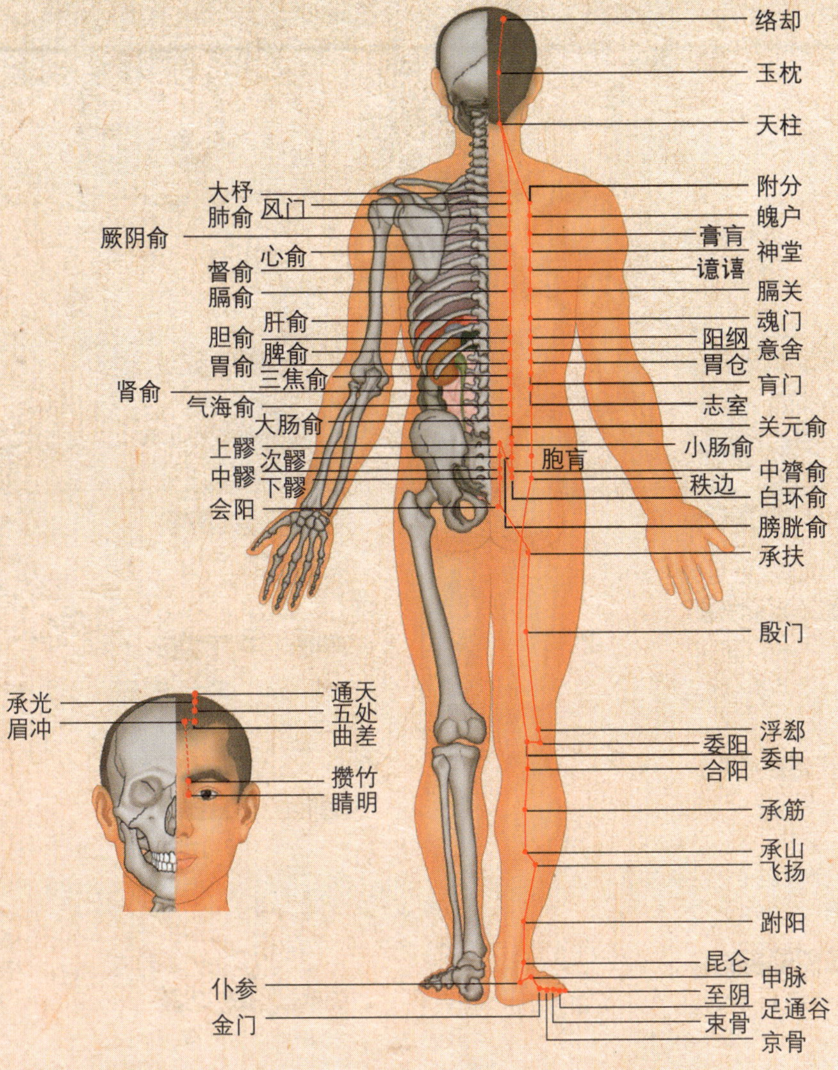

循行路线 膀胱足太阳之脉，起于目内眦，上额，交巅。

其支者 从巅至耳上角。

其支者 从巅入络脑，还出别下项，循肩髆内，挟脊抵腰中，入循膂，络肾，属膀胱。

其支者 从腰中，下挟脊，贯臀，入腘中。

其支者 从髆内左右，别下贯胛，挟脊内，过髀枢，循髀外后廉，下合腘中（委中）。以下贯腨内，出外踝之后，循京骨，至小指外侧。

范围 从眼睛内侧的睛明穴，经头顶、颈椎至脚小趾外侧的至阴穴。本经一侧67穴，49穴分布在头面部、颈部、背腰部，18穴分布在下肢背面的正中线和足的外侧部，左右两侧共134穴。

功效 本经腧穴主要用于预防和改善呼吸系统、心血管系统、消化系统、生殖系统及泌尿系统疾病和本经所经过部位的病证。

睛明

常用程度 ★★★

国际编号 BL1

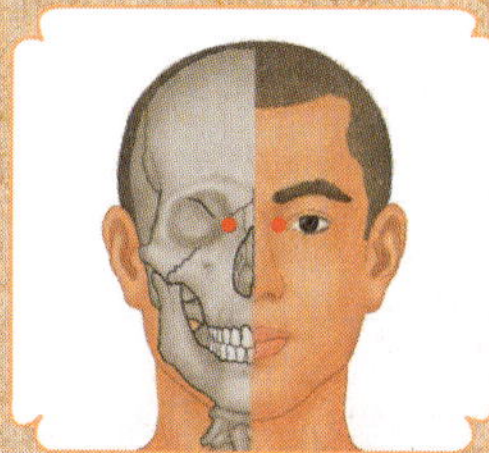

穴名释义

“睛”，眼睛、眼珠；“明”，明亮。穴在眼眶内侧的边缘，具有明目之功效，善治眼病，故名。

标准定位

在面部，目内眦角稍上方的凹陷中。

穴位速取

正坐位，目视前方，手置于内侧眼角稍上方，轻轻按压有一凹陷处，按压有酸胀感（图①）。

主要功效

明目退翳，祛风清热。是调理眼部疾病的重要穴位，按压此穴可以消除眼部疲劳、充血，改善近视眼、视神经萎缩、青光眼、结膜炎，也可淡化黑眼圈及浮肿的“泡泡眼”。

常见疗法

◎**按摩法**：按摩时最好闭上眼睛，以食指和拇指指腹同时向内、向上方按压，力度适中，以免损伤眼睛。

最佳配伍

1.配光明、攒竹，治疗近视眼。

2.配后溪、水沟，治疗急性腰扭伤。

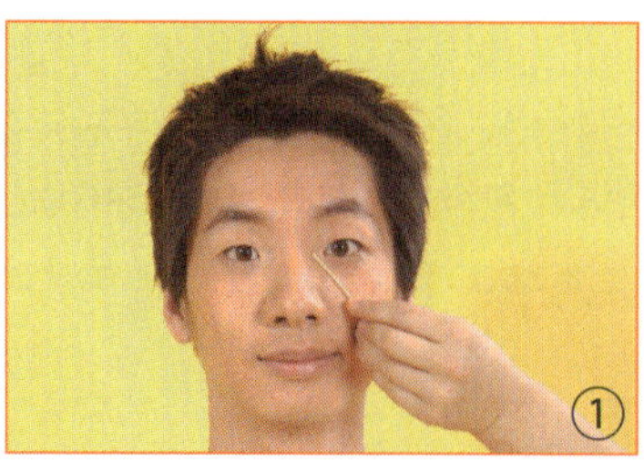

①

攒竹

常用程度 ★★★★

国际编号 BL2

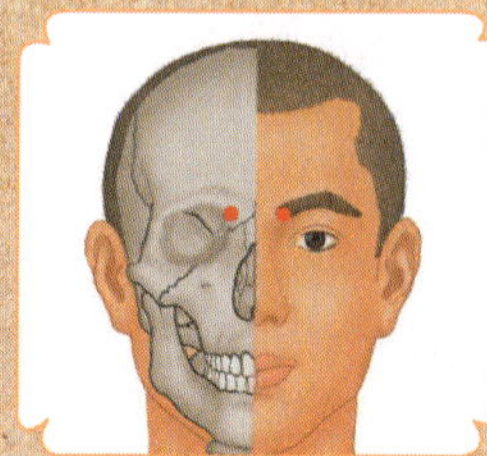

穴名释义

“攒”，是簇聚的意思；“竹”，竹子，形容眉毛。攒竹穴在眉头陷中，眉毛丛生，犹如竹子簇聚，故名。

标准定位

在面部，左右眉毛的内侧，即眉头的凹陷处，左右各一。

穴位速取

正坐位，目视前方，在眉毛内侧端有一隆起处，按压有酸胀感。在眉头处上下移动时，会感觉到有一条细筋，攒竹穴即在此处（图②）。

主要功效

清热祛风，活络明目。对急性腰扭伤有良好的缓解效果。此穴可以改善眼袋浮肿，紧实脸部肌肤，消除眼睛疲劳，改善头重、高血压、结膜炎等。

常见疗法

◎**按摩法**：自我保健时，可用两手拇指指腹揉按两侧的攒竹穴30～50次，可以预防各种目疾。

最佳配伍

1.配风池、太阳，用于神经性头痛。

2.配内关，用于呃逆。

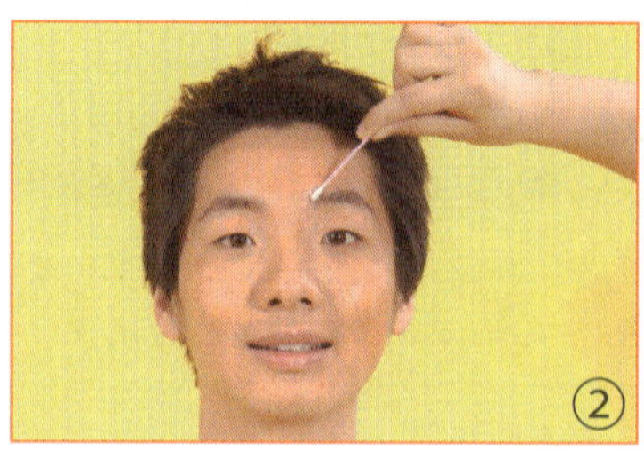

②

眉冲

常用程度 ★

国际编号 BL3

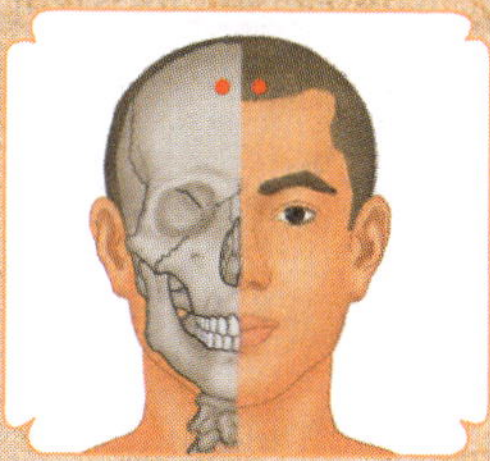

穴名释义

“眉”，眉毛，在这里指的是穴内的气血物质为寒冷的水湿之气。“冲”为冲射的意思。“眉冲”的意思是说来自膀胱经的气血在此穴处向上而行。

标准定位

在头部，攒竹直上发际0.5寸，神庭与曲差连线之间。

穴位速取

正坐位，在攒竹穴直上，入发际0.5寸处，神庭与曲差连线之间，按压有痛感（图①）。

主要功效

清利头目，通窍安神。经常按摩能够有效缓解头痛、眼肌痉挛、三叉神经痛等疾病，使症状得到调理和改善。偶感风寒、鼻塞等不适，或者在感到眩晕的时候，轻轻按摩此穴，就能使病情得到缓解。

常见疗法

◎**按摩法**：以中指指腹揉按穴位，每次左右各1～3分钟，用力宜适度。

最佳配伍

1.配太阳，可缓解头痛。

2.配大椎、后溪，可调和阴阳之气，用于癫痫。

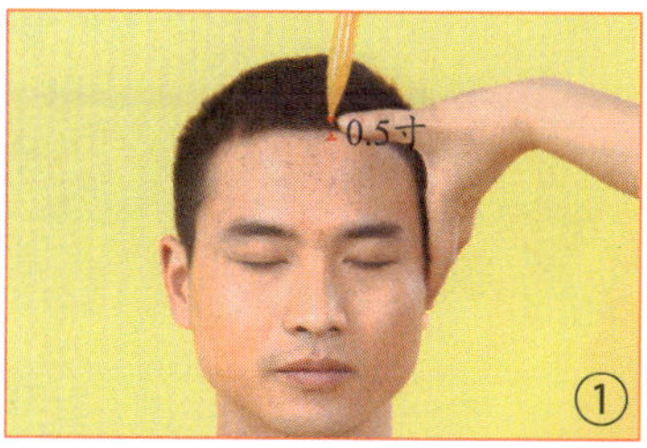

曲差

常用程度 ★

国际编号 BL4

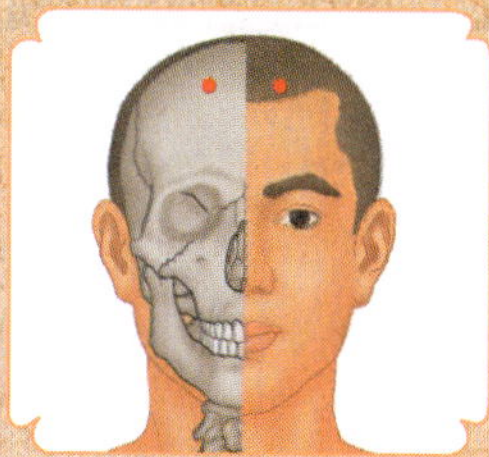

穴名释义

“曲”，隐秘的意思；“差”，派遣的意思。“曲差”的意思是膀胱的经气血由此穴位输送到头上的各个部位。别名鼻冲。

标准定位

在头部，前发际正中直上0.5寸，旁开1.5寸。

穴位速取

正坐位，手指自眉头向上推，在入发际0.5寸处，再旁开1.5寸处，按压有痛感（图②）。

主要功效

清利头目，安神利窍。对头痛、视物不清等疾患具有良好的调理、改善作用。此穴主要对鼻部疾病有一定的特殊功效，如鼻塞、流鼻涕、鼻炎等，通过按揉就能够减轻病情。

常见疗法

◎**按摩法**：用食指的指腹以适当的力度按压穴位，再以同样的方法按压另一穴位，每次每穴按压1～3分钟。

最佳配伍

配印堂、迎香，用于鼻塞、流涕。

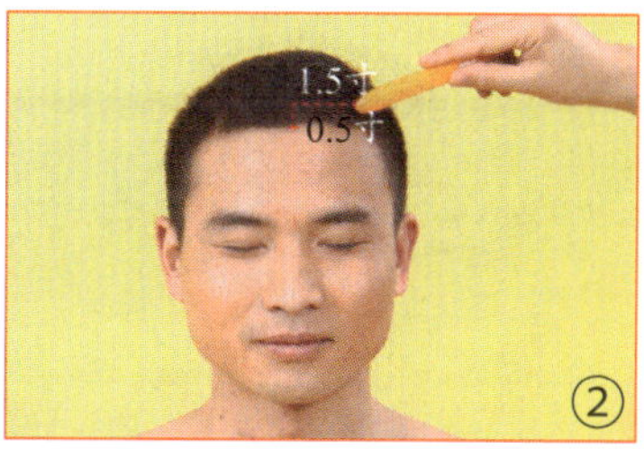

五处

常用程度 ★

国际编号 BL5

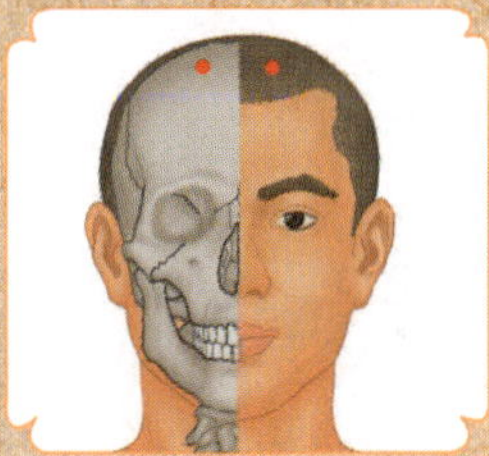

穴名释义

“五”，指东、南、西、北、中五个方位；“处”，处所的意思。“五处”的意思是指此处穴位的气血来自头上的各部位。

标准定位

在头部，前发际正中直上1寸，旁开1.5寸。

穴位速取

正坐位，手指自眉头向上推，在入发际1寸处，再旁开1.5寸处，按压有痛感（图①）。

主要功效

清利头目，泄热熄风。经常按摩此穴，能够有效缓解头痛、目眩、目视不明、癫痫、三叉神经痛、神经官能症等疾病。如果遇到儿童惊风时，按摩这个穴位，也能迅速缓解小儿惊风的症状。

常见疗法

◎**灸法**：间接灸3～5壮，艾条灸5～10分钟。

◎**按摩法**：以食指指腹按压穴位，每次左右各1～3分钟。

最佳配伍

1.配合谷、太冲，用于头痛、目眩。

2.配率谷、行间，用于头痛、目眩。

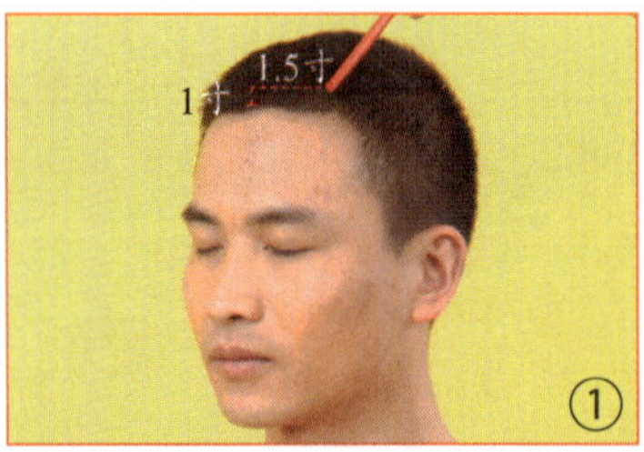

承光

常用程度 ★★

国际编号 BL6

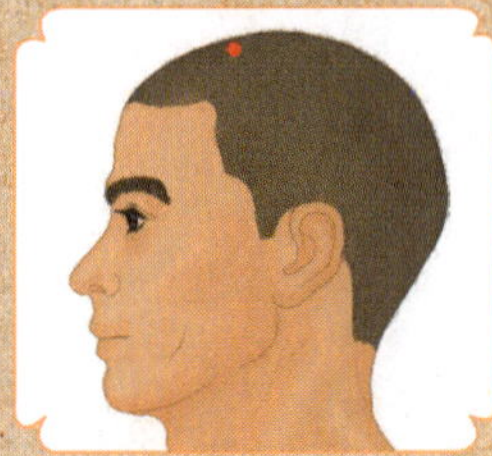

穴名释义

“承”，承受；“光”，光线。此穴可复使眼睛承受光明，故名。

标准定位

在头部，前发际正中直上2.5寸，旁开1.5寸。

穴位速取

正坐位，前发际正中直上2.5寸，再旁开1.5寸，按压有酸胀感（图②）。

主要功效

清热疏风，明目通窍。承光为改善目疾之要穴，对头痛、欲呕烦心、流涕、鼻塞、目眩、目翳、青光眼、目视不明等疾患有特殊的疗效。此外，这个穴位还能让人全身放松，改善情绪，缓解压力。

常见疗法

◎**灸法**：艾条灸5～10分钟。

◎**按摩法**：以手指指腹或指节向下按压，并作圈状按摩。

最佳配伍

1.配百会，适用于头痛。

2.配通天，适用于鼻炎。

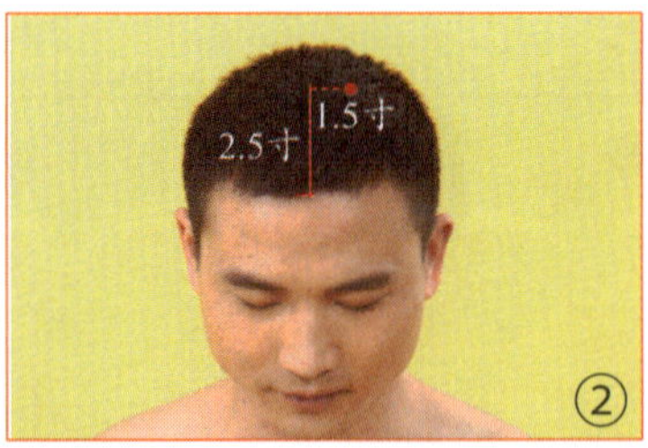

通天

常用程度 ★

国际编号 BL7

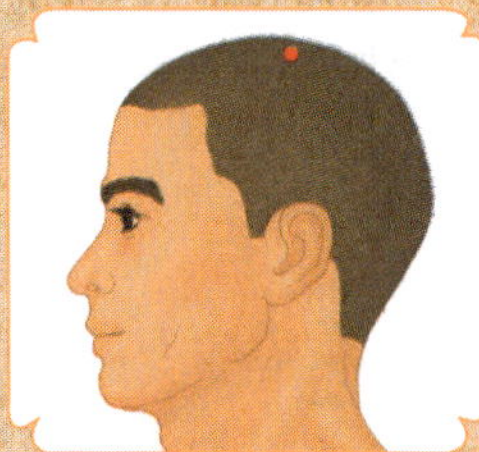

穴名释义

“通”，通达；“天”，天空，引申为高处，表示本穴在人体的至高之位，如通达天空。足太阳经的脉气需透过通天穴而抵达人体最顶端的百会穴，故名。

标准定位

在头部，前发际正中直上4寸，旁开1.5寸。

穴位速取

取正坐位，闭上双眼，先取百会穴，在百会穴向前量1寸处再旁开1.5寸处，按压有酸胀感（图①）。

主要功效

宣肺利鼻，疏风清热。是应用范围极为广泛的穴位，尤其是对流鼻涕、鼻塞等鼻部的症状，本穴位都有改善效果。此外，也常用于头痛、头重、脑血管病后遗症的治疗。

常见疗法

◎**灸法**：间接灸3～5壮，艾条灸5～10分钟。
◎**按摩法**：以手指指腹或指节向下按压，并作圈状按摩。

最佳配伍

1.配迎香、合谷，适用于鼻炎。
2.配络却、关元，适用于脑血管疾病后遗症。
3.配风池、昆仑，适用于头重眩晕。
4.配水沟、内关，适用于虚脱。

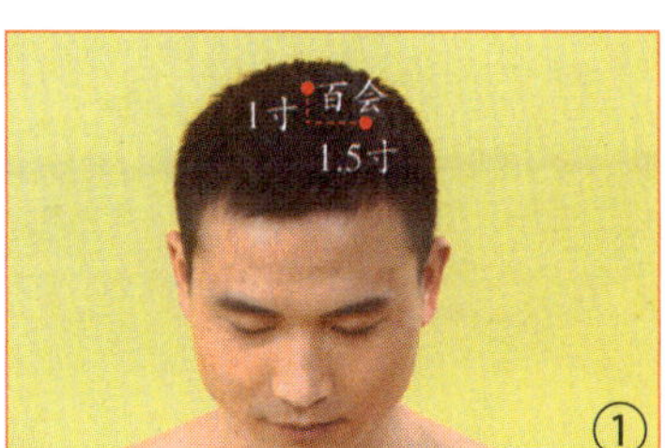

①

络却

常用程度 ★

国际编号 BL8

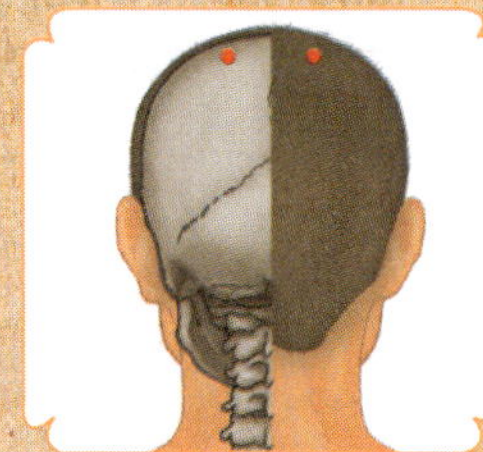

穴名释义

“络”，指细小的络脉，眼白外侧有红肉，结于大眼角为络；“却”，指退却的意思。“络却”即此穴可使目赤血络消退，故名。

标准定位

在头部，后发际正中直上5.5寸，旁开1.5寸。

穴位速取

在头部，通天穴后1.5寸，旁开1.5寸即是，按压后有痛感（图②）。

主要功效

清热祛风，明目通窍。具有调和脑络气血，使阴阳平衡的作用。故对各种神志病，如癫狂、癫痫有良好的疗效。坚持按揉，对目视不明、脑卒中偏瘫、癫痫、耳鸣、头痛、眩晕等均有不错的保健与改善功效。

常见疗法

◎**灸法**：间接灸3～5壮，艾条灸5～10分钟。
◎**按摩法**：以手指指腹或指节向下按压，并作圈状按摩。

最佳配伍

1.配风池、听会，潜阳聪耳，适用于眩晕、耳鸣。
2.配睛明、太阳，和血明目，适用于眼部疾病。
3.配大椎、长强，适用于癫痫。

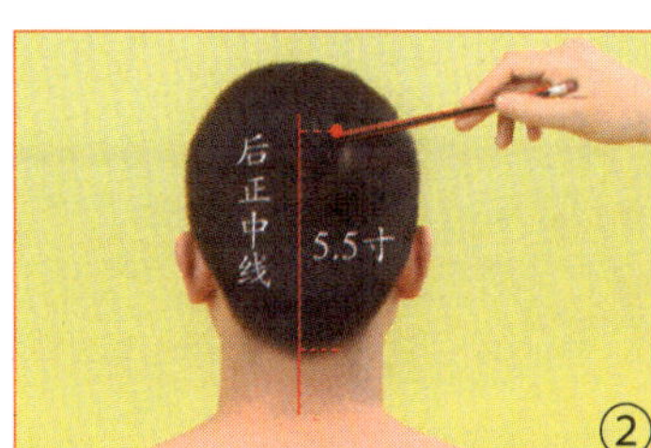

②

玉枕

常用程度 ★

国际编号 BL9

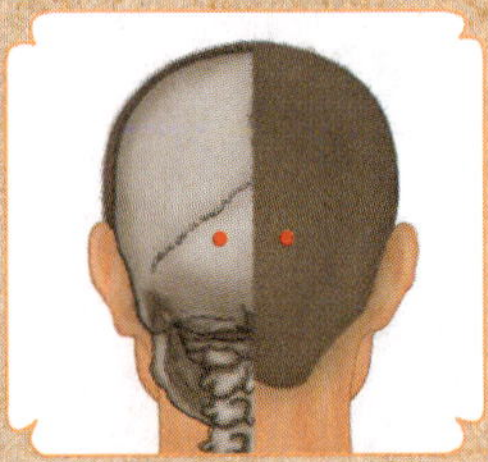

穴名释义

“玉”，玉石；“枕”，头与枕接触之部位。古称枕骨为“玉枕骨”，因穴在其上而得名。

标准定位

在头部，后发际正中直上2.5寸，旁开1.3寸，横平枕外隆凸上缘。

穴位速取

取坐位，沿后发际正中线向上轻推触及枕骨，由此旁开1.3寸处，在骨性隆起的外上缘可触及一凹陷，按压有酸胀感（图①）。

主要功效

开窍明目，通经活络。长期按摩可有效缓解头项痛、视神经炎、青光眼、近视等症。此外，还可有效缓解鼻塞、嗅觉减退、口腔溃疡及枕神经痛等。

常见疗法

◎**灸法**：间接灸3～5壮，或者以艾条灸5～10分钟。

◎**按摩法**：以手指指腹或指节向下按压，并作圈状按摩。

最佳配伍

1.配大椎，适用于头项强痛。

2.配少府、涌泉，适用于口腔溃疡。

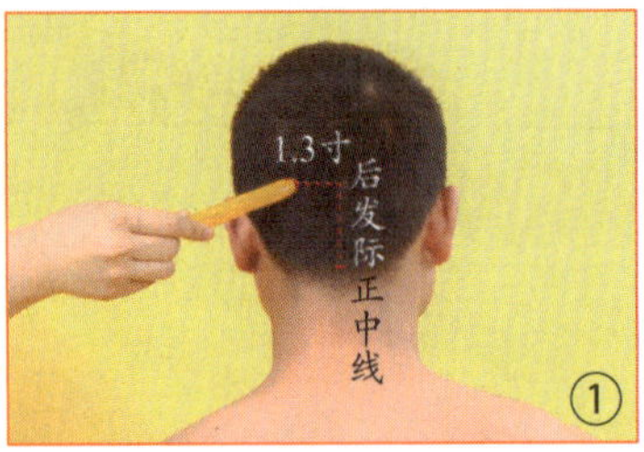

天柱

常用程度 ★★

国际编号 BL10

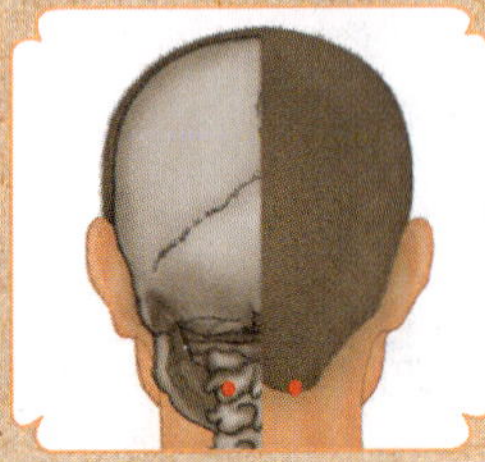

穴名释义

“天”，天空；“柱”，支柱。人体以头为天，脖子就扮演着支撑头部的重要角色，犹如擎天之柱一般，故名。

标准定位

在项部，斜方肌外缘之后发际凹陷中，约后发际正中旁开1.3寸。

穴位速取

取坐位，后发际正中直上0.5寸，再旁开1.3寸处，按压有酸胀感（图②）。

主要功效

清利头目，强壮筋骨。颈部有很多连接头部和身体的血管和神经，所以刺激此穴可以促进头部的血液循环，消除头晕、头痛等各种头部的疾病，也可以控制血压。此外，按压此穴还可以改善慢性鼻炎、鼻塞、鼻窦炎、耳鸣、落枕、颈椎扭伤、脖子僵硬的症状，对容易疲劳、晕车、宿醉等有不错的效果。

常见疗法

◎**灸法**：间接灸3～5壮，艾条灸5～10分钟。

◎**按摩法**：以双手的大拇指压住穴位，其余四指支撑头部，仅以大拇指的力量向上推揉即可。

最佳配伍

1.配大椎、列缺，适用于头项强痛。

2.配风池、商阳、关冲，适用于热病汗不出。

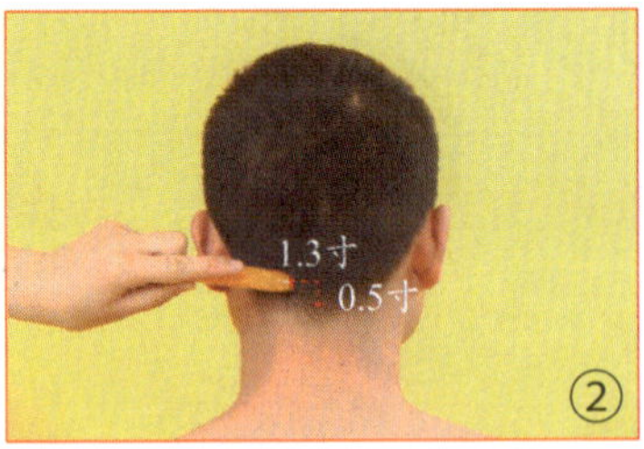

大杼

常用程度 ★★

国际编号 BL11

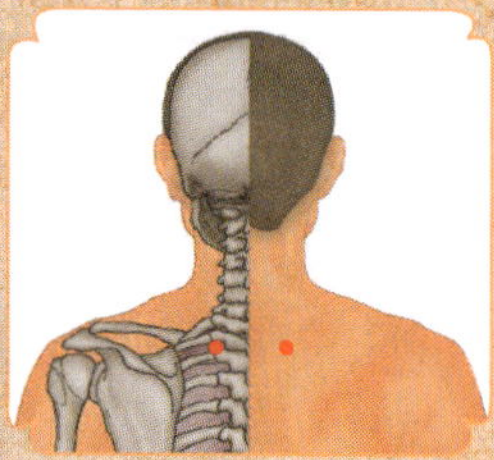

穴名释义

“大”，大小之大；“杼”，织布机上的梭子，由于人体脊柱两侧的骨头突出，形状像织布机上的织杼，常以此为比喻。

标准定位

在背部脊柱区，第1胸椎棘突下，后正中线旁开1.5寸。

穴位速取

坐位，由颈背交界处椎骨的最高点（第7颈椎棘突）向下数1个椎骨棘突（第1胸椎棘突），引一垂线，再从肩胛骨内侧缘引一垂线，两条垂线之间距离的中点处，按压有酸胀感（图①）。

主要功效

舒筋活络，清热解表，宣肺止咳。可有效改善发热、咳嗽、气喘、胸闷、鼻塞、流鼻涕、喉咙肿痛、肩胛酸痛、颈部僵硬疼痛等。

常见疗法

◎**灸法**：艾炷灸3～5壮，艾条灸5～10分钟。

◎**按摩法**：以手指指腹或指节按压，并作圈状按摩。

最佳配伍

1.配大椎、风池、后溪，适用于颈椎病。

2.配颊车、合谷，适用于牙痛。

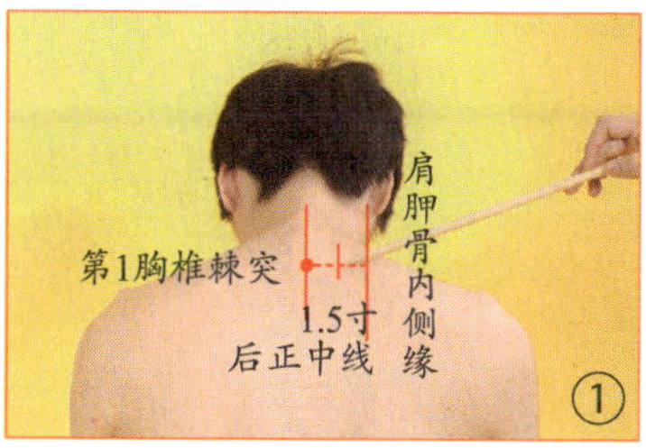

风门

常用程度 ★★

国际编号 BL12

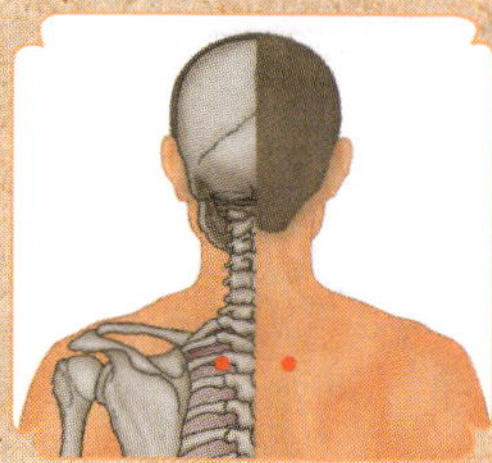

穴名释义

“风”，风邪；“门”，门户。穴为风邪出入之门户，又主风邪，故名。

标准定位

在背部脊柱区，第2胸椎棘突下，后正中线旁开1.5寸。

穴位速取

取坐位，由颈背交界处椎骨的最高点（第7颈椎棘突）向下数2个椎骨棘突（第2胸椎棘突），引一垂线，再从肩胛骨内侧缘引一垂线，两条垂线之间距离的中点处，按压有酸胀感（图②）。

主要功效

祛风散邪，宣肺固表。此穴为调理初期感冒的重要穴位，对各种感冒症状均有效果。平时按压此穴可增强抵抗力，预防感冒，并缓解上气不接下气、头痛、肩颈酸痛、胸背痛等。本穴为祛风的要穴之一，天冷的时候，很容易受寒感冒、咳嗽、颈项僵硬、肩背酸痛，此时每天按摩风门穴，有意想不到的效果。

常见疗法

◎**灸法**：艾炷灸3～5壮，艾条灸5～10分钟。

◎**按摩法**：俯卧，由他人按摩，能较充分按压。

最佳配伍

配肩井、中渚、支沟，可有效缓解肩背酸痛。

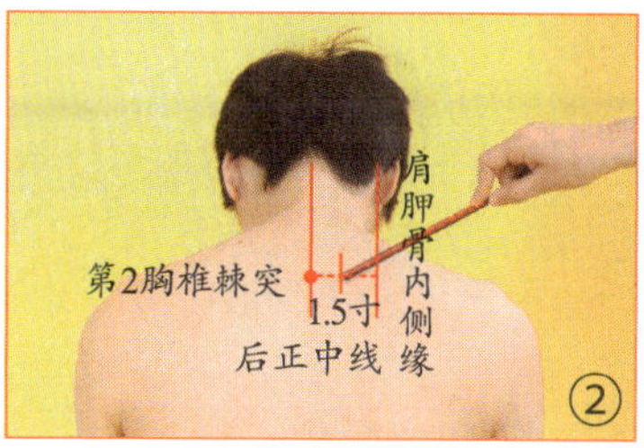

肺俞

常用程度 ★★★

国际编号 BL13

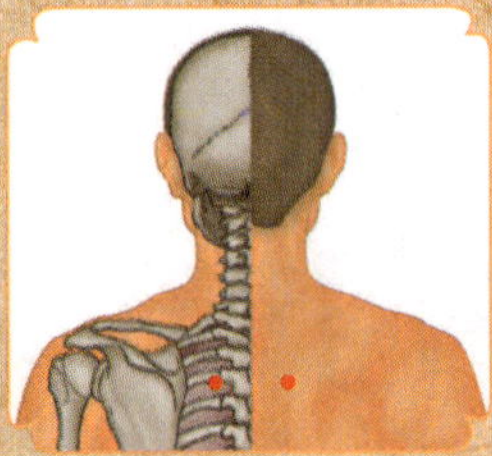

穴名释义

“肺”，肺脏；“俞”，输注。该穴为肺脏之气输注部位。本穴是肺脏经气转输、输注膀胱经的重要穴位。

标准定位

在背部脊柱区，第3胸椎棘突下，后正中线旁开1.5寸。

穴位速取

取坐位，由颈背交界处椎骨的最高点（第7颈椎棘突）向下数3个椎骨棘突（第3胸椎棘突），引一垂线，再从肩胛骨内侧缘引一垂线，两条垂线之间距离的中点处，按压有酸胀感（图①）。

主要功效

解表宣肺，止咳平喘。常用于预防和缓解肺部疾病及慢性疾病。当内脏有疾病时，按压此穴位常会感觉酸痛。常用于咳嗽、气喘等呼吸系统的疾病，可改善腰酸背痛、虚寒、发热、感冒、糖尿病、盗汗、咳嗽、气喘等。

常见疗法

◎**灸法**：艾炷灸3～5壮，艾条灸5～10分钟。
◎**按摩法**：被按摩者俯卧，按摩者以手指指腹或指节向下按压，并作圈状按摩。

最佳配伍

配太渊、天突，适用于咳嗽。

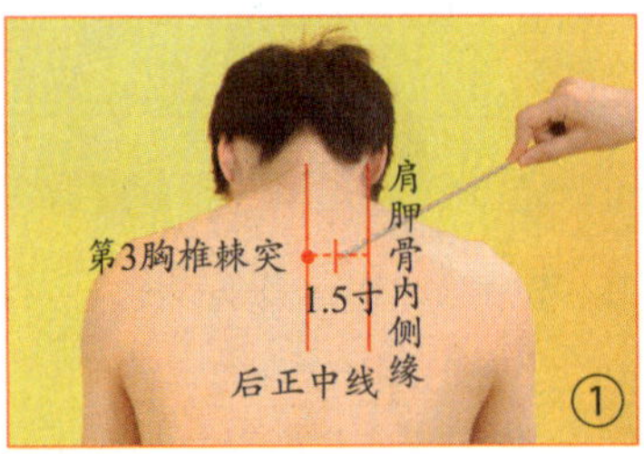

厥阴俞

常用程度 ★★

国际编号 BL14

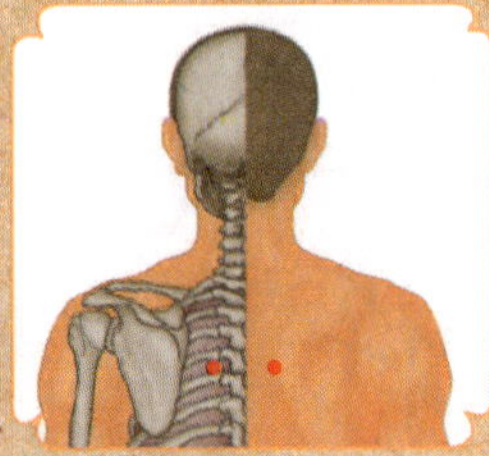

穴名释义

“厥阴”，此指心包；“俞”，输注。表示此穴为心包气血之气输注部位。

标准定位

在背部脊柱区，第4胸椎棘突下，后正中线旁开1.5寸。

穴位速取

取坐位，两肩胛骨下角水平线与脊柱相交所在的椎体为第7胸椎棘突，向上数3个椎骨棘突（第4胸椎棘突），引一垂线，再从肩胛骨内侧缘引一垂线，两条垂线之间距离的中点处（图②）。

主要功效

宁心安神，宽胸理气。常用于心脏疾患、呼吸系统疾病。如果患有咳嗽急喘、虚寒证、呕吐、胸闷、精神烦闷、牙痛、心痛及心悸等症状时，可以按摩本穴减轻不适感。另外，对精神紧张也有疗效。

常见疗法

◎**灸法**：艾炷灸3～5壮，艾条灸5～10分钟。
◎**按摩法**：被按摩者俯卧，按摩者将手指并拢，以指尖轻轻刺激穴位，也可用拇指指腹稍微用力揉压本穴，达到促进血液循环的效果。

最佳配伍

配神门、临泣、内关，适用于心痛、心悸。

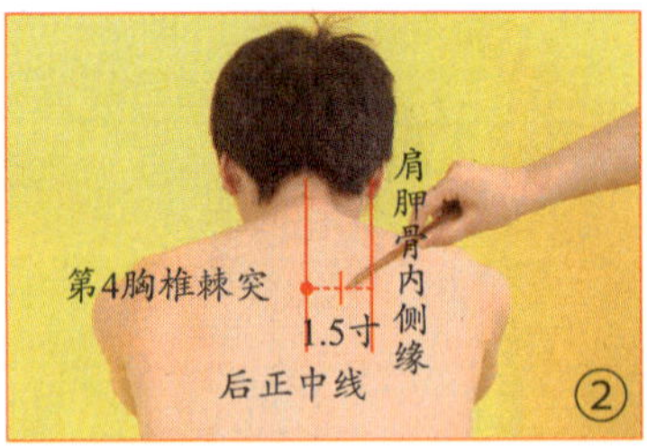

心俞

常用程度 ★★★

国际编号 BL15

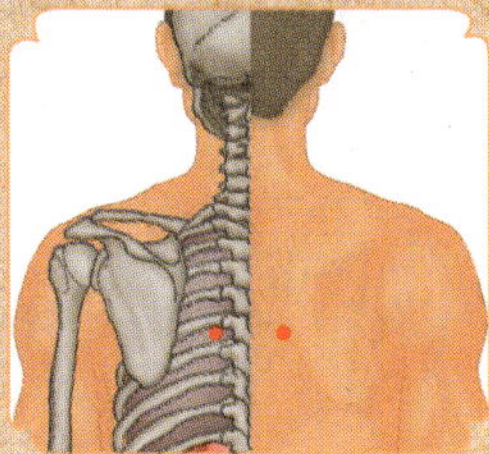

穴名释义

“心”，心脏；“俞”，输注。穴为心脏气血之气输注足太阳膀胱经的重要部位，故名。

标准定位

在背部脊柱区，第5胸椎棘突下，后正中线旁开1.5寸。

穴位速取

取坐位，两肩胛骨下角水平线与脊柱相交所在的椎体为第7胸椎棘突，向上数2个椎骨棘突（第5胸椎棘突），引一垂线，再从肩胛骨内侧缘引一垂线，两条垂线之间距离的中点处，按压有酸胀感（图①）。

主要功效

宽胸理气，宁心安神。是缓解心血管疾病及精神疾病的重要穴位。患有心脏病、心悸、胸闷、头晕、心绞痛、失眠、神经衰弱、健忘及胃肠不适、慢性支气管炎时，也可用本穴来改善病情。

常见疗法

◎**灸法**：艾炷灸5～7壮，艾条灸5～10分钟。
◎**按摩法**：被按摩者取俯卧的姿势，按摩者以两手拇指指腹同时稍用力按压。

最佳配伍

配神门、百会、四神聪，适用于失眠、健忘。

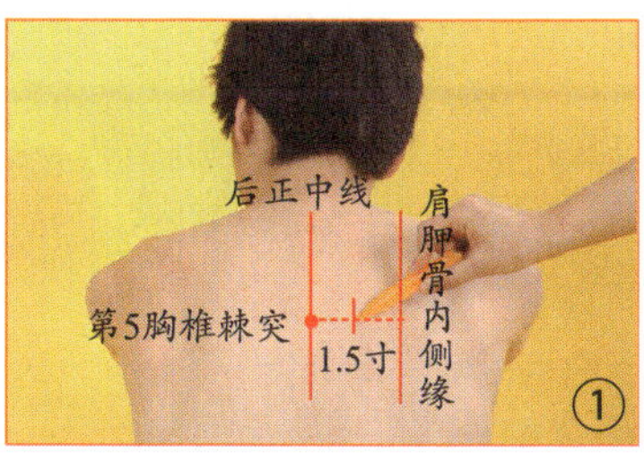

督俞

常用程度 ★★★

国际编号 BL16

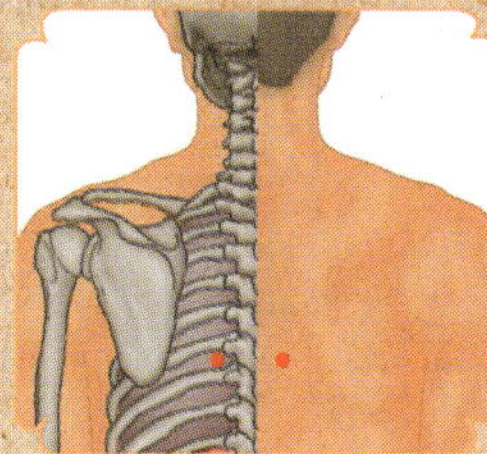

穴名释义

“督”，督脉；“俞”，输注。穴为督脉之气输注部位，故名。

标准定位

在背部脊柱区，第6胸椎棘突下，后正中线旁开1.5寸。

穴位速取

取坐位，两肩胛骨下角水平线与脊柱相交所在的椎体为第7胸椎棘突，向上数1个椎骨棘突（第6胸椎棘突），引一垂线，再从肩胛骨内侧缘引一垂线，两条垂线之间距离的中点处，按压有酸胀感（图②）。

主要功效

宽胸理气，消肿止痛。适用于循环系统疾病，如冠心病、心绞痛、心动过速等。此外，长期按摩此穴，对胃痛、腹痛、咳嗽、气喘、皮肤瘙痒、银屑病等也有不错的改善效果。

常见疗法

◎**灸法**：艾炷灸5～7壮，艾条灸5～10分钟。
◎**按摩法**：按摩者以手指指腹或指节按摩督俞穴，也可双掌按揉。稍用力按压4～5次，并作圈状按摩。

最佳配伍

配内关，适用于胸闷、心痛。

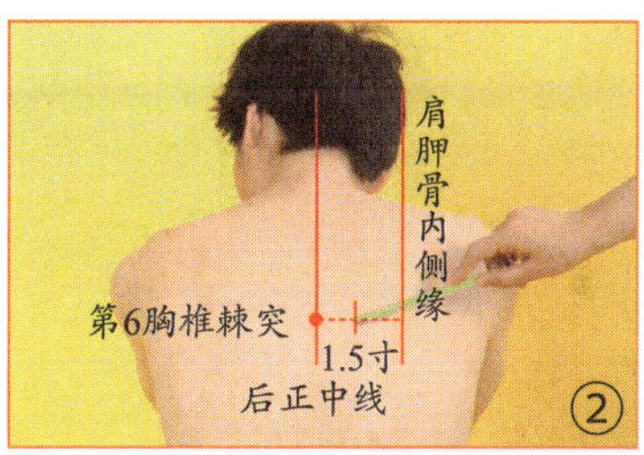

膈俞

常用程度 ★★★★

国际编号 BL17

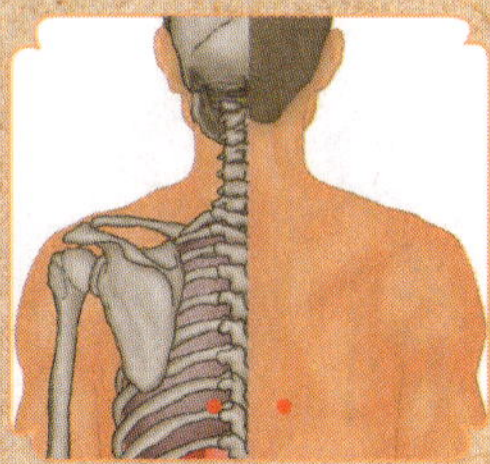

穴名释义

“膈”，膈肌，又有不通的含义；“俞”，输注。穴为膈气输注于后背体表的部位，故名。

标准定位

在背部脊柱区，第7胸椎棘突下，后正中线旁开1.5寸。

穴位速取

取坐位，两肩胛骨下角水平线与脊柱相交所在的椎体为第7胸椎棘突，从其下缘引一垂线，再从肩胛骨内侧缘引一垂线，两条垂线之间距离的中点处，按压有酸胀感即为本穴（图①）。

主要功效

宽胸降逆，和血止血。缓解吐血、贫血、便血等血液疾病。其还具有治疗膈肌疾病的作用，适用于呃逆、饮食不下、呕吐等，对胃痛、十二指肠溃疡、咳嗽、心绞痛等消化、呼吸、循环系统病变均有效果。

常见疗法

◎**灸法**：艾炷灸5～7壮，艾条灸5～10分钟。
◎**按摩法**：以手指指腹或指节按压，并作圈状按摩。

最佳配伍

配血海、曲池，适用于皮肤瘙痒、荨麻疹。

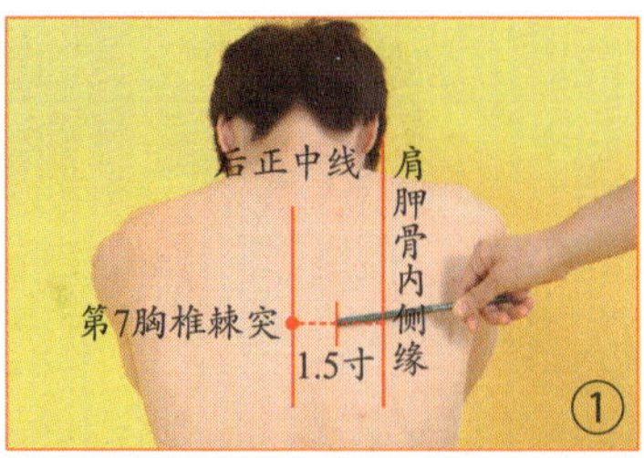

肝俞

常用程度 ★★★

国际编号 BL18

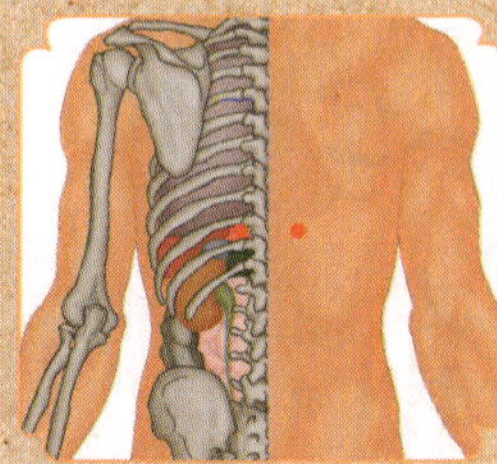

穴名释义

“肝”，肝脏；“俞”，输注。本穴位于背脊间，是肝脏气血输注于后背体表的部位。

标准定位

在背部脊柱区，第9胸椎棘突下，后正中线旁开1.5寸。

穴位速取

取坐位，两肩胛骨下角水平线与脊柱相交所在的椎体为第7胸椎棘突，向下数2个椎体棘突（第9胸椎棘突），引一垂线，再从肩胛骨内侧缘引一垂线，两条垂线之间距离的中点处，按压有酸胀感（图②）。

主要功效

疏肝利胆，安神明目。可以清肝明目，调理气血，安定心神，对肝炎、胆囊炎、胸痛、胃痛、眩晕等有不错的调理功效，还可改善失眠、体质衰弱、口腔炎、肌肉抽筋、食欲不振等。坚持按摩还能调节内脏器官活动，提高身体代谢功能，减缓肌肤的衰老。

常见疗法

◎**灸法**：艾炷灸5～7壮，艾条灸5～10分钟。
◎**按摩法**：以手指指腹或指节按压，并作圈状按摩。

最佳配伍

配商阳、光明，改善目视不清。

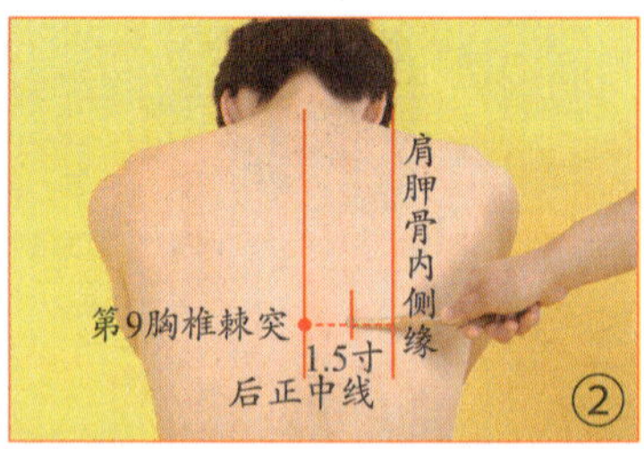

胆俞

常用程度 ★★★

国际编号 BL19

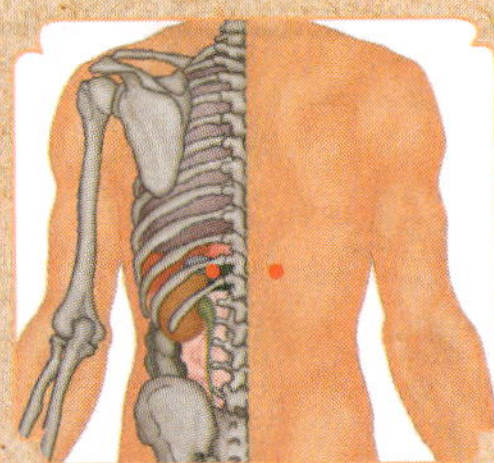

穴名释义

“胆”，胆腑；“俞”，输注。本穴为胆腑气血输注于后背体表的部位。

标准定位

在背部脊柱区，第10胸椎棘突下，后正中线旁开1.5寸。

穴位速取

坐位，两肩胛骨下角水平线与脊柱相交所在的椎体为第7胸椎棘突，向下数3个椎体棘突（第10胸椎棘突），引一垂线，再从肩胛骨内侧缘引一垂线，两条垂线之间距离的中点处，按压可出现酸胀感（图①）。

主要功效

清热祛湿，利胆止痛。可以调理脾胃，帮助消化。此外，对背部僵硬、黄疸、喉咙干涩、口苦无味、食欲不振、肝炎等也有较好的疗效。

常见疗法

◎**灸法**：艾炷灸5～7壮，艾条灸5～10分钟。

◎**按摩法**：被按摩者俯卧，按摩者以拇指指腹稍微用力揉压。

最佳配伍

1.配商阳、小肠俞、涌泉、少府，适用于口舌干、食欲不振。

2.配章门，适用于两胁胀痛。

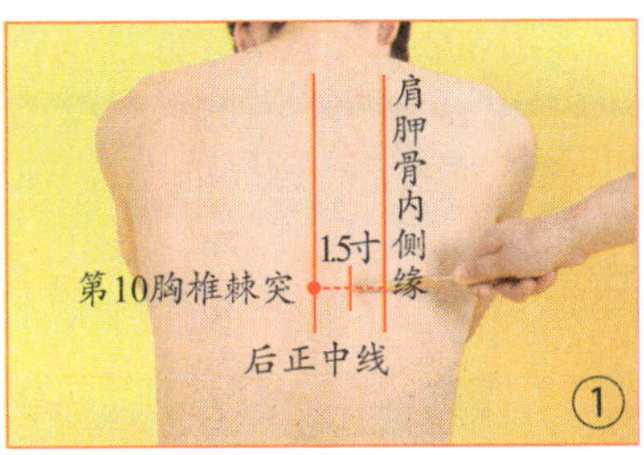

脾俞

常用程度 ★★★

国际编号 BL20

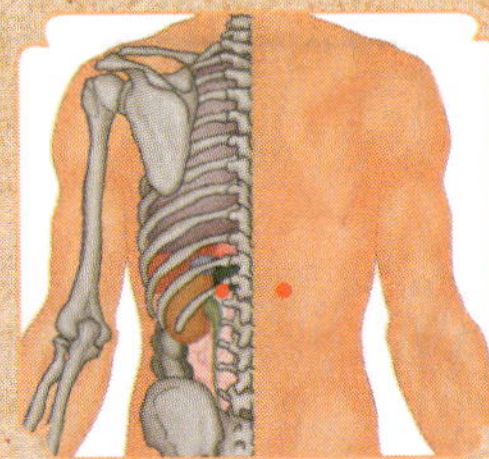

穴名释义

“脾”，脾脏；“俞”，输注。本穴为脾脏气血输注于后背体表的部位。

标准定位

在背部脊柱区，第11胸椎棘突下，后正中线旁开1.5寸。

穴位速取

取坐位，两肩胛骨下角水平线与脊柱相交所在的椎体为第7胸椎棘突，向下数4个椎体棘突（第11胸椎棘突），引一垂线，再从肩胛骨内侧缘引一垂线，两条垂线之间距离的中点处，按压有酸胀感（图②）。

主要功效

健脾利湿，和胃益气。还与胰岛素的分泌有关。感到口渴、全身无力、容易疲劳、食欲不振等时，可以按摩本穴加以缓解。此外，脾俞有健脾和胃之效，对于脾胃虚弱、消化不良、十二指肠溃疡、腹胀、黄疸、呕吐、腹泻等也有不错的疗效。

常见疗法

◎**灸法**：艾炷灸5～7壮，或艾条灸5～10分钟。

◎**按摩法**：以手指指腹或指节按压，并作圈状按摩。

最佳配伍

配足三里、支沟，适用于腹胀、便秘。

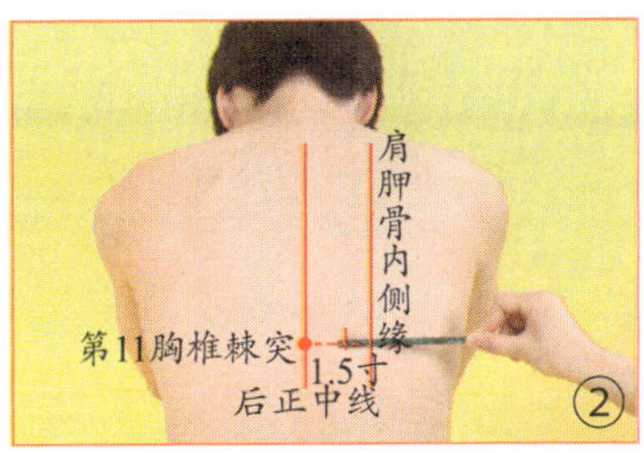

胃俞

常用程度 ★★★

国际编号 BL21

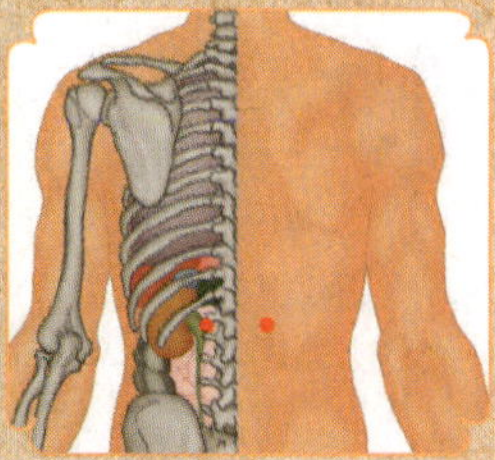

穴名释义

“胃”，胃脏；“俞”，输注。穴为胃腑气血输注于后背体表的部位。

标准定位

在背部脊柱区，第12胸椎棘突下，后正中线旁开1.5寸。

穴位速取

坐位，两髂嵴最高点的水平连线与脊柱相交所在的椎体棘突为第4腰椎棘突，向上数4个椎体棘突（第12胸椎棘突），引一垂线，再从肩胛骨内侧缘引一垂线，两条垂线之间距离的中点处（图①）。

主要功效

健脾和胃，理气降逆。常用于预防和缓解胃肠慢性疾病，与脾俞有协同作用，可治疗胃痛、十二指肠溃疡、消化不良、胃下垂等，也可用于改善糖尿病、口腔溃疡、婴幼儿吐奶、肝炎、食欲不振、恶心呕吐等。另外，按压本穴还可以增强肠胃吸收功能，有一定的增肥效果。

常见疗法

◎**灸法**：艾炷灸5～7壮，或者以艾条灸5～10分钟。

◎**按摩法**：以手指指腹或指节按压，并作圈状按摩。

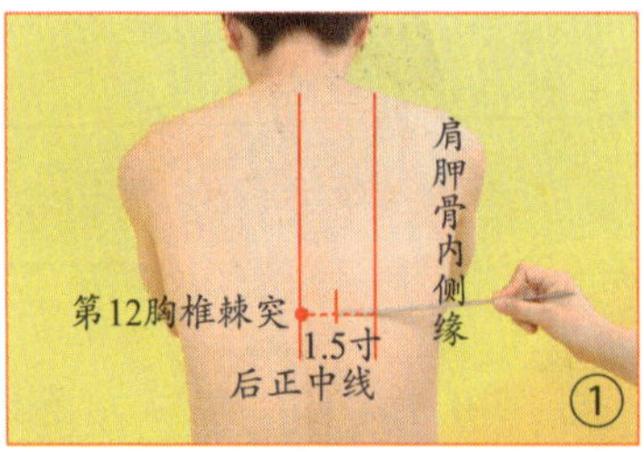

三焦俞

常用程度 ★★★

国际编号 BL22

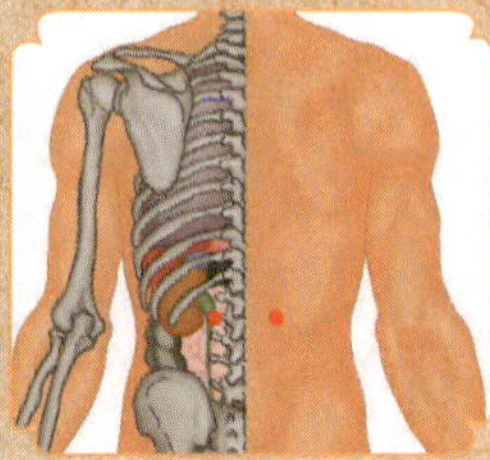

穴名释义

“三焦”，三焦腑；“俞”，是经气注入的地方，输注。穴为三焦气血输注于后背体表的部位。

标准定位

在腰部，第1腰椎棘突下，后正中线旁开1.5寸。

穴位速取

坐位，两髂嵴最高点的水平连线与脊柱相交所在的椎体棘突为第4腰椎棘突，向上数3个椎体棘突（第1腰椎棘突），引一垂线，再从肩胛骨内侧缘引一垂线，两条垂线之间距离的中点处（图②）。

主要功效

调理三焦，健脾利水。可用于调理各种消化系统疾病，如肠鸣、消化不良、腹胀、腹痛、痢疾、腰酸背痛、四肢肿胀、颜面浮肿等，同时还有瘦腰的功效。此外，三焦俞也是治疗糖尿病的重要穴位之一，按压此穴可以促进胰岛素分泌，可作为糖尿病常规用药外的辅助治疗。

常见疗法

◎**灸法**：艾炷灸或温针灸5～7壮，艾条灸5～10分钟。

◎**按摩法**：两手掌撑住腰部，以拇指指尖用力向下按压。

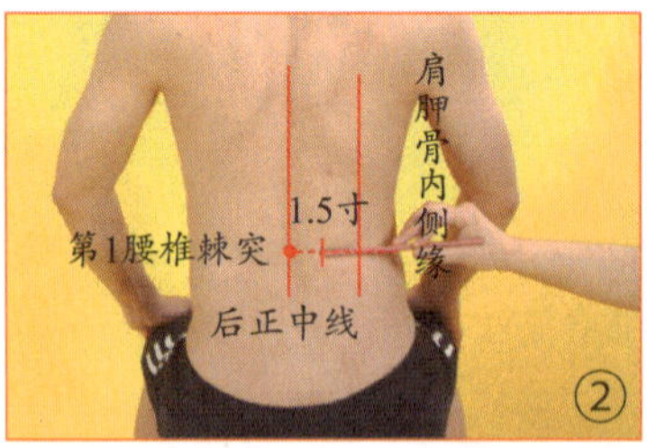

肾俞

常用程度 ★★★

国际编号 BL23

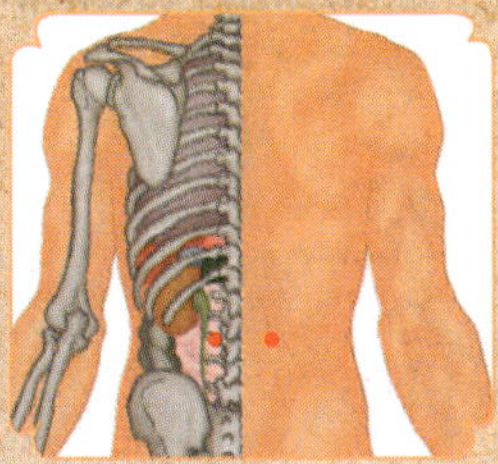

穴名释义

“肾”，肾脏；“俞”，输注。穴为肾脏气血输注于后背体表的部位。

标准定位

在腰部，第2腰椎棘突下，后正中线旁开1.5寸。

穴位速取

坐位，两髂嵴最高点的水平连线与脊柱相交所在的椎体棘突为第4腰椎棘突，向上数2个椎体棘突（第2腰椎棘突），引一垂线，再从肩胛骨内侧缘引一垂线，两条垂线之间距离的中点处（图①）。

主要功效

益肾助阳，纳气利水。常用于改善泌尿生殖系统疾病，如男性遗精、早泄，女性月经失调、痛经、白带异常、子宫脱垂等。肾脏的另一功能为调节水液代谢，所以本穴还可消除水肿。此外，本穴还可改善疲劳、腰酸背痛、下肢无力、腹胀腹鸣、坐骨神经痛等症状。

常见疗法

◎**灸法**：艾炷灸5～7壮，艾条灸5～10分钟。

◎**按摩法**：双手叉腰，以拇指的指尖向下按压。

最佳配伍

1.配关元、三阴交，适用于遗精。

2.配太溪，适用于腰痛。

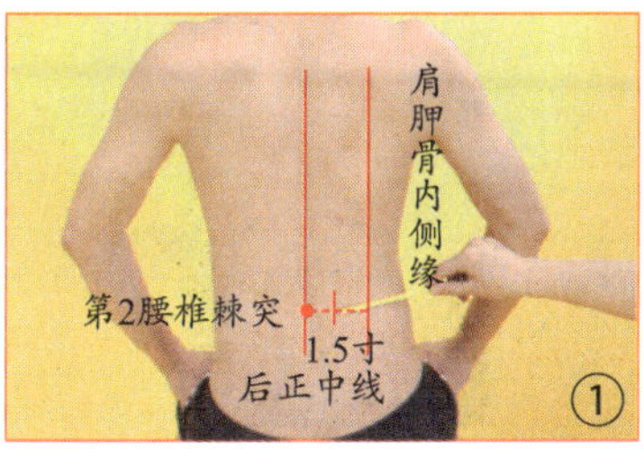

气海俞

常用程度 ★★★

国际编号 BL24

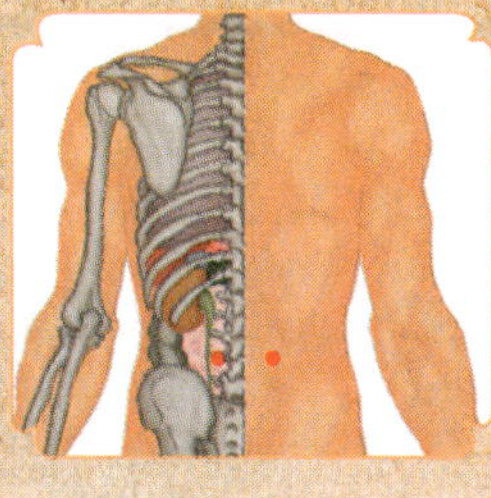

穴名释义

“气海”，元气之海；“俞”，输注。穴为人身阳气输注于后背体表的部位。

标准定位

在腰部，第3腰椎棘突下，后正中线旁开1.5寸。

穴位速取

坐位，两髂嵴最高点的水平连线与脊柱相交所在的椎棘突体为第4腰椎棘突向上数1椎体棘突（第3腰椎棘突），引一垂线，再从肩胛骨内侧缘引一垂线，两条垂线之间距离的中点处（图②）。

主要功效

补肾益气，强壮腰背，调经止痛。本穴主要用于各种气病，还常用于腹胀、肠鸣、痔疮等胃肠道疾病，同时对痛经、腰痛、遗精、阳痿及坐骨神经痛等也有一定的改善功效。

常见疗法

◎**灸法**：艾炷灸5～7壮，或者以艾条灸5～10分钟。

◎**按摩法**：按摩者以手指指腹或指节向下按压，并作圈状按摩。

最佳配伍

配气海、足三里、上巨虚、丰隆，适用于腹胀、肠鸣。

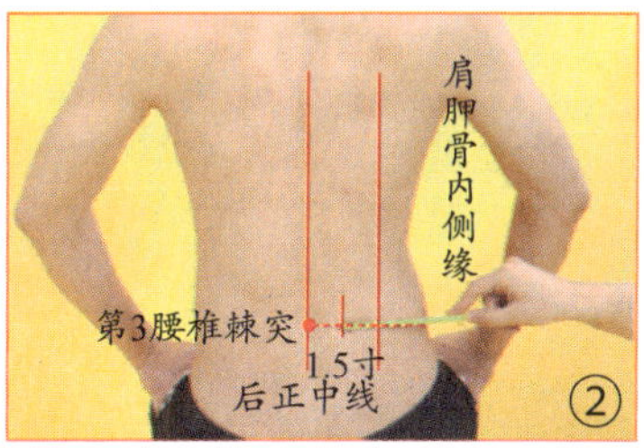

大肠俞

常用程度 ★★★★

国际编号 BL25

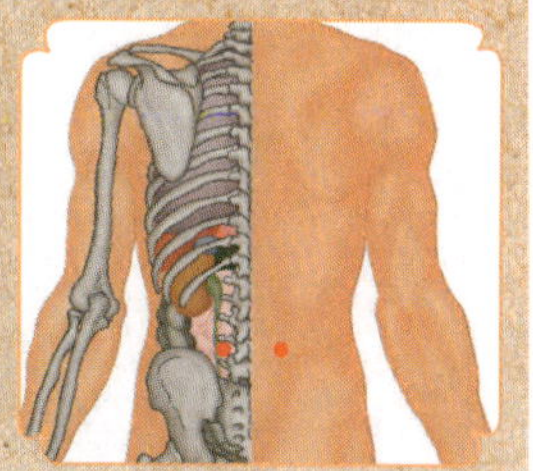

穴名释义

“大肠”，大肠腑；“俞”，输注。穴为大肠之气血输注于后背体表的部位，故名。

标准定位

在腰部，第4腰椎棘突下，后正中线旁开1.5寸。

穴位速取

坐位，两髂嵴最高点的水平连线与脊柱相交所在的椎体棘突为第4腰椎棘突，引一垂线，再从肩胛骨内侧缘引一垂线，两条垂线之间距离的中点处，按压有酸胀感（图①）。

主要功效

疏调肠胃，理气化滞。顾名思义，大肠俞主要用于预防和改善各种大肠部位的疾病，如腹泻、腹痛、慢性肠炎、腹鸣、便秘等。大肠俞还具有健腰背、调肠腑的功能，可以用于背部僵硬、腰足疼痛、腰部扭伤、坐骨神经痛。此外，大肠俞对于男性早泄也有不错的疗效。

常见疗法

◎**灸法**：艾炷灸或温针灸5～7壮，艾条灸5～10分钟或用药物天灸。

◎**按摩法**：以手指指腹或指节按压，并作圈状按摩。

最佳配伍

配气海、足三里、支沟，可有效缓解便秘。

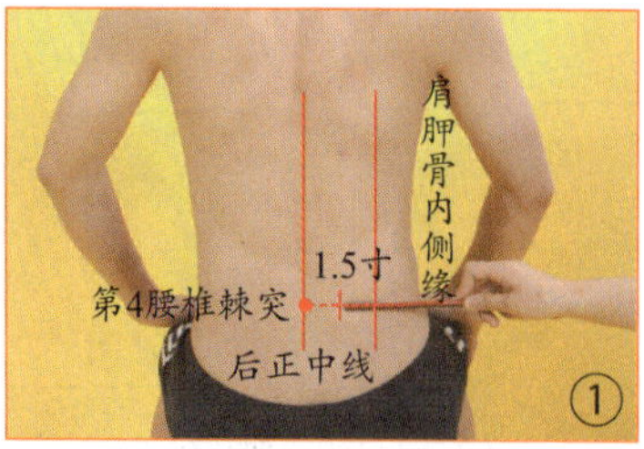

①

关元俞

常用程度 ★★★

国际编号 BL26

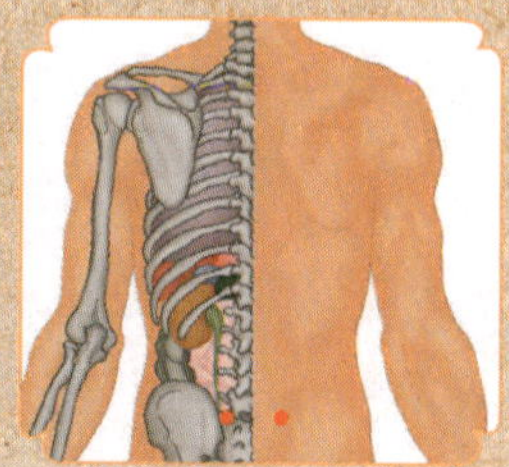

穴名释义

“关”，交关，有联络之意，是人体交关之处；“元”，元气；俞，输注。穴为人体元气输注于后背体表的部位，故名。

标准定位

在腰部，第5腰椎棘突下，后正中线旁开1.5寸。

穴位速取

坐位，两髂嵴最高点的水平连线与脊柱相交所在的椎体棘突为第4腰椎棘突，向下数1椎体棘突（第5腰椎棘突），引一垂线，再从肩胛骨内侧缘引一垂线，两条垂线之间距离的中点处（图②）。

主要功效

培补元气，通调二便。本穴统领下焦气血，还可调补丹田元气。对腰部症状疗效显著，可缓解腹胀、腹泻、大小便困难等症状。另外，本穴对手脚冰冷、痛经、子宫脱垂等也有一定疗效，也是美容常用穴位之一。

常见疗法

◎**灸法**：艾炷灸5～7壮，艾条灸5～10分钟。

◎**按摩法**：以手指指腹或指节向下按压，并作圈状按摩。

最佳配伍

配气海，适用于腹胀、肠鸣。

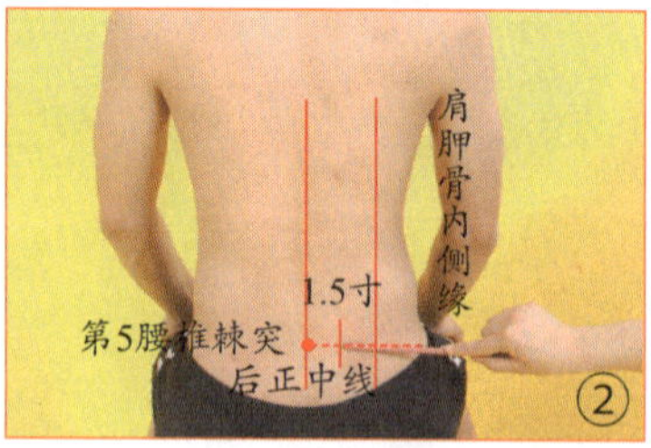

②

小肠俞

常用程度 ★★

国际编号 BL27

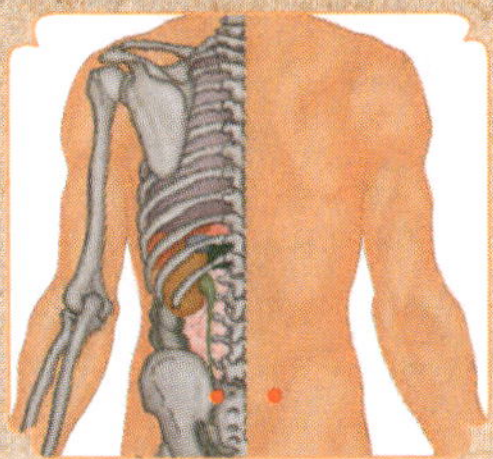

穴名释义

“小肠”，小肠腑；“俞”，输注。穴为小肠之气输注于后背体表的部位。

标准定位

在骶部，横平第1骶后孔，骶正中嵴旁开1.5寸。

穴位速取

坐位，从骨盆后面髂嵴最高点向内下方骶角两侧循摸，可触及一高骨突起（髂后上棘），与之平行的髂骨正中突起处即第2骶椎棘突，向上数1个椎体棘突，引一垂线，再从肩胛骨内侧缘引一垂线，两条垂线之间距离的中点处（图①）。

主要功效

清热利湿，通调二便。多用于泌尿、生殖系统疾患。经常按压小肠俞可以缓解便秘、预防痔疮。此外，常按摩小肠俞也可改善便血、尿色异常、尿量少及男性早泄、女性分泌物异常、下腹疼痛等。

常见疗法

◎**灸法**：艾炷灸5～7壮，艾条灸5～10分钟。
◎**按摩法**：双手叉腰，以拇指按压穴位。二人进行时，被按摩者俯卧，按摩者双手握住被按摩者腰部，以拇指指压穴位。

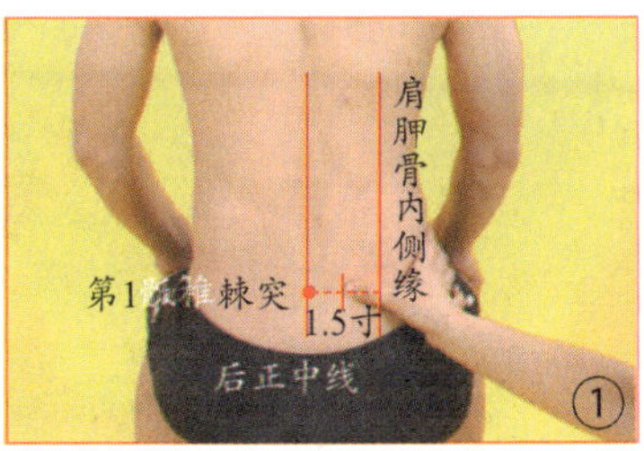

膀胱俞

常用程度 ★★★

国际编号 BL28

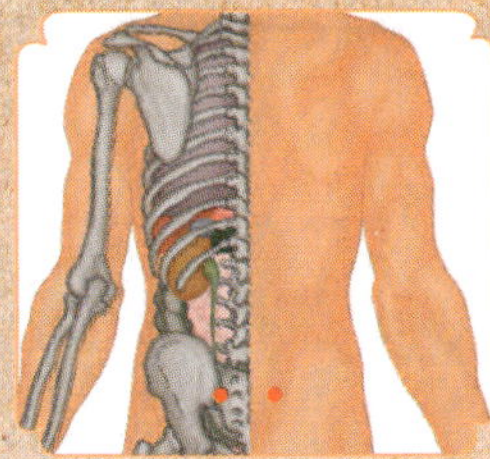

穴名释义

“膀胱”，膀胱腑；“俞”，输注。膀胱俞即传输膀胱脏腑之气的穴位，为膀胱之气血输注于后背体表的部位，故名。

标准定位

在骶部，横平第2骶后孔，骶正中嵴旁开1.5寸。

穴位速取

坐位，从骨盆后面髂嵴最高点向内下方骶角两侧循摸，可触及一高骨突起（髂后上棘），与之平行的髂骨正中突起处即第2骶椎棘突，引一垂线，再从肩胛骨内侧缘引一垂线，两条垂线之间距离的中点处（图②）。

主要功效

清热利湿，通淋止痛。可增强膀胱功能，主要用于泌尿系统方面的疾病，对小便困难、尿频、尿失禁、腹泻、便秘、腰酸背痛、手脚冰冷等也有不错的疗效，还可排除多余水分，消除腿部水肿。

常见疗法

◎**灸法**：艾炷灸5～7壮，艾条灸5～10分钟。
◎**按摩法**：双手叉腰，以拇指指腹加以按压。

最佳配伍

1.配中极、阴陵泉，适用于小便不利。
2.配天枢、石关，适用于腹胀，便秘。

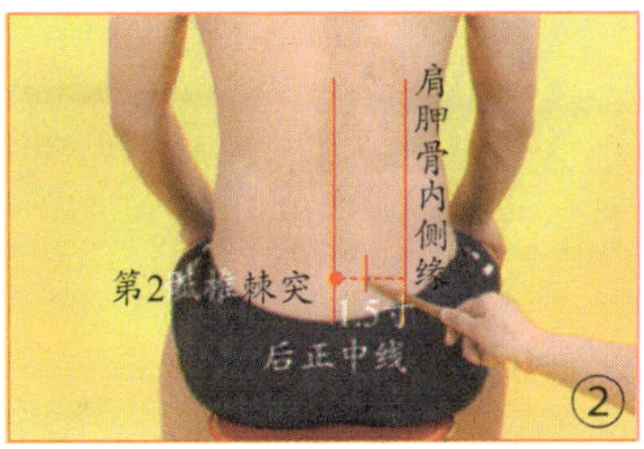

中膂俞

常用程度 ★

国际编号 BL29

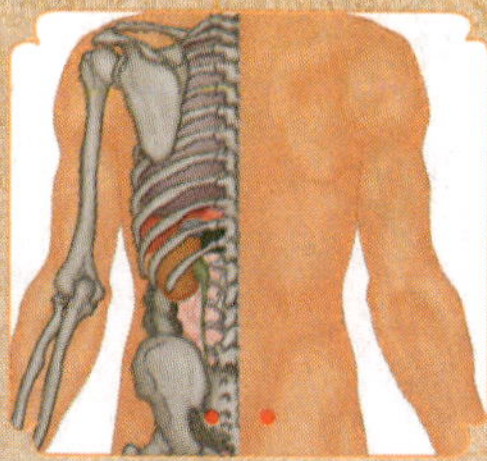

穴名释义

“膂”是脊椎旁隆起的肌肉群。中膂俞是位于脊椎两旁肌肉之中的穴位。本穴位是脊椎两侧肌肉隆起的地方，又位于中髎穴的旁边，故名。

标准定位

在骶部，横平第3骶后孔，骶正中嵴旁开1.5寸。

穴位速取

坐位，从骨盆后面髂嵴最高点向内下方骶角两侧循摸，可触及一高骨突起（髂后上棘），与之平行的髂骨正中突起处即第2骶椎棘突，向下数1椎体棘突即第3骶椎棘突，再旁开1.5寸处（图①）。

主要功效

温阳理气，清热散寒。本穴对腰痛、腹胀、抽筋的症状有缓解作用，也可应用于糖尿病、疝气、阳痿、膀胱炎、坐骨神经痛等疾病的治疗。

常见疗法

◎**灸法**：艾炷灸3～5壮，艾条灸5～10分钟。
◎**按摩法**：双手叉腰，以拇指指腹加以按压。

最佳配伍

配委中、昆仑，适用于腰脊强痛、坐骨神经痛。

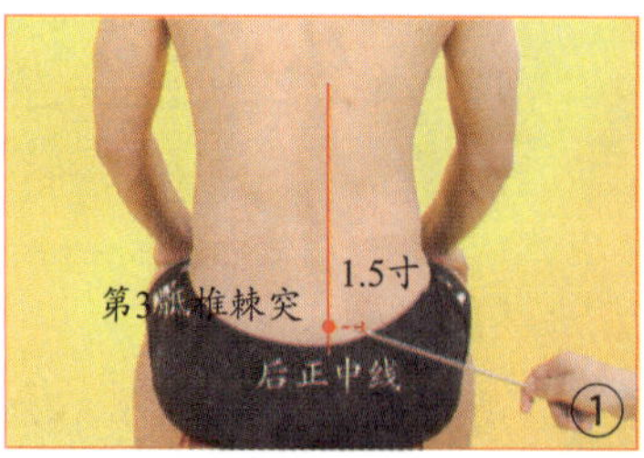

白环俞

常用程度 ★

国际编号 BL30

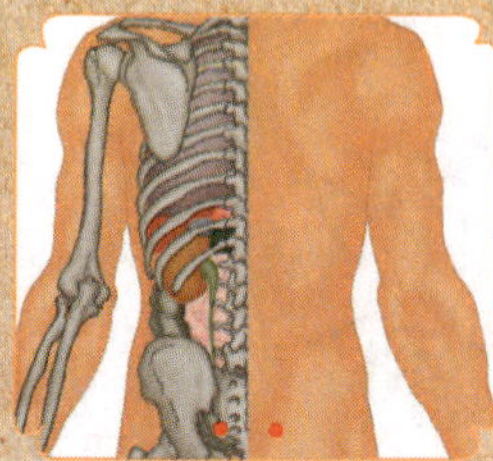

穴名释义

“白”，白色；“环”，物名；“俞”，腧穴。人体藏精之处谓之“白环”，因多用于女性白带过多，故名。

标准定位

在骶部，横平第4骶后孔，骶正中嵴旁开1.5寸。

穴位速取

坐位，从骨盆后面髂嵴最高点向内下方骶角两侧循摸，可触及一高骨突起（髂后上棘），与之平行的髂骨正中突起处即第2骶椎棘突，向下数2个椎体棘突，即第4骶椎棘突，旁开1.5寸处（图②）。

主要功效

清热利湿，通调二便。对腰骶痛、小腹胀痛，小便不利、遗尿、遗精、白带异常、疝气、痔疮、糖尿病等均有一定的功效。

常见疗法

◎**灸法**：艾炷灸5～7壮，艾条灸5～10分钟。
◎**按摩法**：按摩者以手指指腹或指节向下按压，并作圈状按摩。

最佳配伍

1.配三阴交、肾俞，适用于遗尿、月经不调。
2.配心俞，适用于噩梦。

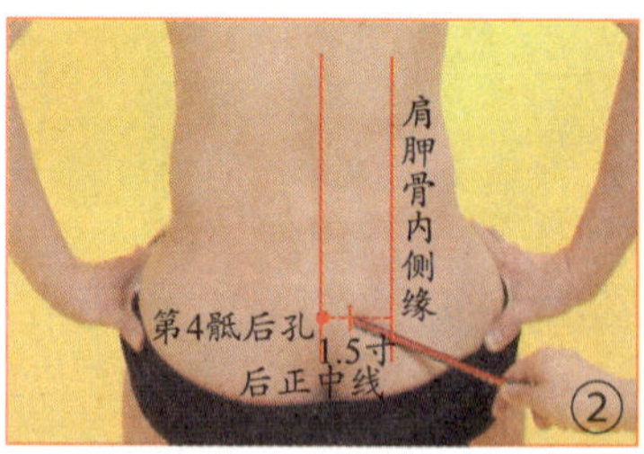

上髎

常用程度 ★

国际编号 BL31

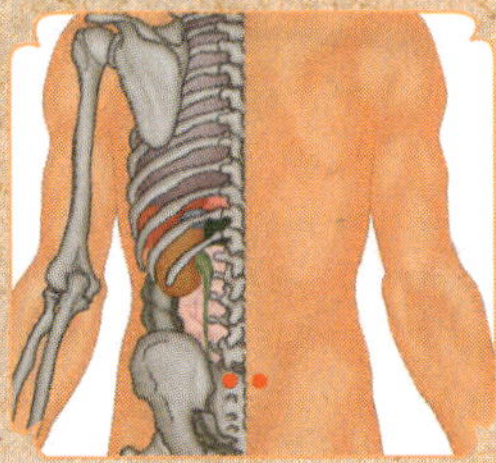

穴名释义

“髎”意为洞穴、石窟，是骨头中间空的缝隙。臀部的扁平骨称作骶骨，在骶骨的左右两侧各有4个凹陷，最上面的穴位称为上髎，其下依次为次髎、中髎、下髎，合称八髎。

标准定位

在骶部，正对第1骶后孔中。

穴位速取

坐位，从髂骨正中突起处即第2骶椎棘突，向下数1椎体即第3骶椎棘突，髂后上棘与其之间的凹陷即为第2骶后孔，然后把无名指按在第2骶后孔上，食指、中指、无名指、小指等距离分开，小指尖处即为本穴（图①）。

主要功效

补益下焦，清利湿热。上髎具有调经活血、壮腰补肾的功效，对痛经、闭经、白带异常、子宫脱垂、小便困难、阳痿、遗精、阴部瘙痒等有不错的缓解作用。

常见疗法

◎**灸法**：艾炷灸3～5壮，艾条灸5～10分钟。

◎**按摩法**：按摩者双手重叠加以按压，或自己以拇指在前、四指在后的姿势，两手抵住腰部，以中指用力按压穴位，若不确定穴位的正确位置，可对整个腰部的平坦部分都加以按摩。

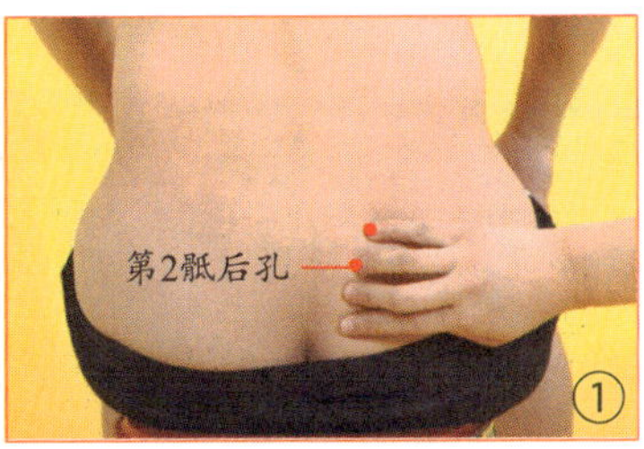

①

次髎

常用程度 ★★

国际编号 BL32

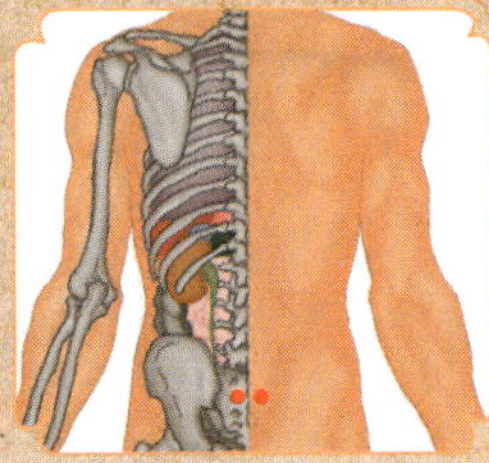

穴名释义

“次”，第二，“髎”，缝隙。因穴在第2骶后孔中，故名。

标准定位

在骶部，正对第2骶后孔中。

穴位速取

坐位，从骨盆后面髂嵴最高点向内下方骶角两侧循摸，可触及一高骨突起（髂后上棘），与之平行的髂骨正中突起处即为第2骶椎棘突，髂后上棘与其之间的凹陷处即为第2骶后孔，按压有酸胀感（图②）。

主要功效

清利湿热，理气调经。针刺本穴对生殖、泌尿系统有影响。针刺本穴减轻妇科炎症感染效果明显，还可减轻和消除分娩疼痛，使宫缩增强，缩短产程；针刺本穴对膀胱功能有明显影响，可使膀胱收缩；对下肢软瘫患者，针刺本穴可使膀胱残余尿量显著减少。

常见疗法

◎**灸法**：艾炷灸或温针灸5～7壮，艾条灸5～10分钟。

◎**按摩法**：同“上髎”。

最佳配伍

1.配三阴交、中极、肾俞，适用于遗尿。

2.配血海、地机，适用于痛经。

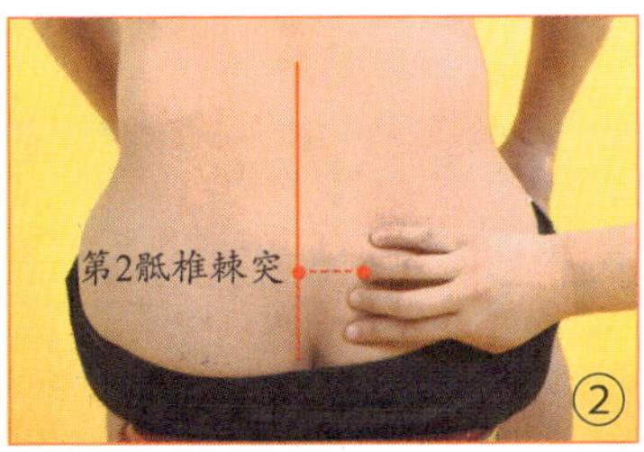

②

中髎

常用程度 ★★

国际编号 BL33

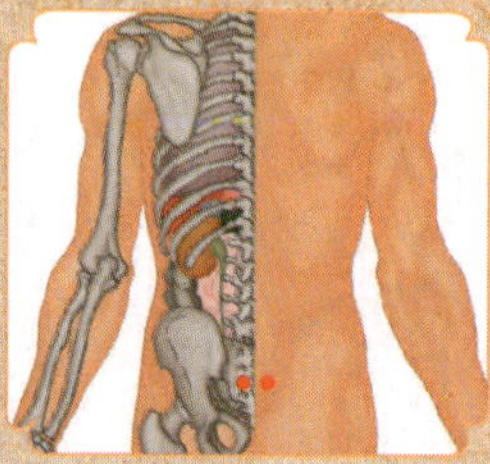

穴名释义

“中”，中间；“髎”，骨隙。穴在第3骶后孔中，约居四髎的中部，故名。

标准定位

在骶部，次髎下内方，正对第3骶后孔中。

穴位速取

坐位，从骨盆后面髂嵴最高点向内下方骶角两侧循摸，可触及一高骨突起（髂后上棘），与之平行的髂骨正中突起处即第2骶椎棘突，髂后上棘与其之间的凹陷即为第2骶后孔，然后把无名指按在第2骶后孔上，其余四指等距离分开，中指尖处即为本穴（图①）。

主要功效

通降二便，调经止带。为足太阳经穴，位于尾骶部，故常用于缓解腰骶痛。又因其邻近二阴，为足太阳、足少阳、足厥阴三脉左右交结之处，能协调膀胱与肝、胆的功能，所以对二便不利、妇科诸症疗效较好。

常见疗法

◎**灸法**：间接灸5～7壮，艾条灸5～10分钟。

◎**按摩法**：同“上髎”。

最佳配伍

1.配足三里，适用于便秘。

2.配血海、次髎，适用于月经不调。

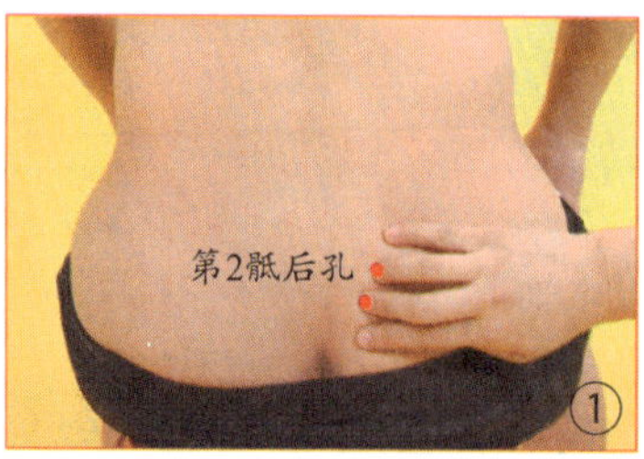

下髎

常用程度 ★★

国际编号 BL34

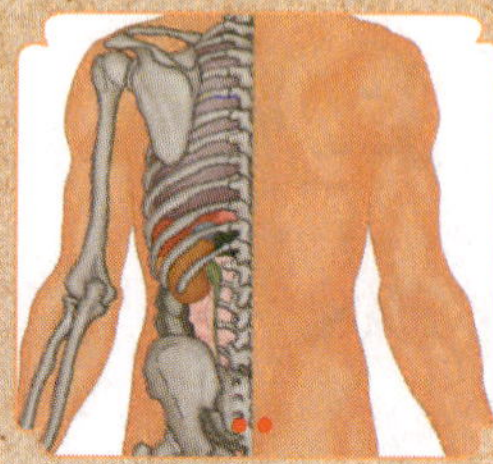

穴名释义

“下”，上下之下；“髎”，骨隙。穴在第4骶后孔中，居下，故名。

标准定位

在骶部，中髎下内方，正对第4骶后孔中。

穴位速取

坐位，从骨盆后面髂嵴最高点向内下方骶角两侧循摸，可触及一高骨突起（髂后上棘），与之平行的髂骨正中突起处即第2骶椎棘突，髂后上棘与其之间的凹陷即为第2骶后孔，然后把无名指按在第2骶后孔上，其余四指等距离分开，食指尖处即为本穴（图②）。

主要功效

清热利湿，通调二便。具有强腰膝、理下焦的功能，对痛经、闭经、白带异常、子宫脱垂、小便困难、阳痿、遗精、阴部瘙痒等有不错的疗效。

常见疗法

◎**灸法**：艾炷灸5～7壮，艾条灸5～10分钟。

◎**按摩法**：同“上髎”。

最佳配伍

1.配气海，适用于腹痛。

2.配承筋、膏肓，适用于腰背酸痛。

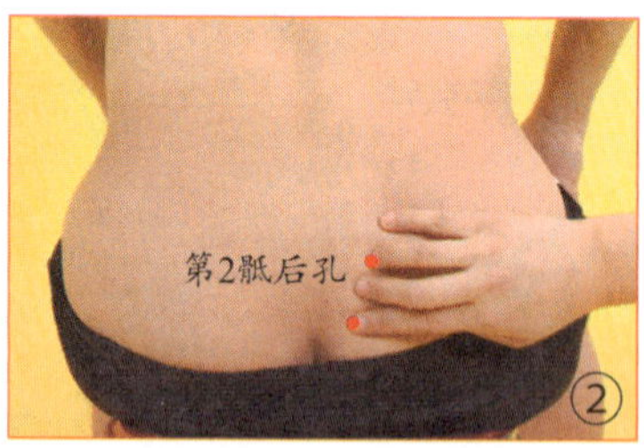

会阳

常用程度 ★★★

国际编号 BL35

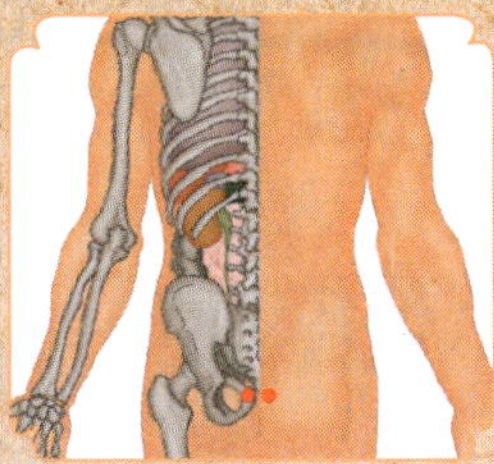

穴名释义

“会”，会合；“阳”，阴阳之阳。本穴为足太阳与督脉两条阳经的交会穴，并与会阴穴相对应。

标准定位

在骶部，尾骨端旁开0.5寸。

穴位速取

取坐位或跪伏位，在骶部，于尾骨下端旁开0.5寸处的凹陷中，按压有酸胀感（图①）。

主要功效

清热利湿，理气升阳。属于膀胱经，并位邻督脉，二脉皆属阳，且其穴靠近阴部，可以促进肛门四周的血液循环，所以常用于改善痔疮，可以与肛门上方的长强穴一起配合按压，效果会更好。另外，会阳穴还可以用来改善手脚冰冷、便血等疾病。

常见疗法

◎**灸法**：艾炷灸5～7壮，艾条灸5～10分钟。

◎**按摩法**：被按摩者俯卧，双下肢稍微分开，按摩者以拇指指腹进行指压。

最佳配伍

1.配承山、二白，适用于痔疮。

2.配中膂俞、中极，适用于尿潴留。

3.配肾俞、大赫，适用于慢性前列腺炎。

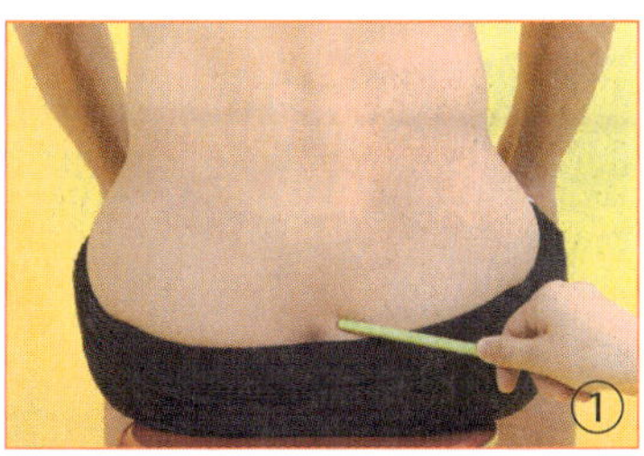

①

承扶

常用程度 ★★★

国际编号 BL36

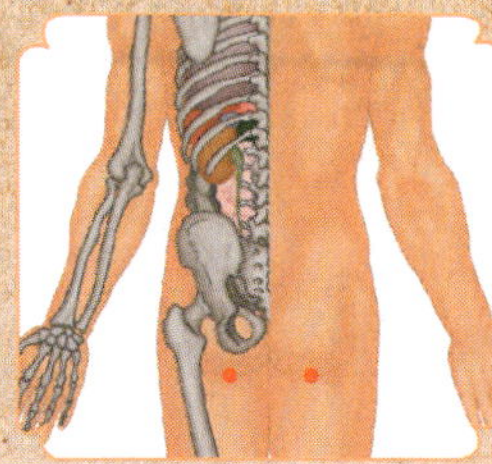

穴名释义

“承”，承受；“扶”，扶持。穴在臀横纹下，本穴位属足太阳膀胱经，挟着膀胱经的经气，可发挥承受上身而扶持下肢的作用。

标准定位

大腿的后面，臀下横纹中点处。

穴位速取

俯卧位，穴在臀横纹中点，大腿与臀部交界处，按压有酸胀感（图②）。

主要功效

舒筋活络，消痔通便。承扶对于大腿后侧到足部的疼痛都有疗效，可有效改善腰腿酸痛、坐骨神经痛、痔疮、便秘，还可产生提臀作用，改善臀部肥胖、肌肉松弛，使臀部曲线丰翘而迷人，也能促进腿部血液循环，有美腿功效。

常见疗法

◎**灸法**：艾炷灸5～9壮，艾条灸5～10分钟。

◎**按摩法**：以手指指腹或指节向下按压，并作圈状按摩。

最佳配伍

1.配委中、殷门，适用于腰骶疼痛。

2.配中膂俞、中极，适用于尿潴留。

3.配环跳、阳陵泉、悬钟，适用于坐骨神经痛。

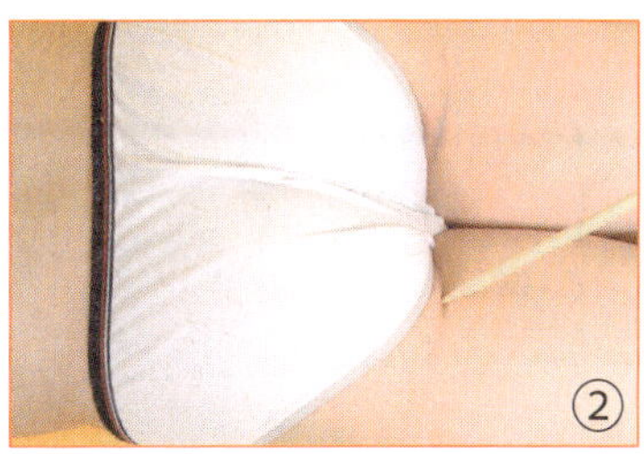

②

殷门

常用程度 ★★★

国际编号 BL37

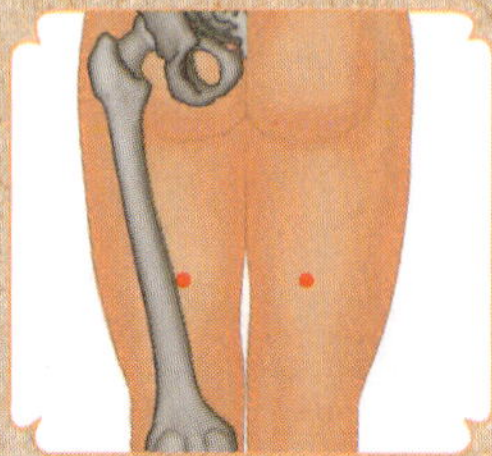

穴名释义

“殷”，盛大、深厚、丰满，又有正中的含义；“门”，门户。此处肌肉丰厚，又为膀胱经脉出入的重要门户。

标准定位

在股后区，臀沟下6寸，股二头肌与半腱肌之间。

穴位速取

俯卧位，穴在大腿后面，承扶与委中连线的中点处，再向上量1横指处（即1寸），按压有酸胀感（图①）。

主要功效

疏通经络，理气止痛。可以改善腰酸背痛、大腿疼痛、坐骨神经痛、腰椎间盘突出、下半身酸痛、小腿抽筋，还能促进血液循环，消肿瘦臀，具有瘦腿、美化腿部曲线之功。

常见疗法

◎**灸法**：艾炷灸5～9壮或者以艾条灸5～10分钟。

◎**按摩法**：正坐床上或凳椅上，用两手拇食指岔开，同时捏拿两殷门各50下，或用两手掌分按两腿殷门，同时上下摩擦50下。

最佳配伍

1.配委中、大肠俞，适用于腰骶疼痛。

2.配环跳、阳陵泉、悬钟，适用于坐骨神经痛。

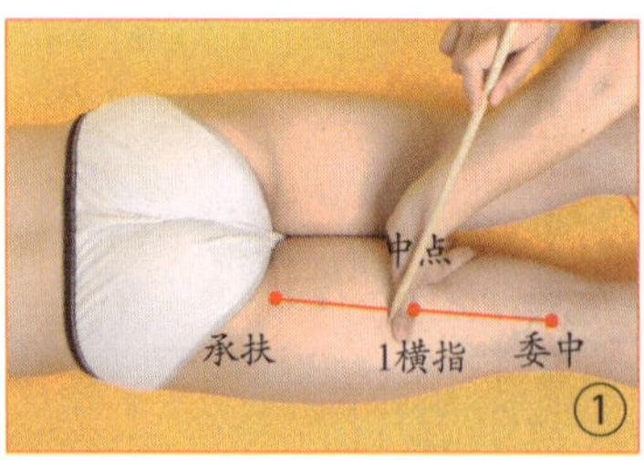

浮郄

常用程度 ★★

国际编号 BL38

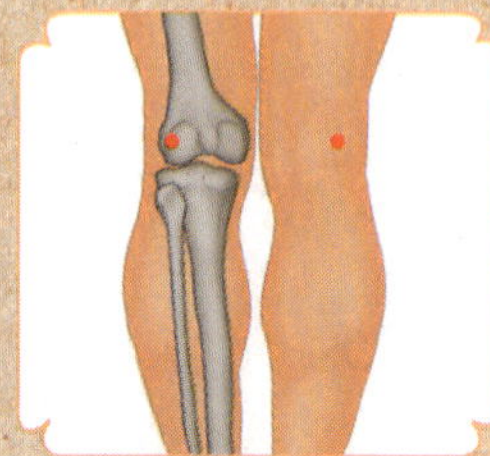

穴名释义

“浮”指漂；“郄”指大的孔隙。浮郄即穴位浮泛广大，且功用广泛。

标准定位

在膝部后面，于腘横纹上1寸，股二头肌肌腱的内侧缘。

穴位速取

俯卧位，稍屈膝，在大腿后面即可显露明显的股二头肌肌腱；穴在腘横纹上1横指，股二头肌肌腱的内侧缘，按压有酸胀感（图②）。

主要功效

通经活络，舒筋利节。属膀胱经，因其可通畅经气，长期按摩，可有效改善臀部麻木，又可调理阳气，有助于缓解肠结便秘。此外，对急性肠胃炎、小便热、膀胱炎、尿潴留等也有很好的疗效。

常见疗法

◎**灸法**：艾炷灸3～5壮，艾条灸5～10分钟。

◎**按摩法**：以手指指腹或指节向下按压，并作圈状按摩。

最佳配伍

1.配听宫，适用于耳聋、耳鸣。

2.配水分、阴陵泉，适用于水肿。

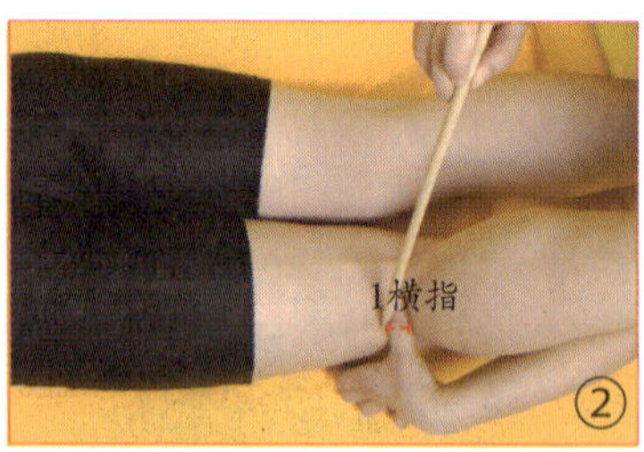

委阳

常用程度 ★★★

国际编号 BL39

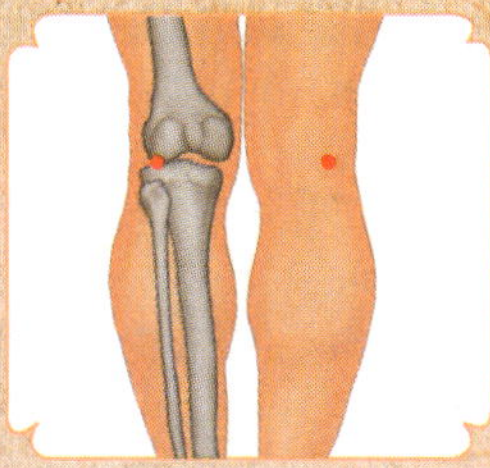

穴名释义

“委”，弯曲；“阳”，阴阳之阳。膀胱经穿过骨间孔隙，脉气向上浮动与手少阳三焦经的脉气相接，两条阳经行至本穴时阳气稍缓，并委伏于阳脉，故名。

标准定位

在膝部，腘横纹外侧端上，股二头肌肌腱的内侧缘。

穴位速取

俯卧位，稍屈膝，在大腿后面即可显露明显的股二头肌肌腱；穴在腘横纹外侧端上，股二头肌肌腱的内侧缘，按压有酸胀感（图①）。

主要功效

通利三焦，舒筋活络。可改善背痛、腰痛、膝盖疼痛、排尿困难、抽筋、坐骨神经痛、膀胱炎等，尤其对因衰老而造成的膝关节骨骼变形、膝盖周围的筋肉紧绷及松弛效果显著。如果对委阳穴进行针灸，效果会倍增。

常见疗法

◎**灸法**：艾炷灸3～5壮，艾条灸5～10分钟。

◎**按摩法**：以手指指腹或指节向下按压10秒钟后松手，如此反复5次，并作圈状按摩。

最佳配伍

1.配三焦俞、肾俞，适用于小便不利。

2.配大肠俞、气海俞，适用于腰痛。

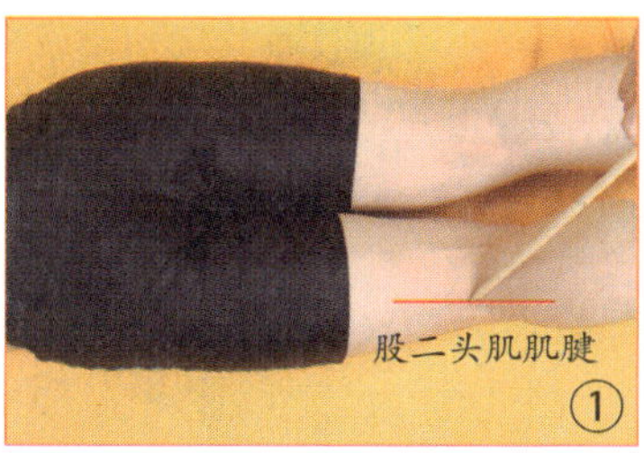

①

委中

常用程度 ★★★★

国际编号 BL40

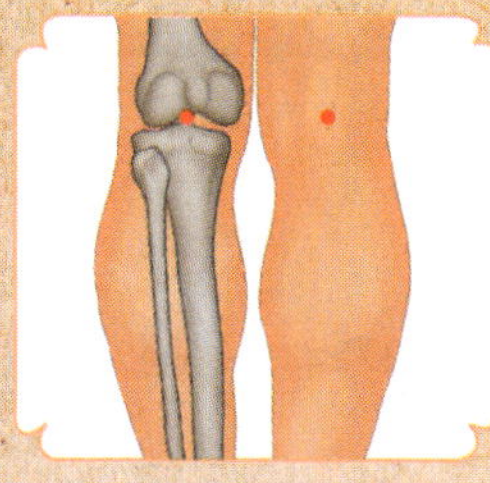

穴名释义

“委”，弯曲；“中”，中间。穴在腘横纹中央，屈膝而得之。委中意为位于人体某弯曲部位正中央的穴位。

标准定位

在膝部，腘横纹中点，股二头肌肌腱与半腱肌肌腱的中间。

穴位速取

俯卧位，稍屈膝，在大腿后面即可显露明显的股二头肌肌腱和半腱肌肌腱，在其中间，按压有动脉搏动处（图②）。

主要功效

疏通清热，消肿止痛。是缓解腰背酸痛、足部疼痛的主要穴位，可以改善小腿抽筋、静脉曲张、坐骨神经痛、女性病、腹痛、上吐下泻、中暑、小便困难等，还能消除下半身浮肿，促进血液循环。指压委中穴，可以缓解腰扭伤的疼痛。

常见疗法

◎**灸法**：艾炷灸3～5壮，艾条灸5～10分钟。

◎**按摩法**：以手指指腹或指节向下适当用力按压，并作圈状按摩。

最佳配伍

1.配大肠俞，适用于腰痛。

2.配环跳、阳陵泉、悬钟，适用于坐骨神经痛。

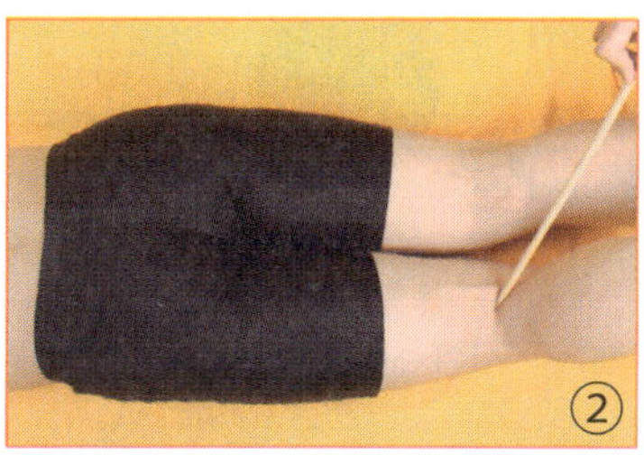

②

附分

常用程度 ★

国际编号 BL41

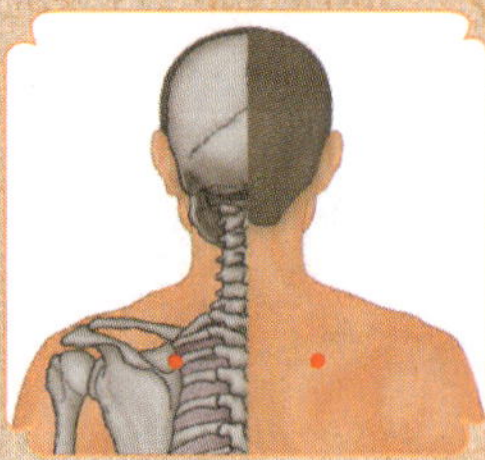

穴名释义

“附”，即靠近的意思；“分”，意为分支。其穴位于肺部上方两侧，因是膀胱经循行在背部的第二行分支，故名“附分”。

标准定位

在背部脊柱区，第2胸椎棘突下，后正中线旁开3寸。

穴位速取

坐位，由颈背交界处椎骨的最高点（第7颈椎棘突）向下数2个椎骨棘突（第2胸椎棘突），再从其旁开量3寸处，平风门，按压有酸胀感（图①）。

主要功效

祛风散寒，疏通经络。随着年龄增长，背骨与背骨之间会逐渐失去弹性而变得僵硬，因此，可借由按压附分，改善背部僵直毛病。另外，一般的颈肩背酸痛、因感冒引起的身体疲倦、胸闷、咳嗽、呼吸困难、心悸等症状，按压本穴位也都可以获得相当不错的缓解功效。

常见疗法

◎**灸法**：艾炷灸3～7壮，艾条灸5～10分钟。

◎**按摩法**：以手指指腹或指节向下按压，但最好以俯卧姿势，由他人按摩，较能充分按压。

最佳配伍

配风池、后溪，适用于颈项强痛。

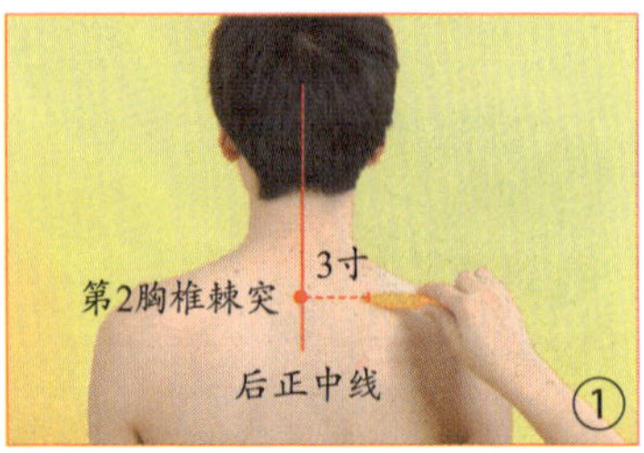

魄户

常用程度 ★★

国际编号 BL42

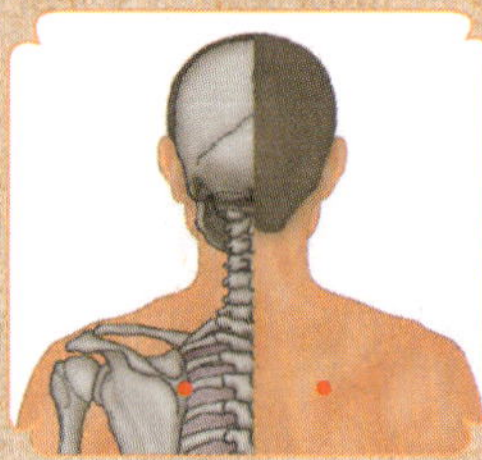

穴名释义

“魄”，为气之灵，为聚集在肺部的精气；“户”，门户，出入之处。穴在肺俞两旁，内应肺，而肺藏魄。魄户为肺部经气出入之处。

标准定位

在背部背柱区，第3胸椎棘突下，后正中线旁开3寸。

穴位速取

坐位，由颈背交界处椎骨的最高点（第7颈椎棘突）向下数3个椎骨棘突（第3胸椎棘突），再从其旁开量4横指（即3寸）处，平肺俞，按压有酸胀感（图②）。

主要功效

补肺滋阴，舒筋活络。主要用于改善肺部疾病，如肺结核、肺气肿、气喘、支气管炎等。另外，由于本经循行于颈背，故对咳嗽、过度疲劳、肩膀酸痛、肩周炎等都有效果。

常见疗法

◎**灸法**：艾炷灸3～5壮，艾条灸5～10分钟。

◎**按摩法**：被按摩者俯卧，按摩者以拇指指腹稍微用力揉压。

最佳配伍

1.配天突、膻中，适用于咳喘。

2.配肩井、天宗，适用于肩背痛。

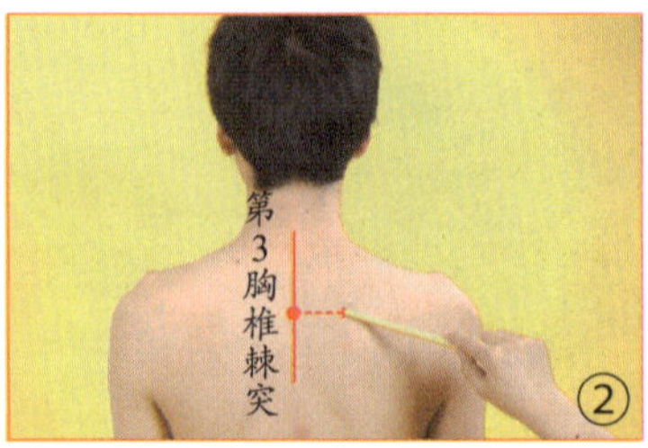

膏肓

常用程度 ★★

国际编号 BL43

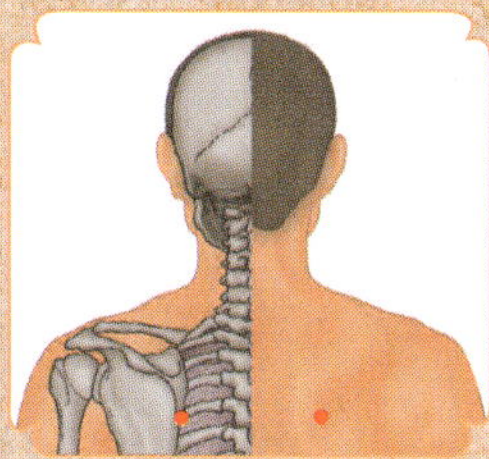

穴名释义

“膏”，指不治的重症；“肓”，膈上，孔穴，是穴气注入的地方。穴在神堂与魄户之间，为肓脂、膏膜之气传输之处，故名。

标准定位

在背部脊柱区，第4胸椎棘突下，后正中线旁开3寸。

穴位速取

坐位，在背部脊柱区，两肩胛骨下角水平线与脊柱相交所在的椎体棘突为第7胸椎棘突，向上数3个椎骨棘突（第4胸椎棘突），再旁开量4横指（即3寸）处，平厥阴俞，按压有酸胀感（图①）。

主要功效

益阴清心，止咳平喘。按摩膏肓穴可以促进全身血液循环，增强心脏功能，一般肩部、颈部的酸痛都能得到改善。另外，对心悸、胸闷、胸痛、咳嗽等也有改善作用。此外，按摩膏肓穴对于消除背部脂肪，美化曲线，塑造玲珑有致的身材很有帮助。

常见疗法

◎**灸法**：艾炷灸3～5壮，艾条灸5～10分钟。

◎**按摩法**：除了请他人按压外，不妨以高尔夫球为辅助进行自我按摩。取坐位或仰卧位，将小球放在背后，以身体的自我移动，达到按摩的效果。

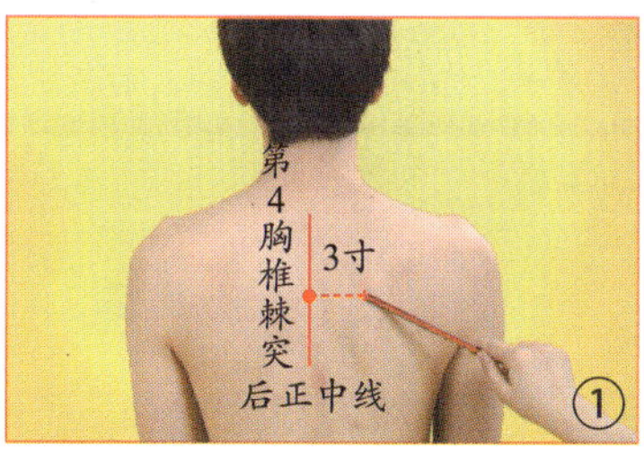

神堂

常用程度 ★★

国际编号 BL44

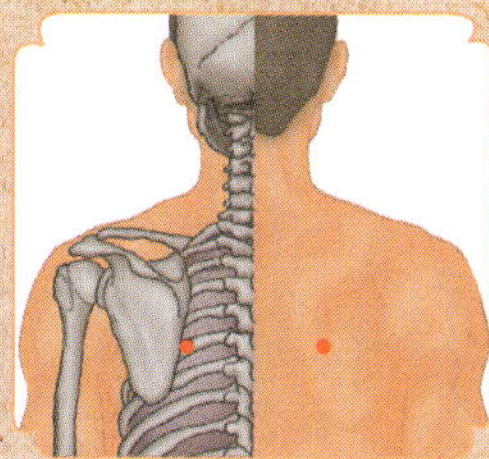

穴名释义

“神”，神灵；“堂”，殿堂。该穴位于心俞的两侧。心藏神，如心神所居之殿堂。

标准定位

在背部脊柱区，第5胸椎棘突下，后正中线旁开3寸。

穴位速取

坐位，在背部脊柱区，两肩胛骨下角水平线与脊柱相交所在的椎体棘突为第7胸椎棘突，向上数2个椎骨棘突（第5胸椎棘突），再旁开量4横指（即3寸）处，平心俞，按压有酸胀感（图②）。

主要功效

宁心安神，活血通络。主要用于心脏疾病，可以缓解心悸、气短、胸闷、呼吸急促等。此外，对支气管炎、气喘、肋间神经痛等都有改善作用。

常见疗法

◎**灸法**：艾炷灸3～5壮，艾条灸5～15分钟。

◎**按摩法**：被按摩者俯卧，按摩者以拇指指腹稍微用力揉压。进行时需随时留意被按摩者的反应，避免施力过重，造成被按摩者心脏的负担。

最佳配伍

配膻中、内关，适用于胸闷。

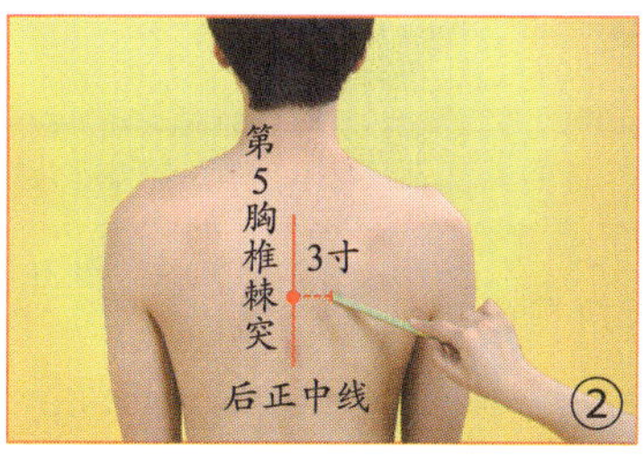

譩譆

常用程度 ★

国际编号 BL45

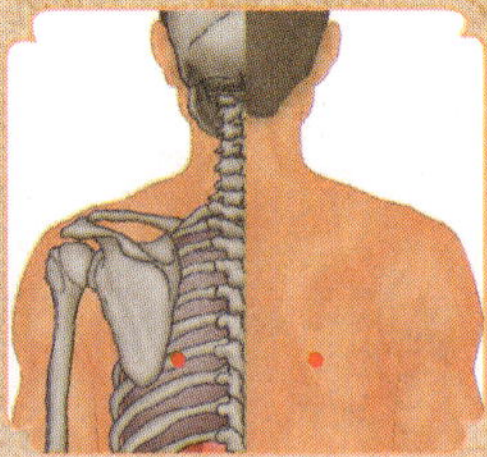

穴名释义

即噫嘻。《素问·骨空论》记载：取本穴时，用手指压按本穴，令病人呼“譩譆”之声，则指下跳动应手，故名。

标准定位

在背部脊柱区，第6胸椎棘突下，后正中线旁开3寸。

穴位速取

坐位，两肩胛骨下角水平线与脊柱相交所在的椎体棘突为第7胸椎棘突再向上数1个椎体棘突（第6胸椎棘突），再旁开3寸，按压有酸胀感（图①）。

主要功效

止咳平喘，活血通络。本穴靠近肺脏，故可改善咳嗽、气喘等。此外，可调理肩背痛、发热、肋间神经痛、腋神经痛等。

常见疗法

◎**灸法**：艾炷灸3～5壮，艾条灸5～10分钟。
◎**按摩法**：取俯卧位，按摩者以手指指腹或指节向下按压，并作圈状按摩。

最佳配伍

1.配定喘、膻中，理气宽胸，止咳平喘，适用于咳嗽、气喘。
2.配大椎、外关，解表清热截疟，适用于发热、疟疾。

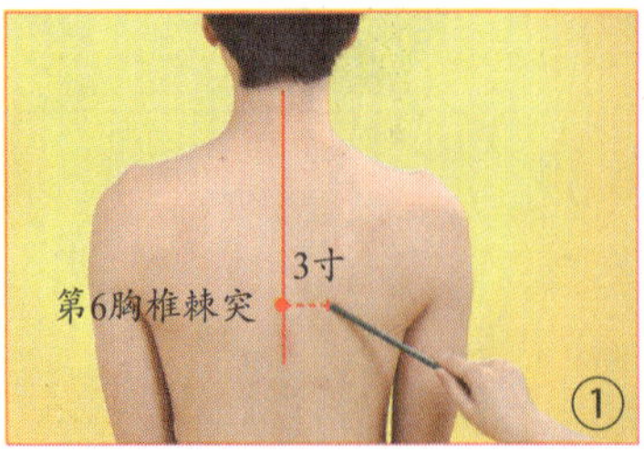

膈关

常用程度 ★★

国际编号 BL46

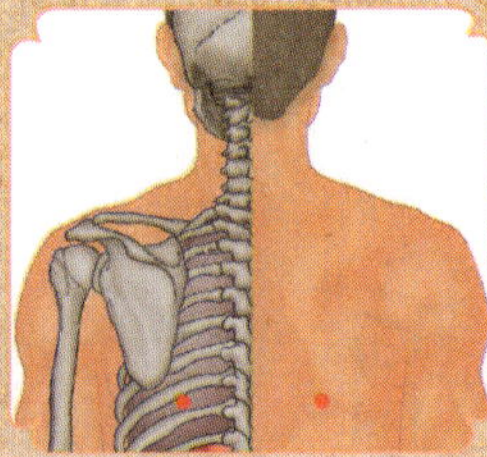

穴名释义

“膈”，横膈；“关”，关隘。此穴位于横膈膜附近，与至阳相呼应，为缓解横膈疾患的关隘。

标准定位

在背部脊柱区，第7胸椎棘突下，后正中线旁开3寸。

穴位速取

坐位，在背部脊柱区，两肩胛骨下角水平线与脊柱相交所在的椎体棘突为第7胸椎棘突，再旁开量4横指（即3寸）处，平膈俞，按压有酸胀感（图②）。

主要功效

宁心安神，宽胸理气，活血通络。能减轻因失眠、恶心呕吐、打嗝、消化不良等症状所导致的不适感。

常见疗法

◎**灸法**：艾炷灸3～5壮，艾条灸5～10分钟。
◎**按摩法**：被按摩者俯卧，按摩者以拇指指腹稍微用力按压。

最佳配伍

1.配膻中、内关，适用于嗳气。
2.配肺俞、列缺，适用于咳嗽、气喘。
3.配公孙、中脘、足三里，适用于胃痛。

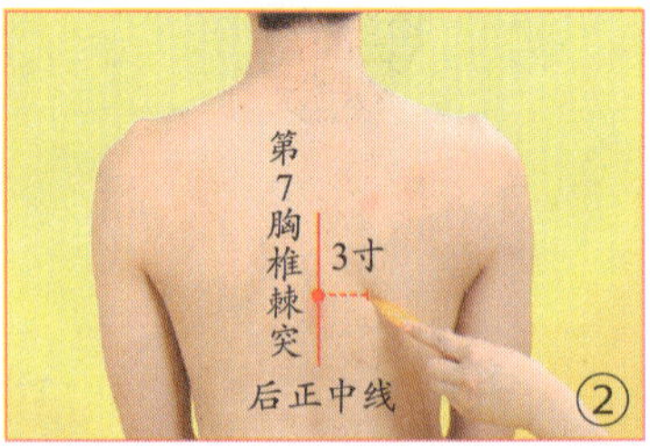

魂门

常用程度 ★★

国际编号 BL47

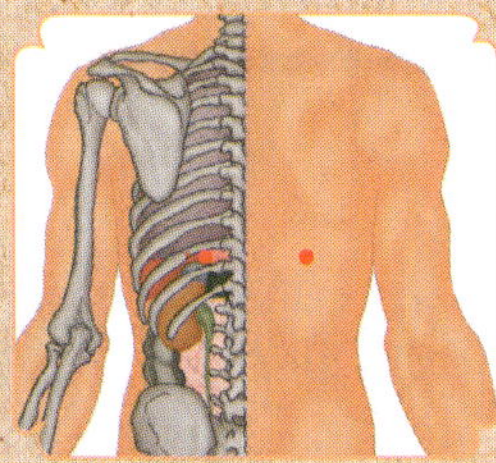

穴名释义

“魂”，灵魂；“门”，门户。肝藏魂，所以魂门为肝气出入之门户，故名。

标准定位

在背部脊柱区，第9胸椎棘突下，后正中线旁开3寸。

穴位速取

坐位，在背部脊柱区，两肩胛骨下角水平线与脊柱相交所在的椎体为第7胸椎棘突，向下数2个椎体棘突即为第9胸椎棘突，再旁开量4横指（即3寸），平肝俞，按压有酸胀感（图①）。

主要功效

疏肝健脾，降逆和胃。具有很强的疏泄之功，可以疏肝理气解郁、开胃增食。坚持长期按揉此穴，对胸胁胀满、背痛、消化不良、呕吐及肠鸣、泄泻等疾患疗效显著，对肋间神经痛、癔病、烦躁及肝胆疾病也有不错的调理和改善效果。

常见疗法

◎**灸法**：艾炷灸3～5壮，艾条灸5～10分钟。

◎**按摩法**：俯卧位，按摩者以手指指腹或指节向下按压，并作圈状按摩。

最佳配伍

配阳陵泉、支沟，适用于胸胁痛。

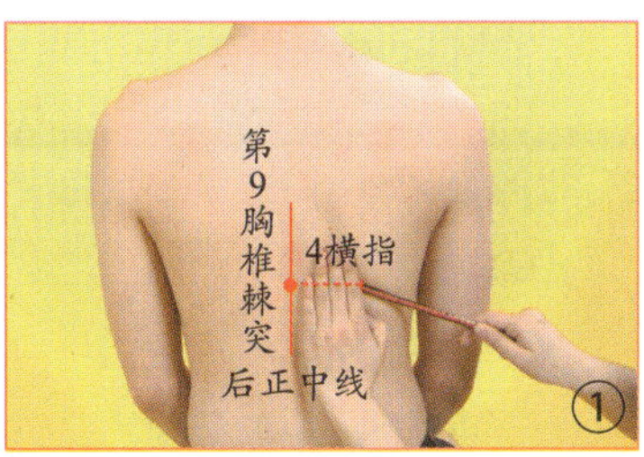

阳纲

常用程度 ★★

国际编号 BL48

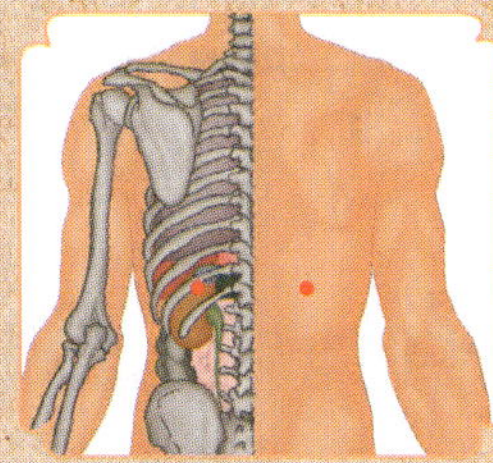

穴名释义

“阳”，阳气；“纲”，统领。穴在胆俞旁，内应胆，禀少阳生发之气，统领阳气，故名。

标准定位

在背部脊柱区，第10胸椎棘突下，后正中线旁开3寸。

穴位速取

坐位，在背部脊柱区，两肩胛骨下角水平线与脊柱相交所在的椎体棘突为第7胸椎棘突，向下数3个椎体棘突，即第10胸椎棘突，再旁开量4横指处（即3寸），平胆俞，按压有酸胀感（图②）。

主要功效

疏肝利胆，健脾化湿。本穴位居胆俞之旁，可助胆俞调节胆液的分泌，改善饮食不下、肝炎、胆囊炎、肠鸣、腹痛等各种肝胆病和胃肠病。坚持长期按摩，还可有效改善小便赤涩、糖尿病等。

常见疗法

◎**灸法**：艾炷灸3～5壮，艾条灸5～10分钟。

◎**按摩法**：被按摩者俯卧，按摩者以拇指指腹稍微用力按压。

最佳配伍

配气海、天枢，适用于腹胀。

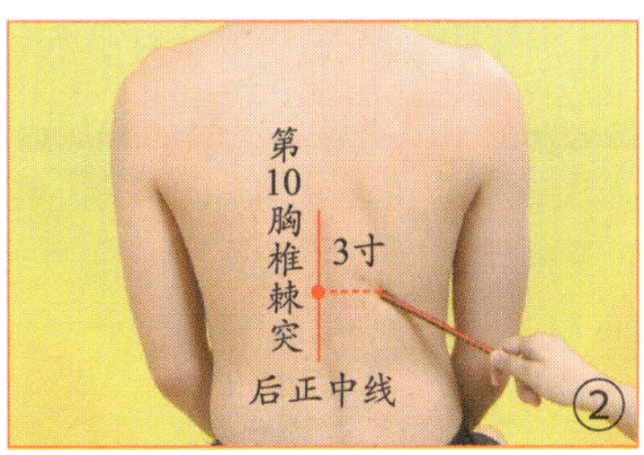

意舍

常用程度 ★★

国际编号 BL49

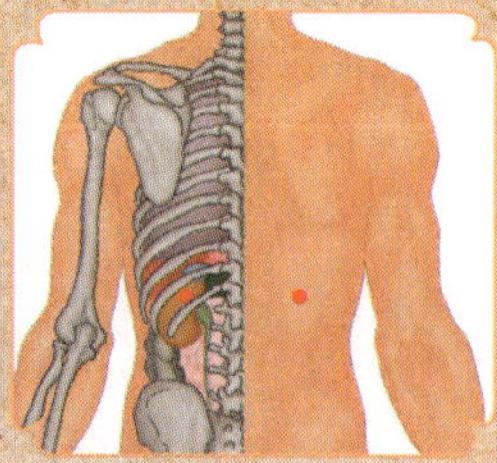

穴名释义

“意”，意念；“舍”，宅舍。脾藏意，本穴为脾气之宅舍，故名。

标准定位

在背部脊柱区，第11胸椎棘突下，后正中线旁开3寸。

穴位速取

坐位，在背部脊柱区，与两髂嵴高点水平连线相平即为第4腰椎棘突，向上数5个椎体棘突，即第11胸椎棘突，再旁开量4横指（即3寸）处，平脾俞，按压此穴可有明显的酸胀感（图①）。

主要功效

健脾化湿，和胃利胆。本穴位于脾俞之旁，可助脾俞调理水湿运化，有效改善因脾虚湿泛导致的腹胀、肠鸣、呕吐、泄泻及胸闷、消化不良等肠胃疾病。坚持按压本穴对糖尿病、进行性肌营养不良、股直肌痉挛也有一定的改善效果。

常见疗法

◎**灸法**：艾炷灸3～5壮，艾条灸5～10分钟。

◎**按摩法**：被按摩者俯卧，按摩者以拇指指腹稍微用力按压。

最佳配伍

1.配脾俞、胃俞，适用于腹胀。

2.配中府，适用于胸闷。

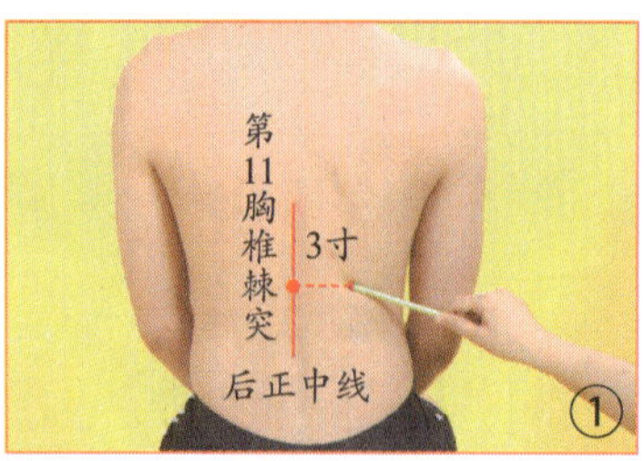

胃仓

常用程度 ★★

国际编号 BL50

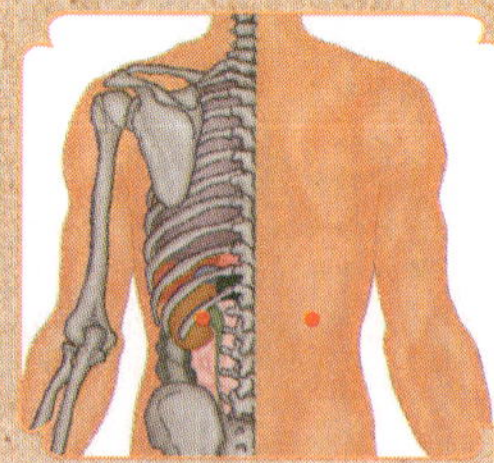

穴名释义

“仓”，即储存的地方。穴在胃俞之旁，胃为仓廪之官，是胃气输注的地方，故名“胃仓”。

标准定位

在背部脊柱区，第12胸椎棘突下，后正中线旁开3寸。

穴位速取

坐位，在背部脊柱区，与两髂嵴高点水平连线相平即为第4腰椎棘突，向上数4个椎体棘突，即第12胸椎棘突，再旁开量3寸处，平胃俞，按压有酸胀感（图②）。

主要功效

健脾和胃，消积导滞。可改善各种胃部疾病。适用于胃脘痛、腹胀、小儿食积等。坚持按摩对水肿、背脊痛有不错的调理功效。

常见疗法

◎**灸法**：艾炷灸3～7壮，艾条灸5～10分钟。

◎**按摩法**：俯卧位，按摩者以手指指腹或指节向下按压，并作圈状按摩。

最佳配伍

1.配脾俞、四缝，健脾消食化积，适用于腹胀、小儿疳积等。

2.配足三里、内关，和胃止痛，适用于腹痛。

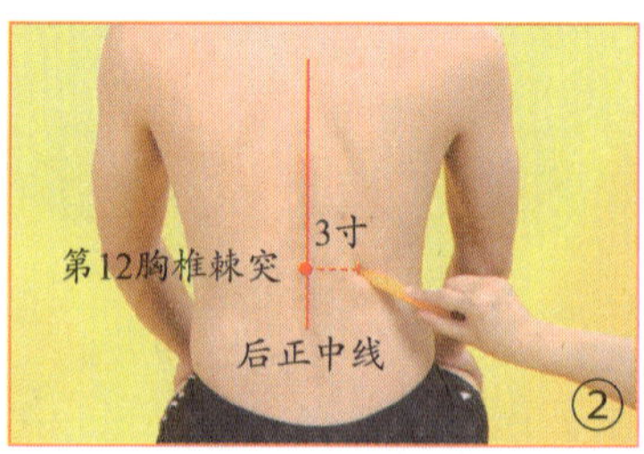

肓门

常用程度 ★★

国际编号 BL51

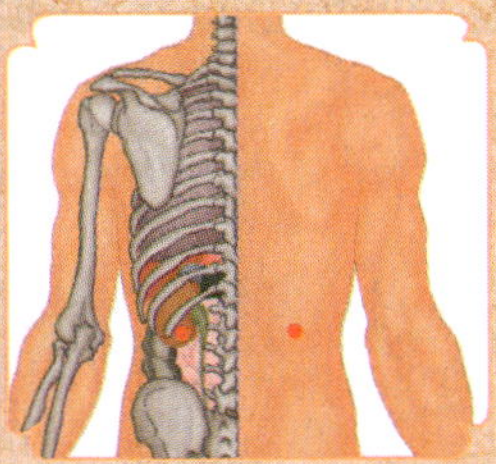

穴名释义

“门”，指出入之处。穴由脊背透连脐腹，与肾经之肓俞相应，犹如上下前后诸肓穴之门户，为三焦之气往来出入之处，精气生育的根源，故名。

标准定位

在腰部，第1腰椎棘突下，后正中线旁开3寸。

穴位速取

坐位，在腰部，与两髂嵴高点水平连线相平即为第4腰椎棘突，向上数3个椎体棘突，即第1腰椎棘突，再旁开量3寸，平三焦俞，按压有酸胀感（图①）。

主要功效

清利头目，安神利窍。本穴内连三焦，可助三焦俞而缓解上、中、下三焦之病。坚持按揉此穴，对于上焦气机不畅之乳房疾病、胸闷，中焦郁滞之腹胀痛、痞块以及下焦积热之便秘等有很好的改善和调理的功效。

常见疗法

◎**按摩法**：以手指指腹或指节向下按压10秒钟后松手，如此反复5次，并作圈状按摩。

最佳配伍

配乳根、膺窗，可清上焦郁热，改善胸闷、乳疾。

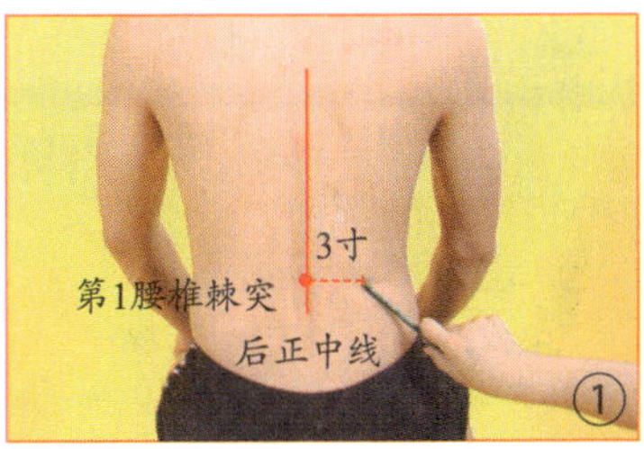

志室

常用程度 ★

国际编号 BL52

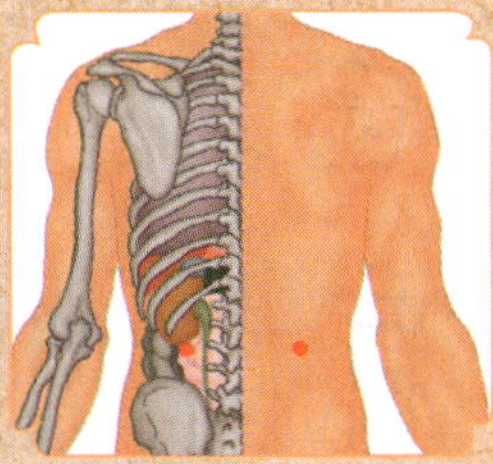

穴名释义

“志”，意志、肾脏的精气；“室”，房室。肾脏的主要功能是藏“精”与“志”，本穴是留住人体精气的重要地方，如肾气聚集之房室，故名。

标准定位

在腰部，第2腰椎棘突下，后正中线旁开3寸。

穴位速取

坐位，在腰部，与两髂嵴高点水平连线相平即为第4腰椎棘突，向上数2个椎体棘突（即第2腰椎棘突），再旁开量3寸，平肾俞，按压有酸胀感（图②）。

主要功效

益肾固精，清热利湿。按压志室可缓解疲劳，改善腰部疼痛、排尿困难等，对生殖器官疾病，如阴部发炎、睾丸肿大、阳痿等都有显著的调理和改善效果，常按摩本穴可以达到祛除脂肪、消除赘肉的功效。

常见疗法

◎**灸法**：艾炷灸3～5壮，艾条灸5～10分钟。强身保健时可温灸至温热舒适，每月20次。

◎**按摩法**：双手叉腰，以拇指按压穴位。二人进行时，被按摩者俯卧，按摩者以手掌环住被按摩者腰部，再以拇指指尖进行指压。

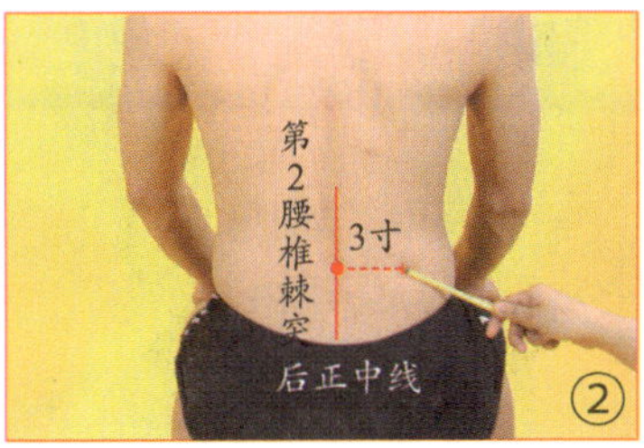

胞肓

常用程度 ★
国际编号 BL53

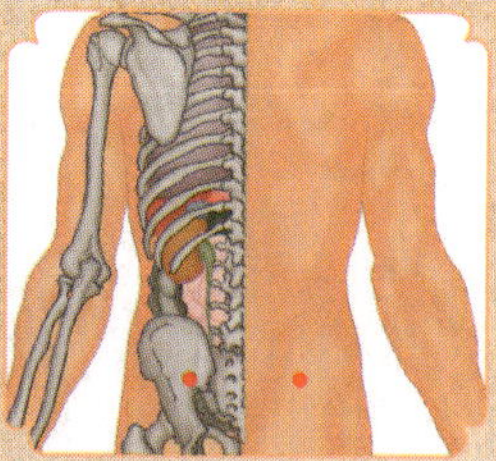

穴名释义

“胞”指膀胱；“肓”指膜而言。膀胱与胞膜相连，胞膜位于腰下19椎旁，胞肓穴即位于此处。

标准定位

在骶部，横平第2骶后孔，骶正中嵴旁开3寸。

穴位速取

坐位，从骨盆后面髂嵴最高点向内下方骶角两侧循摸，可触及一高骨突起，与之平行的髂骨正中突起处即第2骶椎棘突，髂后上棘与其之间的凹陷即为第2骶后孔，再旁开3寸处（图①）。

主要功效

补肾壮腰，舒筋活络。主要用于调理和改善肩膀酸痛、腰酸、下腹闷痛、四肢冰冷、子宫脱垂等。此外，由于该穴为膀胱经脉气所发，有助膀胱行水通利小便，对男性泌尿系统疾病有效。

常见疗法

◎**灸法**：艾炷灸3～7壮，艾条灸5～10分钟。
◎**按摩法**：双手叉腰，以拇指指腹加以按压。

最佳配伍

配膀胱俞、中极，通调水道，适用于癃闭、尿失禁。

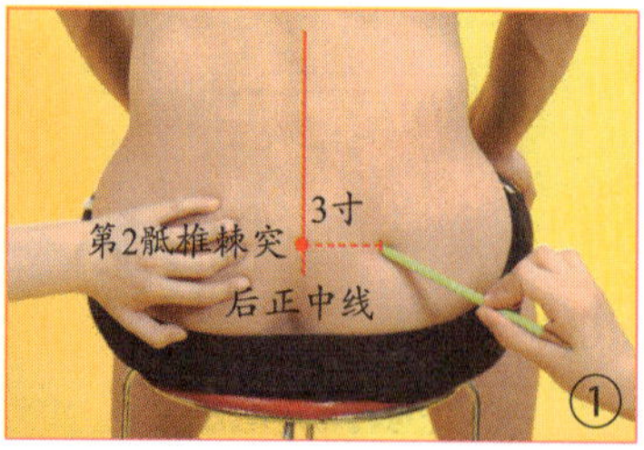

秩边

常用程度 ★★★★
国际编号 BL54

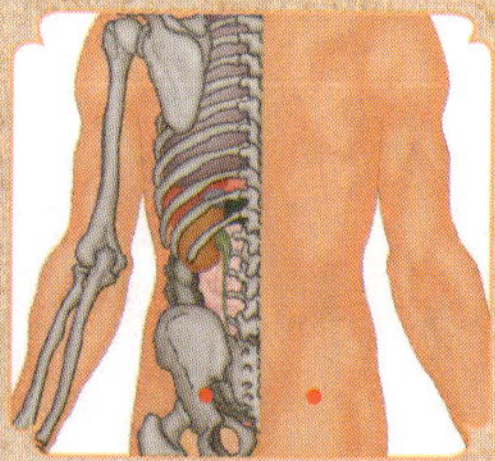

穴名释义

“秩”，秩序；“边”，边缘。足太阳膀胱经背部诸穴皆依次排列，本穴正在第2条经脉上的最后一穴，故名。

标准定位

在骶部，横平第4骶后孔，骶正中嵴旁开3寸。

穴位速取

坐位，在骶部，先取下髎穴，再旁开量4横指（即3寸）处，按压有酸胀感（图②）。

主要功效

舒筋通络，强健腰膝。主要用于腰骶痛、下肢痿痹、坐骨神经痛等，对小便不利、便秘、脑血管疾病后遗症、脱肛等也有一定的功效。

常见疗法

◎**灸法**：艾炷灸5～9壮，艾条灸5～10分钟。
◎**按摩法**：俯卧，按摩者以手指指腹或指节向下按压被按摩者此穴，并作圈状按摩。

最佳配伍

1.配委中、大肠俞，适用于缓解腰腿疼痛。
2.配环跳、阳陵泉，适用于缓解坐骨神经痛。

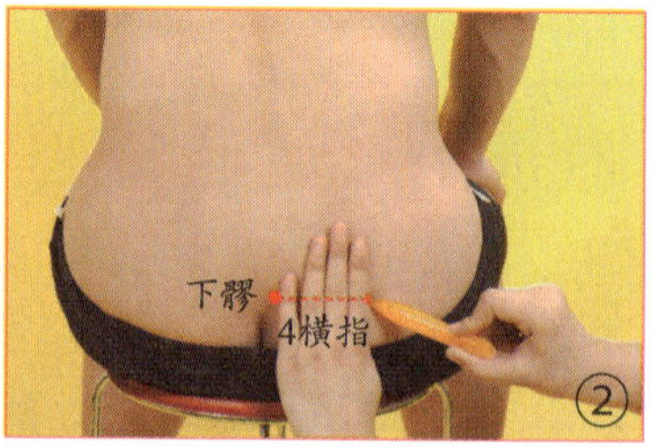

合阳

常用程度 ★★

国际编号 BL55

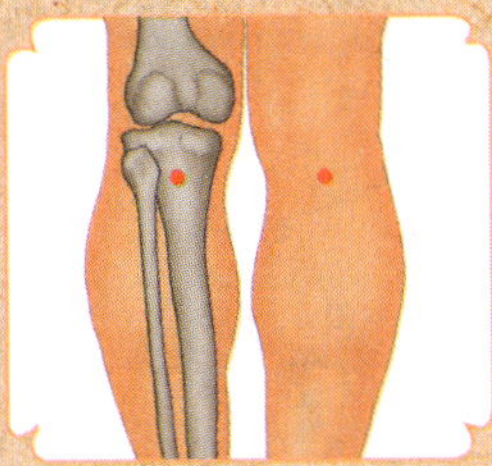

穴名释义

“合”，会合；“阳”，小腿后部。穴在腓肠肌两头会合处，故名。

标准定位

在小腿后区，于腘横纹下2寸，腓肠肌内、外侧头之间。

穴位速取

俯卧位，在小腿后区，于腘横纹中点，委中穴直下约2横指处，按压有酸胀感（图①）。

主要功效

理气止痛，调经止崩。可用于腰脊强痛、下肢痿痹、疝气、崩漏、月经不调、小腿疼痛、脑血管疾病后遗症等。

常见疗法

◎**灸法**：艾炷灸5～9壮，艾条灸5～10分钟。

◎**按摩法**：以手指指腹或指节向下按压，并作圈状按摩。

最佳配伍

1.配承山，适用于腓肠肌痉挛。

2.配腰阳关，适用于腰痛。

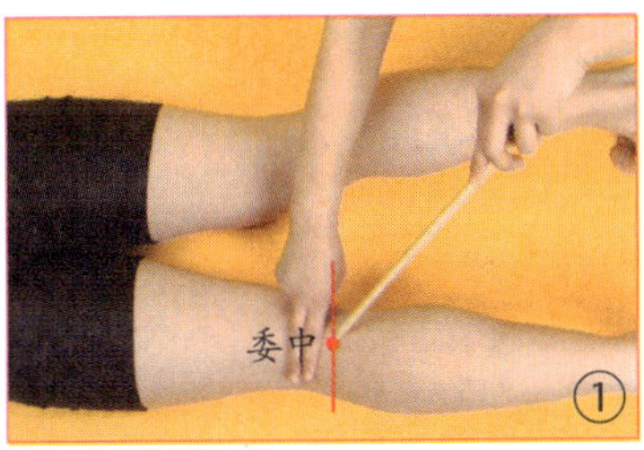

承筋

常用程度 ★★

国际编号 BL56

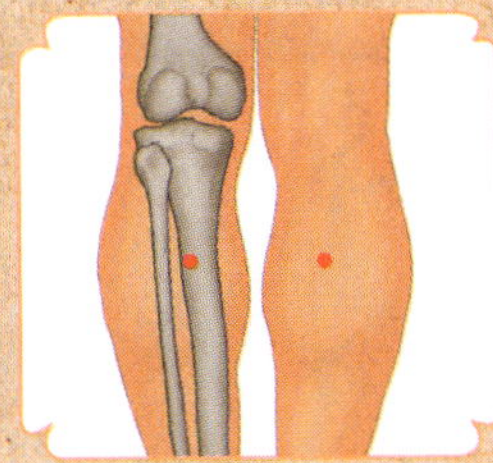

穴名释义

“承”，承受；“筋”，筋肉。承筋是承受人体某部位筋肉的穴位。穴在腓肠肌肌腹中，为足太阳经筋所结之处，主筋病，故名。

标准定位

在小腿后区，于腘横纹下5寸，腓肠肌两肌腹之间。

穴位速取

俯卧位，在小腿后区，委中与承山的连线中点下1横指处，按压有酸胀感（图②）。

主要功效

舒筋活络，调理中焦，清泄肠热。可缓解腿部疼痛、抽筋等，尤其是当腿部抽筋时，只要按压此穴就能缓解。此外，对此穴施治，还可以改善坐骨神经痛、便秘、痔疮等疾病的症状，也可以促进血液循环，瘦小腿，美化小腿曲线。

常见疗法

◎**灸法**：艾炷灸5～9壮，艾条灸5～10分钟。

◎**按摩法**：以手指指腹或指节向下按压，并作圈状按摩。

最佳配伍

1.配大肠俞，适用于痔疮。

2.配腰阳关、腰俞、腰眼，适用于急性腰扭伤。

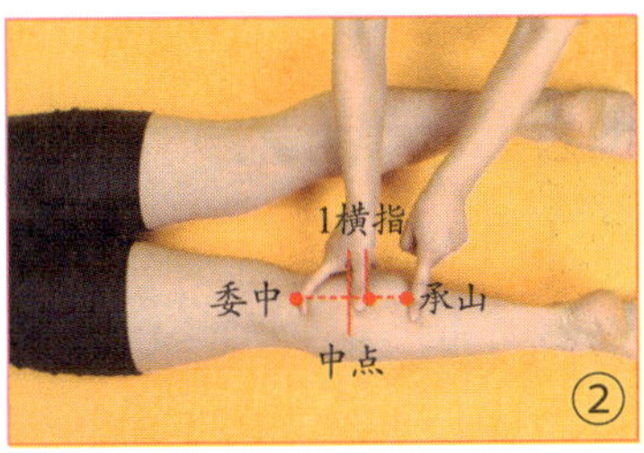

承山

常用程度 ★★★★

国际编号 BL57

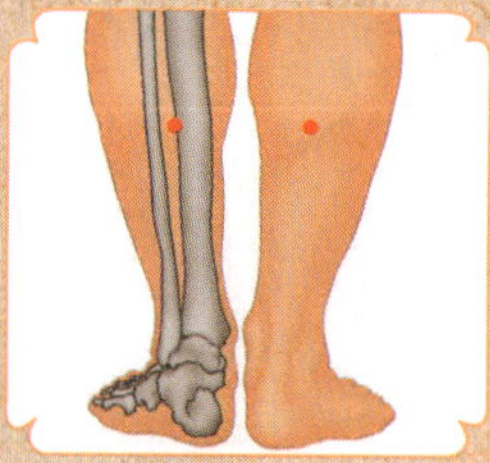

穴名释义

“承”，承受；“山”，山谷。本穴承接了人体上部阳气的起伏，其穴在腓肠肌两肌腹分开的下端凹陷处，其形若山谷，故名。

标准定位

在小腿后面正中，委中与昆仑之间，当伸直小腿时，腓肠肌肌腹下出现尖角凹陷处。

穴位速取

俯卧位，下肢伸直或足跟上提，其腓肠肌部出现人字纹，在其下可触及一凹陷处，按压有酸胀感（图①）。

主要功效

舒筋解痉，调理肠腑。主要用于小腿抽筋等各种腿部症状，可以改善足部肿痛、脚趾疼痛、下肢麻痹、下肢酸痛、半身不遂、坐骨神经痛、腰部扭伤等。另外，对身体疲劳也有不错的改善功效。还可促进血液循环，改善小腿水肿，有瘦臀美腿的功效。

常见疗法

◎**灸法**：艾炷灸5～9壮，艾条灸5～10分钟。

◎**按摩法**：以手指指腹或指节向下按压，并作圈状按摩，左右两腿分别按压5～10秒钟，反复按压2～3次。

最佳配伍

配次髎，适用于痛经。

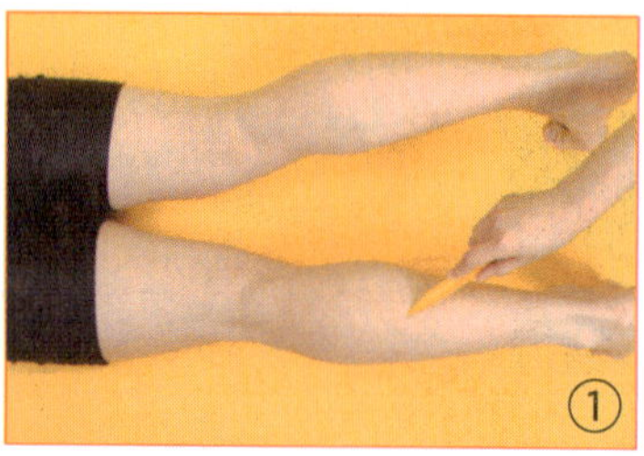

①

飞扬

常用程度 ★★★★

国际编号 BL58

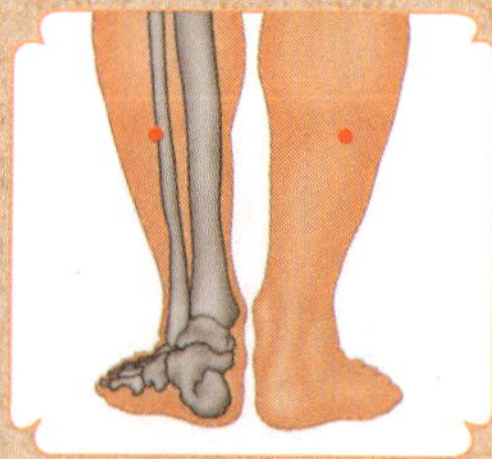

穴名释义

“飞”，飞翔；“扬”，向上扬。外为阳，穴在小腿外侧，本经络脉由此处飞离而去络肾经。飞扬是人体某部位脉气向上扬起飞翔而去的穴位，故名。

标准定位

小腿后区，于昆仑直上7寸，腓肠肌外下缘与跟腱移行处。

穴位速取

俯卧位，在小腿后区，昆仑直上7寸，承山外下方1横指处，按压有酸胀感（图②）。

主要功效

疏风清热，宁神消痔。可缓解脚麻、疲劳、膝盖酸痛、眩晕等症状。长时间站立、坐立或步行都会引起腿部肌肉的疲劳，甚至可能出现腿部肿胀，此时，轻轻用力敲打刺激飞扬穴，能够有效缓解症状。

常见疗法

◎**灸法**：艾炷灸5～9壮，艾条灸5～10分钟。

◎**按摩法**：指压时需以同手配同脚的方式，将拇指按在穴位上方，每次按压5～8秒钟。

最佳配伍

1.配委中，适用于腿痛。

2.配风府、水沟，适用于脑血管疾病后遗症。

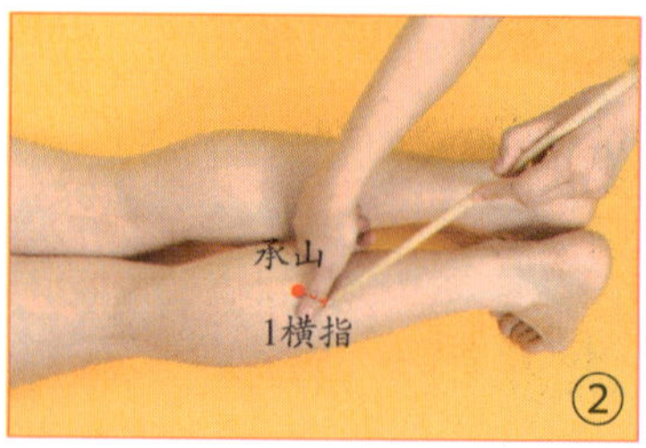

②

跗阳

常用程度 ★★

国际编号 BL59

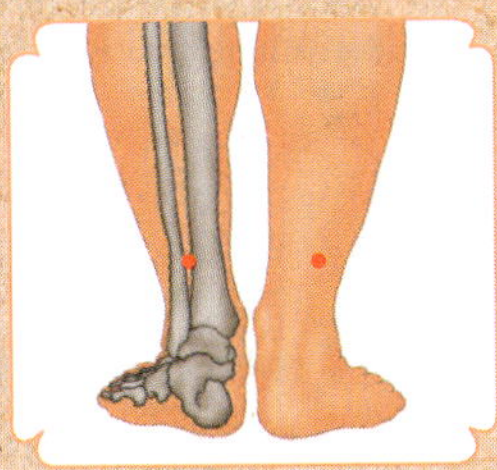

穴名释义

“跗”，即足背，有从属的含义；“阳”，指跗部上方。穴在足背上方，故名。

标准定位

在小腿外踝后区，昆仑直上3寸，腓骨与跟腱之间。

穴位速取

侧坐，从小腿外侧下端高骨（足外踝）后方，平该高骨向上量4横指（即3寸）处，按压有酸胀感（图①）。

主要功效

疏通经络，退热疏风，理气止痛。可有效缓解腰腿疼痛、急性腰扭伤、下肢痿痹、外踝肿痛、面神经麻痹、三叉神经痛等。

常见疗法

◎**灸法**：艾炷灸5～9壮，艾条灸5～10分钟。

◎**按摩法**：以手指指腹或指节向下按压，并作圈状按摩。

最佳配伍

1.配天井，适用于瘈疭（中医指手脚痉挛、口歪眼斜的症状）。

2.配承山、飞扬，适用于抽筋。

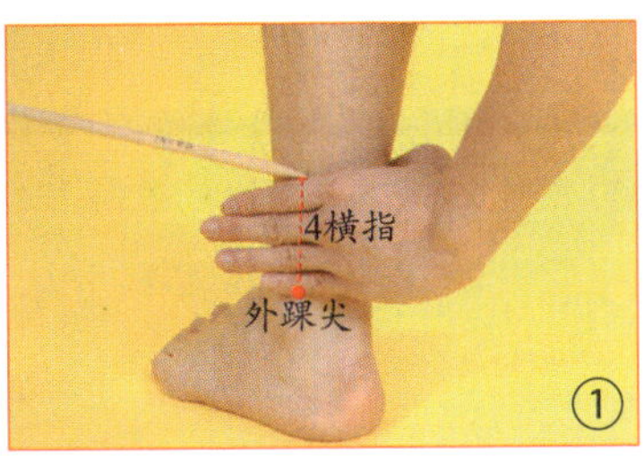

昆仑

常用程度 ★★★

国际编号 BL60

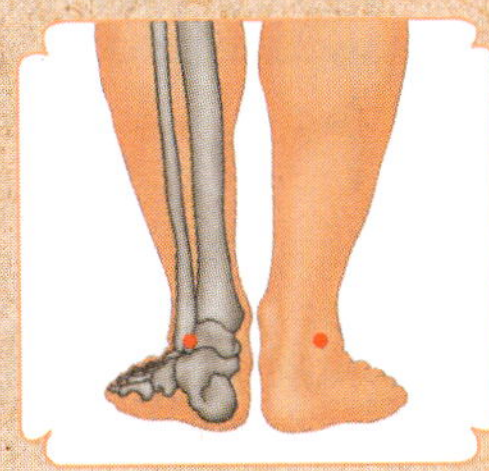

穴名释义

“昆仑”为山名。外踝高突，好像昆仑一样，穴在其后，故名。

标准定位

在踝区，外踝尖与跟腱之间的凹陷中。

穴位速取

侧坐，在踝区，外踝尖与脚踝后的大筋（跟腱）之间的凹陷中，按压有酸胀感（图②）。

主要功效

疏通经络，清热熄风。可用于剧烈头痛、颈肩僵硬、眩晕、下肢浮肿、坐骨神经痛、脚踝疼痛、扭伤、阴部肿痛等。此外，本穴亦是治疗腰痛的特效穴位。

常见疗法

◎**灸法**：艾炷灸5～9壮，艾条灸5～10分钟。

◎**按摩法**：以手指指腹或指节向下按压，并作圈状按摩。按压时尽量向脚踝处用力。

最佳配伍

1.配风池，适用于头痛、目眩。

2.配太溪，适用于踝关节肿痛。

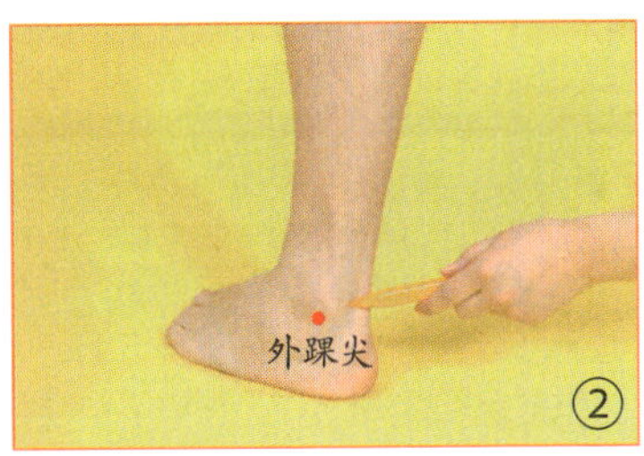

仆参

常用程度 ★

国际编号 BL61

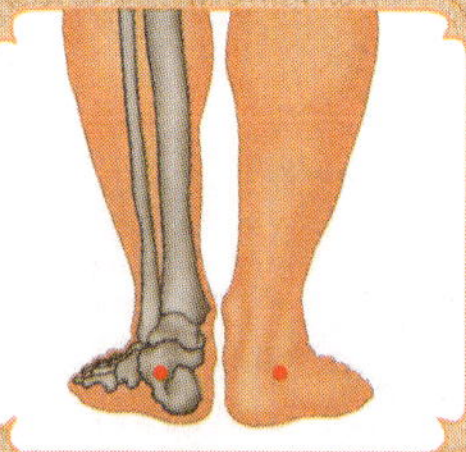

穴名释义

“仆”，即仆从；“参”，即参拜。穴在足跟外侧，仆人参拜主人，屈膝时此处会显露，故名。

标准定位

在足外踝后下方，昆仑直下，跟骨外侧赤白肉际处。

穴位速取

侧坐，在踝区，昆仑穴下约2横指处，跟骨外侧，赤白肉际处，按压有酸胀感（图①）。

主要功效

疏通经络，舒筋利腰。有效缓解足跟痛、膝关节炎、下肢痿痹等关节疾患。

常见疗法

◎**灸法**：艾炷灸3～5壮，艾条灸5～10分钟。

◎**按摩法**：坐位，脚背朝外侧，以手指指腹或指节向下按压，并作圈状按摩。

最佳配伍

1.配昆仑、太溪、阿是穴，可有效缓解足跟痛。

2.配合谷，适用于鼻出血。

穴位标签

本穴为足太阳经、阳跷脉之交会穴。

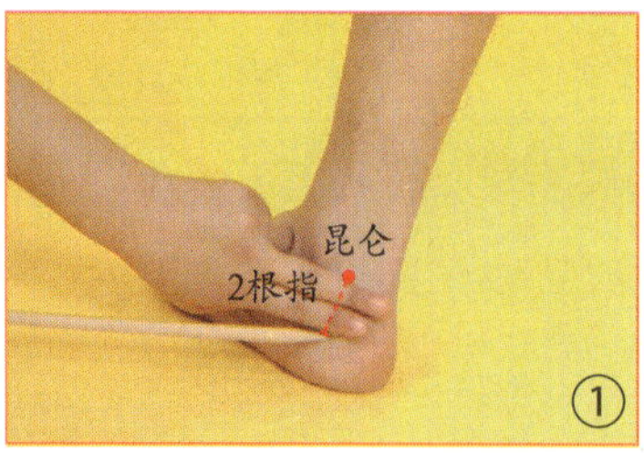

①

申脉

常用程度 ★★★

国际编号 BL62

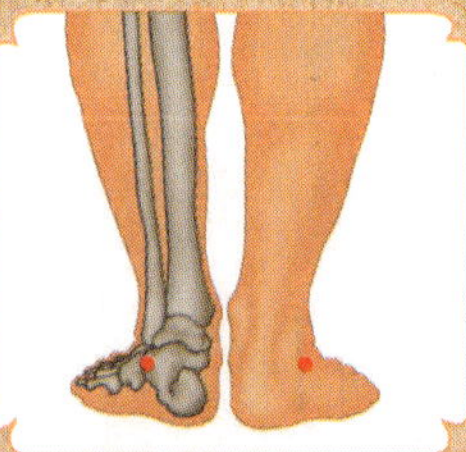

穴名释义

“申”，即伸通；“脉”，即阳跷脉。因本穴属足太阳膀胱经，又是膀胱经通往阳跷脉的起点，膀胱经的脉气从本穴向阳跷脉伸展，故名。

标准定位

在踝区，外踝尖直下，外踝下缘与跟骨之间凹陷中。

穴位速取

侧坐，在踝区，从小腿外侧高骨（外踝尖）垂直向下可触及一凹陷处，按压有酸胀感（图②）。

主要功效

活血理气，宁心安神。有效缓解关节疼痛，多用于关节炎、风湿病和关节扭伤，对头痛、眩晕、精神疾病、腰腿酸痛、腿部无力等症状有改善或缓解的效果。

常见疗法

◎**灸法**：艾炷灸3～5壮，艾条灸5～10分钟。

◎**按摩法**：以手指指腹或指节向下按压，并作圈状按摩。

最佳配伍

1.配神门、脾俞、心俞，可有效改善失眠症状。

2.配上巨虚、公孙、中脘、足三里，适用于急性泄泻。

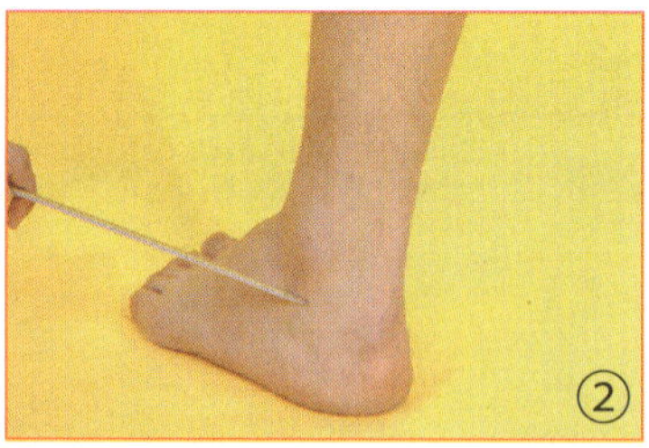

②

金门

常用程度 ★★

国际编号 BL63

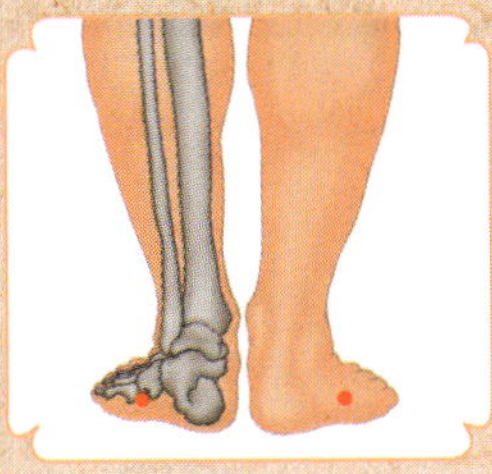

穴名释义

太阳经至此处，已临垂暮，阳气受阻，变为萧瑟的阴气。为膀胱经的郄穴，阳维脉之所生，又似金玉贵重，故名。

标准定位

在足背，外踝前缘直下，第5跖骨粗隆后方，骰骨下缘凹陷中。

穴位速取

侧坐或俯卧位，当脚趾向上翘起可见一骨头突起，即是骰骨，骰骨外侧可触及一凹陷处，按压有痛感（图①）。

主要功效

通经活络，清脑安神。按摩本穴可有效改善癫痫、小儿惊风、头痛等。又因本穴为足太阳经之郄穴，故对腰痛、下肢痿痹、膝关节炎、外踝痛、足底痛等有改善功效。

常见疗法

◎**灸法**：艾炷灸3～5壮，艾条灸5～10分钟。
◎**按摩法**：以手指指腹或指节向下按压，并作圈状按摩。

最佳配伍

1.配水沟、中冲，醒神镇惊开窍，适用于癫痫、惊风。
2.配承山、悬钟，疏经通络止痛，可有效缓解下肢酸痛。

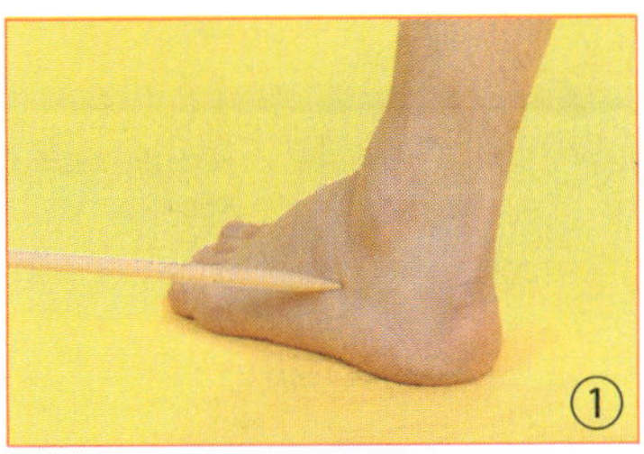

①

京骨

常用程度 ★★

国际编号 BL64

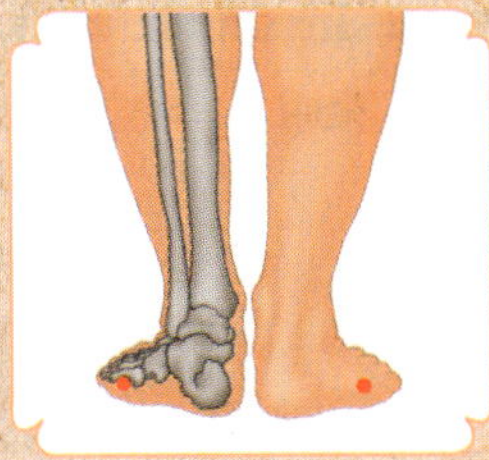

穴名释义

“京”，大。本穴所处的京骨弓形大而上凸，因而以其骨为名。

标准定位

在足外侧，第5跖骨粗隆前下方，赤白肉际处。

穴位速取

侧坐或俯卧位，沿着小趾后面的长骨往后推，可触及一凸起，即为第5跖骨粗隆，其凸起下方掌背交界线，按压有一凹陷处（图②）。

主要功效

清热止痉，明目舒筋。本穴为膀胱经原穴，故本经诸疾均可用此穴来调理改善，常用于头痛、项强、腰腿痛、癫痫、疟疾、佝偻病等。

常见疗法

◎**灸法**：艾炷灸3～5壮，艾条灸5～10分钟。
◎**按摩法**：以手指指腹或指节向下按压，并作圈状按摩。

最佳配伍

1.配风池、天柱，祛风舒筋止痛，适用于头痛、项强。
2.配昆仑、然谷，可清热除烦、开窍醒神，适用于癫狂。
3.配中封、悬钟，舒筋利节，适用于下肢痿痹。

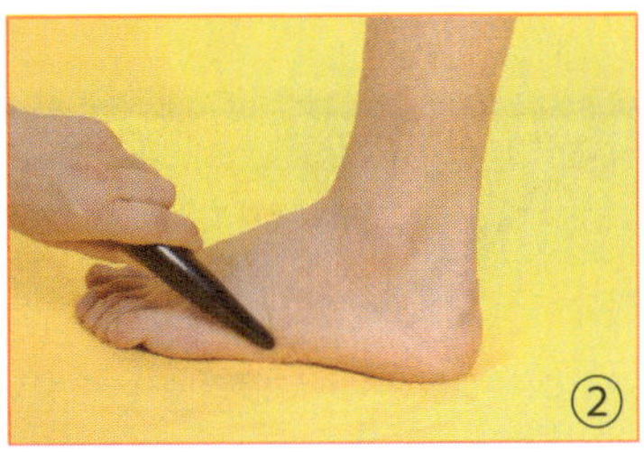

②

束骨

常用程度 ★★

国际编号 BL65

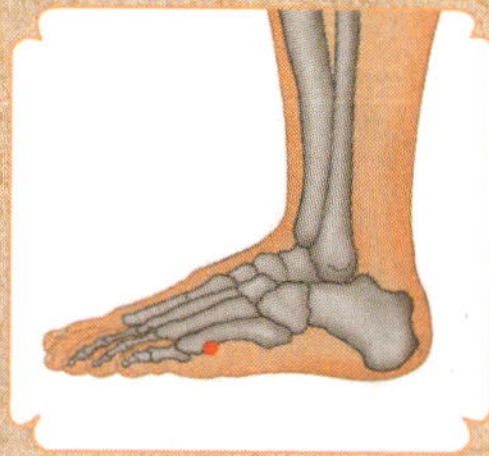

穴名释义

缚捆即为“束”，足小趾本节后，骨形缚捆如束，穴当其处，故名。

标准定位

在足外侧，第5跖趾关节的近端，赤白肉际处。

穴位速取

侧坐，在足小趾与足掌所构成的关节（第5跖趾关节）后方掌背交界线处（赤白肉际）可触及一凹陷，按压有酸胀感（图①）。

主要功效

安心定神，清热消肿。本穴是足太阳膀胱经的输穴，可用于调理和改善本经脉的疾患，故可用于本经所过处之头痛、项强、目眩、腰背及下肢痛等。

常见疗法

◎**灸法**：艾炷灸3～5壮，艾条灸5～10分钟。

◎**按摩法**：以手指指腹或指节向下按压，并作圈状按摩。

最佳配伍

1.配百会、肝俞，清头目、调营血、熄肝风，可缓解头痛、目眩。

2.配殷门、昆仑，舒筋活络止痛，可缓解腰背痛、坐骨神经痛。

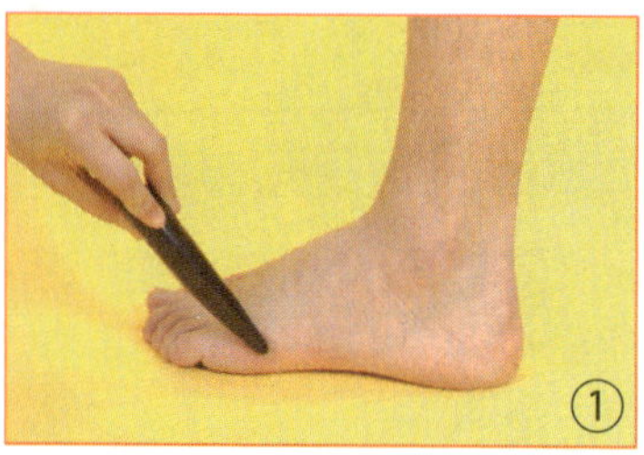

足通谷

常用程度 ★

国际编号 BL66

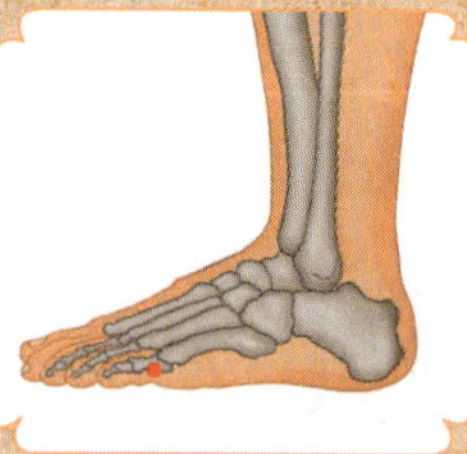

穴名释义

“足”，足部；“通”，经过、通达；谷，穴处凹陷形若山谷，穴为足太阳膀胱经所溜之荥水穴，是脉气通过之处，故名。

标准定位

在足外侧部，第5跖趾关节的远端，赤白肉际处。

穴位速取

侧坐，足着地，在足外侧部，足小趾与足掌所构成的第5跖趾关节后方掌背交界线处即可出现一凹陷，按压有酸胀感，即为本穴（图②）。

主要功效

疏通经气，安神益智。此穴可有效缓解头痛、精神病、哮喘、项强等疾患，对鼻出血、目眩、慢性胃炎也有一定程度的缓解和改善功效。

常见疗法

◎**灸法**：艾炷灸5～9壮，艾条灸5～10分钟。

◎**按摩法**：以手指指腹或指节向下按压，并作圈状按摩。

最佳配伍

1.配大椎，适用于项强。

2.配太溪、昆仑，适用于踝关节肿痛。

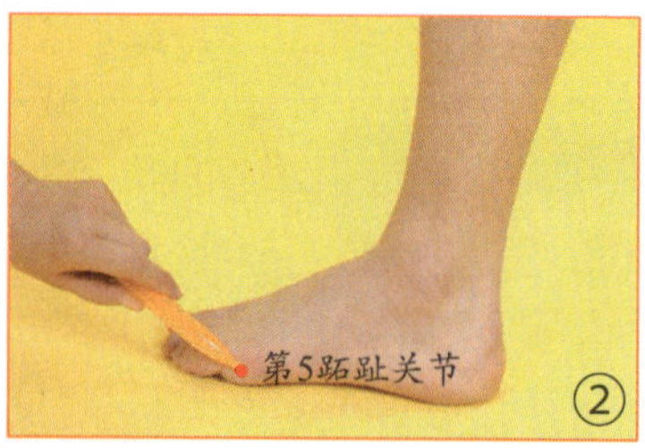

至阴

常用程度 ★★

国际编号 BL67

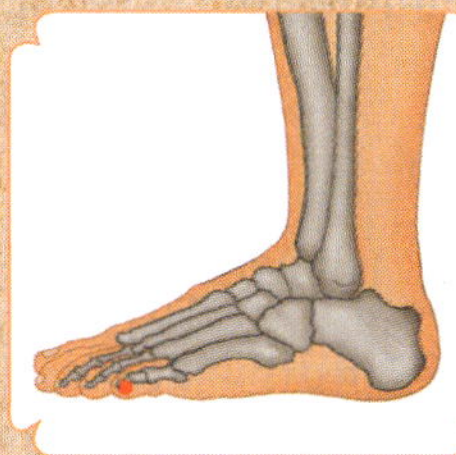

穴名释义

“至”，到达；“阴”，阴阳之阴，足少阴肾经。穴在中小趾端，足太阳脉气由此交接足少阴肾经，故名。

标准定位

在足趾，小趾末节外侧，趾甲根角侧后方0.1寸（指寸）。

穴位速取

侧坐，在足小趾外侧，由足小趾甲外侧缘与下缘各作一垂线之交点，按压有酸痛感，即为本穴（图①）。

主要功效

活血理气，正胎催产。主要用于改善颈部疼痛、头部沉重、胎位不正、头痛、鼻塞、流鼻涕、排尿困难、侧腹疼痛、便秘等。

常见疗法

◎**灸法**：艾炷灸5～9壮，艾条灸5～10分钟。

◎**按摩法**：以手指指腹向下按压，也可以拇指捏住整个指尖来揉捻或是以棒状物指节按压穴位。除按摩的手法外，用吹风机吹送热风，也可保持穴位温热。

最佳配伍

1.配太冲、百会，适用于头痛。

2.配足三里，适用于胎位不正，用灸法。

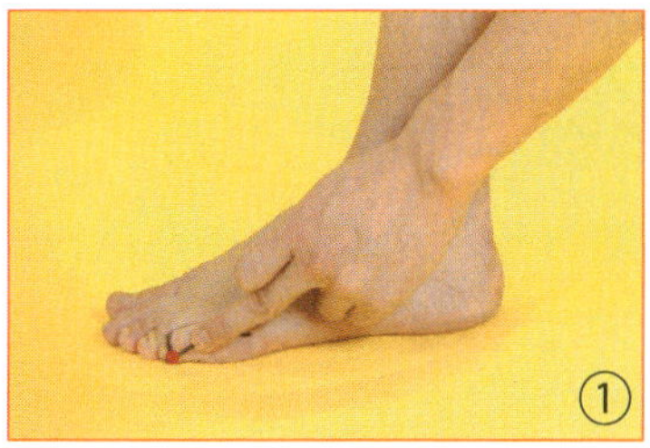

①

捏脊——用于缓解小儿疳积

过去治小儿疳积多采用“捏脊”法，即在脊背上用捏法治疗。严格说，捏脊也是一种按摩方法，有人称之为“捏积”，它是用双手沿病人背脊骨上督脉，由下而上或由上而下地边捏边推的一种简易治病法。

捏脊法对于小儿消化及营养不良、发热、烦躁不安、夜啼、睡卧不安，以及由于疳积造成的形体消瘦、面色苍白、四肢发冷、精神委靡等均有很好疗效。

捏脊法的要领是：在较暖的环境下（一般在25℃以上），被按摩者俯卧位，按摩者双手（注意要较温暖）两个拇指在前，食指在后，自骶部长强穴开始，同时将皮肤捏起，循脊柱两侧徐徐捻动上移，边捏边拿，边提边放，一般捻动3次提1次，在提皮肤时大多可以听到有声音作响，这样一直提到大椎穴。反复操作10遍即可。

捏脊疗法不仅适用于小儿，而且对成人的许多疾病如失眠、感冒、头痛、哮喘、冠心病、高血压、胃病、腹泻、便秘以及妇科病等均有良好效果。

足少阴肾经

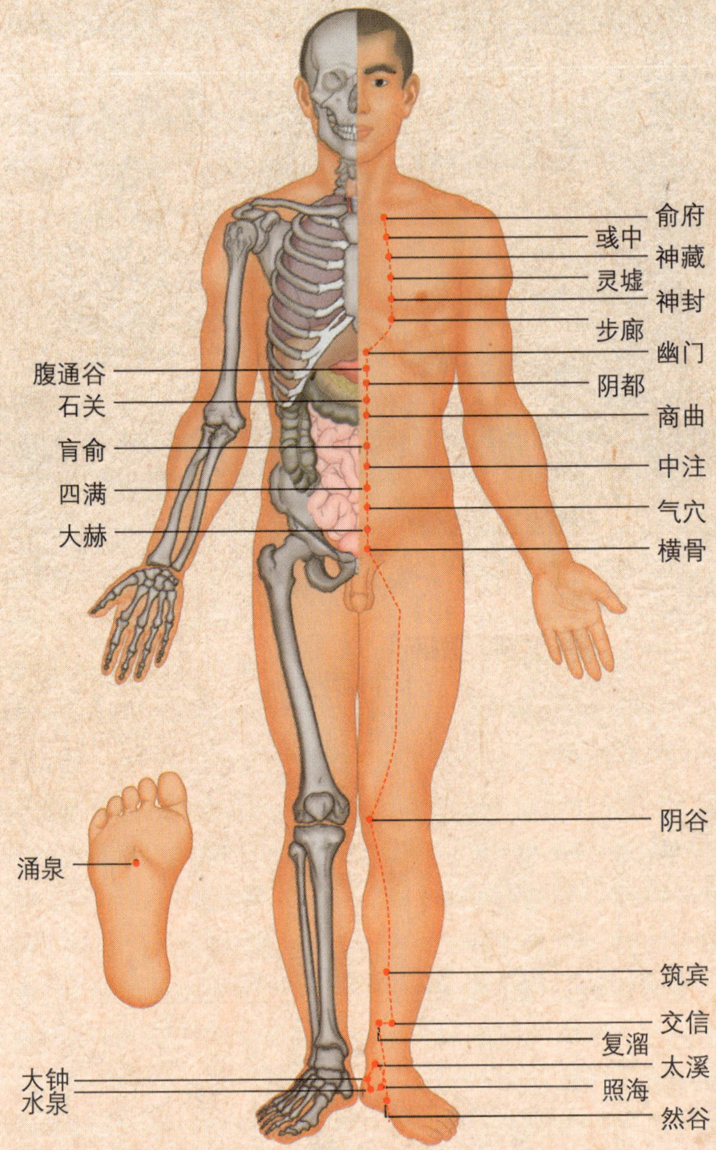

循行路线 肾足少阴之脉，起于小趾下，斜走足心，出于然骨之下，循内踝之后，别入跟中，以上腨内，出腘内廉，上股内后廉，贯脊属肾，络膀胱。

其支者 从肾，上贯肝、膈，入肺中，循喉咙，挟舌本。

其支者 从肺出，络心，注胸中。

范围 从脚掌心的涌泉穴，经腿部内侧上达胸前的俞府穴。本经一侧27穴，10个穴分布在足、下肢内侧后缘，17个穴分布在胸腹部，左右两侧共54个穴。

功效 本经腧穴主要用于生殖系统、泌尿系统、消化系统、呼吸系统、循环系统和本经脉所经过部位的疾病。

涌泉

常用程度 ★★★★★

国际编号 KI1

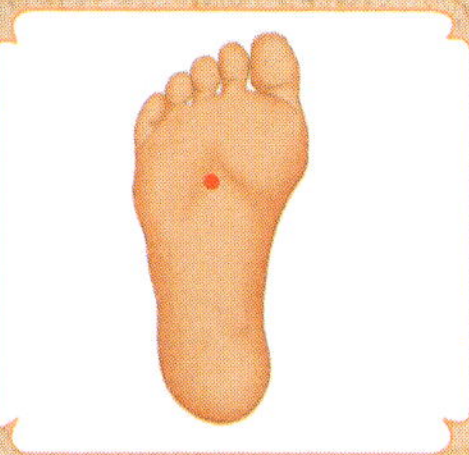

穴名释义

“涌”，涌出；“泉”，水泉。本穴位于足底，是人体最低的位置，可视为“地”，肾经的脉气经由“地”里发出，犹如地底冒泉水，故名。

标准定位

在足底，屈足卷趾时足心最凹陷中。

穴位速取

坐位，卷足，在足底掌心前面正中凹陷处的前方，约略可见脚底肌肉组成的“人”字纹路，涌泉穴就位于“人”字纹的交叉部分。身体不适时，按压此穴会有疼痛感（图①）。

主要功效

滋阴熄风，醒脑开窍。其运用范围相当广泛，可增强体力、改善体质。本穴可改善身体疲倦、腰部酸胀、月经失调等，还可缓解反胃、呕吐、头痛、烦躁、心悸、亢奋、失眠等症状。另外，指压涌泉穴能加速血液循环，降低血压，使毛发具有光泽、延缓衰老，改善妇科疾病。

常见疗法

◎**按摩法**：以四只手指头抓住脚背，大拇指向下按压数次，并作圈状按摩。

最佳配伍

配膻中、乳根，用于乳汁不畅。

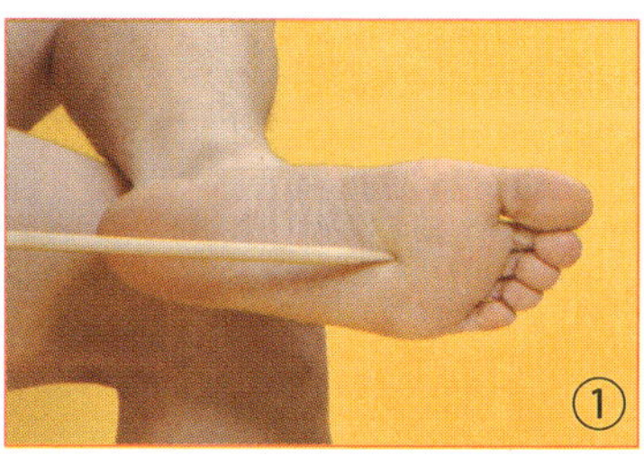

①

然谷

常用程度 ★

国际编号 KI2

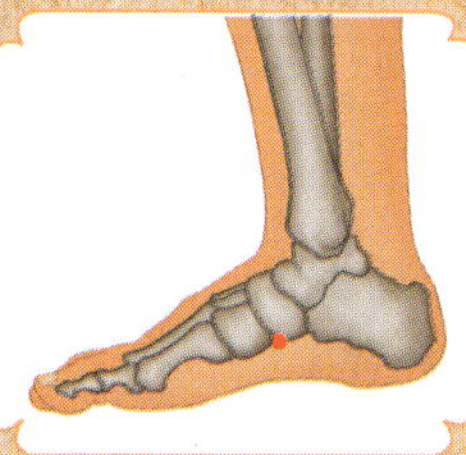

穴名释义

“然”，舟骨粗隆；“谷”，凹陷处。穴在足舟骨粗隆前方凹陷处。

标准定位

在足内侧缘，足舟骨粗隆下方，赤白肉际处。

穴位速取

坐位或仰卧位，先找到内踝前下方较明显的骨性标志（舟骨），在舟骨粗隆前下方触及一凹陷处，按压有酸胀感（图②）。

主要功效

滋阴补肾，清热利湿。有效缓解子宫脱垂、外阴瘙痒、月经不调、带下、膀胱炎、尿道炎、遗精、阳痿等泌尿生殖系统疾病的症状。另外，此穴对小儿脐风、足背肿痛等也有一定的功效。

常见疗法

◎**灸法**：艾炷灸3～5壮，艾条灸5～10分钟。

◎**按摩法**：以手指指腹或指节向下按压，并作圈状按摩。

最佳配伍

1.配承山，适用于转筋。

2.配太溪，适用于热病烦心。

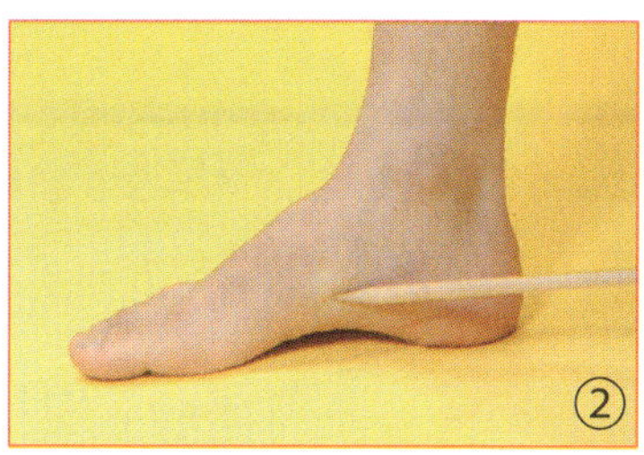

②

太溪

常用程度 ★★★★

国际编号 KI3

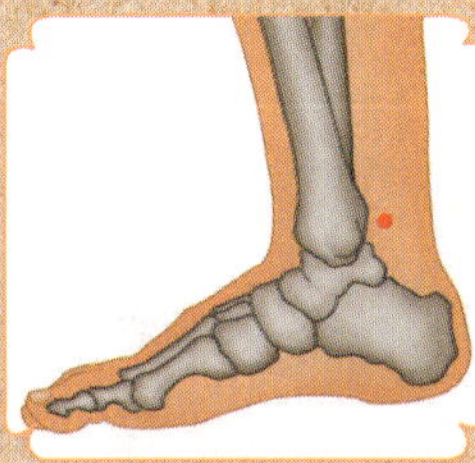

穴名释义

“太”，大；“溪”，沟溪。气血所驻之处，至此聚留而成大溪。太溪是人体凹陷部位，犹如大沟溪的穴位。

标准定位

在踝区，内踝尖与跟腱之间的凹陷中。

穴位速取

坐位或仰卧位，由足内踝尖向后推至与跟腱之间的凹陷处，大约相当于内踝尖与跟腱之间的中点，按压有酸胀感（图①）。

主要功效

滋阴益肾，壮阳强腰。本穴有滋阴降火的功效，可以改善血液循环、踝扭伤、小腿抽筋、腰痛、膀胱炎等，对眩晕、耳鸣、关节炎、风湿痛、月经不调、痛经、气喘、咽痛等都颇具疗效。此外，还能美化小腿曲线、纤细足踝。

常见疗法

◎**灸法**：艾炷灸3～5壮，艾条灸5～10分钟。

◎**按摩法**：以手指指腹或指节向下按压，并作圈状按摩。

最佳配伍

1.配昆仑、申脉，适用于足踝肿痛。

2.配支沟、照海，适用于心痛。

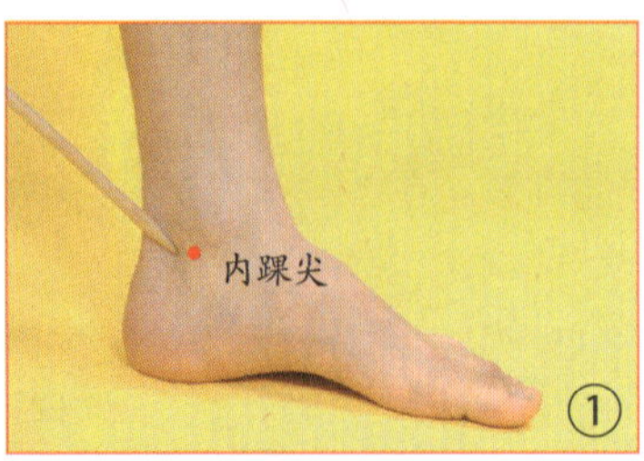

大钟

常用程度 ★★

国际编号 KI4

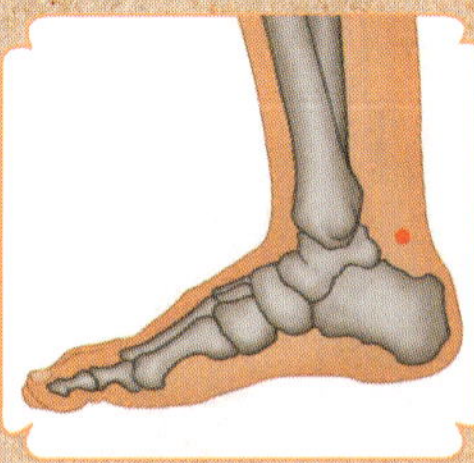

穴名释义

“大”，大小之大；“钟”，汇聚。此穴因脉气汇聚得以深大。

标准定位

在足内侧，内踝后下方，跟骨上缘，跟腱附着部前缘的凹陷中。

穴位速取

坐位或仰卧位，先取太溪穴，由太溪穴向下量0.5寸处，再向后平推，与跟腱前缘可触及一凹陷，按压有酸胀感（图②）。

主要功效

利水消肿，活血调经。除可用于足跟肿痛及改善咳、喘外，还可用于惊恐、痴呆等与神志有关的疾病。因其络于足太阳，所以又能改善与膀胱有关的病证。当患有月经不调、闭经、不孕症、尿路感染、遗尿等泌尿生殖系统疾病时，可以通过按摩此穴缓解。

常见疗法

◎**灸法**：艾炷灸3～5壮，艾条灸5～10分钟。

◎**按摩法**：以手指指腹或指节向下按压，并作圈状按摩。

最佳配伍

1.配太溪、神门，适用于心悸。

2.配鱼际，适用于咽喉肿痛。

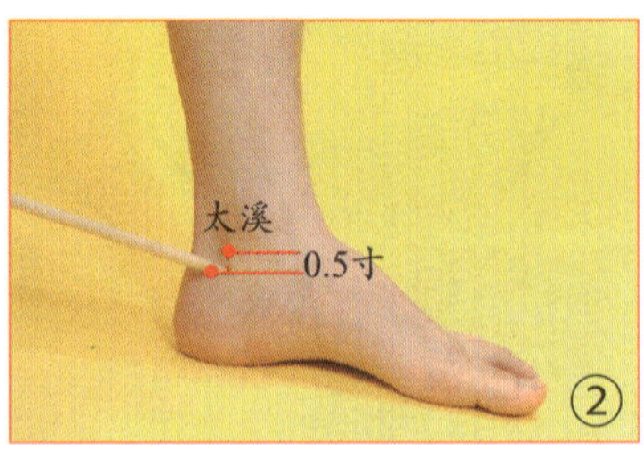

水泉

常用程度 ★

国际编号 KI5

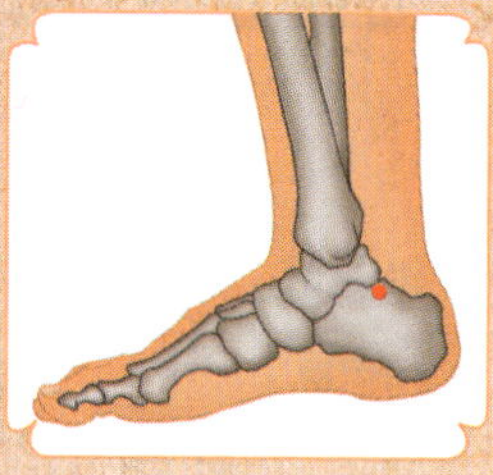

穴名释义

本穴为足少阴肾经之郄穴，肾属水脏，泉水多从郄出，故将经气深集之郄称为“水泉”。

标准定位

在跟区，太溪直下1寸，跟骨结节内侧凹陷中。

穴位速取

取坐位，在足内侧，内踝后下方，于太溪穴下1横指处，跟骨结节的内侧凹陷中，按压有酸胀感（图①）。

主要功效

利水消肿，活血调经。本穴可有效改善足跟痛、水肿、小便不利等。对月经不调、痛经、闭经等有很好的改善作用。长期按揉此穴，对子宫脱垂、不孕症、小便不利等泌尿生殖系统疾病也有不错的调理功效。

常见疗法

◎**灸法**：艾炷灸3～5壮，艾条灸5～10分钟。

◎**按摩法**：以手指指腹或指节向下按压，并作圈状按摩。

最佳配伍

1.配归来、三阴交，理下焦，调经血，适用于月经延迟。

2.配次髎、三阴交，活血通络止痛，适用于痛经。

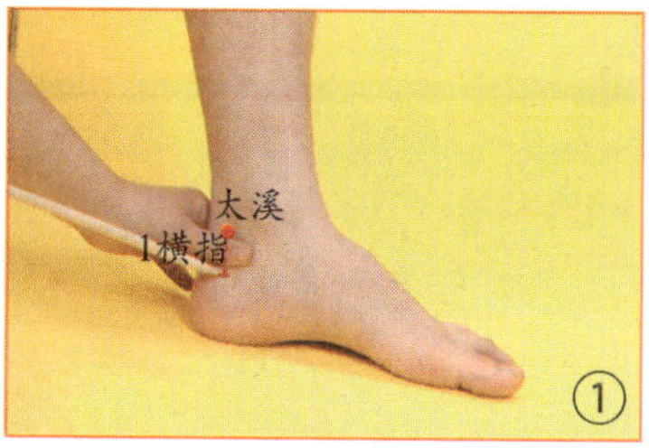

①

照海

常用程度 ★★★★

国际编号 KI6

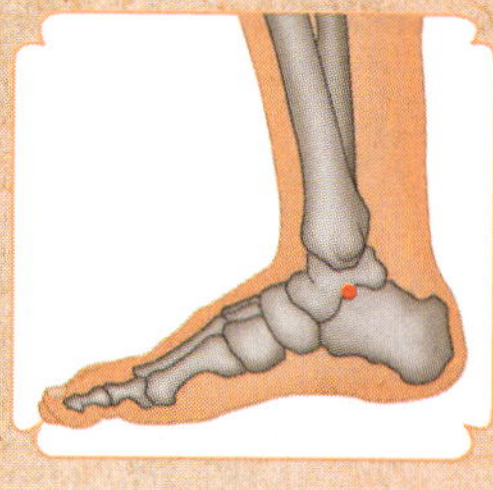

穴名释义

“照”，光照；“海”，大海。此穴脉气明显，具有光照作用，让人体脉气旺盛如大海，故名。

标准定位

在足内侧，内踝尖下1寸，内踝下缘边际凹陷中。

穴位速取

坐位或仰卧位，在足内侧由内踝尖垂直向下推，至其下缘凹陷处，按压有酸胀感（图②）。

主要功效

滋阴调经，熄风安神。对女性疾病有不错的效果，月经不调、经期焦躁、易怒或各种不适症状，都可以按压照海穴来改善。此穴还可以缓解精神不佳、腰痛、下腹胀痛、恶心、虚寒证、足部关节炎等。

常见疗法

◎**灸法**：艾炷灸3～5壮，艾条灸5～10分钟。

◎**按摩法**：以手指指腹或指节向下按压4～5次，并作圈状按摩。

最佳配伍

1.配列缺、天突、廉泉，可有效缓解咽喉肿痛。

2.配神门、三阴交，适用于失眠。

3.配中脘、足三里，适用于腹痛。

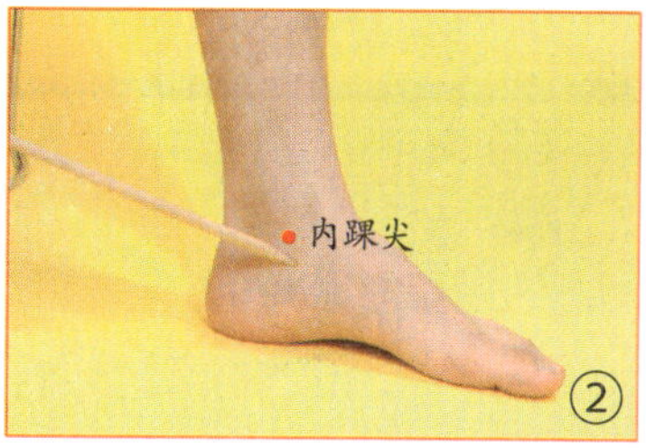

②

复溜

常用程度 ★★★

国际编号 KI7

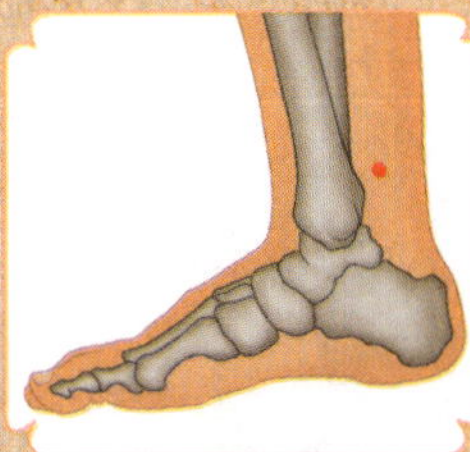

穴名释义

“复”，返回；“溜”，流。足少阴经的脉气从涌泉穴经过然谷穴，行经脚内踝后的太溪穴，下行大钟穴、水泉穴，再绕至照海穴，后从太溪穴直上而流动到本穴位。

标准定位

在小腿内侧，太溪直上2寸，跟腱的前方。

穴位速取

坐位或仰卧位，先取太溪穴，再向上量约2横指，跟腱前缘处，按压有酸胀感（图①）。

主要功效

补肾益阴，温阳利水。可以利水消肿，对于女性体质虚寒、下腹闷痛、痛经及不孕症有调理作用。此外，还可改善自汗、盗汗、体热无汗、水肿、下肢肿胀、下肢痿痹、腰肌劳损等。

常见疗法

◎**灸法**：艾炷灸3～5壮，艾条灸5～10分钟。

◎**按摩法**：以整个手掌环住脚部，再以拇指指腹稍微用力指压，并作圈状按摩。

最佳配伍

1.配风池、三焦俞、中极、三阴交，适用于水肿。

2.配合谷，适用于多汗或少汗。

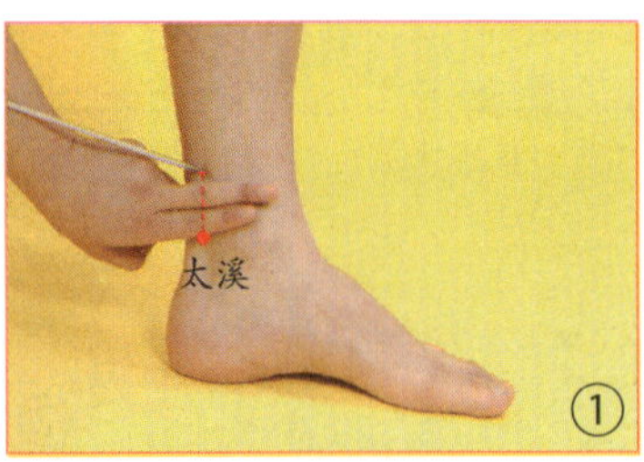

①

交信

常用程度 ★★★

国际编号 KI8

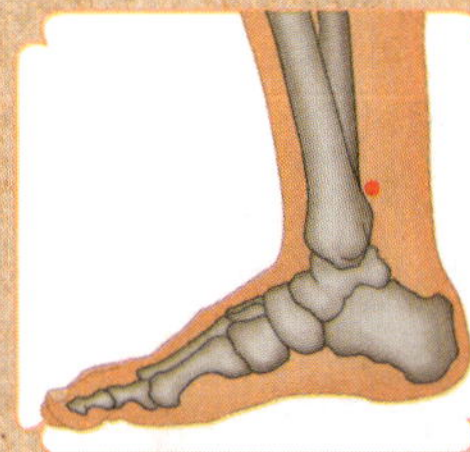

穴名释义

“交”，相会处为交；“信”，守时为信。古代以仁义礼智信五德配五行，信属土，本经脉气在本穴交会脾经。

标准定位

在小腿内侧，内踝尖上2寸，胫骨内侧缘后际凹陷中。

穴位速取

坐位或仰卧位，由内踝尖向上量约2横指的凹陷处，按压可有明显的酸胀感（图②）。

主要功效

益肾调经，清热利尿。古以月经按时到来为“信”，交信穴可补肾调经，改善虚寒证、月经失调、子宫脱垂、闭经、睾丸疼痛、腹泻、腰部酸痛、下肢疼痛、便秘等。

常见疗法

◎**灸法**：艾炷灸3～5壮，艾条灸5～10分钟。

◎**按摩法**：抓住脚踝，以手指指腹向下按压，并作圈状按摩。

最佳配伍

1.配关元、三阴交，适用于月经不调。

2.配太冲、血海、地机，适用于崩漏。

3.配支沟、天枢、足三里，适用于便秘、泄泻。

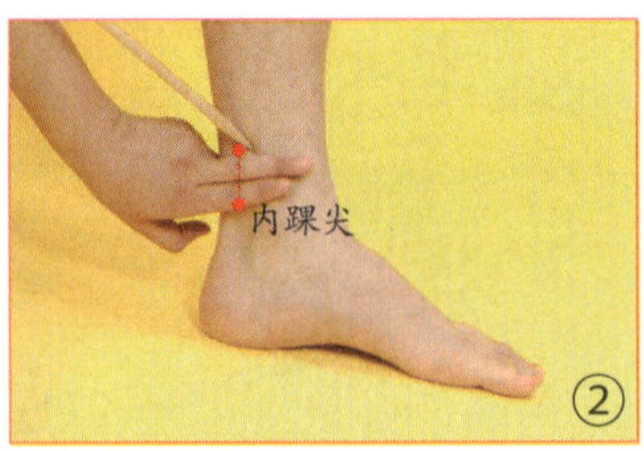

②

筑宾

常用程度 ★★

国际编号 KI9

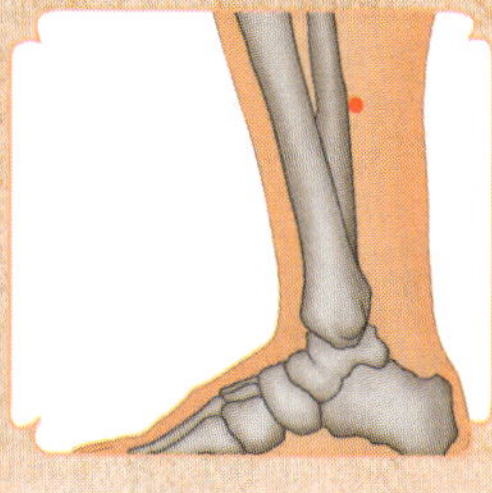

穴名释义

“筑”，强健；“宾”，膝和小腿。穴在小腿内侧，使膝与小腿强健之意。

标准定位

在小腿内侧，太溪直上5寸，腓肠肌肌腹的内下方。

穴位速取

坐位垂足或仰卧位，在太溪直上5寸的凹陷处，按压有酸胀感（图①）。

主要功效

调补肝肾，清热利湿。有清热解毒的功效，对小儿胎毒、皮肤病有改善和缓解效果。按压本穴还可用于疲劳、失眠、浮肿、晕车、宿醉、恶心呕吐、膝盖疼痛、腰痛、头痛、小腿疼痛、腓肠肌痉挛、下痢、白带异常等。

常见疗法

◎**灸法**：艾炷灸3~5壮，艾条灸5~10分钟。

◎**按摩法**：以手指指腹或指节向下按压，并作圈状按摩。

最佳配伍

1.配肾俞、关元，适用于水肿。

2.配大敦、归来，适用于疝气。

3.配大椎、间使，适用于癫痫。

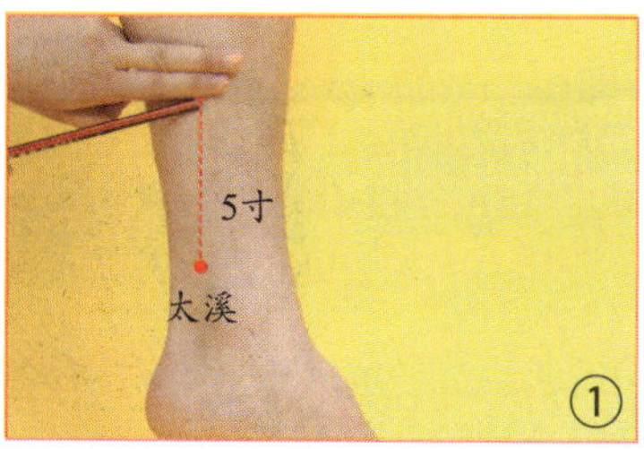

①

阴谷

常用程度 ★

国际编号 KI10

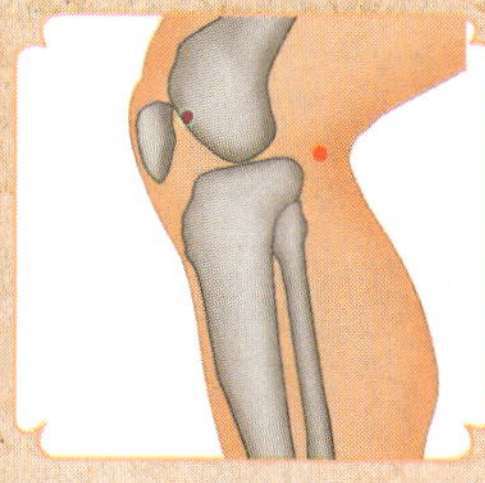

穴名释义

“阴”，阴阳之阴；“谷”，山谷。穴在膝关节内侧，局部凹陷如谷，故名。

标准定位

在腘窝内侧，腘横纹上，半腱肌肌腱与半膜肌腱之间。

穴位速取

俯卧位，微屈膝，从膝内高骨向后缘推，在腘横纹内侧端可触及两条筋（半腱肌肌腱与半膜肌腱），两筋之间可触及一凹陷，按压有酸胀感（图②）。

主要功效

益肾调经，理气止痛。阴谷在五行属水，该穴除主要用于缓解膝股内侧疼痛外，还可调理泌尿系统、生殖系统疾病，可缓解和改善虚寒证、白带过多、女性下腹胀痛、月经不调、月经量过多等。

常见疗法

◎**灸法**：艾炷灸3~5壮，艾条灸5~10分钟。

◎**按摩法**：以手指指腹或指节向下按压4~5次，并作圈状按摩。

最佳配伍

1.配照海、中极，适用于癃闭。

2.配大赫、命门，可有效缓解阳痿、早泄。

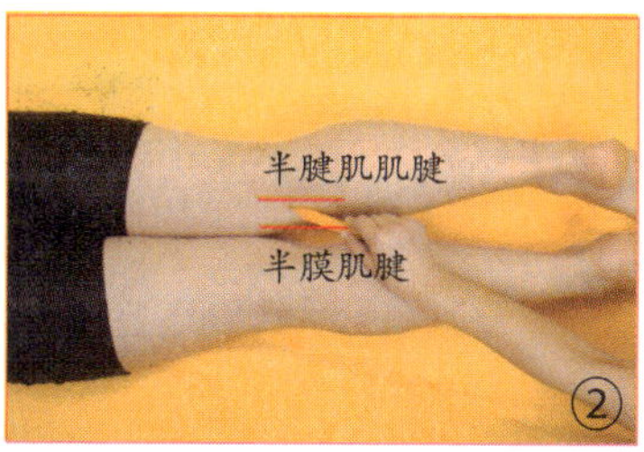

②

横骨

常用程度 ★

国际编号 KI11

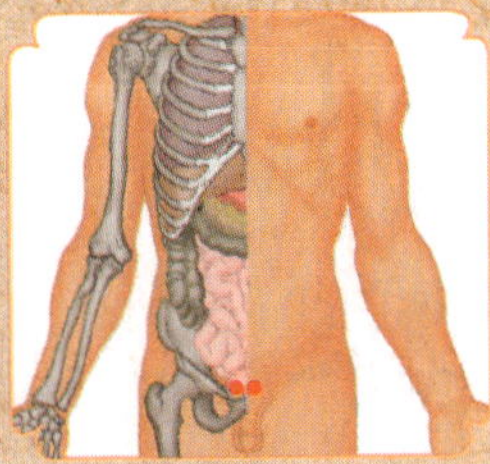

穴名释义

“横”，指此处穴位内的物质为横向移动的风气；“骨”指穴位内的物质富含骨所主的水液。本穴是肾经下部经脉气血上行所能达到的最高点。

标准定位

在下腹部，脐中下5寸，前正中线旁开0.5寸。

穴位速取

仰卧位，在腹白线与耻骨联合上缘水平线的交点处或脐中下5寸，旁开0.5寸处，按压有明显的酸胀感（图①）。

主要功效

理气健脾，清热调经。经常按摩这个穴位，可以缓解阴部疼痛、小腹疼痛、遗精、阳痿、遗尿、小便不通等症状。

常见疗法

◎**灸法**：艾炷灸3～5壮，艾条灸5～10分钟。

◎**按摩法**：以手指指腹或指节向下按压，并作圈状按摩。

最佳配伍

1.配中极、三阴交，适用于癃闭。

2.配关元、大赫，适用于阳痿、遗精、崩漏、月经不调等。

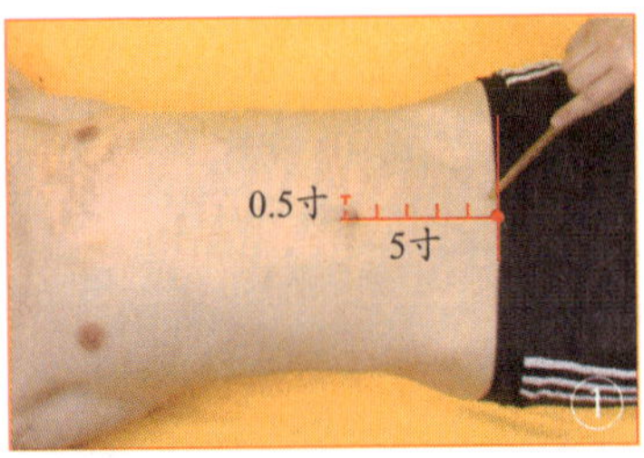

大赫

常用程度 ★★★

国际编号 KI12

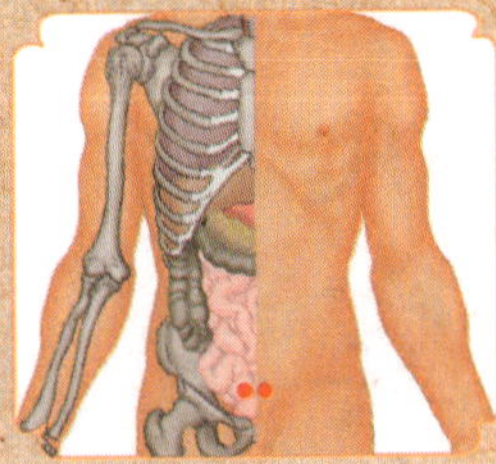

穴名释义

“赫”，盛大。因所在的位置向内接应子宫，女性分娩后，此处会突起而明显可见，加上此穴阴气旺盛，故名。

标准定位

在下腹部，脐中下4寸，前正中线旁开0.5寸。

穴位速取

仰卧位，在腹白线与耻骨联合上缘水平线的交点处，旁开0.5寸处（半横指），再向上量1横指（拇指）处，按压有酸胀感（图②）。

主要功效

益肾助阳，调经止带。按摩此穴可重振“男性雄风”，调理和改善男性阳痿、早泄、性冷淡等症状。

常见疗法

◎**灸法**：艾炷灸3～5壮，艾条灸5～10分钟。

◎**按摩法**：手指指腹或指节以较为缓慢的速度按压，并作圈状按摩。进行中需配合呼吸。

最佳配伍

1.配带脉、大敦、中极，适用于阳痿、遗精。

2.配命门、志室、关元，适用于各种男科病。

3.配中极、关元、三阴交，适用于不孕症。

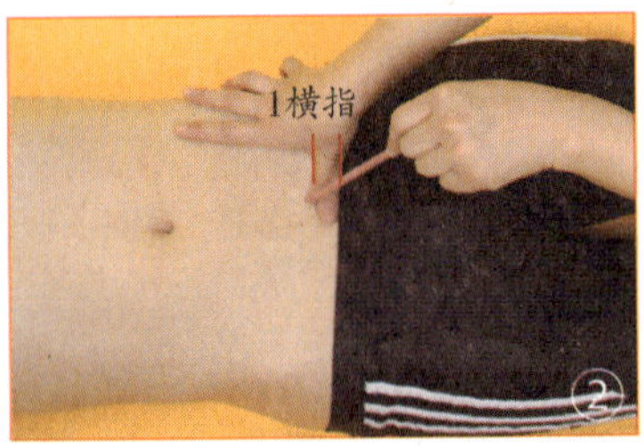

气穴

常用程度 ★

国际编号 KI13

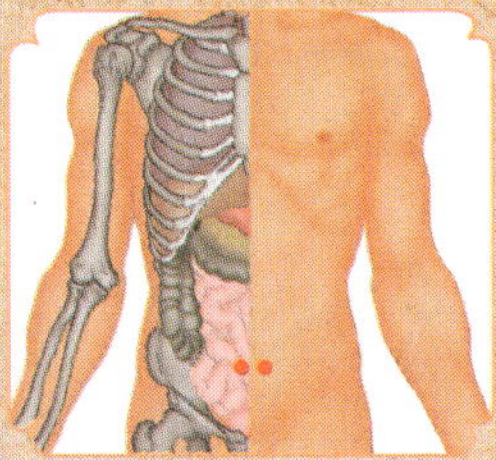

穴名释义

“气”，肾气；“穴”，土室。肾气藏聚之室，且肾主纳气。本穴物质既有肾经之气血，又有冲脉气血，所以为冲脉、足少阴之会。

标准定位

在下腹部，脐中下3寸，前正中线旁开0.5寸。

穴位速取

仰卧位，在腹白线与耻骨联合水平线的交点处，旁开0.5寸处（半横指），先取大赫穴，再向上量1横指（拇指）处，按压有酸胀感（图①）。

主要功效

调理冲任，温肾暖胞。是人体肾经上的重要穴位。长期按摩此穴，能够有效调理和改善月经不调、白带异常、小便不通、泄泻、痢疾、急性肠胃炎、遗精、阳痿、腰脊痛、虚寒证等。

常见疗法

◎**灸法**：艾炷灸3～5壮，艾条灸5～10分钟。
◎**按摩法**：以手指指腹或指节以较为缓慢的速度按压，并作圈状按摩。按摩时需配合呼吸。

最佳配伍

1.配天枢、大肠俞、公孙，适用于消化不良。
2.配气海、三阴交、血海，适用于月经不调。

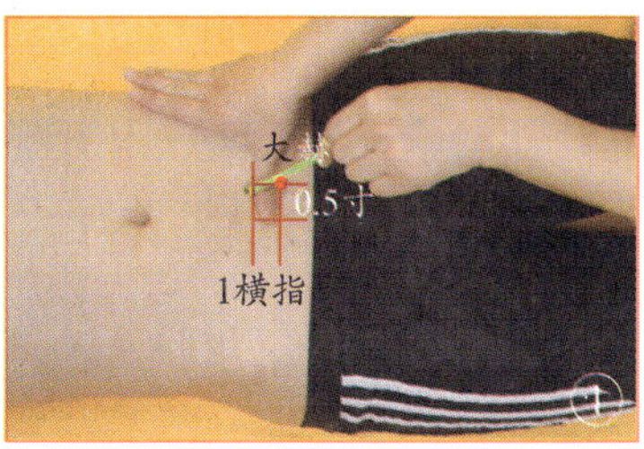

四满

常用程度 ★★★

国际编号 KI14

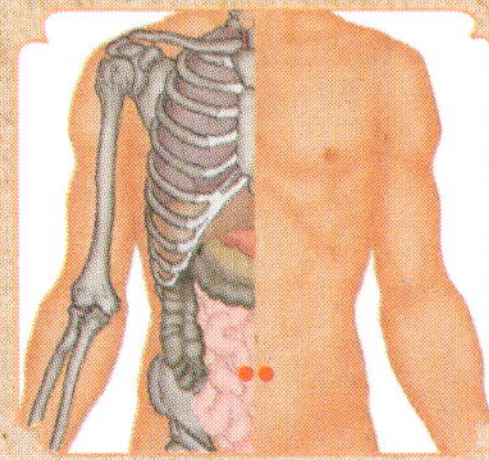

穴名释义

“四”，表示序号，有广阔之意；“满”，溢满。该穴为膀胱水液储蓄溢满之处。

标准定位

在下腹部，脐中下2寸，前正中线旁开0.5寸。

穴位速取

取仰卧位，在腹白线与耻骨联合上缘水平线的交点处，旁开0.5寸处（半横指），先取气穴再向上量1横指（拇指）处，按压有酸胀感（图②）。

主要功效

理气健脾，清热调经。本穴主要用于腹痛、腹胀、泄泻、痢疾等胃肠道疾病。另外，长期按摩本穴，还可有效改善月经不调、带下、痛经、不孕症及遗精、遗尿等泌尿生殖系统疾病。

常见疗法

◎**灸法**：艾炷灸3～5壮，艾条灸5～10分钟。
◎**按摩法**：以手指指腹或指节向下按压，并作圈状按摩。最好由他人进行按摩，以更有效地刺激穴位。

最佳配伍

1.配气海、大敦，适用于疝气。
2.配三阴交、血海，可以有效改善月经不调。

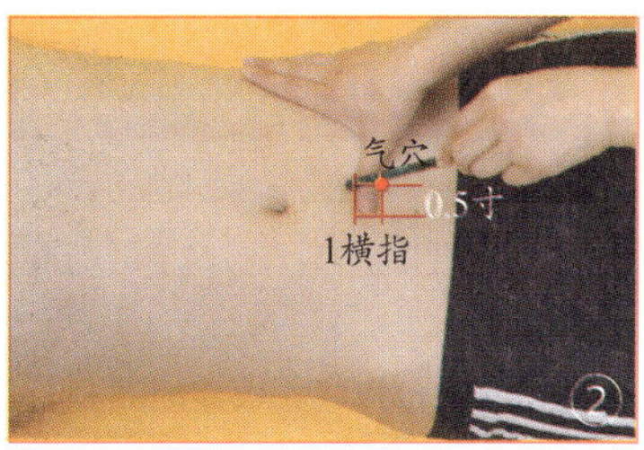

中注

常用程度 ★

国际编号 KI15

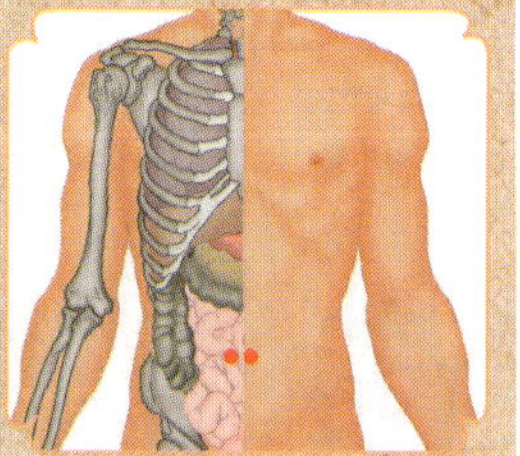

穴名释义

“中”，中间；“注”，灌注。穴位于冲脉、足少阴之会，足少阴脉气由此经冲脉进入胞中，故名。

标准定位

在下腹部，脐中下1寸，前正中线旁开0.5寸。

穴位速取

仰卧位，在腹白线与肚脐水平线的交点处，旁开0.5寸处（半横指），再向下量1横指（拇指）处，按压有酸胀感（图①）。

主要功效

通便止泻，行气调经。用于月经不调、痛经、腹痛、便秘、泄泻、痢疾等。

常见疗法

◎**灸法**：艾炷灸3～5壮，艾条灸5～10分钟。

◎**按摩法**：以手指指腹或指节向下按压，并作圈状按摩。最好由他人进行按摩，以更有效地刺激穴位。

最佳配伍

1.配肾俞、委中，用于腰痛。

2.配三阴交、中极，用于月经不调。

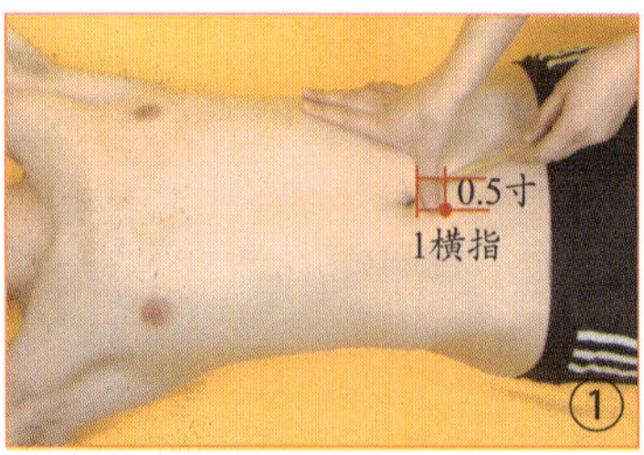

肓俞

常用程度 ★

国际编号 KI16

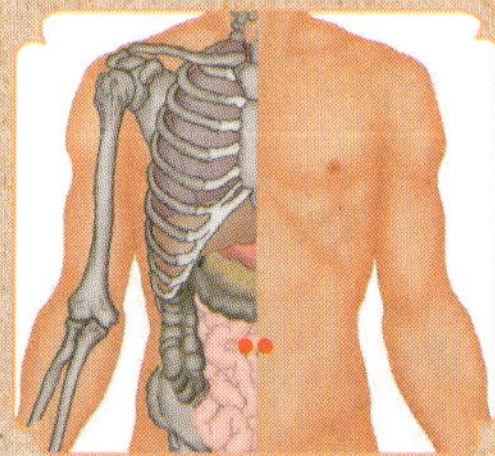

穴名释义

“肓”，肓膜；“俞”，通输，输注。穴位于大腹与少腹之间，内应肓膜。因能够治疗胸膈以下的疾病，故名。

标准定位

在中腹部，脐中旁开0.5寸，腹直肌内侧缘处。

穴位速取

仰卧位，在腹白线与肚脐水平线的交点处，旁开0.5寸处（半横指），在腹直肌内侧缘，按压有酸胀感（图②）。

主要功效

通便止泻，理气止痛。可以缓解因姿势不良或运动伤害所造成的腰部扭伤、腹胀、腹痛等，并常用于改善肠胃病和月经病。对低血压、糖尿病、便秘、十二指肠溃疡、易疲倦等的效果也很显著。

常见疗法

◎**灸法**：艾炷灸3～5壮，艾条灸5～10分钟。

◎**按摩法**：以手指指腹或指节向下按压，并作圈状按摩。每次约10秒钟，并且持续3～5分钟。

最佳配伍

1.配天枢、足三里、大肠俞，适用于习惯性便秘、泄泻。

2.配中脘、足三里、内关、公孙，适用于胃痛。

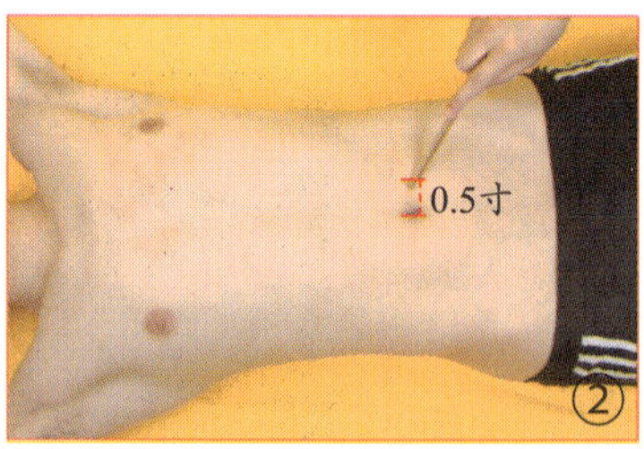

商曲

常用程度 ★

国际编号 KI17

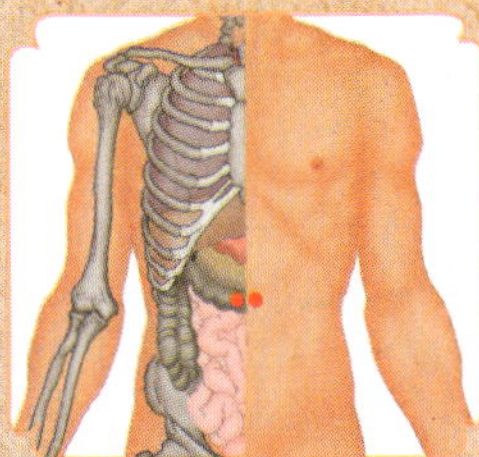

穴名释义

“商”，五音之一，属金，对应大肠；“曲”，弯曲。本穴内应大肠横曲之处，故名。

标准定位

在上腹部，脐中上2寸，前正中线旁开0.5寸。

穴位速取

仰卧位，在腹白线与肚脐水平线的交点处，旁开0.5寸处（半横指），再向上量约2横指处，按压有酸胀感（图①）。

主要功效

健脾和胃，消积止痛，清热降火。经常按摩此穴，对腹痛、泄泻、便秘、肠炎等有显著的疗效。

常见疗法

◎**灸法**：艾炷灸3～5壮，艾条灸5～10分钟。

◎**按摩法**：以手指指腹或指节向下按压，并作圈状按摩。

最佳配伍

1.配中脘、大横，对于缓解腹痛、腹胀有很好的效果。

2.配大肠俞、支沟、天枢，适用于便秘、泄泻。

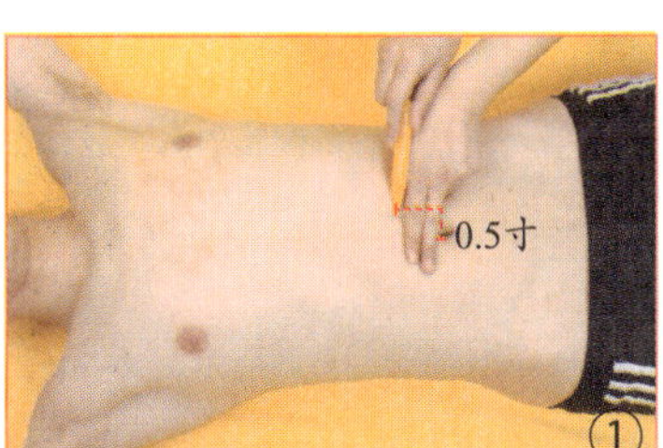

石关

常用程度 ★★

国际编号 KI18

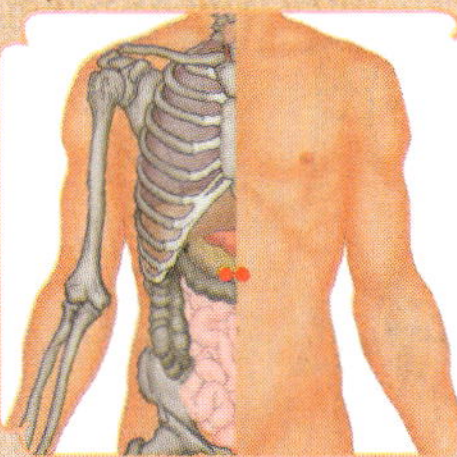

穴名释义

“石”，有坚满的含义；“关”，关要。穴近胃脘，与饮食有关，可攻坚消满。

标准定位

在上腹部，脐中上3寸，前正中线旁开0.5寸。

穴位速取

仰卧位，在腹白线与肚脐水平线的交点处，旁开0.5寸处（半横指），再向上量4横指（即3寸处），按压有酸胀感（图②）。

主要功效

滋阴清热，和中化湿。用于月经不调、痛经、不孕症、产后腹痛、尿路感染等妇产科疾病。另外，对呕吐、腹痛、便秘等也有一定的调理功效。

常见疗法

◎**灸法**：艾炷灸3～5壮，艾条灸5～10分钟。

◎**按摩法**：以手指指腹或指节向下按压此穴，并作圈状按摩。最好由他人操作，以更有效地刺激穴位。

最佳配伍

1.配中脘、内关，适用于胃痛、呕吐等。

2.配三阴交、阴交、肾俞，适用于不孕症。

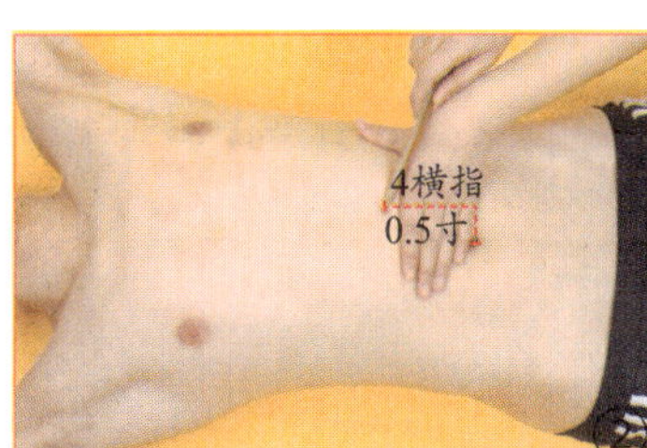

阴都

常用程度 ★★

国际编号 KI19

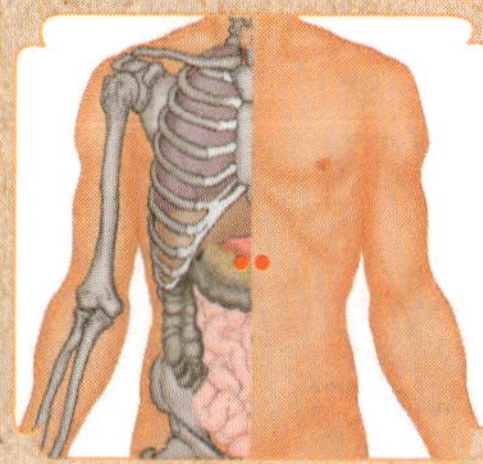

穴名释义

“阴”，阴阳之阴，腹部；“都”，汇聚。足少阴与冲脉之会，是阴气聚集之地，故名。

标准定位

在上腹部，脐中上4寸，前正中线旁开0.5寸。

穴位速取

仰卧位，在胸剑联合与肚脐连线的中点，从前正中线再旁开0.5寸处（半横指），按压有酸胀感（图①）。

主要功效

调理肠胃，宽胸降逆。用于调理和改善腹痛、便秘、胃痛、呕吐、胃肠炎等肠胃疾病。另外，对一些肺部疾病如支气管炎、肺气肿等也能在一定的程度上缓解其症状。

常见疗法

◎**灸法**：艾炷灸3～5壮，艾条灸5～10分钟。
◎**按摩法**：以手指指腹或指节向下按压，并作圈状按摩。

最佳配伍

1.配巨阙，适用于胸中烦满。
2.配足三里、四缝，适用于小儿疳积。

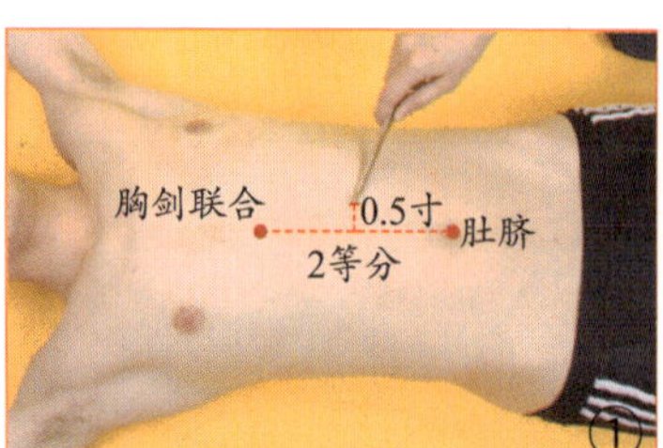

①

腹通谷

常用程度 ★

国际编号 KI20

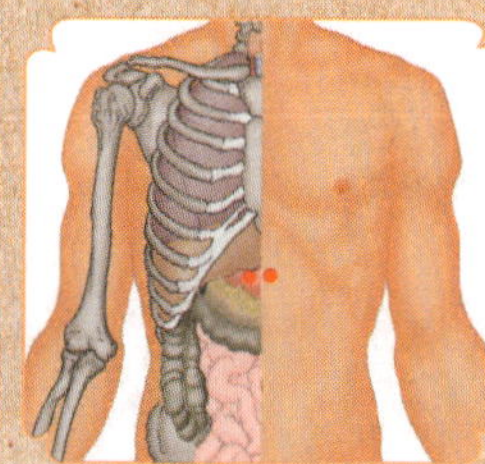

穴名释义

“腹”，腹部；“通”，通达，畅通的意思；“谷”，水谷，为凹陷处。穴在腹部，为水谷通行之道，故名。

标准定位

在上腹部，脐中上5寸，前正中线旁开0.5寸。

穴位速取

仰卧位，从胸剑联合与肚脐连线的中点直上量1横指（拇指）处，旁开0.5寸处（半横指），按压有酸胀感（图②）。

主要功效

清心益肾，降逆止呕，健脾和胃。本穴适用于胃痛、腹胀、消化不良、呕吐、心悸、气喘、咳嗽等。

常见疗法

◎**灸法**：艾炷灸3～5壮，艾条灸5～10分钟。
◎**按摩法**：以手指指腹或指节向下按压，并作圈状按摩。

最佳配伍

1.配内关、中脘，适用于胃气上逆。
2.配申脉、照海，适用于癫痫、惊悸等。

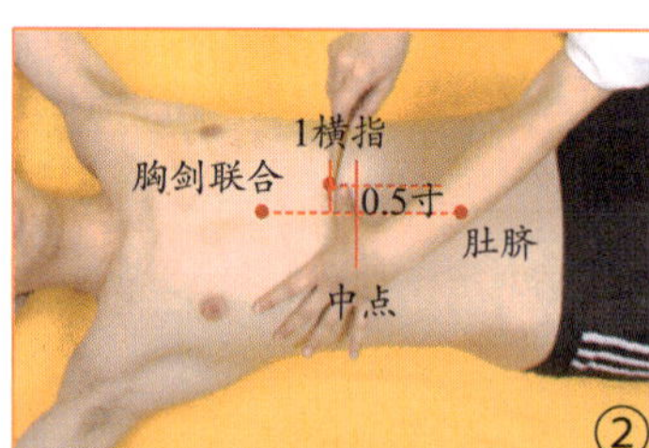

②

幽门

常用程度 ★

国际编号 KI21

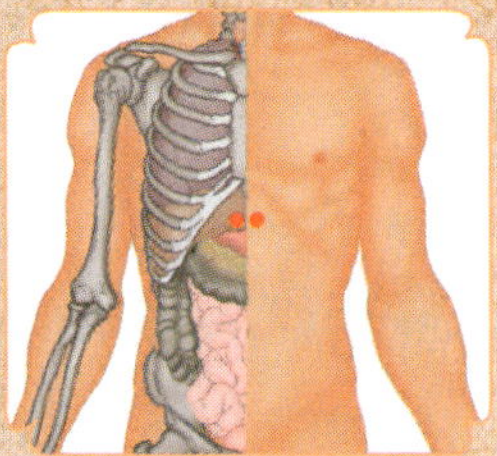

穴名释义

“幽”，幽隐；“门”，门户，穴近胃之下口幽门而与之相关，故名。

标准定位

在上腹部，脐中上6寸，前正中线旁开0.5寸。

穴位速取

仰卧位，从胸剑联合向下量约2横指，再从前正中线旁开0.5寸处（半横指），按压有酸胀感（图①）。

主要功效

健脾和胃，降逆止呕。可有效调理和改善腹痛、腹胀、呕吐、泄泻、痢疾等胃肠道疾病。此外，还可有效缓解乳腺炎、乳汁缺少、妊娠呕吐等不适症状。

常见疗法

◎**灸法**：艾炷灸3～5壮，艾条灸5～10分钟。

◎**按摩法**：以手指指腹或指节向下按压，并作圈状按摩。由他人代为按摩效果更佳。

最佳配伍

1.配玉堂、内关，适用于心烦、呕吐。

2.配中脘、建里，适用于腹胀、肠鸣等。

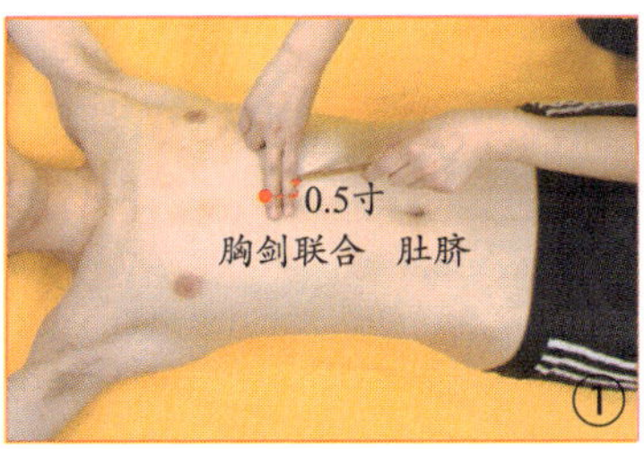

步廊

常用程度 ★

国际编号 KI22

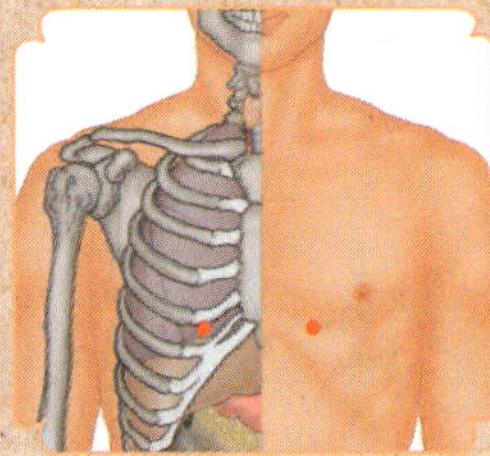

穴名释义

“步”为慢行；“廊”指绕回。肾经脉气至此，慢步绕回，犹如进入胸之廊庑，故名。

标准定位

在胸部，第5肋间隙，前正中线旁开2寸。

穴位速取

仰卧位，先取平乳头的肋间隙（第4肋间隙），再向下数1个肋骨，于胸骨中线与锁骨中线的中点处，按压有酸胀感（图②）。

主要功效

宽胸理气，止咳平喘。主要用于改善心胸疾病，可有效缓解胸膜炎、支气管炎、哮喘、肋间神经痛、急性乳腺炎等肺部与胸部疾病的不适。

常见疗法

◎**灸法**：艾炷灸3～5壮，艾条灸5～10分钟。

◎**按摩法**：以手指指腹或指节向下按压，并作圈状按摩。

最佳配伍

1.配膈俞、郄门，理气活血通络，适用于胸满、胁痛。

2.配肺俞，宽胸利气降逆，适用于咳嗽、气喘。

3.配心俞、内关，宁心安神，宽胸止痛，适用于心悸、怔忡、胸痛。

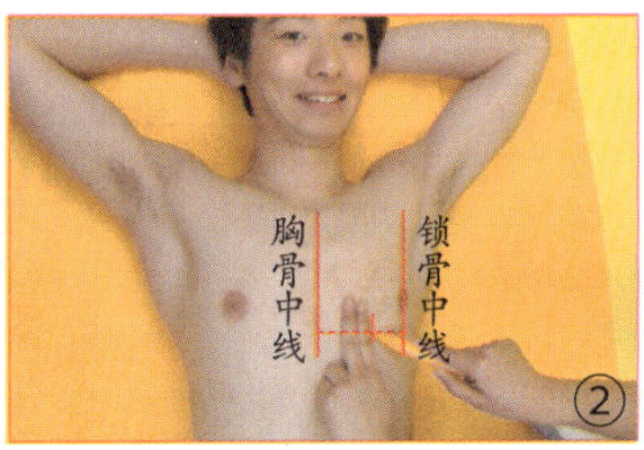

神封

常用程度 ★★

国际编号 KI23

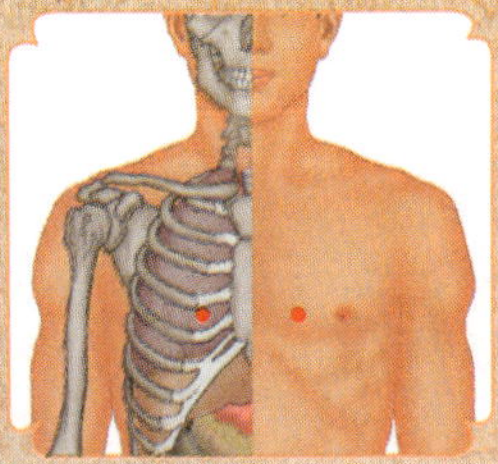

穴名释义

“神”，神明；“封”，范围，又有上的含义。因穴临近心脏，地处心脏所居之封界，又心脏以神明为比喻，心藏神，为神机封藏之所，故名。

标准定位

在胸部，第4肋间隙，前正中线旁开2寸。

穴位速取

取仰卧位，在平乳头的肋间隙（第4肋间隙）中，于胸骨中线与锁骨中线的中点处，按压有酸胀感（图①）。

主要功效

通乳消痈，降逆平喘。主要用于心脏疾病及乳房疾患，可以缓解胸闷、胸部发热、头痛、恶心、呕吐、咳嗽等。另外，还可用于丰胸，按摩该穴对乳汁分泌不足也有改善效果。

常见疗法

◎**灸法**：艾炷灸3～5壮，艾条灸5～10分钟。

◎**按摩法**：以手指指腹向下按压，并作圈状按摩。

最佳配伍

1.配阳陵泉、支沟，适用于缓解胸胁胀痛。

2.配天突、列缺，适用于哮喘。

3.配心俞、神门，适用于失眠。

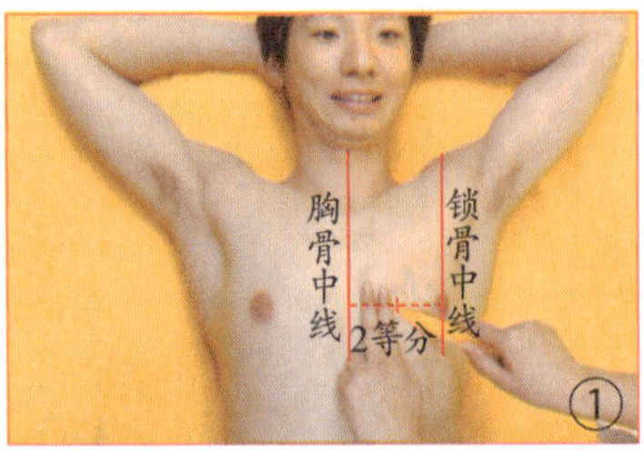

灵墟

常用程度 ★

国际编号 KI24

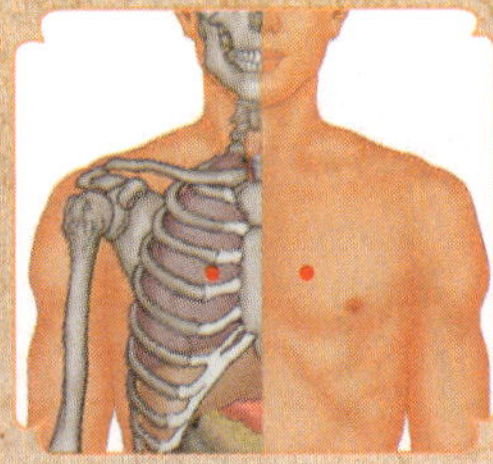

穴名释义

“灵”，神明；“墟”，墟址，有上的意思。此穴在心旁，犹如近墟陵处，因心藏神，故为神灵之墟址。

标准定位

在胸部，第3肋间隙，前正中线旁开2寸。

穴位速取

仰卧位，在平乳头的肋间隙（第4肋间隙），再向上数1个肋间隙（第3肋间隙），于胸骨中线与锁骨中线的中点处，按压有酸胀感（图②）。

主要功效

宽胸理气，清热降逆。主要用于缓解心脏疾病和乳房疾病。长期按揉本穴，对咳嗽、气喘、胸胁胀满、乳腺炎、肋间神经痛等有显著的调理和改善功效。

常见疗法

◎**灸法**：艾炷灸3～5壮，艾条灸5～10分钟。

◎**按摩法**：以手指指腹或指节向下按压，并作圈状按摩。也可由他人代为按摩，以增强按摩的功效。

最佳配伍

配足三里、中脘、内关，适用于呕吐、纳呆。

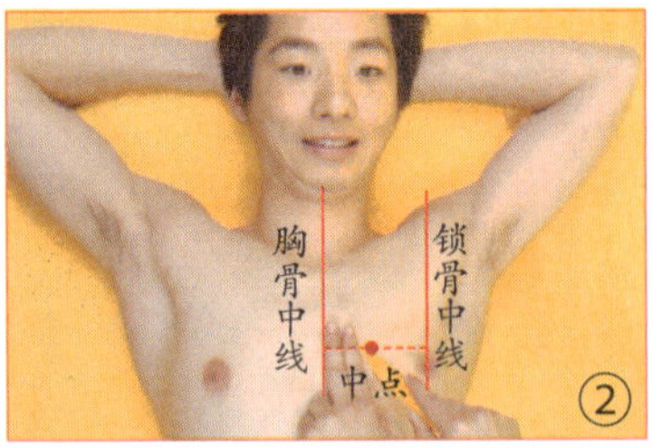

神藏

常用程度 ★

国际编号 KI25

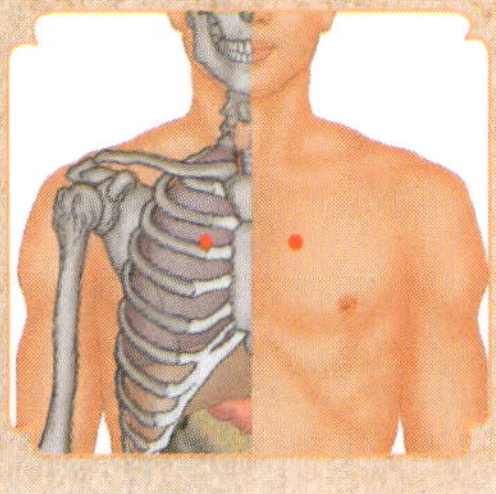

穴名释义

“神”，神明，有心神、神志的含义；“藏”，匿藏。穴在心旁，内应心脏。因心藏神，为神志内守安居之处，故名。

标准定位

在胸部，第2肋间隙，前正中线旁开2寸。

穴位速取

仰卧位，在平乳头的肋间隙（第4肋间隙），再向上数2个肋间隙（第2肋间隙），于胸骨中线与锁骨中线的中点处，按压有明显的酸胀感（图①）。

主要功效

止咳平喘，宽胸理气。主要用于改善和缓解心脏、神志等疾患，如心烦、心痛等。长期按摩，对上呼吸道感染、咳嗽、气喘、胸痛、呕吐、消化不良、肋间神经痛有不错的疗效。

常见疗法

◎**灸法**：艾炷灸3～5壮，艾条灸5～10分钟。

◎**按摩法**：以手指指腹或指节向下按压，并作圈状按摩。

最佳配伍

1.配天突、内关、太冲，适用于梅核气。

2.配心俞、玉堂，适用于冠心病。

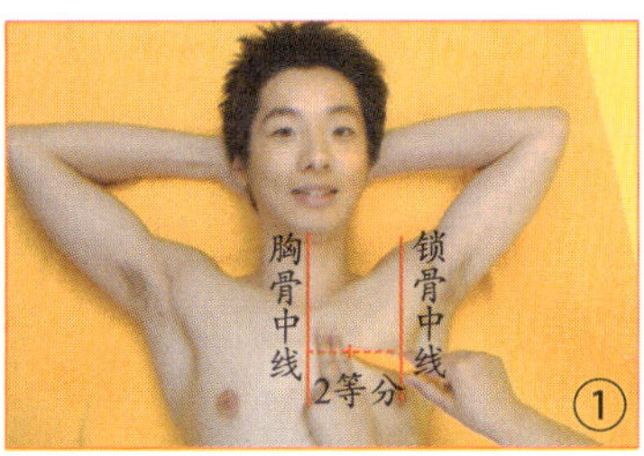

彧中

常用程度 ★

国际编号 KI26

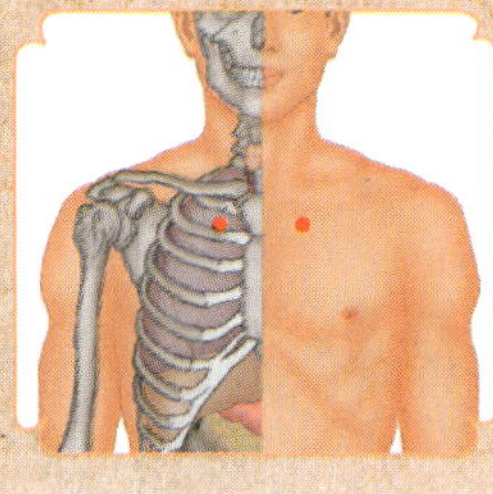

穴名释义

“彧”，茂盛；“中”，中间。肾气行于胸中大盛之处，位于靠近肺脏的地方。古代，肺被视为人体最重要的部位之一，故名。

标准定位

在胸部，第1肋间隙，前正中线旁开2寸。

穴位速取

取仰卧位，在平乳头的肋间隙（第4肋间隙），再向上数3个肋间隙（第1肋间隙），于胸骨中线与锁骨中线的中点处，按压有酸胀感（图②）。

主要功效

止咳平喘，降逆止呕。对胸部疼痛、胸闷、支气管炎、呕吐、咳嗽、食欲不振等都有一定的缓解和改善功效。此外，当感觉到气喘快要发作时，马上指压此穴，可抑制气喘发作。

常见疗法

◎**灸法**：艾炷灸3～5壮，艾条灸5～10分钟。

◎**按摩法**：以手指指腹或指节向下按压，并作圈状按摩。请他人代为按摩，效果更佳。

最佳配伍

1.配风门、肺俞，适用于感冒。

2.配天突、少商，可缓解咽喉肿痛等不适症状。

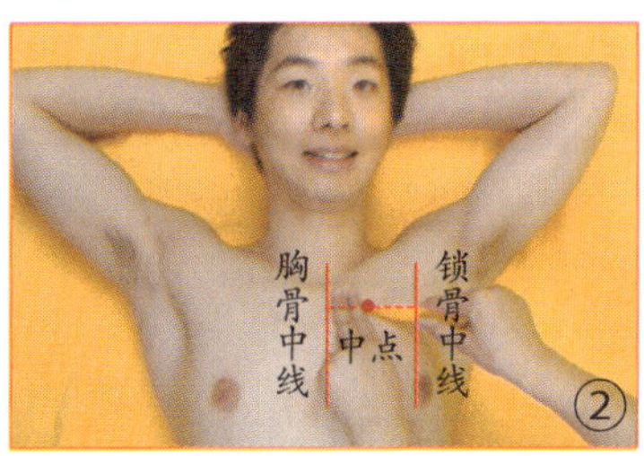

俞府

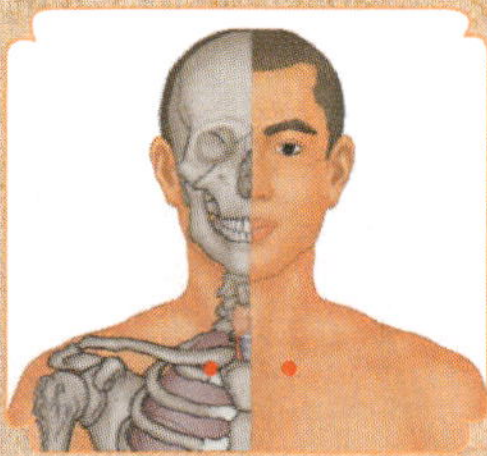

穴名释义

"俞"，输注；"府"，脏腑。足少阴之气由足至胸转输、会聚于本穴，然后输入内脏，故名。

标准定位

在胸部，位于锁骨下缘，前正中线旁开2寸。

穴位速取

取仰卧位，在锁骨下可触及一凹陷，于胸骨中线与锁骨中线的中点处（图①）。

主要功效

止咳平喘，理气降逆。主要用于胸部疾病，对胸闷、胸痛、食欲不振、气喘、支气管炎、咳嗽、呕吐及心脏病等有效。

常见疗法

◎**灸法**：艾炷灸3～5壮，艾条灸5～10分钟。

◎**按摩法**：以手指指腹或指节向下按压，并作圈状按摩。

最佳配伍

1.配天突、肺俞、鱼际，适用于咽喉肿痛。

2.配足三里、合谷，适用于呃逆。

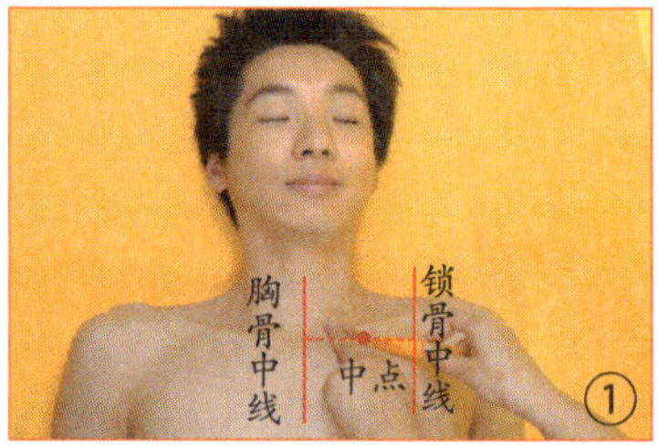

润滑剂——保健按摩常备

◎**姜汁**：发表散寒，温中止呕。如用于受寒胃痛、呕吐、腹痛、泄泻，可以蘸姜汁摩揉中脘、上脘、下脘、天枢、神阙、气海等。

◎**蒜汁**：解毒杀菌，温中健胃。如用于感冒、咳喘，用蒜汁推拿背部肺俞和前胸膻中、中府等。

◎**藿香汁**：解暑化湿，理气和中。如用于中暑头痛、痰湿眩晕、恶心、胸满痞闷、呕吐等，取藿香汁推拿印堂、太阳、风池、风府、中脘、胃俞、内关等。

◎**松节油**：祛风胜湿。如用于风湿痹痛、关节不利、软组织损伤、瘀血肿痛，可蘸之推摩局部。

◎**风油精**：祛风止痛，消肿止痒。如用于伤风感冒、头痛鼻塞，可取少量按揉风池、风门、太阳、印堂、迎香等。

◎**按摩乳**：舒筋活血，消肿止痛。用于改善腰腿痛、关节扭伤、局部瘀血疼痛等。

◎**红花油**：能止血止痛，消炎消肿。如用于心腹隐痛，可蘸油摩揉中脘、膻中、心俞、胃俞等。

手厥阴心包经

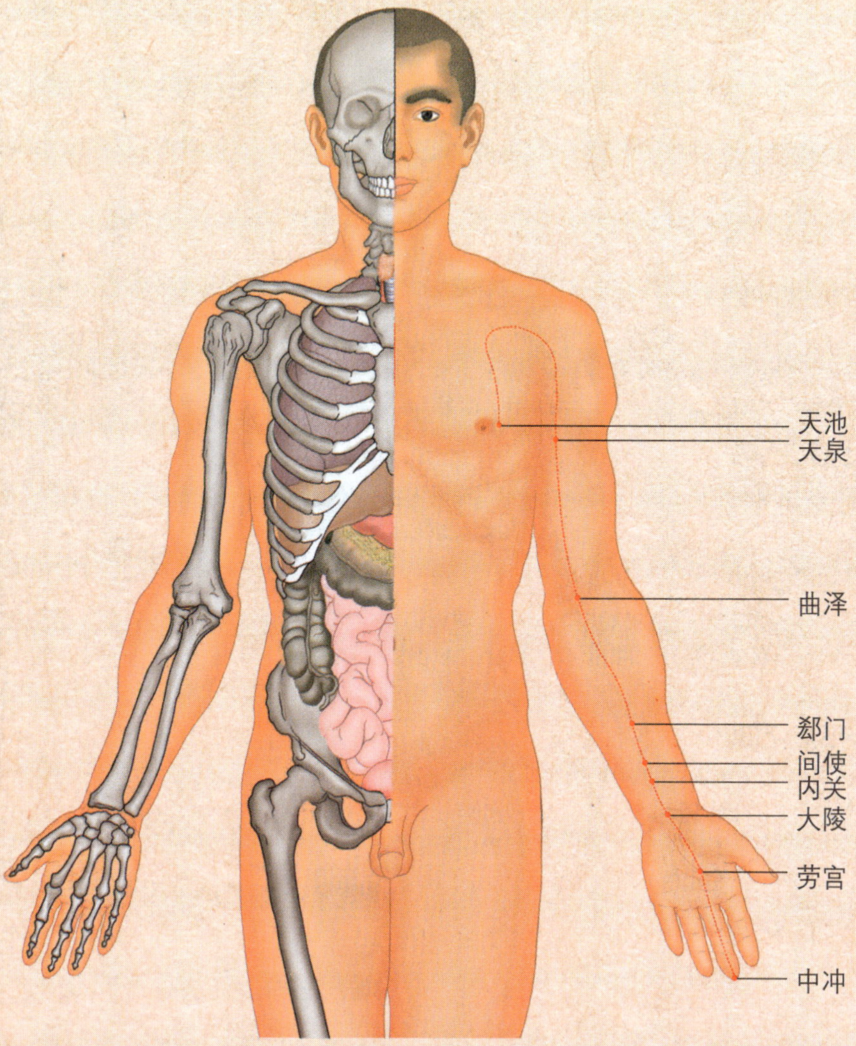

循行路线 心包手厥阴之脉，起于胸中，出属心包，下膈，历络三焦。

其支者 循胸出胁，下腋三寸，上抵腋下，循臑内，行太阴、少阴之间，入肘中，下臂，行两筋之间，入掌中，循中指，出其端。

其支者 别掌中，循小指次指出其端。

范围 起于乳房外侧的天池穴，经手臂内侧，止于手中指的中冲穴。本经一侧9个穴，8个穴在上肢内侧中间，1个穴分布在前胸部，左右两侧共18个穴。

功效 本经腧穴主要用于预防和缓解心胸部、神经系统、循环系统及手臂疾病。

天池

常用程度 ★

国际编号 PC1

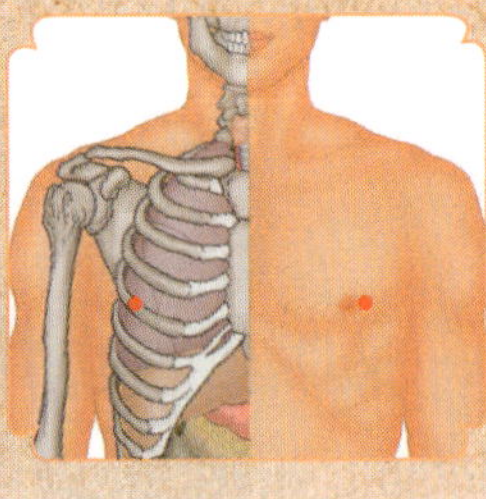

穴名释义

“天”，指高位；“池”，即水聚处。穴在胸廓、肋间肉陷处，穴当乳旁，乳峰似山之巅，有乳涌出，状若天池，故名。

标准定位

在胸部，位于第4肋间隙，前正中线旁开5寸。

穴位速取

取侧坐位，在胸部，先取乳头下的第4肋间隙，再从锁骨中线外量1横指处，按压有酸胀感（图①）。

主要功效

通乳消痈，降逆平喘。主要用于心脏疾病及乳房疾患，可以缓解胸闷、胸部发热、头痛、恶心、呕吐、咳嗽等。另外，还可用于丰胸，按摩该穴对乳汁分泌不足也有改善效果。

常见疗法

◎**灸法**：艾炷灸3～5壮，艾条灸5～10分钟。

◎**按摩法**：以手指指腹或指节向下按压，并作圈状按摩。

最佳配伍

1.配乳中、三阴交，可行气散结、活血止痛，适用于乳腺炎。

2.配内关、合谷，可宽胸理气、散结止痛，适用于心绞痛。

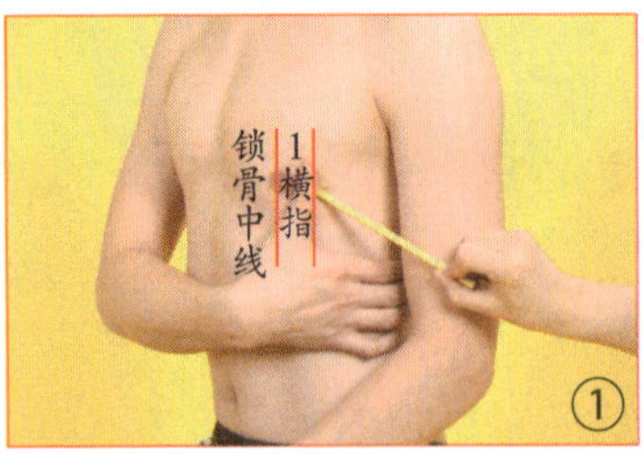

天泉

常用程度 ★

国际编号 PC2

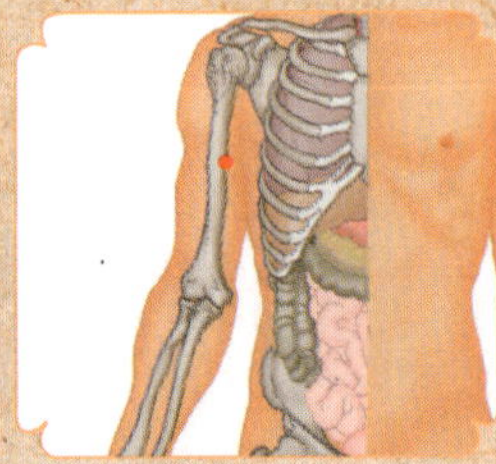

穴名释义

上部为“天”，本穴上承天池之气，且位于上臂，接近手少阴之极泉及手太阴之天府，故名。

标准定位

在臂内侧，于腋前纹头下2寸，肱二头肌的长、短头之间。

穴位速取

伸臂仰掌，在腋前皱襞上端与曲泽的连线上，腋前皱襞向下量2寸处，在肱二头肌的长、短头之间，按压有酸胀感（图②）。

主要功效

活血理气，通脉止痛。本穴邻近心肺，故可用于缓解心痛、心悸、咳嗽、胸胁胀痛、上臂内侧痛等各种疾患。

常见疗法

◎**灸法**：艾炷灸3～5壮，艾条灸5～10分钟。

最佳配伍

1.配内关、公孙、膻中，可益心气、通血脉，有效缓解和改善心悸、心痛症状。

2.配曲池，理气通经，适用于肘臂挛痛。

3.配期门，理气活络，适用于胸胁胀满。

4.配中府、天突，可理气宽胸、降逆止咳，适用于缓解和改善胸满咳逆等不适症状。

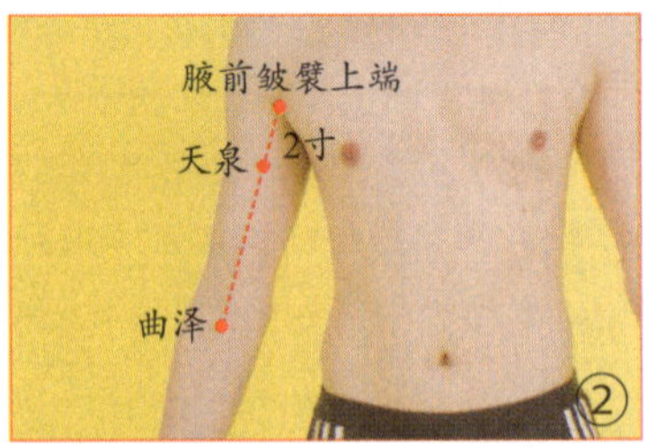

曲泽

常用程度 ★★

国际编号 PC3

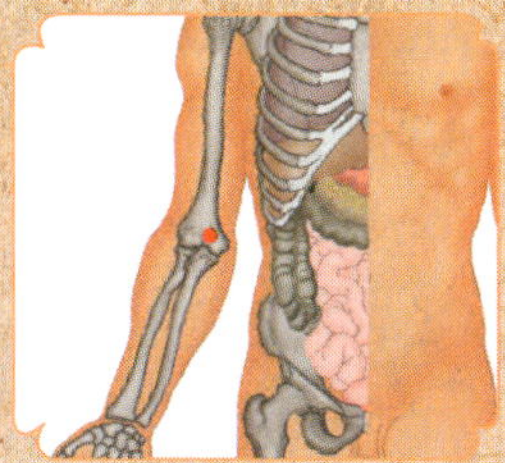

穴名释义

“曲”，弯曲；“泽”，水归聚处。本穴为手厥阴心包经的合穴，属水，经气流注至此，入曲肘浅凹处，如水之归聚如泽，故名。

标准定位

在肘前区，肘横纹上，肱二头肌腱的尺侧缘凹陷中。

穴位速取

伸肘仰掌，肘部稍弯曲，在肘弯里可摸到一条大筋，即肱二头肌腱，在其内侧（尺侧），肘横纹上可触及一凹陷，按压有酸胀感（图①）。

主要功效

清暑泄热，通经活络。用于缓解手肘与腕关节处疾病。对手臂僵硬、手臂酸麻、网球肘、风湿性关节炎等有不错的疗效。当手部扭伤时，按压此穴可迅速缓解症状。另外，本穴属心包络，故还可用于缓解心痛、心悸等。

常见疗法

◎**灸法**：间接灸3～5壮，艾条灸5～10分钟。

◎**按摩法**：四指置于肘关节内侧，竖起拇指，以拇指指节的力量压迫穴位。

最佳配伍

1.配神门、鱼际，适用于咯血。

2.配尺泽、曲池，可有效缓解肘臂挛痛。

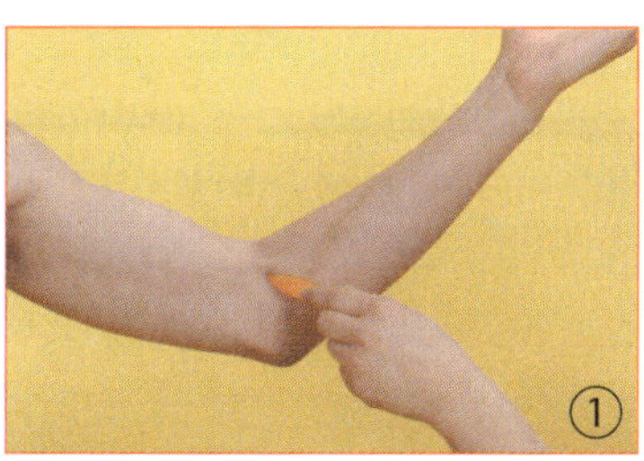

①

郄门

常用程度 ★★

国际编号 PC4

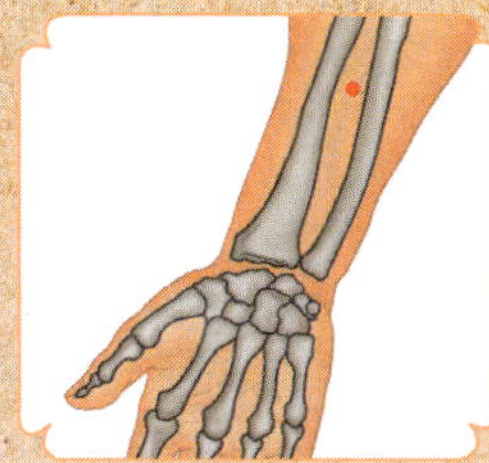

穴名释义

在前臂，曲泽与大陵的连线上，腕掌侧远端横纹上5寸，掌长肌腱与桡侧腕屈肌腱之间。

标准定位

在前臂，曲泽与大陵的连线上，腕掌侧远端横纹上5寸，掌长肌腱与桡侧腕屈肌腱之间。

穴位速取

伸肘，微屈腕握拳，曲泽与大陵的连线中点处再向下量1横指（拇指），即1寸处，掌长肌腱与桡侧腕屈肌腱之间的凹陷中，按压有酸胀感（图②）。

主要功效

理气止血，安神止痛。郄门穴主要用于心脏疾病，并能抑制自主神经，达到安定精神的效果。当心悸、胸痛或上气不接下气时，立即按压此穴即可缓解不适症状。另外，对于手臂酸麻也有不错的效果。

常见疗法

◎**灸法**：艾炷灸3～5壮，艾条灸5～10分钟。

◎**按摩法**：以手指指腹按压穴位。指压时可稍微用力，并且可以一并按摩穴位四周的肌肉。

最佳配伍

1.配神门、心俞，适用于冠心病、心绞痛。

2.配尺泽、肺俞，适用于咯血。

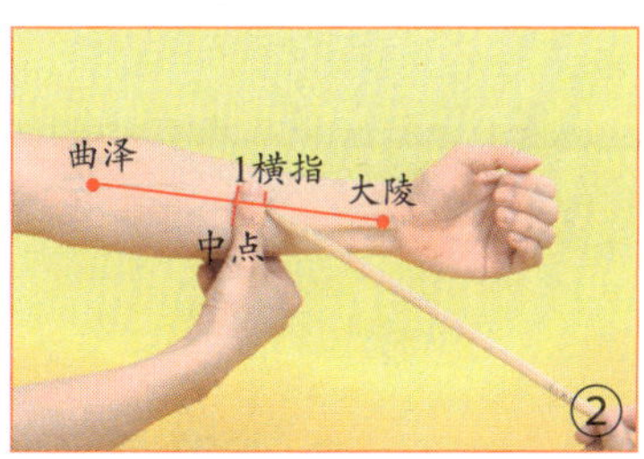

②

间使

常用程度 ★★

国际编号 PC5

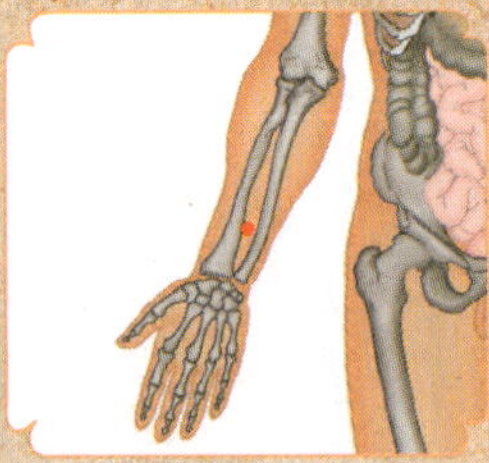

穴名释义

“间”，间隙；“使”，臣使。心为君主之官，间有臣使之意。

标准定位

在前臂掌侧，曲泽与大陵的连线上，腕掌侧远端横纹上3寸，掌长肌腱与桡侧腕屈肌腱之间。

穴位速取

坐位，伸肘仰掌，微屈腕，从腕横纹上量4横指（即3寸）处，掌长肌腱与桡侧腕屈肌腱之间的凹陷中，按压有酸胀感（图①）。

主要功效

清热疏风，舒筋利节。对于改善手臂酸麻、手腕酸痛、咳嗽、气喘等有显著功效，也可以缓解胸痛、心律不齐等症状。

常见疗法

◎**灸法**：艾炷灸3～5壮，艾条灸5～10分钟。

◎**按摩法**：以手指指腹或指节向下按压，并作圈状按摩。

最佳配伍

1.配内关，适用于心律不齐。

2.配长强、膈俞，适用于癫痫。

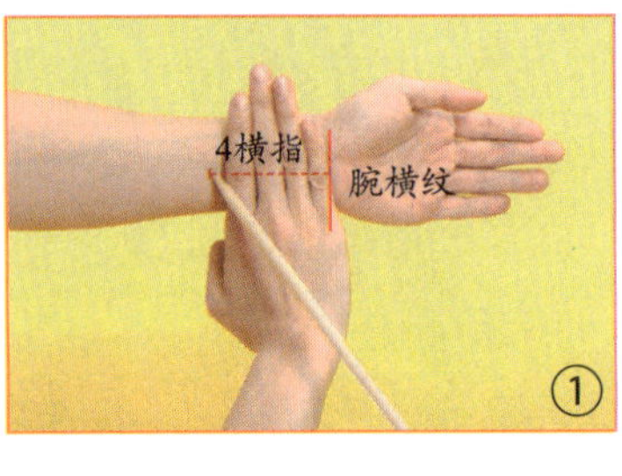

内关

常用程度 ★★★★

国际编号 PC6

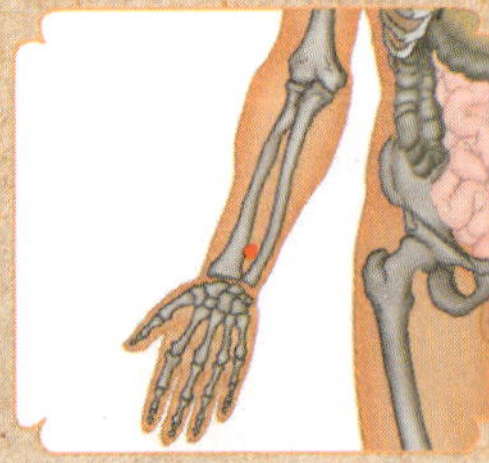

穴名释义

“内”，内脏；“关”，关隘。穴在前臂内侧要处，犹如关隘，故名。

标准定位

在前臂掌侧，曲泽与大陵的连线上，腕掌侧远端横纹上2寸，掌长肌腱与桡侧腕屈肌腱之间。

穴位速取

伸肘仰掌，微屈腕，从腕横纹上量约2横指处，在掌长肌腱与桡侧腕屈肌腱之间的凹陷中，按压有酸胀感（图②）。

主要功效

和胃降逆，宽胸理气。本穴能通达任脉，联络内脏，与血脉的畅通关系密切，具有缓和消化系统不适和改善口部、喉部疾病的功效，同时具有安定心神、调整血压的作用，可以用于风湿痛、呕吐、晕车、失眠、胸闷、心绞痛、偏头痛、胃痛、腹胀腹鸣、失眠等。

常见疗法

◎**灸法**：艾炷灸5～7壮，艾条灸5～10分钟。

◎**按摩法**：以手指指腹向筋的凹陷处用力按压，拇指同时可作环状按摩。

最佳配伍

1.配中脘、足三里、公孙，适用于胃痛、呕吐。

2.配外关、曲池，适用于上肢疼痛。

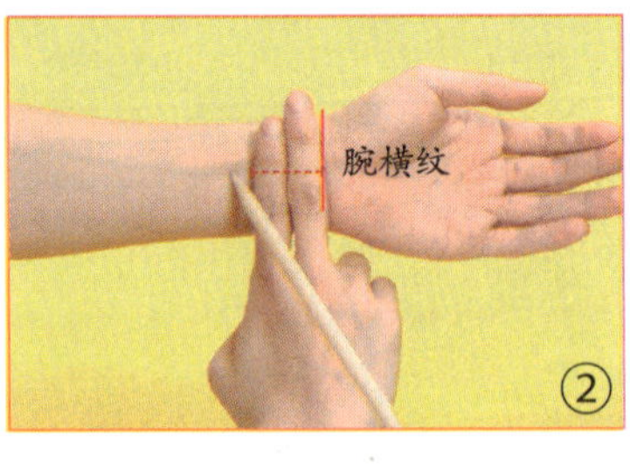

大陵

常用程度 ★★

国际编号 PC7

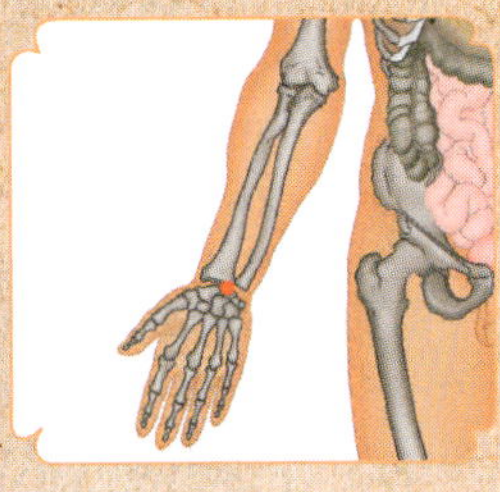

穴名释义

“大”，大小之大；“陵”，丘陵。穴在腕骨隆起处后方，而腕骨隆起如大丘陵，故名。

标准定位

在前臂掌侧，腕掌侧远端横纹上，掌长肌腱与桡侧腕屈肌腱之间。

穴位速取

伸肘仰掌，微屈腕握拳，腕横纹上，掌长肌腱与桡侧腕屈肌腱之间的凹陷中，按压有酸胀感（图①）。

主要功效

清热宁心，通经活血。对于癔病、情绪激动、烦躁等心理症状有良好的缓解效果。此外，本穴也能用于手臂或手腕疼痛酸麻、胸闷、心痛、头痛、胃痛、呕吐。想要瘦手臂的人也可以按此穴消除手臂脂肪。

常见疗法

◎**灸法**：艾炷灸或温针灸3～5壮，艾条灸5～10分钟。

◎**按摩法**：按摩时将大拇指陷入两条筋之间，并左右移动指尖给予刺激。

最佳配伍

1.配劳宫，适用于心绞痛。

2.配间使、丰隆、心俞，适用于癫痫。

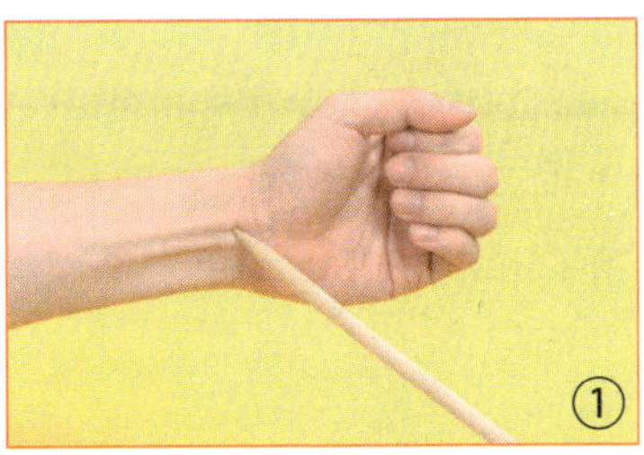

①

劳宫

常用程度 ★★★

国际编号 PC8

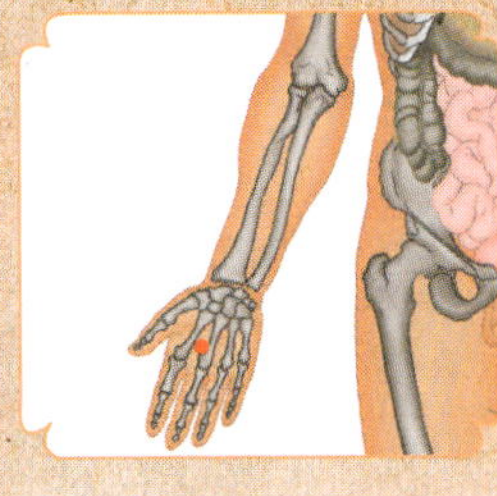

穴名释义

“劳”，劳动；“宫”，中央。当手劳动屈指时，穴在手掌部中央，故名。

标准定位

在掌区，平第3掌指关节近端，第2、3掌骨之间偏于第3掌骨。

穴位速取

掌骨之间偏于第3掌骨，以中指、无名指之间切于掌心横纹，中指尖处（图②）。

主要功效

解表除烦，清心开窍。本穴对火气大造成的嘴部溃烂、口臭有显著的改善效果，对胸痛、胃痛、手掌多汗、呕吐、昏迷也有不错的疗效。

常见疗法

◎**灸法**：艾炷灸3～5壮，艾条灸5～10分钟。

◎**按摩法**：以拇指指腹向下按摩。

最佳配伍

1.配涌泉，适用于癫痫。

2.配少泽、三间、太冲，适用于口热、口干。

穴位标签

为荥穴。

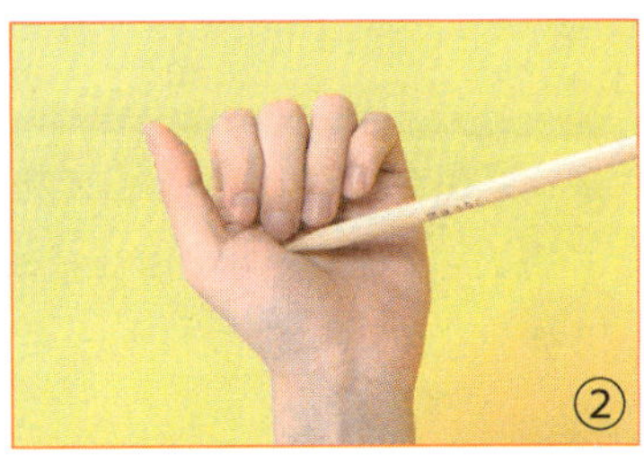

②

中冲

常用程度 ★★★

国际编号 PC9

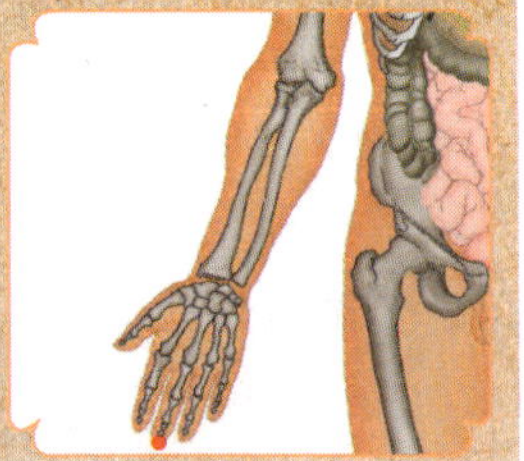

穴名释义

“中”，中间；“冲”，冲出。穴在中指端，经气由此涌出，沿经脉上行。以另一只手按住此穴位时，因为手指下经脉引起搏动的感觉，故名。

标准定位

在中指末端尖端中央。

穴位速取

仰掌，微屈指，在中指末端尖端中央，距离指甲游离缘0.1寸处（图①）。

主要功效

回阳救逆，醒神通络。本穴有开窍通闭的作用，是昏迷急救穴，可用于脑卒中、心痛、晕厥、休克、中暑、舌头疼痛等。

常见疗法

◎**灸法**：艾条灸5～10分钟。

◎**按摩法**：以指尖或棒状物向下按压。

最佳配伍

1.配内关、水沟，适用于小儿惊风、中暑、脑卒中昏迷。

2.配金津、玉液、廉泉，适用于不语、舌肿痛。

3.配劳宫、少冲、太渊，适用于心绞痛。

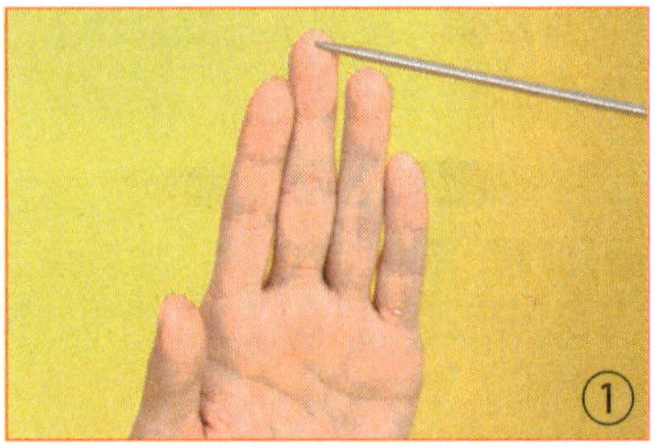
①

保肾气——多摩腰眼和足心

人体的生长发育与衰老均与肾气的盛衰直接相关，肾气充足则生长发育正常，精力旺盛，骨坚齿固，发泽耳聪，古人称肾脏为“先天之本”“生长发育之源”。先天体质虚弱、多病者，除了调整饮食结构、增加营养、加强体质锻炼，从中医强身保健角度讲，还应经常摩揉腰部的命门、肾俞、志室三穴和足心的涌泉穴。

命门穴在腰部第2腰椎下（与肚脐在同一水平线），其旁1.5寸和3寸分别是肾俞和志室穴。三穴均位于肾脏所在的部位，与肾的精气息息相关。长期摩搓腰部三穴即能护肾气，保肾精，强健腰膝，延缓衰老，预防和缓解腰酸背痛、头晕目眩、耳鸣、小便次数过多或淋漓不尽、遗尿、遗精、阳痿、早泄和多种妇科病。操作时以手掌护腰，由外向内或由内向外反复进行水平摩擦，每次30～50次。

涌泉穴位于足心，是肾经的起点穴，“肾出于涌泉”。涌泉穴与地气相通，为肾经所系，寒湿邪气易于侵入而犯及肾经，尤其是处于生理功能衰退的中老年人。

若每天早晚坚持搓双侧涌泉穴各100次左右，有补肾水、平肝火的作用，可使清气上升、浊气下降，预防和缓解高血压、耳鸣、失眠等。

手少阳三焦经

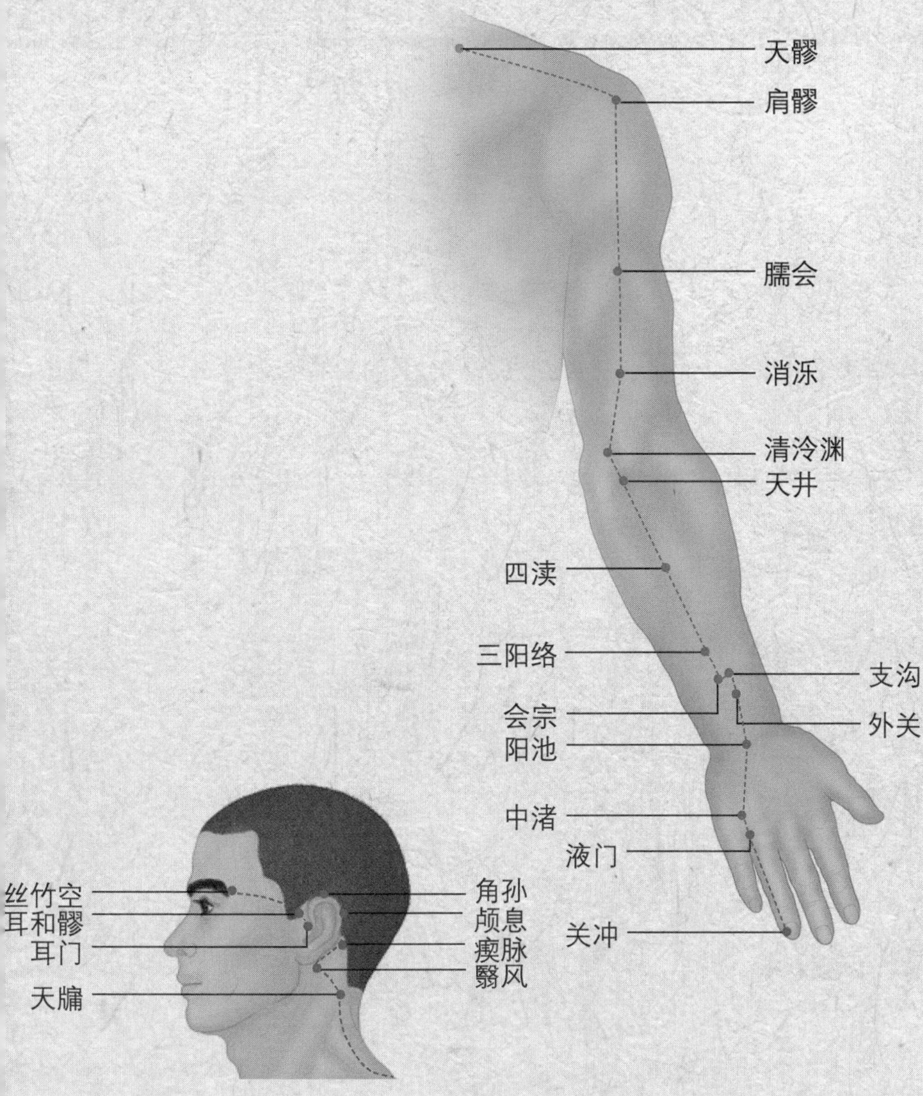

循行路线 三焦手少阳之脉，起于无名指之端，上出小指与无名指之间，循手表腕，出臂外两骨之间，上贯肘，循臑外上肩，而交出足少阳之后，入缺盆，布膻中，散络心包，下膈，遍属三焦。

其支者 从膻中上出缺盆，上项，系耳后，直上出耳上角，以屈下颊至䪼。

其支者 从耳后入耳中，出走耳前，过上关，前交颊，至目锐眦。

范围 从无名指关冲穴，经手臂外侧、耳后，止于眉梢的丝竹空穴。本经一侧23个穴，13个穴分布在上肢背面，10个穴分布在颈、侧头部，左右两侧共46个穴。

功效 本经腧穴主要用于预防和缓解五官疾病、循环及免疫系统疾病。

关冲

常用程度 ★★

国际编号 TE1

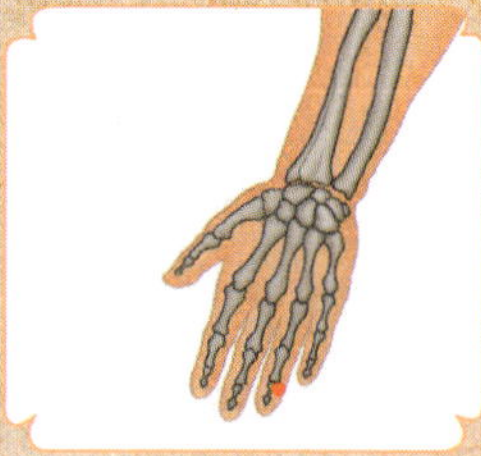

穴名释义

“关”，出入的要道；“冲”，冲要。手少阳经气由此而出，为手少阳出入的重要枢纽，且在少冲、中冲之间，故名。

标准定位

在手指第4指（无名指）末节尺侧，指甲根角侧上方0.1寸（指寸）处。

穴位速取

俯掌，在手指，沿无名指尺侧缘和基底部各作一水平线，两线交点处，按压有痛感（图①）。

主要功效

清热解毒，醒神开窍。常用于昏迷的急救。此穴对头痛、眼睛红肿、咽痛等也有不错的功效。

常见疗法

◎**灸法**：艾条灸5～10分钟。

◎**按摩法**：以指尖或棒状物向下按压，或用拇指与食指捏住无名指两侧，加以揉捏，间接刺激穴位。

最佳配伍

1.配内关、水沟，适用于脑卒中昏迷。

2.配少商、少泽、足窍阴，适用于咽喉肿痛。

3.配大椎、曲池，适用于发热。

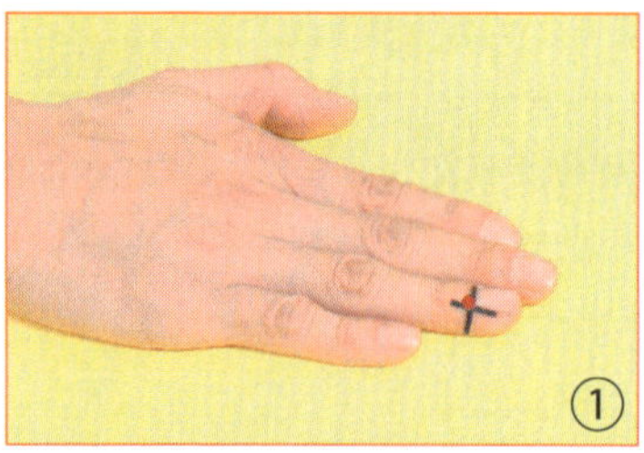

①

液门

常用程度 ★★

国际编号 TE2

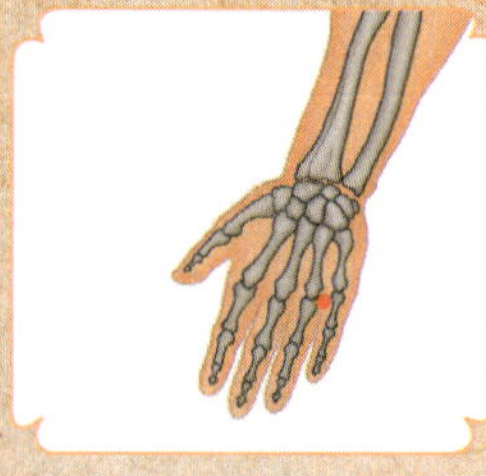

穴名释义

“液”，水液；“门”，门户。此穴位为三焦经的荥穴，属水，握拳时，若人之臂腋，又因小指和无名指分开的样子好像一扇门，故名。

标准定位

在手背部，第4、5指间，指蹼缘后方赤白肉际处。

穴位速取

俯掌，在手背部第4、5指指缝掌指关节前可触及一凹陷，用力按压有酸胀感（图②）。

主要功效

疏风散邪，清热消肿。可有效改善三焦上火所导致的各种病证，如头痛、目赤、齿龈肿痛。此外，液门还有循经远治的作用，可治本经疾病，如耳鸣、耳聋、手臂痛、喉痹、疟疾等。

常见疗法

◎**灸法**：艾炷灸3～5壮，艾条灸5～10分钟。

◎**按摩法**：以指尖或棒状物向下按压，也可用拇指进行按摩。

最佳配伍

1.配鱼际，可有效缓解咽喉肿痛。

2.配条口、肩髃、肩髎，可有效缓解肩周炎。

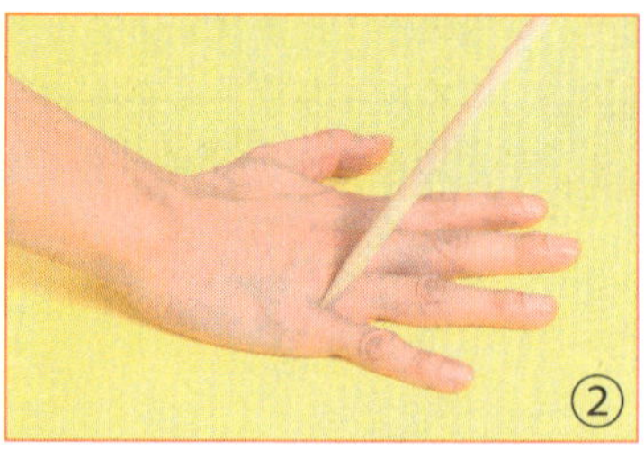

②

中渚

常用程度 ★★★

国际编号 TE3

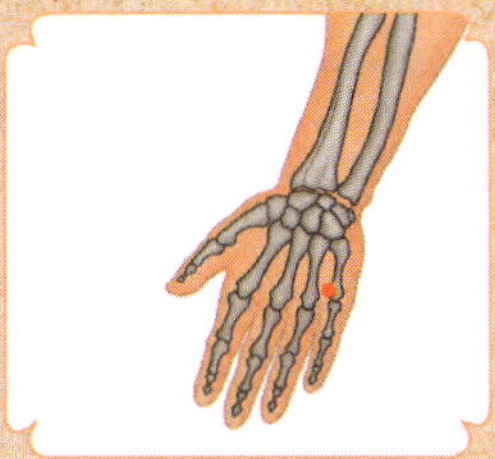

穴名释义

“中”，中间；“渚”，水中小块陆地。三焦水道似江，脉气至此输注留连，犹如江中有渚。

标准定位

在手背部，无名指本节（掌指关节）的后方，在第4、5掌骨凹陷中。

穴位速取

俯掌，在手背部第4、5掌指关节后可触及一凹陷，用力按压有酸胀感（图①）。

主要功效

清热散邪，明目益智。本穴可清热、舒筋活络，对于三焦经热邪上扰所引起的眼、耳、咽喉、头部以及手、肘、臂、颈部等疾病有显著疗效，故长期按摩，对耳朵疾病、手背浮肿、眼睛红肿、头痛、眩晕都有调理和改善作用。

常见疗法

◎**灸法**：艾炷灸3～5壮，艾条灸5～10分钟。

◎**按摩法**：手臂下垂，以手指指腹向下按压。施力时略偏向手腕。

最佳配伍

1.配角孙、听宫，适用于耳鸣、耳聋。

2.配太白、支沟，适用于便秘。

3.配外关、期门，适用于肋间神经痛。

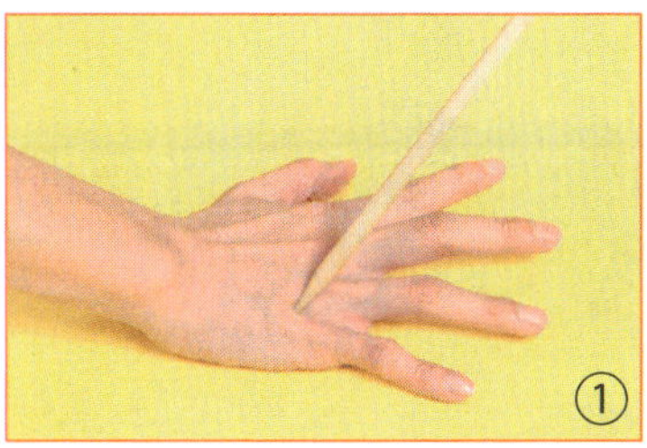

①

阳池

常用程度 ★★

国际编号 TE4

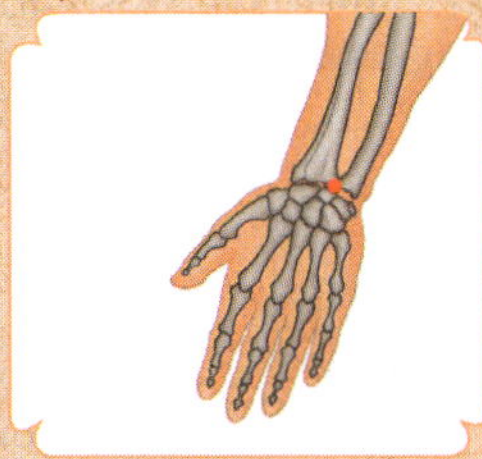

穴名释义

“阳”，阴阳之阳；“池”，池塘。本穴是位于人体阳经，形状凹陷如池塘的穴位。本穴为三焦经原穴，承中渚之气而停留之，故名。

标准定位

在腕部，腕背侧远端横纹上，指伸肌腱的尺侧缘凹陷中。

穴位速取

微屈指，沿手背部第4、5掌指关节向上至腕背侧横纹处可触及一凹陷，用力按压有酸胀感（图②）。

主要功效

和解少阳，益阴增液。阳池对于手腕扭伤或手臂酸痛有很好的缓解作用，适用于肩周炎、风湿、神经痛、指关节疼痛等。

常见疗法

◎**灸法**：间接灸3～5壮，艾条灸5～10分钟。

◎**按摩法**：一手握住腕关节，以拇指按压。

最佳配伍

1.配合谷、曲池，适用于手臂疼痛。

2.配条口、鱼际、肩髎，适用于肩周炎。

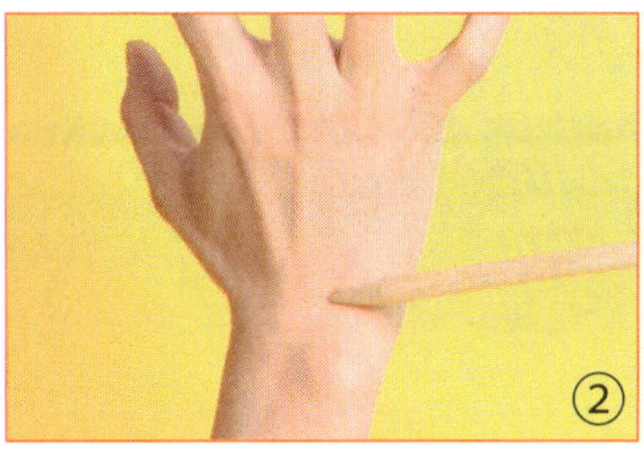

②

外关

常用程度 ★★★★

国际编号 TE5

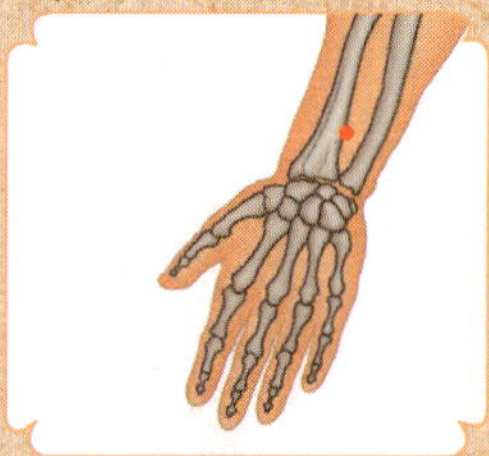

穴名释义

“外”，内外之外，体表；“关”，关联，联络。与内关相应，是与外部体表有关联的穴位。本穴与阳维脉脉气相通，为阳经、阳脉通达于外的关节，故名。

标准定位

在前臂背侧，阳池与肘尖的连线上，腕背侧远端横纹上2寸，尺骨与桡骨之间。

穴位速取

抬上臂，从腕背横纹中点直上量约2横指处，在前臂尺骨与桡骨间隙中点，与内关相对（图①）。

主要功效

清热解表，通经活络。主要用于缓解头、上肢、躯体疾患，重听、偏头痛、眼睛肿痛、耳鸣、牙痛、落枕、风湿疼痛等疾病都可以通过按摩本穴而得到改善。

常见疗法

◎**灸法**：艾炷灸3～5壮，艾条灸5～10分钟。

◎**按摩法**：以拇指指腹向下按压，并作圈状按摩。按摩时应两手同时进行并左右交替，每次约5秒钟，反复进行约10次。按摩前可以先用毛巾热敷，以提高按摩效果。

最佳配伍

配大椎、曲池，适用于外感发热。

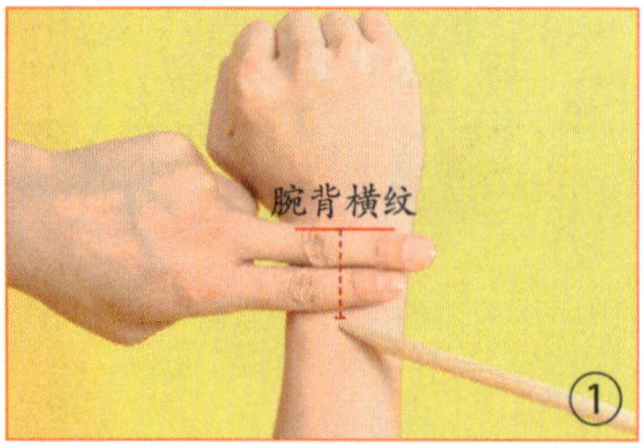

①

支沟

常用程度 ★★★

国际编号 TE6

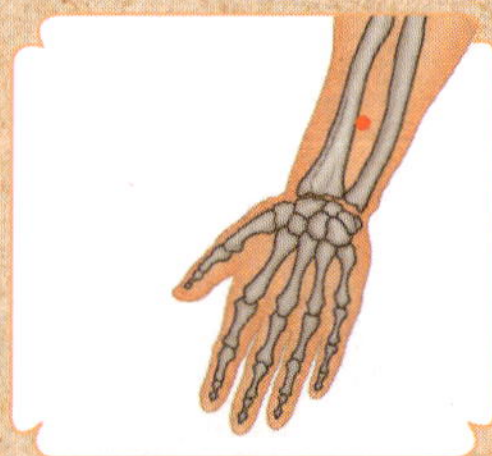

穴名释义

“支”，通“肢”，即上肢；“沟”，沟渠。穴在上肢前臂尺、桡骨之间，脉气行于两骨如水行如渠，是人体上肢凹陷如沟渠的穴位。

标准定位

在前臂背侧，阳池与肘尖的连线上，腕背侧远端横纹上3寸，尺骨与桡骨之间。

穴位速取

抬臂，从腕背横纹中点直上量4横指（即3寸）处，在前臂尺骨与桡骨间隙中点，与间使相对，用力按压有酸胀感（图②）。

主要功效

清热理气，降逆通便。可以改善肩背部和手臂酸痛、指头酸麻、胸胁部酸痛、耳鸣等症状，并能紧实手臂，改善腹胀、便秘等。

常见疗法

◎**灸法**：艾炷灸3～5壮，艾条灸10～20分钟。

◎**按摩法**：以手指指腹或指节向下按压，并作圈状按摩。

最佳配伍

1.配天枢、足三里，可用于缓解和改善便秘。

2.配后溪、水沟，适用于腰扭伤。

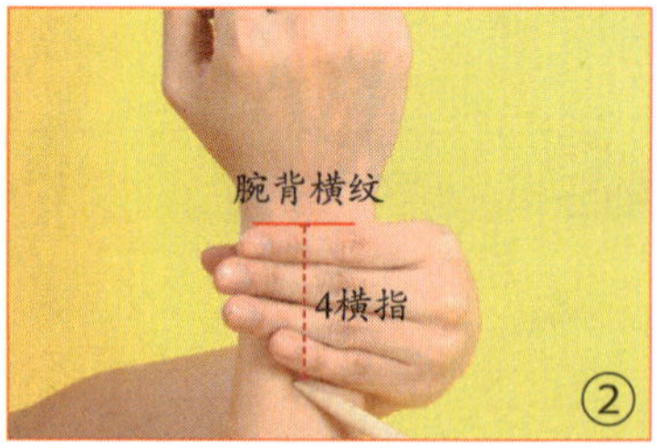

②

会宗

常用程度 ★★

国际编号 TE7

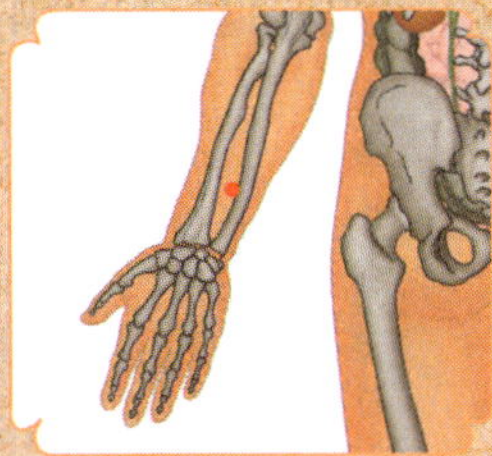

穴名释义

“会”，聚合；“宗”，聚集。穴当支沟、三阳络之间斜外方，三焦经气由支沟深聚此处，然后方能转入三阳络，故名。

标准定位

在前臂背侧，阳池与肘尖的连线上，腕背侧远端横纹上3寸，尺骨桡侧缘。

穴位速取

抬臂，从腕背横纹中点直上量4横指（即3寸）处，在前臂尺骨的桡侧缘，支沟尺侧，用力按压有酸胀感（图①）。

主要功效

清热解痉，通络益智。可用于缓解本经循行部位及所属脏腑的急性病证。按摩本穴对耳鸣、耳聋、咳嗽、气喘、上肢痹痛有不错的疗效。

常见疗法

◎**灸法**：艾炷灸3～5壮，艾条灸10～20分钟。

◎**按摩法**：以手指指腹或指节向下按压，并作圈状按摩。

最佳配伍

1.配听会、耳门、听宫，适用于耳鸣、耳聋。

2.配曲池、外关，适用于上肢痹痛。

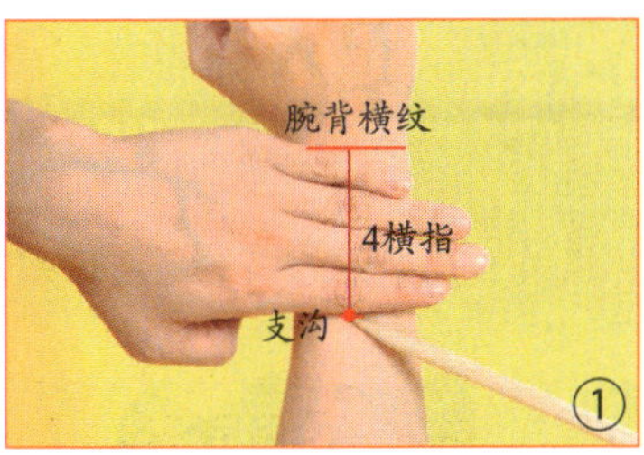

①

三阳络

常用程度 ★

国际编号 TE8

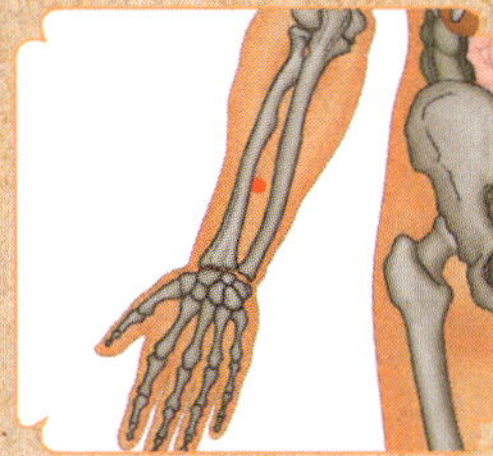

穴名释义

又名通间，意思是在手少阳、手太阳、手阳明之间通行，三经都属阳经，两旁二经络脉，当有与本穴相同之处，故名三阳络。

标准定位

在前臂背侧，腕背侧远端横纹上4寸，尺骨与桡骨间隙的中点。

穴位速取

垂臂，从掌背横纹中点处直上量4横指（即3寸）处为支沟，从支沟上量1寸处，尺骨与桡骨间隙中点，按压有酸胀感（图②）。

主要功效

疏通经络，聪耳利音。穴属手少阳三焦经，其经气在太阳、阳明之间通行，三经皆属阳，为三阳之会，因本经循行沿着腕背通过肘尖，沿上臂外侧上达肩部、头面，故按揉本穴可有效缓解手臂痛及耳聋、齿痛等。

常见疗法

◎**灸法**：艾炷灸3～5壮，艾条灸5～10分钟。

◎**按摩法**：以手指指腹或指节向下按压，并作圈状按摩。

最佳配伍

1.配廉泉、风池，开窍熄风，适用于失语。

2.配合谷，适用于齿痛。

3.配风池、大椎，散邪解热，适用于寒热无汗。

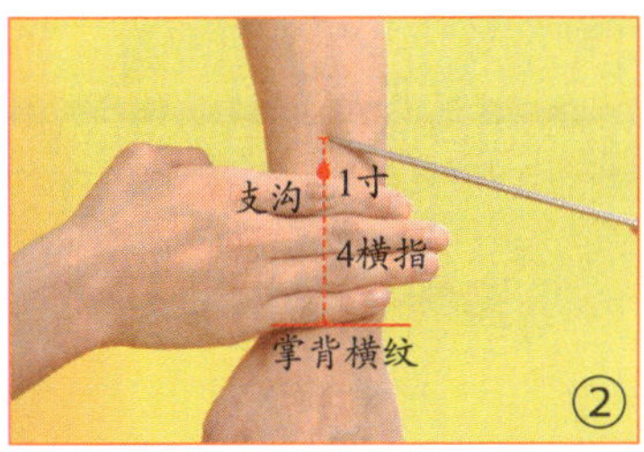

②

四渎

常用程度 ★

国际编号 TE9

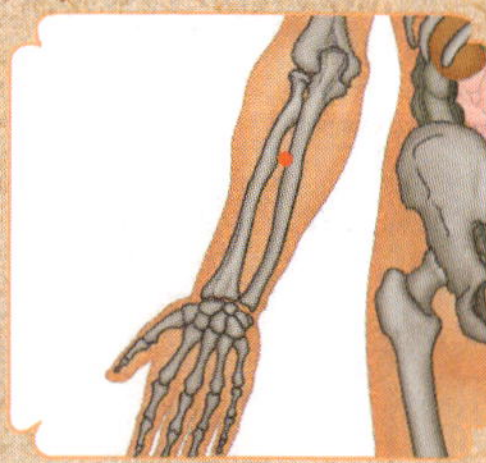

穴名释义

“渎”意为沟渠。本穴前为三阳络穴，经气从此经过，犹如汇细流而为巨渎。三焦为决渎之官，主水道，故名。

标准定位

在前臂背侧，于肘尖下5寸，尺骨与桡骨间隙中点。

穴位速取

在前臂背侧，当阳池与肘尖连线中点处，再向上量1横指（即1寸）处，尺骨与桡骨间隙中点，按压有酸胀感（图①）。

主要功效

疏通经络，聪耳利咽。主要用于偏头痛、眩晕、耳聋、咽喉肿痛、上肢痹痛等。

常见疗法

◎**灸法**：艾炷灸3～5壮，艾条灸5～10分钟。

◎**按摩法**：以手指指腹或指节向下按压，并作圈状按摩。

最佳配伍

1.配耳门、听会、翳风、中渚，适用于突发耳聋。

2.配迎香、印堂，适用于鼻炎。

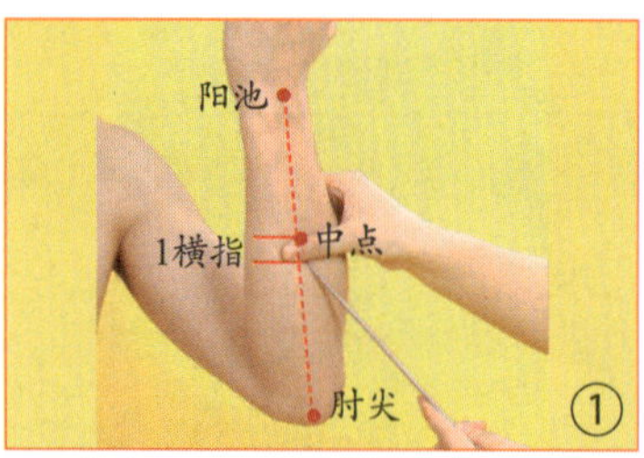

天井

常用程度 ★★

国际编号 TE10

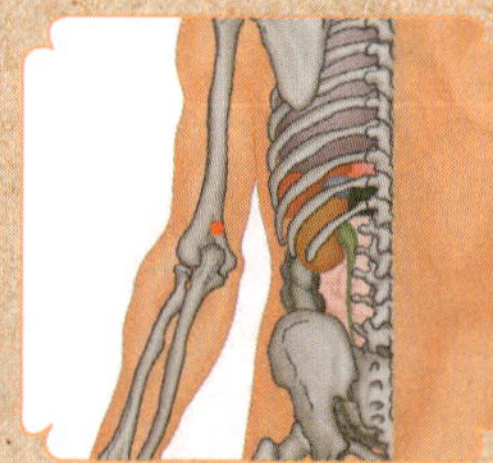

穴名释义

“天”，天空；“井”，水井。在肘外大骨之后两筋凹陷处，穴居天位，其处凹陷颇深，犹似深井，故名。

标准定位

位于臂外侧，屈肘时，肘尖上1寸的凹陷中。

穴位速取

坐位，以手叉腰，在臂外侧，于肘尖（尺骨鹰嘴）后上方之凹陷处，按压有酸胀感（图②）。

主要功效

行气散结，安神通络。主要用于颈肩臂等部位疾患，是缓解手臂酸痛、颈部疼痛、关节炎、肩周炎等的特效穴位。对一般的腰痛、食欲不振、抽筋等也都具有良好的改善功效。

常见疗法

◎**灸法**：间接灸3～5壮或施以艾条灸10～20分钟。

◎**按摩法**：以手指指腹或关节向下按压，并作圈状按摩。

最佳配伍

1.配率谷、角孙，适用于偏头痛。

2.配巨阙、心俞、神门，适用于抑郁症。

3.配曲池、手三里，适用于肘关节疼痛。

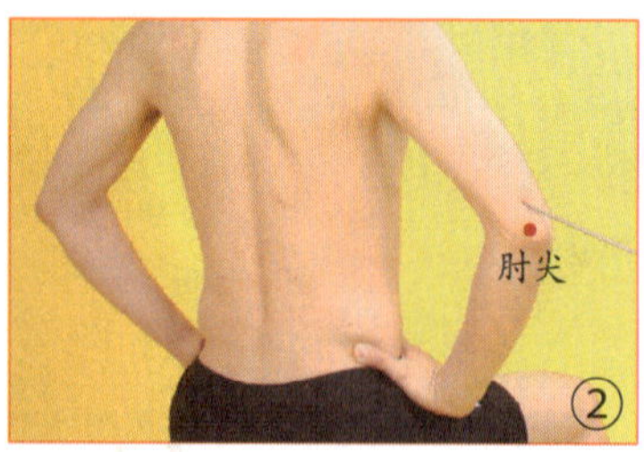

清冷渊

常用程度 ★★

国际编号 TE11

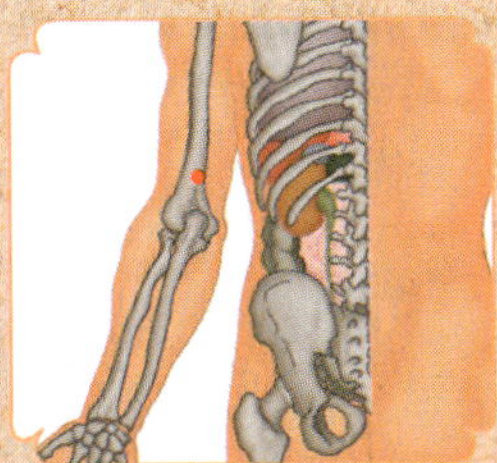

穴名释义

“清冷”，寒冷；“渊”，深潭。穴处凹陷似深潭，且穴主要用于头痛恶寒、肩不可举等寒证，故名。

标准定位

在臂外侧，屈肘，肘尖与肩峰角连线上，肘尖上2寸。

穴位速取

坐位，以手叉腰，肘尖与肩峰角连线上，肘尖上量约2横指处（图①）。

主要功效

清热疏风，疏通经络。为三焦经之腧穴，除可有效缓解上肢痹痛、颈椎病、胁痛等局部疼痛外，还可以用于头痛、偏头痛及黄疸等。

常见疗法

◎**灸法**：艾炷灸3～5壮，艾条灸10～20分钟。
◎**按摩法**：以手指指腹或指节向下按压，并作圈状按摩。

最佳配伍

1.配肩髃、养老、合谷，用于上肢痹痛。
2.配角孙、中渚，用于耳鸣、耳聋。

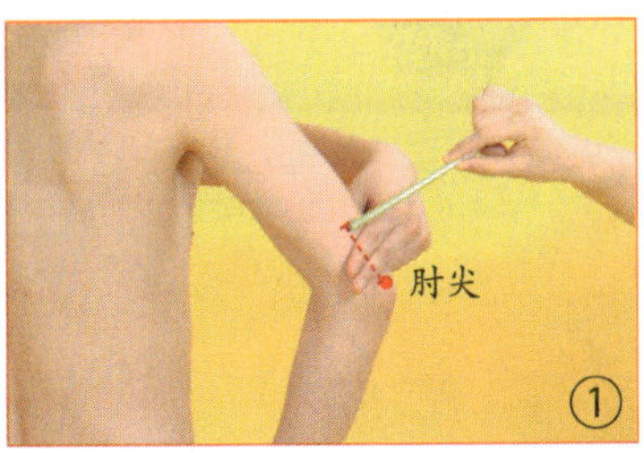

消泺

常用程度 ★

国际编号 TE12

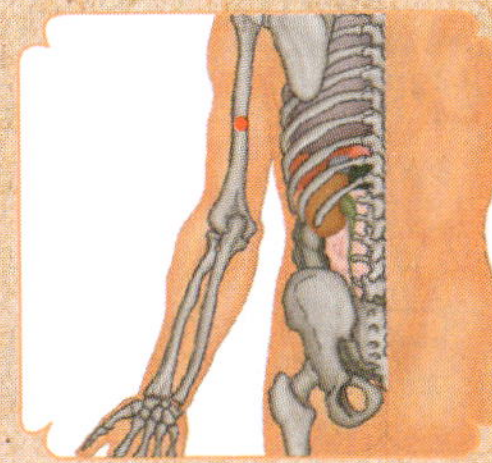

穴名释义

“消”，消除；“泺”，水名，指湖泊。“消泺”的意思是指三焦经气从这处穴位冷降为地部经水，故名。

标准定位

在臂外侧，肘尖与肩峰角连线上，肘尖上5寸。

穴位速取

侧坐位，在臂外侧，前臂旋前，臑会与清冷渊连线的中点处，按压有酸胀感（图②）。

主要功效

清热醒神，疏通经络。每天坚持按压这个穴位，具有美容减肥的功效。按摩这个穴位能够有效地缓解头痛、牙痛、颈项强痛、上肢麻木、肩背痛等疾患。

常见疗法

◎**灸法**：艾炷灸3～5壮，艾条灸5～10分钟。
◎**按摩法**：以手指指腹或指节向下按压，并作圈状按摩。

最佳配伍

1.配风池、天柱，祛风散寒、通经活络，适用于颈项强急。
2.配大椎、肩中俞，通经散邪、活血止痛，适用于肩臂痛。
3.配太阳、印堂，通经疏络止痛，适用于头痛。

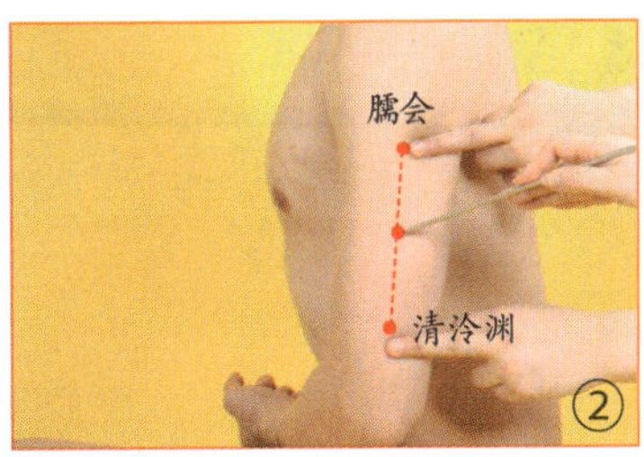

臑会

常用程度 ★★★

国际编号 TE13

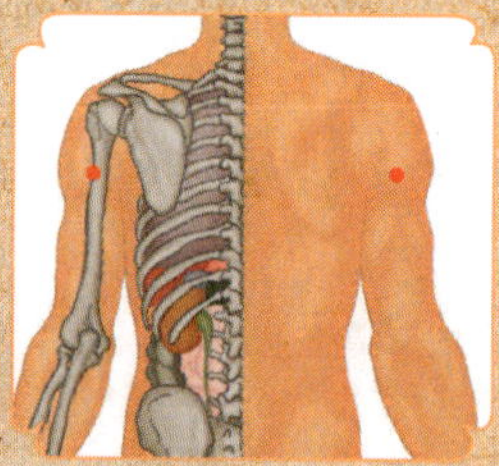

穴名释义

“臑”，上臂肌肉隆起处；“会”，会合。因此处有许多经络经过、交会，故名。

标准定位

在臂外侧，在肘尖与肩髎的连线上，肩髎下3寸处，三角肌后缘。

穴位速取

抬臂屈肘，稍用力，可见上臂外侧上端有一个三角形肌肉（三角肌），该肌肉下缘与肱骨的交点处，与腋后纹头平齐，按压有酸胀感（图①）。

主要功效

化痰散结，疏通经络。主要用于缓解肌肉疼痛、上臂神经痛、肩部关节疼痛、肩周炎等颈肩臂部的不适，尤其当肩膀、手臂疼痛无法高举时，按摩本穴可以缓解疼痛感。

常见疗法

◎**灸法**：艾炷灸3～5壮，艾条灸10～20分钟。

◎**按摩法**：以手指指腹或指节向下按压，并作圈状按摩。

最佳配伍

1.配肩井、肩贞、肩髎，适用于肩周炎。

2.配肘髎、外关，适用于肘臂挛痛。

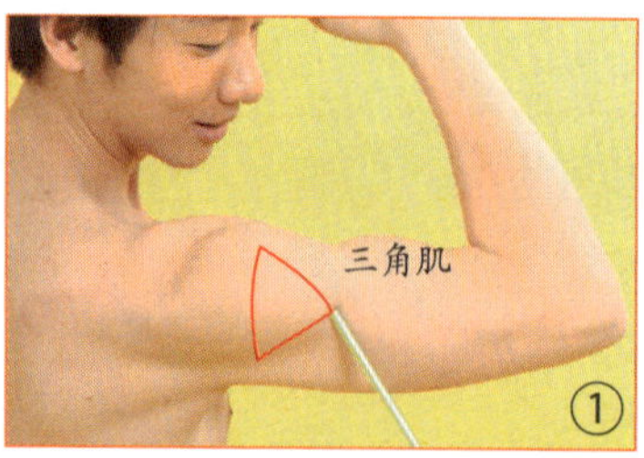

肩髎

常用程度 ★★★

国际编号 TE14

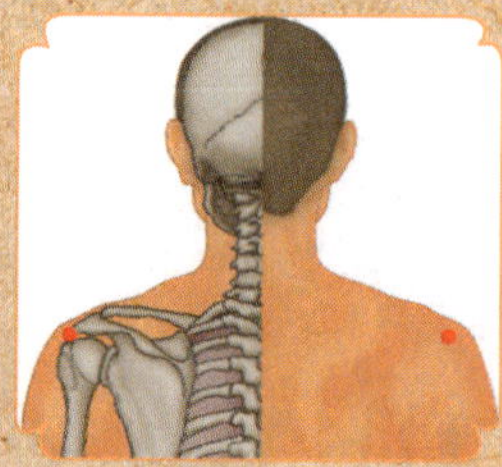

穴名释义

“肩”，肩部；“髎”，骨隙。穴位于人体肩关节骨隙处，故名。

标准定位

在三角肌区，肩峰角与肱骨大结节两骨间凹陷中。

穴位速取

上臂外展平举时，在关节部可呈现两个凹陷窝，后者即为肩髎穴所在，按压有酸胀感（图②）。

主要功效

祛风利湿，疏通经络。主要用于肋间神经痛、脑血管疾病后遗症、胸膜炎。另外，由于三角肌是将手臂举到侧面的重要肌肉，通常在剧烈运动或提重物后，会出现肩膀酸痛或手臂无法上举，此时，可以通过按摩此穴以缓解不适症状。

常见疗法

◎**灸法**：艾炷灸3～5壮，艾条灸10～20分钟。

◎**按摩法**：以手指指腹或指节向下按压，并作圈状按摩。

最佳配伍

1.配天宗、曲垣，适用于肩背疼痛。

2.配肩井、曲池、养老，适用于肩周炎。

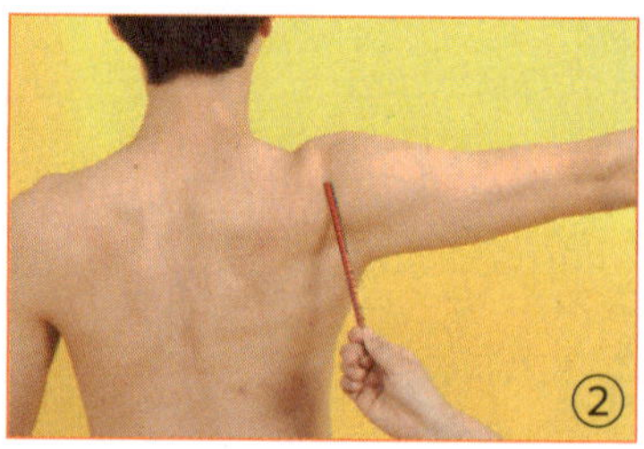

天髎

常用程度 ★★

国际编号 TE15

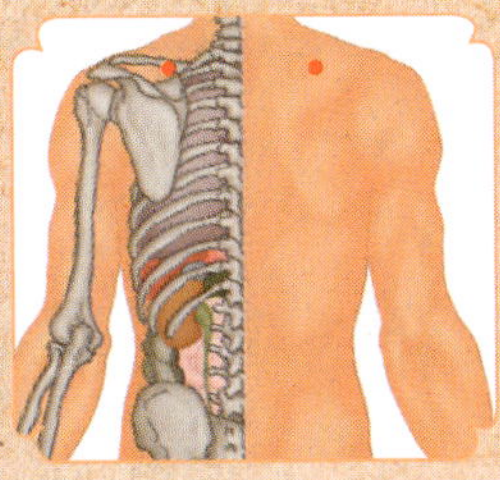

穴名释义

“天”，上部；“髎”，骨隙。穴位于肩胛骨上角上方凹陷处，是人体上部骨头边际凹陷的穴位。此处肌肉突起，独得“天部”聚集的阳气，故名。

标准定位

在肩胛区，肩井与曲垣之间，肩胛骨上角骨际凹陷中。

穴位速取

坐位或俯卧位，在肩胛区，肩胛骨上角，先取曲垣穴，曲垣穴再直上量1横指（即1寸）处，按压有酸胀感（图①）。

主要功效

祛风利湿，疏通经络。主要用于肩周炎及颈肩部位的不适症状。此外，按摩此穴也可起到调节情绪的作用，对于焦虑、烦躁等情绪方面的问题有改善的作用。

常见疗法

◎**灸法**：艾炷灸3～5壮，艾条灸10～20分钟。
◎**按摩法**：以手指指腹向下按压，并作圈状按摩。

最佳配伍

1.配秉风、天宗、曲垣，适用于颈肩综合征。
2.配肩井、肩髎，适用于肩周炎。

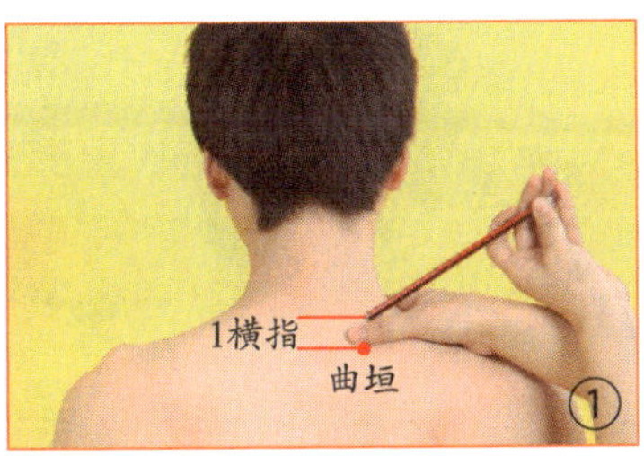

天牖

常用程度 ★★

国际编号 TE16

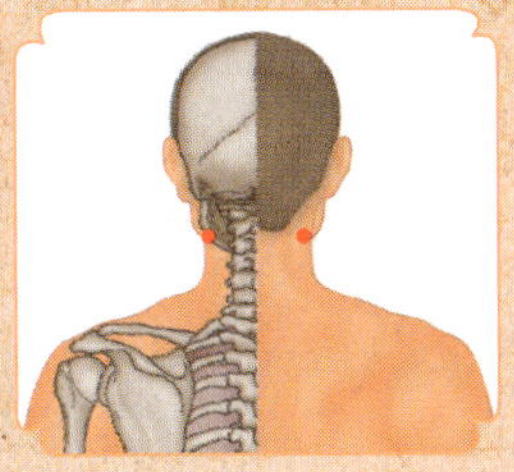

穴名释义

“天”，头部的意思；“牖”，指窗口。穴在天柱穴和完骨穴之间的发际上，宛如天柱的窗口，故名“天牖”。

标准定位

在颈部，横平下颌角，胸锁乳突肌的后缘凹陷中。

穴位速取

侧坐或俯卧位，在耳后乳突后下方，横平下颌角，胸锁乳突肌的后缘凹陷中，按压有酸胀感（图②）。

主要功效

清利头目，消痰截疟。常用于缓解头痛、头重、牙痛、脸部浮肿、颈部僵硬等。另外，也可用于重听、视力衰退、疲劳、气色差、多梦等。

常见疗法

◎**灸法**：艾炷灸3～5壮，艾条灸10～20分钟。
◎**按摩法**：以手指指腹或指节向下按压，并作圈状按摩。

最佳配伍

1.配外关、率谷，适用于偏头痛。
2.配听宫、听会，适用于耳鸣、耳聋等。

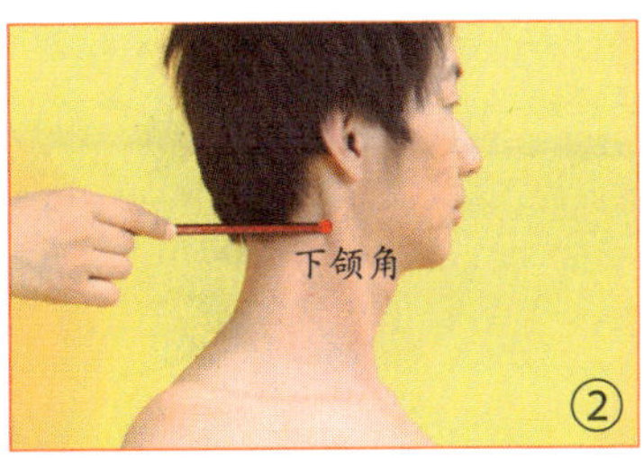

翳风

常用程度 ★★★★

国际编号 TE17

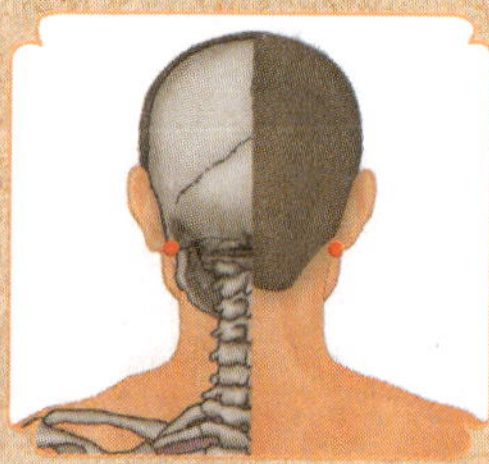

穴名释义

“翳”，隐藏，指本穴隐于耳垂后凹陷处；“风”，指风邪。本穴靠近风池穴，能治疗风症，故名。

标准定位

在颈部，耳垂后方，乳突下端前方凹陷中。

穴位速取

侧坐或侧伏位，张口取穴，将耳垂向后按，正对耳垂的边缘的凹陷处，按压有酸胀感（图①）。

主要功效

通利耳窍，祛风泄热。主要用于面部麻痹、痉挛、脸颊红肿、牙痛，也可以用于缓解颈部、肩膀酸痛。此外，对重听、耳痛、牙痛、眩晕、晕车也有缓解作用。

常见疗法

◎**灸法**：艾炷灸3～5壮，艾条灸10～20分钟。

◎**按摩法**：用拇指对耳后凹陷处进行指压。按摩者自己指压时，可先用手掌抵住面颊，再以拇指指压，如此反复数次即可。

最佳配伍

1.配地仓、承浆、水沟，适用于口歪。

2.配安眠、神门，适用于失眠。

3.配攒竹、内关，适用于呃逆。

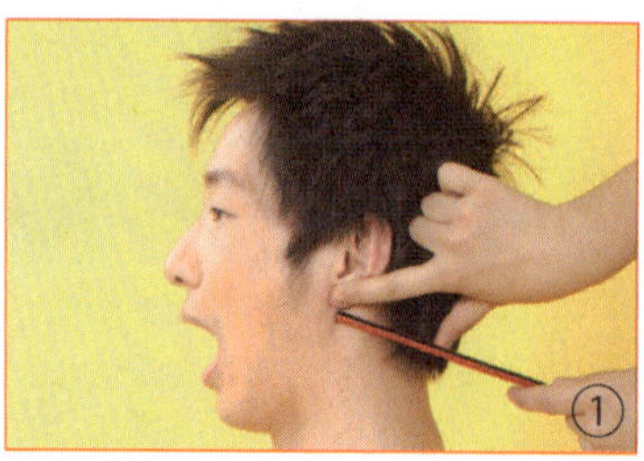

①

瘈脉

常用程度 ★★

国际编号 TE18

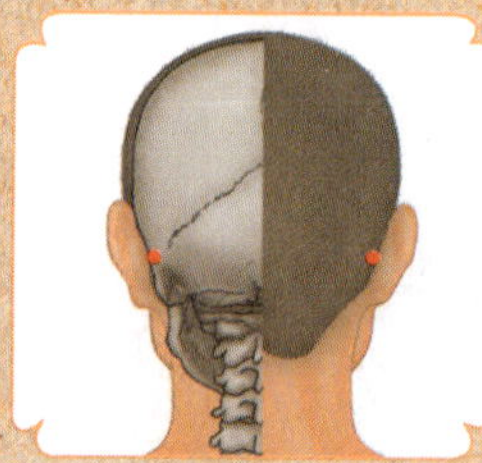

穴名释义

“瘈”，抽搐；“脉”，络脉。穴在耳后青筋络脉，形如鸡爪处，主治小儿惊风，故名。

标准定位

在头部，乳突中央，角孙与翳风沿耳轮所连弧线的中、下1/3交点处。

穴位速取

侧坐位，在头部，乳突中央，于耳后发际与外耳道口平齐处，按压有酸胀感（图②）。

主要功效

熄风止痉，活络通窍。主要用于小儿惊风、头痛、耳鸣、耳聋等。

常见疗法

◎**灸法**：艾炷灸3～5壮，艾条灸10～20分钟或用灯草灸。

◎**按摩法**：以手指指腹或指节向下按压，并作圈状按摩。

最佳配伍

1.配翳风、耳门、听宫、听会，适用于耳聋。

2.配安眠、神门、风池，适用于失眠。

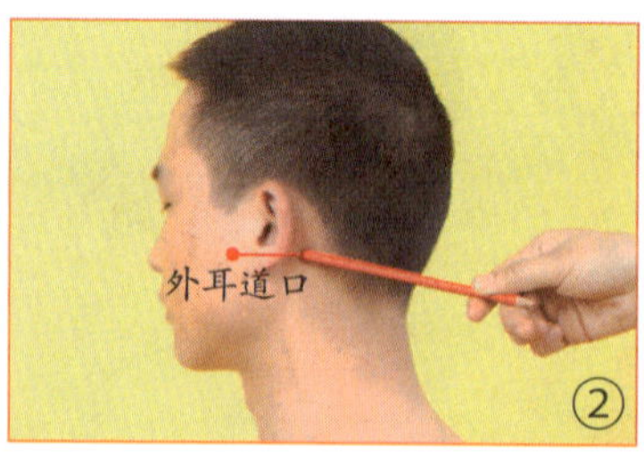

②

颅息

常用程度 ★★

国际编号 TE19

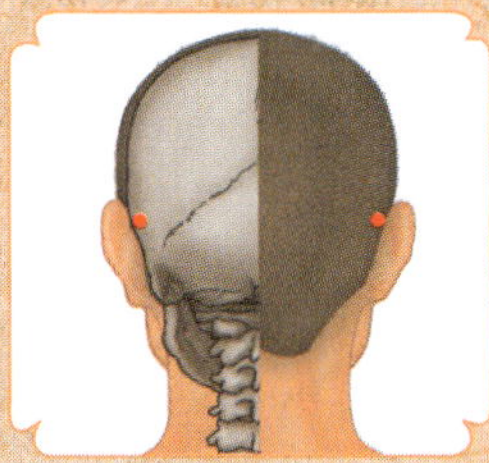

穴名释义

“颅”，头颅；“息”，安宁。穴在耳后头颅处，主要用于小儿痫喘不得息，故名。

标准定位

在头部，角孙与翳风沿耳轮弧形连线的上、中1/3的交点处取之。

穴位速取

侧坐位，在头部，于耳后发际，当瘈脉与角孙沿耳轮连线的中点处（图①）。

主要功效

通窍聪耳，泄热镇惊。针灸或按摩这个穴位，对头痛、耳鸣、耳聋、耳中流脓、中耳炎、视网膜出血等具有明显的缓解作用。另外，还能缓解呼吸系统的一些疾病，如喘息、哮喘，并对其他如身热、胁肋痛等具有调理、改善的作用。

常见疗法

◎**灸法**：艾条灸10～15分钟或用灯草灸。
◎**按摩法**：以手指指腹或指节向下按压，并作圈状按摩。

最佳配伍

1.配太冲，适用于小儿癫痫。
2.配风池、太阳，适用于偏头痛。

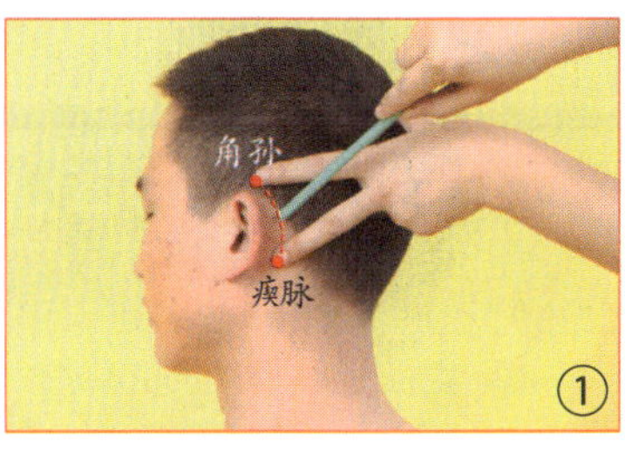

①

角孙

常用程度 ★★★★

国际编号 TE20

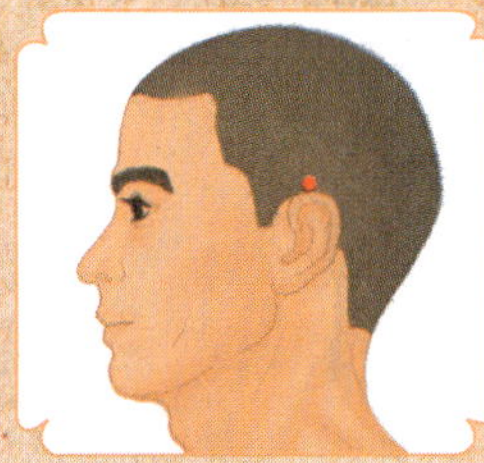

穴名释义

“角”，引申为耳上角；“孙”，有隐遁的意思。穴在耳上角对应处，隐于发际，为耳上角所遮盖，故名。

标准定位

在头部，耳尖正对发际处。

穴位速取

侧坐位，折耳廓向前，当耳尖直上入发际处，按压有酸胀感（图②）。

主要功效

清热疏风，消肿止痛。主要用于眼睛、耳朵、牙齿的疾病，对结膜炎、耳鸣、中耳炎、牙周病的不适感都有缓解作用。如果有眩晕或晕车、头痛、偏头痛等，也可按摩角孙穴加以缓解。

常见疗法

◎**灸法**：艾条灸10～20分钟，或用灯草灸。
◎**按摩法**：以手指指腹或指节向下按压，并作圈状按摩。

最佳配伍

1.配足临泣、太冲、率谷，适用于眩晕。
2.配风池、太阳，适用于偏头痛。
3.配少海、合谷，适用于缓解牙龈痛。

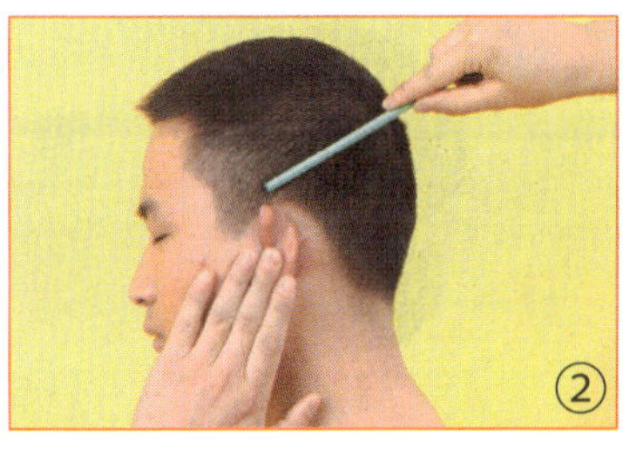

②

耳门

常用程度 ★★
国际编号 TE21

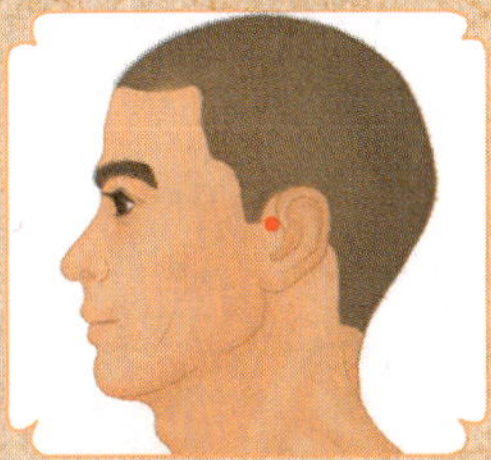

穴名释义

“耳”，耳窍；“门”，门户。穴在耳前，犹如门户，故名。

标准定位

在耳区，耳屏上切迹与下颌骨髁突之间的凹陷中。

穴位速取

侧坐位，将按摩工具置于耳屏上方、下颌骨髁突后缘，有一凹陷处，按压有酸胀感（图①）。

主要功效

开窍聪耳，泄热活络。是改善多种耳疾的首选穴位。按摩或针灸这个穴位，对耳流脓汁、重听、耳鸣等具有缓解的作用。长期按压这个穴位，对下颌关节炎、耳聋、上牙疼痛等具有很好的缓解作用。

常见疗法

◎**灸法**：艾条灸10～20分钟。

◎**按摩法**：以手指指腹按住两耳耳门穴，轻轻按压，可同时揉捏两耳。

最佳配伍

1.配丝竹空、合谷，适用于牙痛。

2.配听宫、中渚、翳风，适用于耳聋。

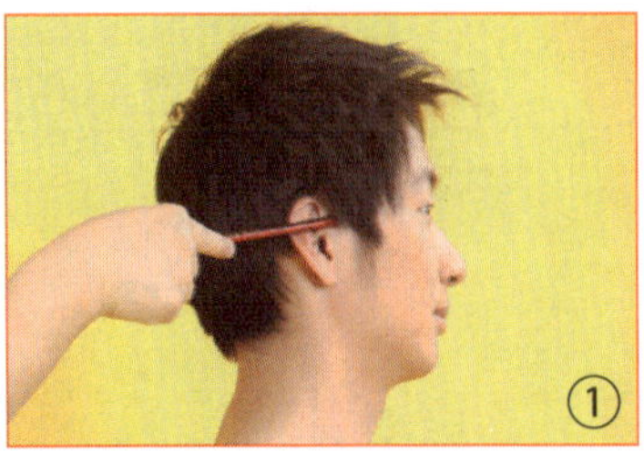

①

耳和髎

常用程度 ★★
国际编号 TE22

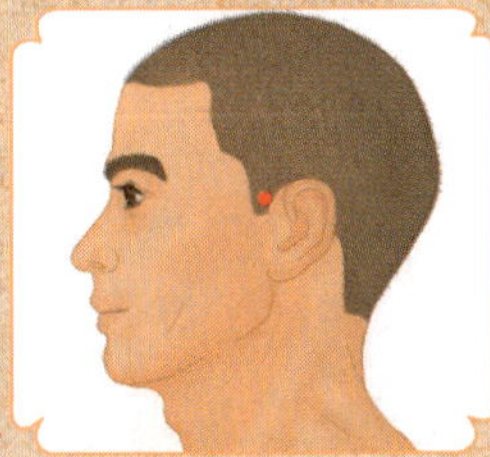

穴名释义

“耳”，耳窍；“和”，调和，有正常的含义；“髎”，骨隙。穴在耳廓跟前，颧弓后上方凹陷处。

标准定位

在头部，鬓发后缘，平耳廓根的前方，颞浅动脉的后缘。

穴位速取

侧坐位，在头侧部，鬓发后缘，平耳廓根的前方，颞浅动脉的后缘，按压有酸胀感（图②）。

主要功效

祛风通络，消肿止痛。主要用于头痛、耳鸣、外耳道炎、牙关紧闭、口眼歪斜、面肌痉挛、面神经麻痹、下颌关节炎等。

常见疗法

◎**灸法**：艾条灸5～10分钟。

◎**按摩法**：以手指指腹或指节向下按压，并作圈状按摩。

最佳配伍

1.配养老、完骨，适用于耳聋。

2.配颊车、廉泉，适用于急性扁桃体炎。

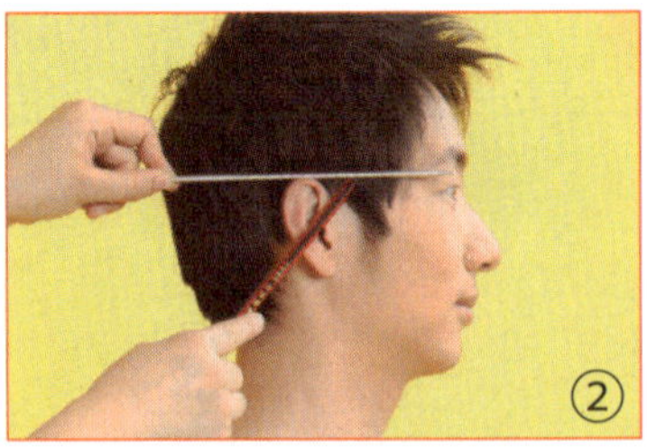

②

丝竹空

常用程度 ★★★

国际编号 TE23

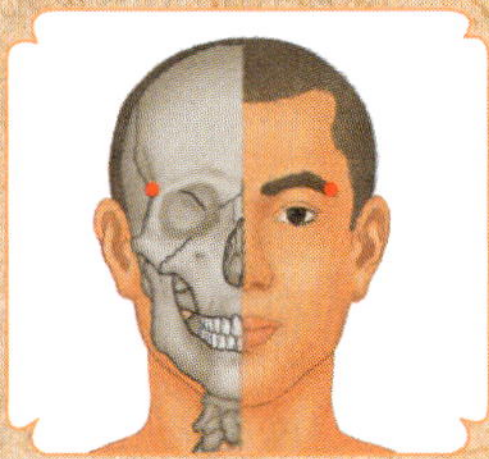

穴名释义

“丝”，眉梢；“竹”，眉毛如竹丛，丝竹为古代的乐器，这里指气血的运行就像声音飘然而至；“空”，空虚、凹陷处。眉毛形如细竹，穴在眉梢凹陷中，故名。

标准定位

在面部，眉梢凹陷中。

穴位速取

侧坐位，在面部，眉梢凹陷中，按压有酸胀感（图①）。

主要功效

清利头目，祛风止痛。按摩或针灸这个穴位，能有效缓解各种头痛、头晕、目眩、目赤肿痛等；对眼球充血、视神经萎缩也有明显的疗效。

常见疗法

◎**灸法**：艾条灸5～10分钟。

◎**按摩法**：用大拇指指腹向内揉按两边眉毛外端凹陷之穴位，有酸、胀、痛的感觉。每天早晚各1次，每次左右各按1～3分钟。

最佳配伍

1.配合谷、颊车、下关，适用于牙痛。

2.配间使、通谷、大陵，适用于癫痫。

3.配角孙、足临泣、率谷，适用于偏头痛。

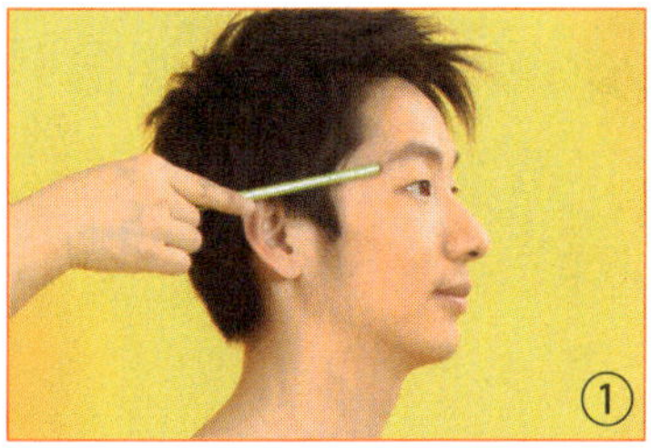

①

针刺——因时而灸，功效突出

《黄帝内经》曾提出针刺要把握好时机。要想拿捏住刺灸的时机，就必须了解经脉的往来顺逆和气血的盛衰时间，乘气有可取之时机进行针刺。高明的医生就可乘气至隆盛时而用针灸。气盛时针刺收效显著，若违背气血盛衰的时间而用针，疾病便得不到有效缓解。气血在经脉中的流注规律是与年节律气候变化相应的。在进行刺灸前，必须辨别四时主气。在正常情况下，春天之气在经脉，夏天之气在孙络，长夏之气在肌肉，秋天之气在皮肤，冬天之气在骨髓。在具体穴位上，春天人体经气初发于外，邪气侵及人体体表，刺灸时取十五络穴，如列缺、支正、公孙、光明之类，还可取各经的荥穴，如鱼际、劳宫、行间、内庭、通谷之类。病轻者浅刺，病重者探刺。夏季阳气发于外，人体经气浮于体表，治疗中取各经的腧穴和表浅的孙络。秋天宜取各经的合穴，如尺泽、阴陵泉、阴谷、曲泉、曲池之类。而冬天经气趋向于里，针刺中应取五输穴的井穴、输穴及背腧穴之类，并可深刺留针。

足少阳胆经

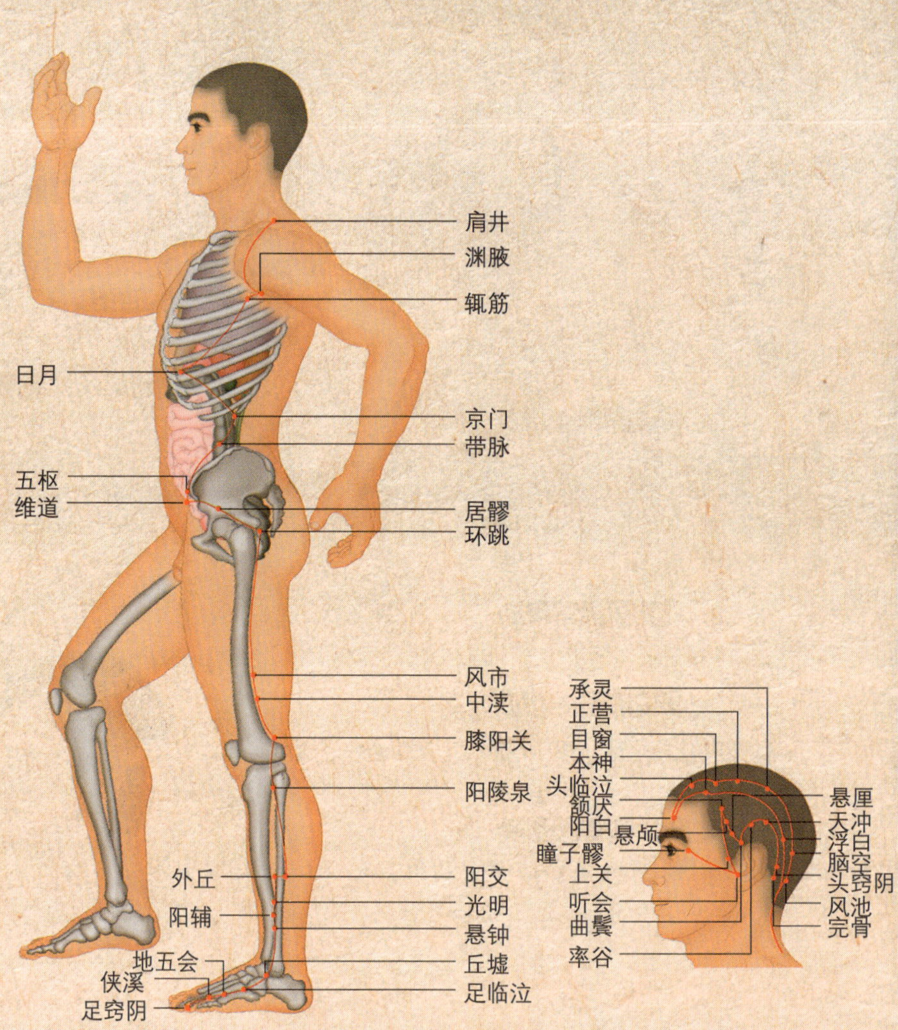

循行路线 胆足少阳之脉，起于目锐眦，上抵头角，下耳后，循颈，行手少阳之前，至肩上，却交出手少阳之后，入缺盆。

其支者 从耳后入耳中，出走耳前，至目锐眦后。

其支者 别锐眦，下大迎，合于手少阳，抵于䪼（目下颧骨部），下加颊车，下颈，合缺盆。以下胸中，贯膈，络肝、属胆，循胁里，出气街，绕毛际，横入髀厌中。

其支者 从缺盆下腋，循胸，过季胁，下合髀厌中。以下循髀阳，出膝外廉，下外辅骨之前，直下抵绝骨之端，下出外踝之前，循足跗上，入小趾次指之间。

其支者 别跗上，入大趾之间，循大趾歧骨内，出其端；还贯爪甲，出三毛。

范围 起于眼睛外侧的瞳子髎穴，经耳后、颈、腿部外侧，止于第四趾外侧的足窍阴穴。本经一侧44个穴，15个穴分布在下肢外侧面，8个穴分布在髋、侧腹、侧胸部，21个穴分布在头面、项、肩部，左右两侧共88个穴。

功效 本经腧穴主要用于缓解五官、神志、热病及肝胆疾病。

瞳子髎

常用程度 ★★

国际编号 GB1

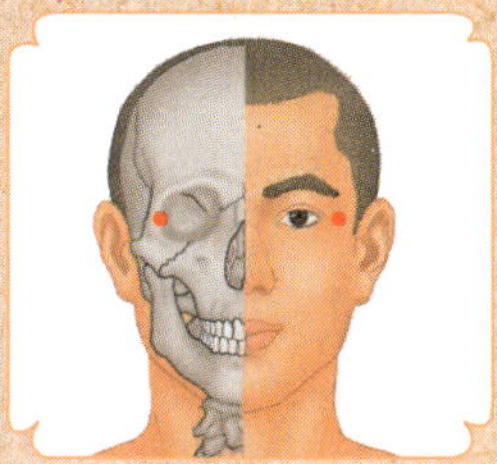

穴名释义

“瞳子”，指人体眼珠中的黑色部分；“髎”，孔隙的意思。“瞳子髎”指穴外天部的寒湿水气在此穴位汇集后冷降归地。

标准定位

在面部，眶骨外0.5寸的凹陷中。

穴位速取

正坐仰靠位，在面部，闭目，当眼角纹处，按压有酸胀感（图①）。

主要功效

疏散风热，明目退翳。经常按摩或针灸这个穴位，能缓解眼部疾病，如青光眼、角膜炎等。本穴可以缓解眼部肌肉疲劳、眼睛充血、颜面痉挛、头痛、头晕等症状，也可用于消除鱼尾纹、柔润眼肌、紧实脸部肌肤、改善气色。

常见疗法

◎**灸法**：艾条灸5～10分钟。

◎**按摩法**：两大拇指相对用力垂直揉按瞳子髎穴，有酸、胀、痛的感觉。每天早晚各揉按1次，每次左右各（或双侧同时）揉按1～3分钟。

最佳配伍

配足临泣、睛明，适用于白内障。

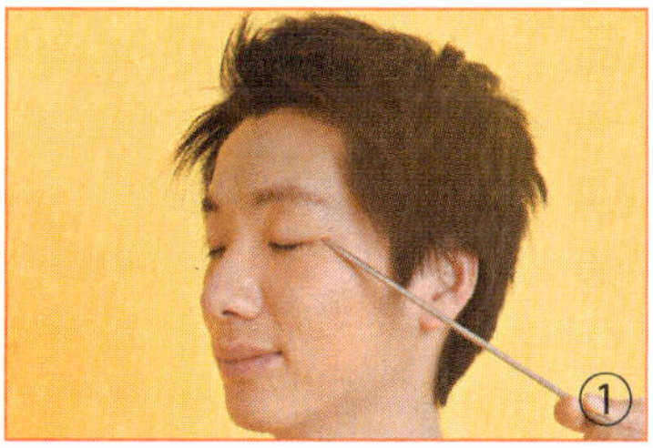

①

听会

常用程度 ★★★★

国际编号 GB2

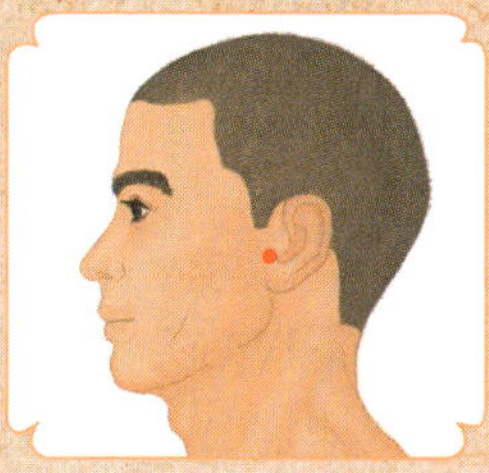

穴名释义

“听”，听觉；“会”，会聚。此穴在耳前凹陷处，可以使听觉得以会聚。

标准定位

在面部，当耳屏间切迹的前方，下颌骨髁突的后缘，张口有凹陷处。

穴位速取

侧坐位，张口取穴，手置于耳屏下方、下颌骨髁突后缘，按压有一凹陷，张口时凹陷更明显，按压时可有酸胀感（图②）。

主要功效

开窍聪耳，活络安神。本穴位于面部耳区，可改善各种耳部及面部疾患，对耳鸣、突发性耳聋、腮腺炎、齿痛、颞颌关节炎、口歪等均有不错的疗效。

常见疗法

◎**灸法**：艾条灸5～10分钟。

◎**按摩法**：以手指指腹或指节向下按压，并作圈状按摩。

最佳配伍

1.配耳门、听宫、翳风、风池、中渚，适用于耳鸣、耳聋。

2.配颊车、地仓，适用于脑卒中口歪。

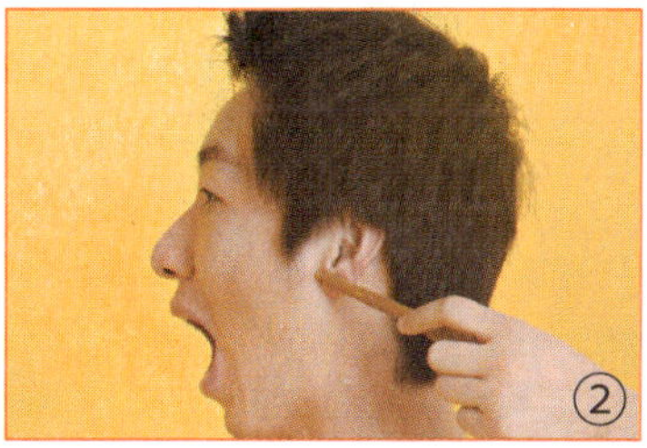

②

上关

常用程度 ★★★★

国际编号 GB3

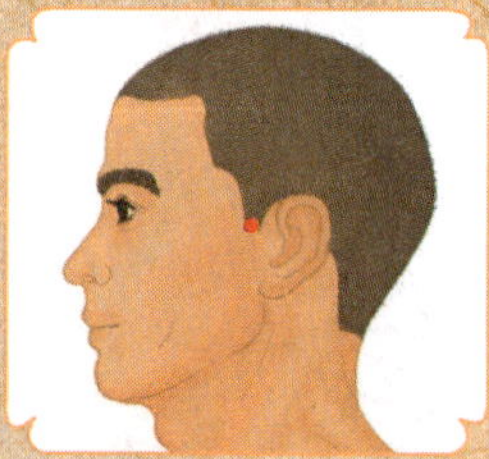

穴名释义

“上”，上方；“关”，机关。穴在下颌关节前上方，牙关为开阖之机关，又与下关相对，故名。

标准定位

在面部，下关直上，颧弓上缘凹陷中。

穴位速取

正坐位，取耳前颧弓上侧，张口时有孔，按压有酸胀感（图①）。

主要功效

通利耳窍，祛风通络。对偏头痛、眩晕、耳鸣，耳聋、齿痛、口噤、口眼歪斜、面神经麻痹、下颌关节炎、颞颌关节功能紊乱等有很好的缓解作用。

常见疗法

◎**灸法**：艾炷灸3～5壮，艾条灸5～10分钟或药物天灸。

◎**按摩法**：以手指指腹或指节向下按压，并作圈状按摩。

最佳配伍

1.配翳风、太溪、听会，适用于肾虚型耳鸣、耳聋。

2.配合谷、颊车，适用于下颌关节炎。

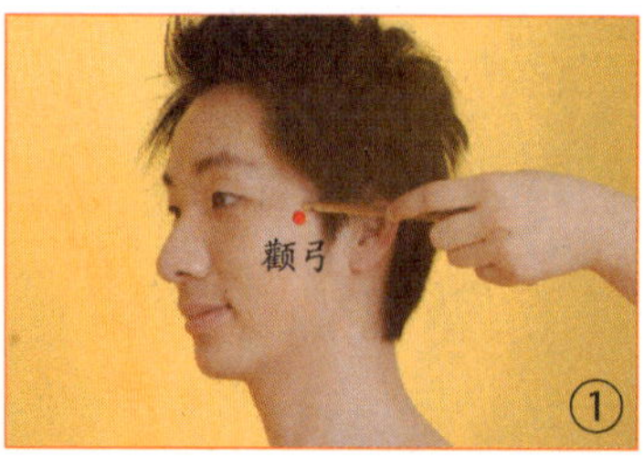

颔厌

常用程度 ★★

国际编号 GB4

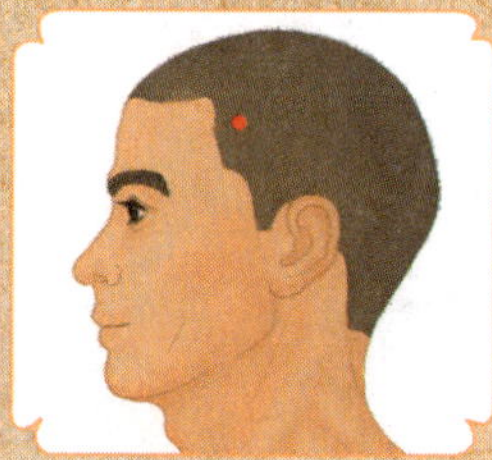

穴名释义

“颔”，下颚；“厌”，与合同义，也有推高之意。人在咀嚼食物时，颔下与颞部因此受牵动，呈现牵合的状态，故名。

标准定位

在头部，从头维至曲鬓的弧形连线的上1/4与下3/4的交点处。

穴位速取

侧坐或侧卧位，头维与悬颅连线的中点处（图②）。

主要功效

清热疏风，通络止痛。可以缓解鼻炎、眼睛疲劳疼痛，减轻头痛及感冒的症状，还能促进血液循环，有润泽肌肤的功效。本穴对缓解眼睛疲劳最有效果，常常按摩可以改善眼睛酸痛、视力模糊等症状。

常见疗法

◎**灸法**：间接灸3～5壮，艾条灸5～10分钟。

◎**按摩法**：以指尖画圈的方式持续按摩本穴位。刚开始按摩时不要太用力，先轻轻地压迫即可，最后再稍微加重力道。

最佳配伍

1.配悬颅、头维，适用于头痛。

2.配外关、风池，适用于眩晕。

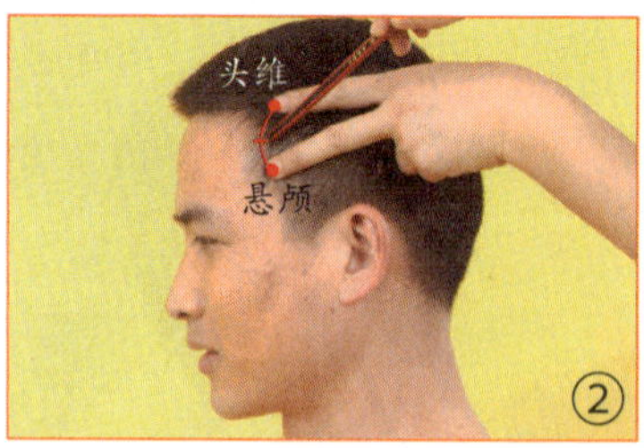

悬颅

常用程度 ★★

国际编号 GB5

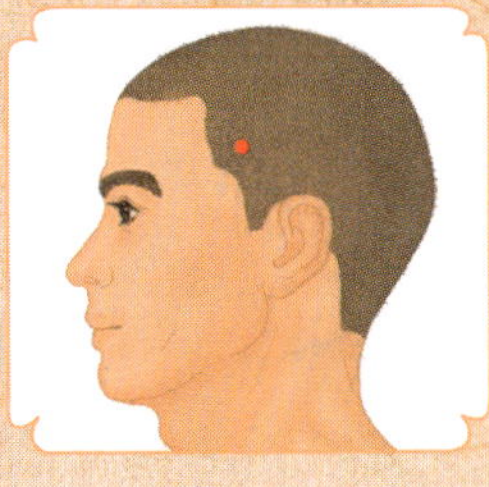

穴名释义

“悬”，悬挂；“颅”，头颅。穴在头颅两侧，上不及头角，下不及耳后，犹如悬挂其处，故名。

标准定位

在头部，从头维至曲鬓的弧形连线的中点处。

穴位速取

侧坐或侧卧位，先取头维与曲鬓穴，在头维至曲鬓的弧形连线中点处（其弧度与鬓发弧度相应），按压有酸胀感（图①）。

主要功效

疏通经络，清热祛风。按摩或针灸这个穴位可以集中注意力。长期按摩，可有效缓解偏头痛、面肿、目赤肿痛、三叉神经痛、神经衰弱等。

常见疗法

◎**灸法**：间接灸3～5壮，艾条灸5～10分钟。
◎**按摩法**：以食指和中指放在悬颅穴上轻轻地揉按，每天早晚各1次，每次按揉1～3分钟。

最佳配伍

1.配颔厌、率谷、角孙、足三里、三阳络，适用于偏头痛。
2.配合谷、曲池，适用于热病。
3.配神门、印堂、四神聪，适用于神经衰弱。

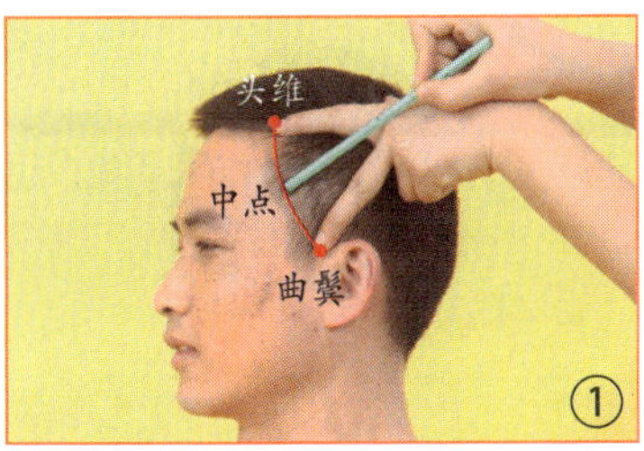

悬厘

常用程度 ★

国际编号 GB6

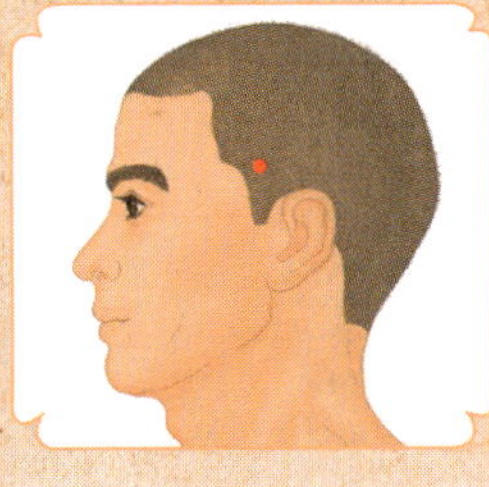

穴名释义

“悬”，悬挂；“厘”，毫厘。穴在曲角颞部下廉，同悬颅仅差毫厘，故名。

标准定位

在头部，从头维至曲鬓的弧形连线的上3/4与下1/4的交点处。

穴位速取

侧坐或侧卧位，先取悬颅与曲鬓穴，在悬颅至曲鬓的弧形连线中点处（其弧度与鬓发弧度相应），按压有酸胀感（图②）。

主要功效

疏通经络，清热祛风。经常针灸按摩这个穴位，能够有效缓解偏头痛、面肿、目外眦痛、三叉神经痛、神经衰弱等。

常见疗法

◎**灸法**：间接灸3～5壮，艾条灸5～10分钟。
◎**按摩法**：将食指和中指放在穴位上，轻轻按揉左右两侧穴位，每天早晚各按揉1次，每次按揉1～3分钟。注意，用力要稍轻一些，不要太重。

最佳配伍

1.配鸠尾，适用于偏头痛、目外眦痛。
2.配束骨、间使、大椎，适用于癫痫。
3.配听宫、听会、耳门、中渚，适用于耳鸣、耳聋。

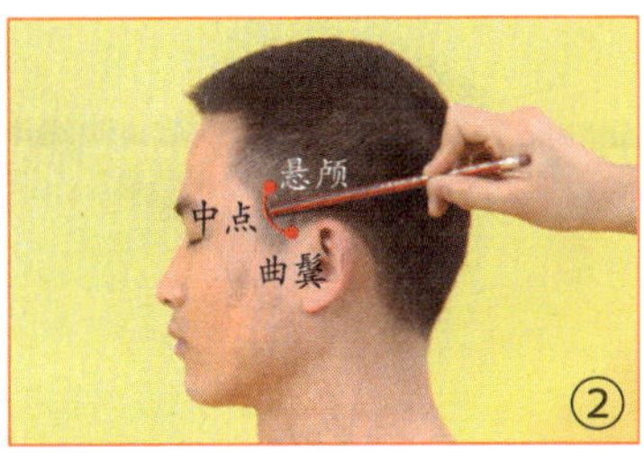

曲鬓

常用程度 ★★

国际编号 GB7

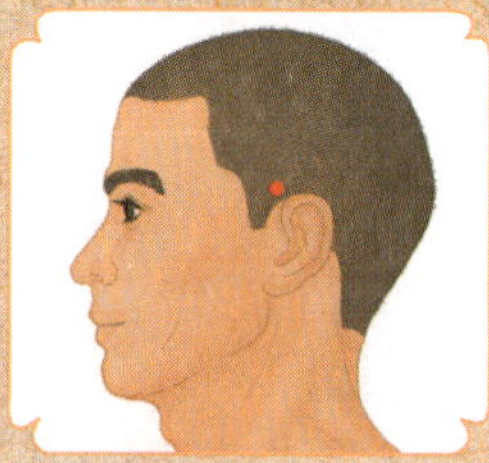

穴名释义

“曲”，弯曲；“鬓”，指鬓角处的头发。穴在耳前上方，靠近鬓发边际的弯曲处，故名。

标准定位

在头部，耳前鬓角发际后缘的垂线与耳尖水平线的交点处。

穴位速取

侧坐位，穴位在头部，耳前鬓角发际后缘的垂线与耳尖水平线的交点处，按压有酸胀感（图①）。

主要功效

清热止痛，活络通窍。本穴对于头部疼痛，尤其是血管性的头痛、头重有着很好的调理作用，也可以缓解头部两侧到下颚的红肿或疼痛，同时还具有消除三叉神经痛、眼睛疲劳的作用。

常见疗法

◎**灸法**：间接灸3～5壮，艾条灸5～10分钟。

◎**按摩法**：以手指指腹或指节向下按压，并作圈状按摩。

最佳配伍

1.配风池、太冲，适用于目赤肿痛。

2.配下关、合谷，适用于头痛、口噤不开。

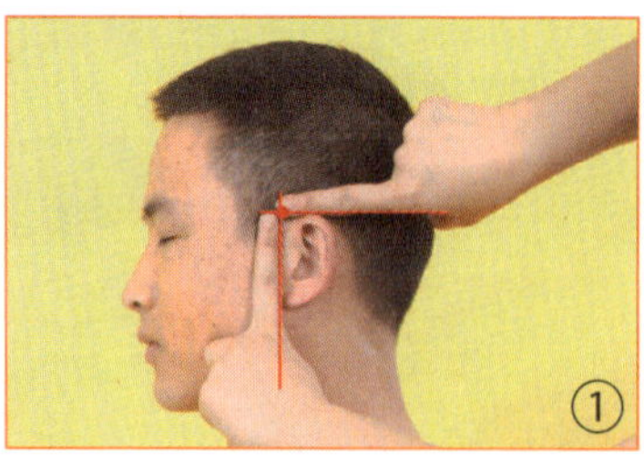

率谷

常用程度 ★★★

国际编号 GB8

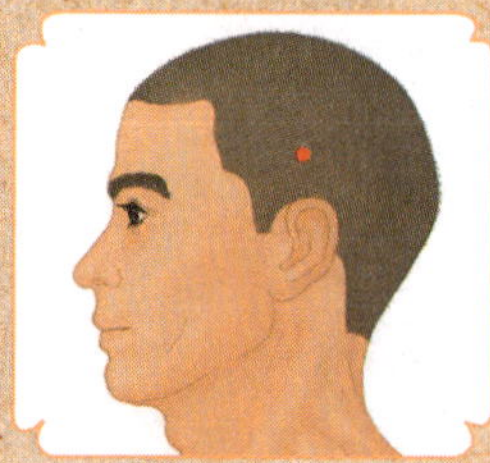

穴名释义

“率”，统率；“谷”，两山之间，为肉的交会处。穴在耳上，为以“谷”命名诸穴的最高者，统率诸穴，故名。

标准定位

在头部，耳尖直上入发际1.5寸，角孙直上方。

穴位速取

侧坐位，将耳部向前折，于耳尖（角孙穴）直上入发际1.5寸处，咀嚼时，按压有肌肉鼓动（图②）。

主要功效

清热熄风，通经活络。本穴为手少阳经、足少阳经、足太阳经之会，主要用于偏头痛、三叉神经痛、面神经麻痹、眩晕、小儿惊风、流行性腮腺炎等头面部疾患。

常见疗法

◎**灸法**：艾条灸5～10分钟。

◎**按摩法**：以手指指腹或指节向下按压，并作圈状按摩。

最佳配伍

1.配印堂、太冲、合谷，适用于小儿惊风。

2.配合谷、足三里，适用于流行性腮腺炎。

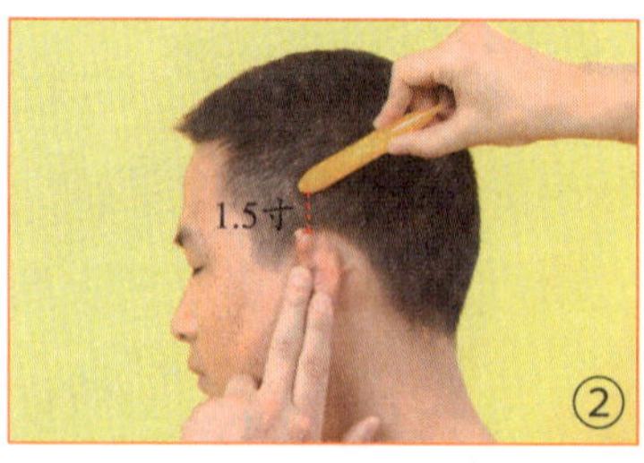

天冲

常用程度 ★

国际编号 GB9

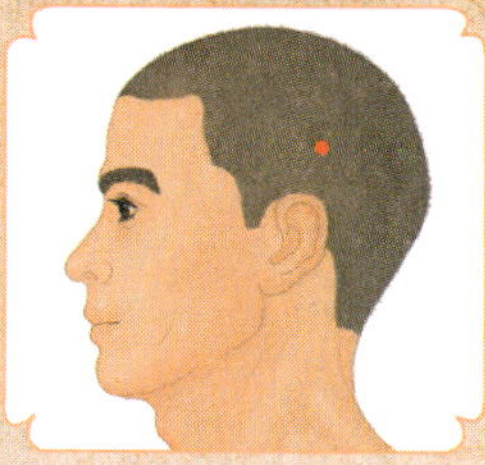

穴名释义

“天”，头顶；“冲”，直通。穴在耳廓后上方，本经气血在本穴冲向巅顶，可知本穴的主要功能在于通也。

标准定位

在头部，耳根后缘直上，入发际2寸，率谷后0.5寸。

穴位速取

侧坐位或侧卧位，从后耳根缘直上入发际量约2横指处，按压有痛感（图①）。

主要功效

祛风定惊，清热散结。本穴具有益气补阳的作用，可有效缓解头痛、齿龈肿痛、癫痫、惊恐等。

常见疗法

◎**灸法**：艾条灸5～10分钟。

◎**按摩法**：将四指并拢轻按于天冲穴，每天早晚各揉按1次，每次左右各（或双侧同时）揉按1～3分钟。

最佳配伍

1.配目窗、风池，适用于头痛。

2.配合谷、颊车，适用于牙龈肿痛。

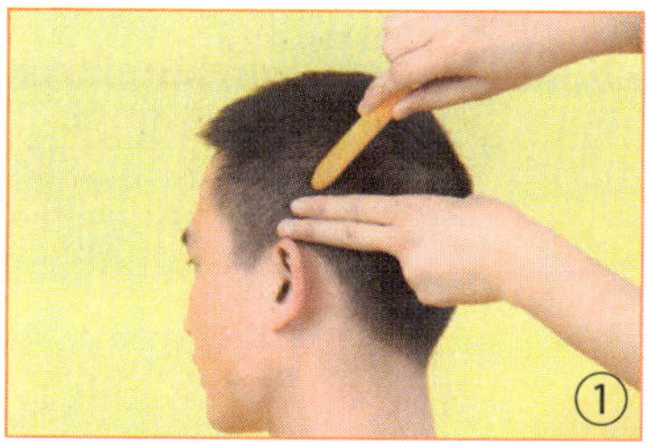

①

浮白

常用程度 ★

国际编号 GB10

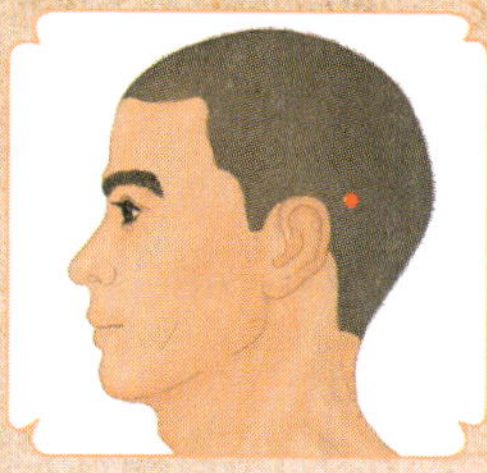

穴名释义

“浮”，高部；“白”，明显易见。穴在耳后乳突上方，其处高而显见，故名。

标准定位

在头部，耳后乳突的后上方，从天冲至完骨的弧形连线（其弧度与耳廓弧度相应）的上1/3与下2/3交点处。

穴位速取

侧坐位或侧卧位，先取天冲、完骨，于两穴间与耳廓平行之弧形连线的上、中1/3折点处，按压有酸胀感（图②）。

主要功效

清头疏风，理气散结。本穴内通于耳，下通于颈项，故凡头部、颈部、咽喉疾病都可借由此穴的按摩或针灸来缓解。常用于头痛、目痛、牙痛、耳鸣、耳聋、甲状腺肿、支气管炎、扁桃体炎、脑卒中后遗症。

常见疗法

◎**灸法**：艾条灸5～10分钟。

◎**按摩法**：以手指指腹或指节向下按压，并作圈状按摩。

最佳配伍

1.配风池、行间，适用于偏头痛。

2.配听会、中渚，适用于耳鸣、耳聋等。

3.配丰隆、肺俞，适用于扁桃体炎。

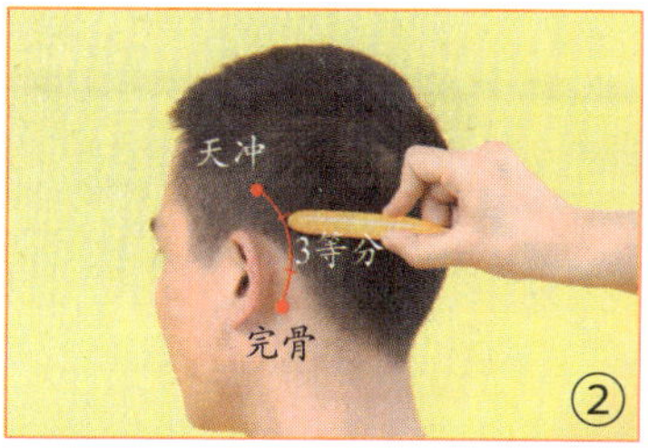

②

头窍阴

常用程度 ★★

国际编号 GB11

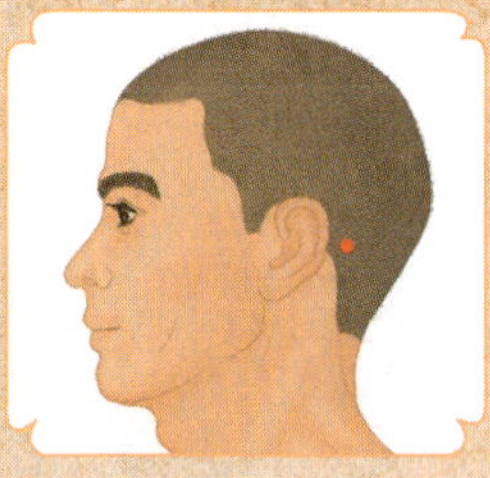

穴名释义

“头”，头部；“窍”，五官七窍，表示骨头的凹陷部位；“阴”，是指耳窍之后阴侧面。

标准定位

在头部，耳后乳突的后上方，从天冲至完骨的弧形连线（其弧度与耳廓弧度相应）的中1/3与下1/3交点处。

穴位速取

侧坐位或侧卧位，先取天冲、完骨，于两穴间与耳廓平行之弧形连线的下、中1/3交点处，按压有酸胀感（图①）。

主要功效

理气镇痛，开窍聪耳。患有重听症初期，可持续按压头窍阴加以改善。此外，头痛、眩晕、颈部疼痛、小腿抽筋等，按压本穴位也可以得到缓解。

常见疗法

◎**灸法**：艾条灸5～10分钟。

◎**按摩法**：上半身保持挺直的姿势，以手指指腹或指节向下按压，并进行圈状按摩。

最佳配伍

1.配支沟、太冲、风池，适用于偏头痛。

2.配听会、中渚，适用于耳鸣、耳聋。

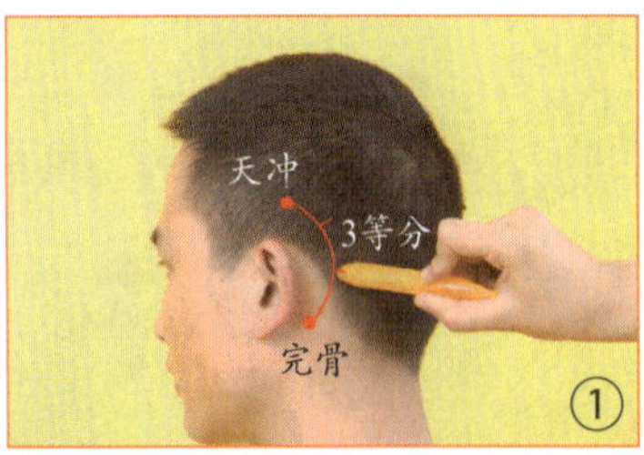

完骨

常用程度 ★★

国际编号 GB12

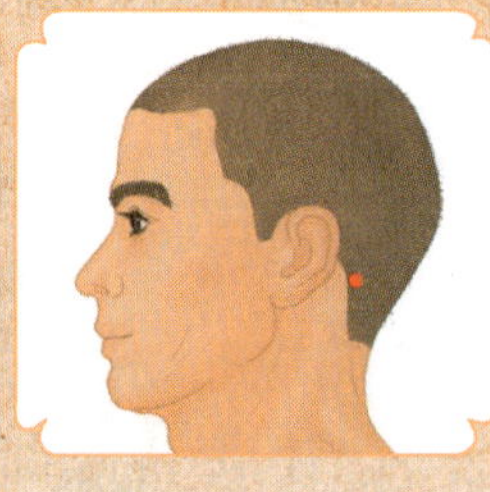

穴名释义

“完骨”，耳后方高突起的骨头，即颞骨乳突部，就像城墙一样护卫着脑部，保护神经，穴在耳后颞骨乳突下方，故名。

标准定位

在头部，耳后乳突的后下方凹陷中。

穴位速取

侧坐位或侧卧位，在头部，耳后乳突下方沿后缘，有一凹陷，按压有震动感（图②）。

主要功效

通经活络，祛风清热。对偏头痛、眩晕、脑充血、面神经麻痹、失眠等有特效。对体位性眩晕、耳部疾病、颈部疼痛等，刺激本穴都能缓解。

常见疗法

◎**灸法**：间接灸3～5壮，艾条灸5～10分钟。

◎**按摩法**：轻度摩擦颈部，再以拇指指腹缓慢指压左右穴位。

最佳配伍

1.配风池、百会，适用于眩晕。

2.配合谷、颊车，适用于齿痛、颊肿以及腮腺炎。

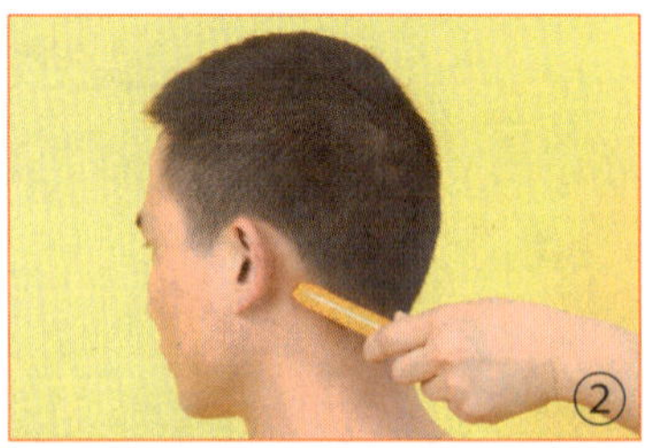

本神

常用程度 ★★★★

国际编号 GB13

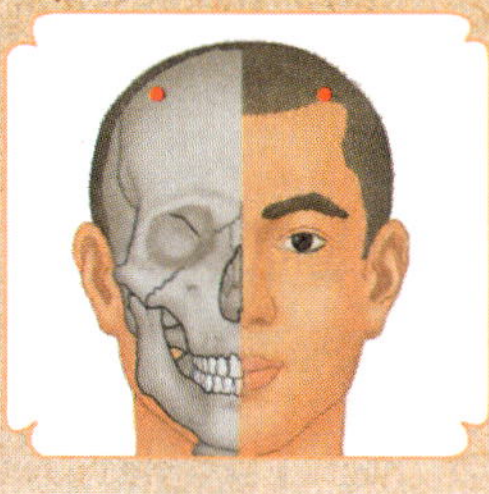

穴名释义

“本”，人之根本也；“神”，神志。穴位于头部，在神庭之旁，而头为元神所在，本穴为治神志疾病要穴，故名本神。

标准定位

在头部，前发际上0.5寸，头正中线旁开3寸。

穴位速取

正坐位，在头部，先取神庭穴与头维穴，在两者弧形连线的内2/3与外1/3的交点处，按压有酸胀感（图①）。

主要功效

祛风定惊，清阳止痛。对神志病有效，常用于头痛、眩晕、目疾、癫痫、小儿惊风、胸胁痛、脑血管疾病后遗症等。

常见疗法

◎**灸法**：艾条灸5～10分钟。

◎**按摩法**：以手指指腹或指节向下按压，并作圈状按摩。

最佳配伍

1.配前顶、囟会、天柱，适用于小儿惊痫。

2.配水沟、合谷、百会，适用于脑卒中昏迷。

3.配心俞、行间、大陵、身柱，适用于癫痫。

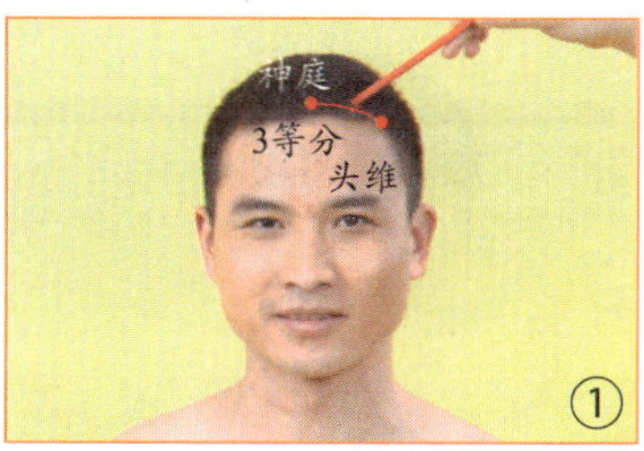

①

阳白

常用程度 ★

国际编号 GB14

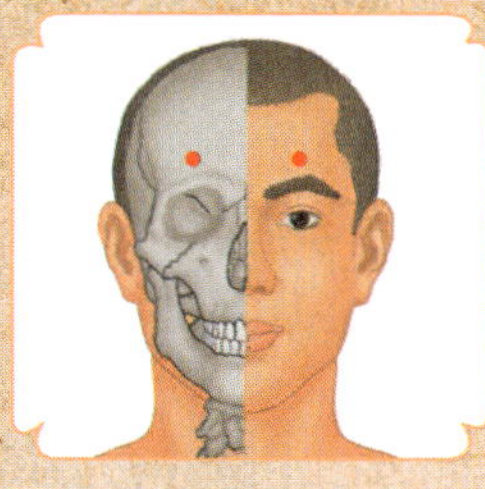

穴名释义

“阳”，额部；“白”，明亮清白的意思。

标准定位

在头部，瞳孔直上，眉上1寸。

穴位速取

正坐位，在头部，目正视，自眉中直上1横指（即1寸）处，按压有酸胀感（图②）。

主要功效

清利头目，祛风泄热。对头痛、面神经麻痹、眼睑下垂、闭眼困难、视物模糊、眼痛、前额痛、眩晕等均具有调理、改善和保健作用。

常见疗法

◎**灸法**：艾条灸5～10分钟或药物天灸。

◎**按摩法**：正坐，仰靠或仰卧，两只手举起，两手肘的肘尖支撑在桌面上，然后轻轻握拳，掌心向下，用大拇指弯曲时的指节处从内往外轻轻刮按穴位处，有一种特殊的酸胀感。每天早晚各按1次，每次1～3分钟。

最佳配伍

1.配太阳、睛明、鱼腰，适用于眼睑下垂。

2.配四白、地仓、颊车，有助于缓解面神经麻痹。

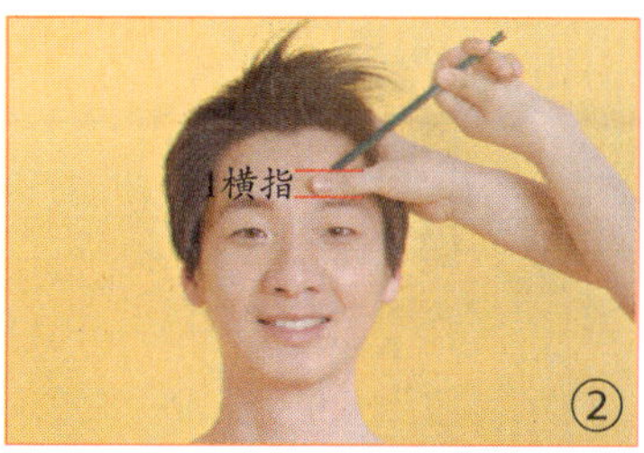

②

头临泣

常用程度 ★★★

国际编号 GB15

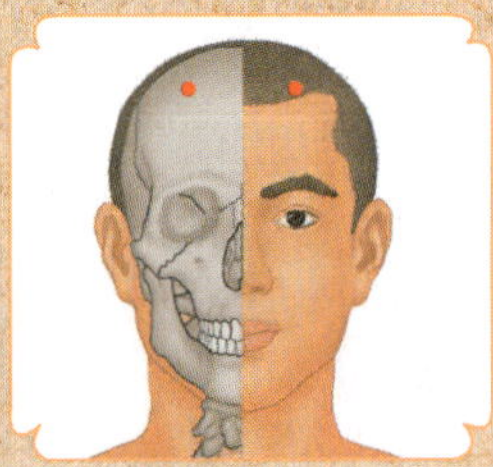

穴名释义

“头”，头部；“临”，有居高临下之意；“泣”，流泪。穴在头部，当人哭泣时，穴下眼睛泪流而出，故名。

标准定位

在头部，前发际上0.5寸，瞳孔直上。

穴位速取

正坐位，目正视，穴位在头部，神庭与头维连线的中点处，按压有酸胀感（图①）。

主要功效

清利头目，安神定志。对慢性鼻炎、鼻窦炎等鼻子疾病及头痛、眩晕、癫痫等有疗效。此外，前额疼痛或失去意识时，也可刺激本穴。

常见疗法

◎**灸法**：艾条灸5～10分钟。

◎**按摩法**：以手指指腹或指节向下按压，并作圈状按摩。

最佳配伍

1.配风池、太冲，适用于眩晕。

2.配大椎、腰奇、水沟、十宣，适用于脑卒中昏迷。

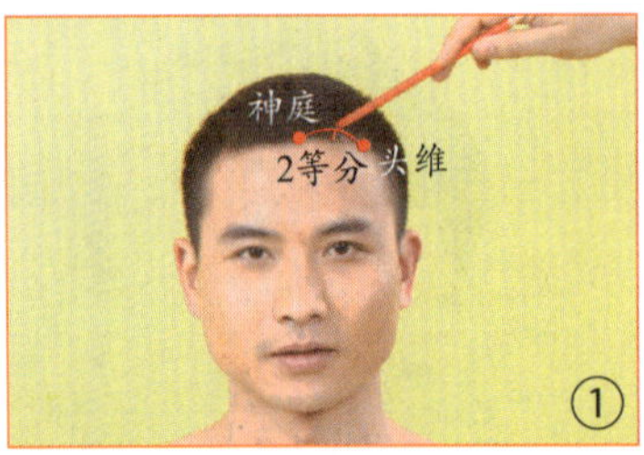

目窗

常用程度 ★★

国际编号 GB16

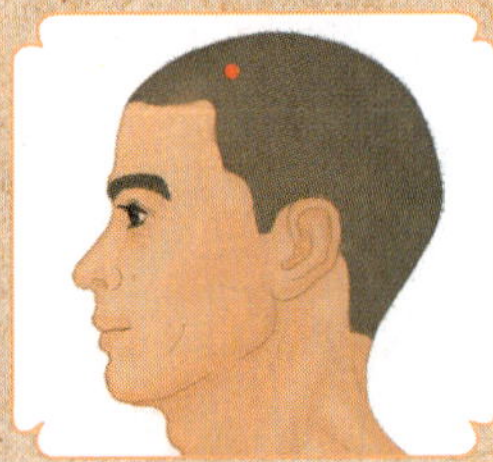

穴名释义

“目”，眼睛，肝之所主，这里指穴内物质为肝木之性的风气；“窗”，天窗，为气体交换的通道。穴在眼上方，主要用于眼疾，故名。

标准定位

在头部，前发际上1.5寸，瞳孔直上。

穴位速取

正坐位，在头部，瞳孔直上，自前发际直上1.5寸处，按压可有酸胀感（图②）。

主要功效

清利头目，发散风热。刺激这个穴位，具有清利头目的作用。对头痛、目眩、目赤肿痛、视物模糊、青光眼、鼻塞、感冒、小儿癫痫等具有明显的疗效。

常见疗法

◎**灸法**：艾条灸5～10分钟。

◎**按摩法**：用食指或中指按揉目窗穴，每天早晚各1次，每次左右各（或双侧同时）按揉1～3分钟。

最佳配伍

1.配关冲、风池，适用于头痛、眩晕。

2.配攒竹、太冲，适用于目赤肿痛。

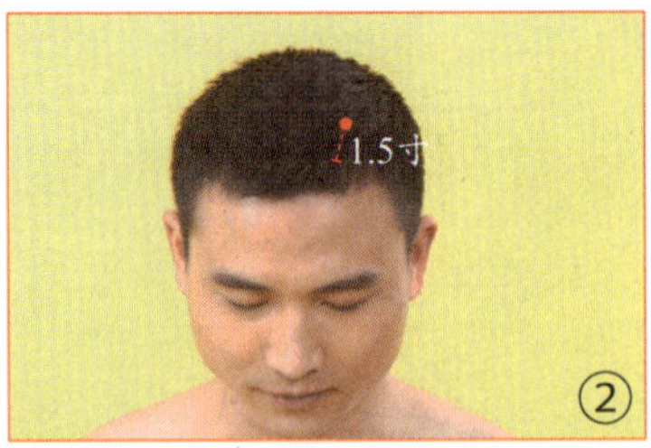

正营

常用程度 ★★

国际编号 GB17

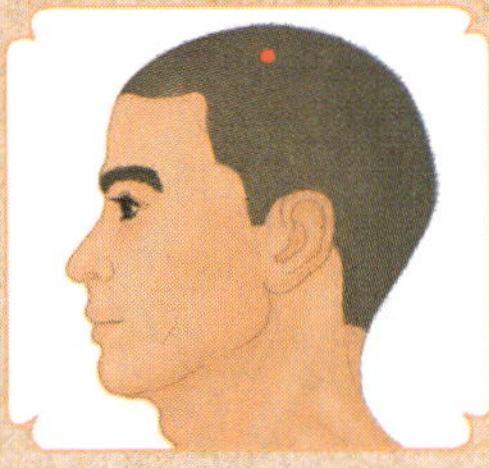

穴名释义

“正”，指遇；“营”，有集结之意，为魄神之居处。穴主惶恐不安等神志病，故名。

标准定位

在头部，前发际上2.5寸，瞳孔直上，头正中线旁开2.25寸。

穴位速取

正坐位，穴位在头部，瞳孔直上，前发际直上约2.5寸处，按压有酸胀感（图①）。

主要功效

清利头目，疏风止痛。主要用于偏头痛、目眩、神经精神系统疾病（如癔病、视神经萎缩、脑梗死）等。另外，对齿痛、呕吐也有一定的疗效。

常见疗法

◎**灸法**：艾条灸5～10分钟。

◎**按摩法**：以手指指腹或指节向下按压，并作圈状按摩。

最佳配伍

配阳白、太冲、风池，适用于头痛、头晕。

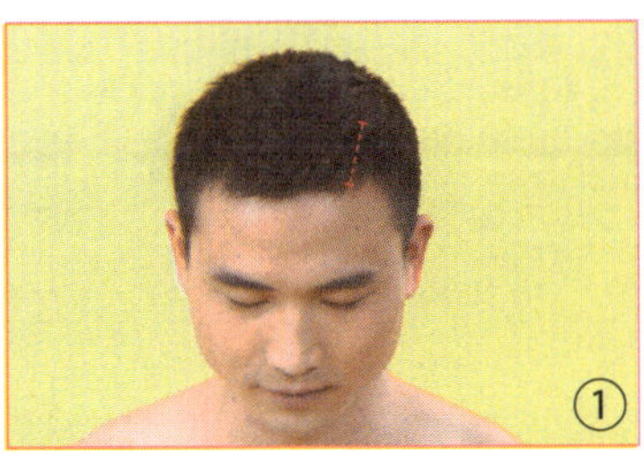

①

承灵

常用程度 ★★

国际编号 GB18

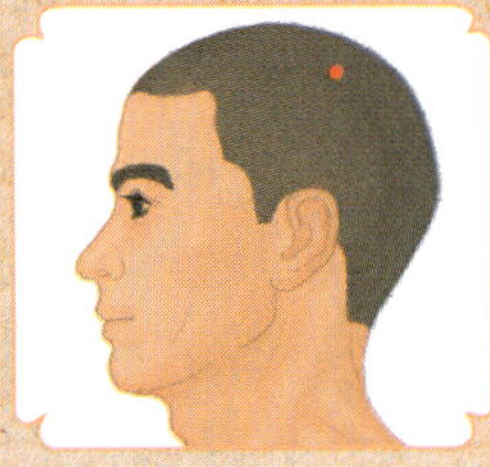

穴名释义

“承”，指承受；“灵”，神灵。穴在灵骨之旁，犹如上承天灵，故名。

标准定位

在头部，前发际上4寸，瞳孔直上，头正中线旁开2.25寸。

穴位速取

正坐位，目正视，正营穴后1.5寸处，按压有酸胀感（图②）。

主要功效

清利头目，疏散风热。多用于由感冒引起的畏寒、头痛、鼻塞或鼻出血、支气管炎引起的气喘等。另外，还可以用于缓解脑或脊髓炎所引起的发热、痉挛、眩晕、头痛等。

常见疗法

◎**灸法**：艾条灸5～10分钟。

◎**按摩法**：以手指指腹或指节向下按压，并作环状揉压。

最佳配伍

1.配风池、风门、后溪，适用于鼻出血。

2.配大椎，适用于发热。

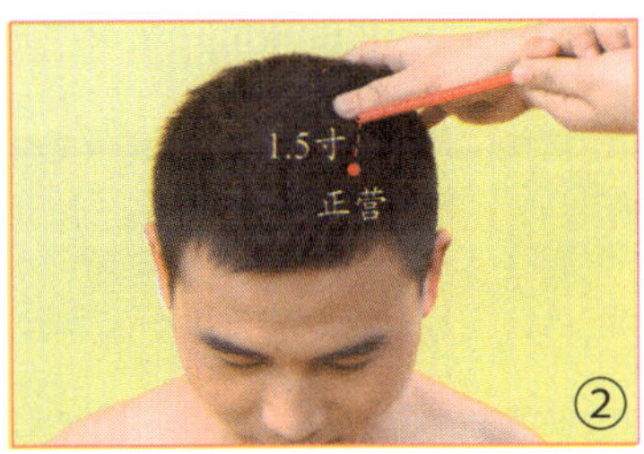

②

脑空

常用程度 ★★

国际编号 GB19

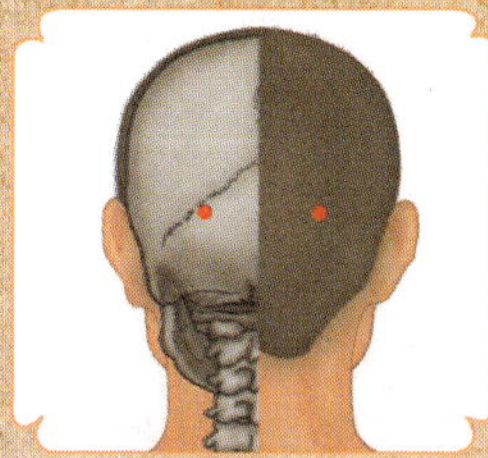

穴名释义

“脑”，脑髓；“空”，指孔，有凹陷的含义。穴在枕骨外侧，居脑户穴旁，主脑病，故名。

标准定位

在头部，横平枕外隆凸的上缘，头正中线旁开2.25寸，平脑户。

穴位速取

坐位，在头部，沿枕外隆凸上缘，向外量3横指处，按压有酸胀感（图①）。

主要功效

醒脑通窍，活络祛风。本穴适用于头痛、目眩、颈项强痛、耳鸣、耳聋等头部疾病。另外，对哮喘、心悸也有一定的调理、改善作用。

常见疗法

◎**灸法**：艾条灸5～10分钟。

◎**按摩法**：以手指指腹或指节向下按压，并作圈状按摩。

最佳配伍

1.配大椎、照海、申脉，适用于癫痫。

2.配悬钟、后溪，适用于颈项强痛。

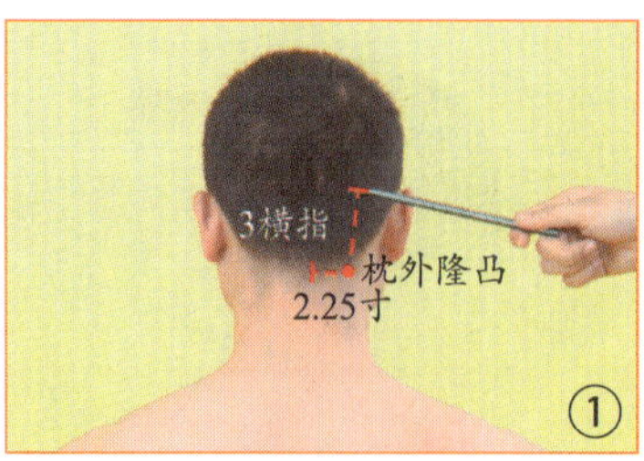

风池

常用程度 ★★★★

国际编号 GB20

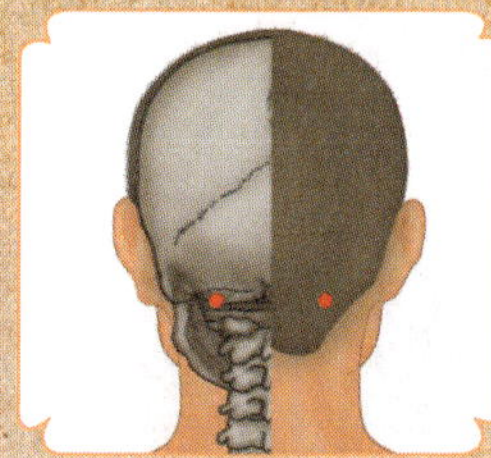

穴名释义

“风”，风邪；“池”，池塘。风池指可以蓄积风邪的穴位。穴在枕骨下，后发际的凹陷处，为改善风邪疾患最重要的穴位。

标准定位

在颈后区枕骨之下，胸锁乳突肌上端与斜方肌上端之间的凹陷中。

穴位速取

坐位，在头部，枕骨下斜方肌与胸锁乳突肌之间的凹陷中，约平风府，按压有酸胀感（图②）。

主要功效

祛风解毒，通利孔窍。是缓解感冒的特效穴位，对于由感冒引起的关节疼痛、发热、咳嗽、疲倦等症状有改善的效果。另外，还能缓解和改善失眠、颈项僵痛、头痛、头晕等。

常见疗法

◎**灸法**：艾条灸5～10分钟或药物天灸。

◎**按摩法**：自行按摩，以双手的拇指分别抵住两边穴位，其余手指可包盖住头部，用力按压4～5次。或者由他人以拇指、食指抓住两侧风池穴，向头的内部方向按压，上下滑行按摩。

最佳配伍

配合谷、率谷、列缺、百会，适用于偏正头痛。

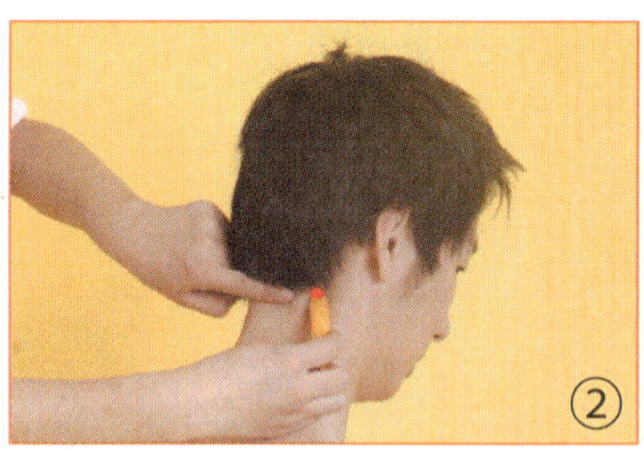

肩井

常用程度：★★★★

国际编号：GB21

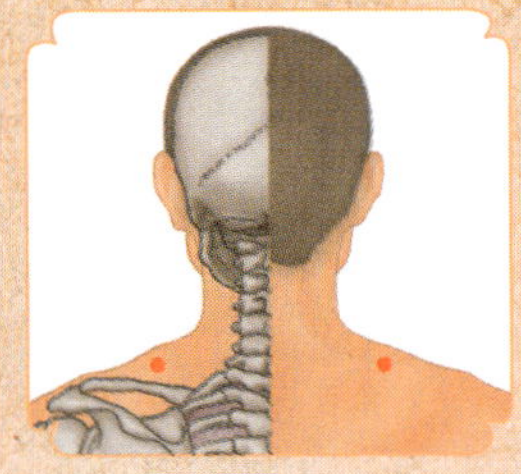

穴名释义

“肩”，肩部；“井”，指汲水的坑洞。肩井穴在肩上凹陷处，因凹陷颇深，犹如水井，故名。

标准定位

在肩上，前直乳中，在大椎与肩峰端连线的中点上。

穴位速取

坐位，在肩上，大椎与肩峰端连线的中点上，向下直对乳头（图①）。

主要功效

通络止痛，活血理气。可缓解手臂酸麻、肩周炎、落枕、肩部酸痛、背痛，对面疱、湿疹、疲劳、手脚冰冷、神经症也有很好的改善效果。另外，对于女性乳汁分泌不足、乳腺炎等，都可借由按摩肩井而缓解。

常见疗法

◎**灸法**：直接灸3～7壮，温和灸5～10分钟。

◎**按摩法**：以手指指腹或指节向下按压4～5次，并作圈状按摩。

最佳配伍

1.配肩髃、天宗，可缓解肩背痹痛。

2.配乳根、少泽，适用于乳汁不足、乳腺炎。

3.配合谷、三阴交，适用于难产。

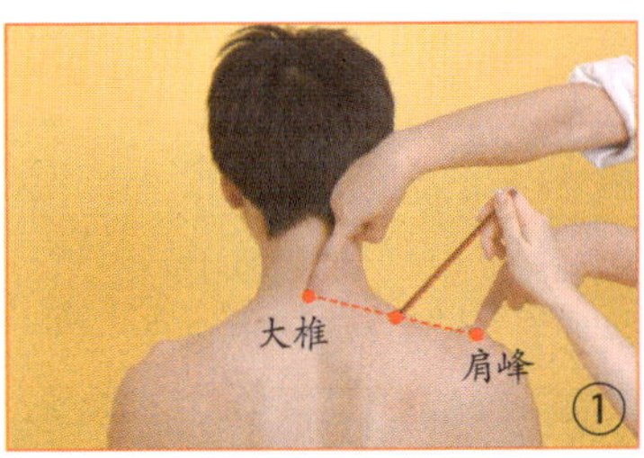

渊腋

常用程度：★

国际编号：GB22

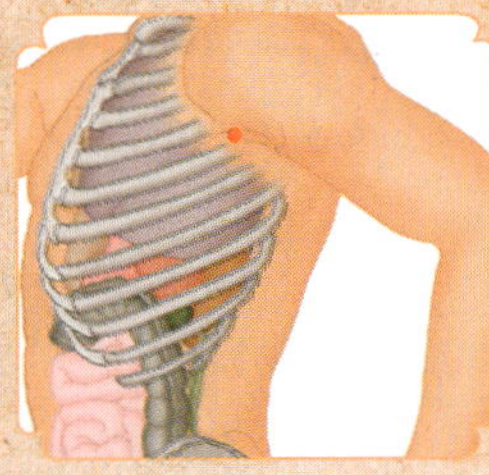

穴名释义

“渊”，深；“腋”，腋部，又与“液”通。穴在腋下深处，有汗似液，故名。

标准定位

在侧胸部，举臂，在腋中线上，腋下3寸，第4肋间隙中。

穴位速取

侧坐位或侧卧位，举臂，穴位在腋中线上，从腋下向下量4横指（即3寸）处，按压有酸胀感（图②）。

主要功效

通经活络，开胸行气。用于缓解臂痛不举、颈及腋下淋巴结炎、腋下肿、胸满、瘰疬、胸胁肿痛、胸膜炎、肋间神经痛等各种胸肩部、臂部疾患。

常见疗法

◎**灸法**：温和灸5～10分钟。

◎**按摩法**：以手指指腹或指节向下按压，并作圈状按摩。

最佳配伍

1.配肩髃、天宗、臂臑，适用于臂痛不举。

2.配章门、膻中，适用于胸满胁痛。

3.配肺俞、定喘，适用于喘息不得卧。

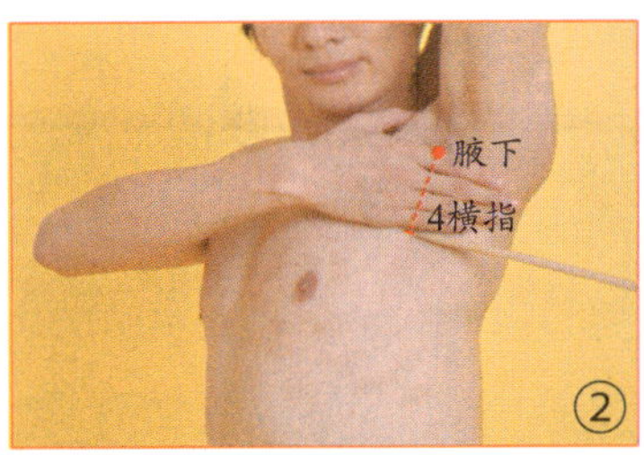

辄筋

常用程度 ★

国际编号 GB23

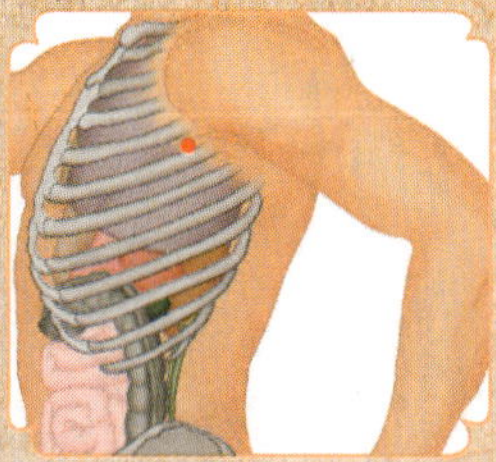

穴名释义

“辄”，车辄，即车厢两边的靠板与肋骨相似；“筋”，筋肉。本穴在第4肋间隙筋肉中。

标准定位

在侧胸部，渊腋前1寸，平乳头，第4肋间隙中。

穴位速取

侧坐举臂，穴位在从渊腋穴向前量1横指处，与乳头相平处，按压有酸胀感（图①）。

主要功效

宽胸行气，降逆平喘。主要用于腋肿、胸胁痛、肩臂痛、呕吐、吞酸、喘息、腋下淋巴结炎、肋间神经痛、四肢痉挛抽搐等。

常见疗法

◎**灸法**：温和灸5～10分钟。

◎**按摩法**：以手指指腹或指节向下按压，并作圈状按摩。

最佳配伍

1.配阳陵泉、支沟，适用于缓解胸胁疼痛。

2.配肺俞、定喘、孔最，适用于喘息不得卧。

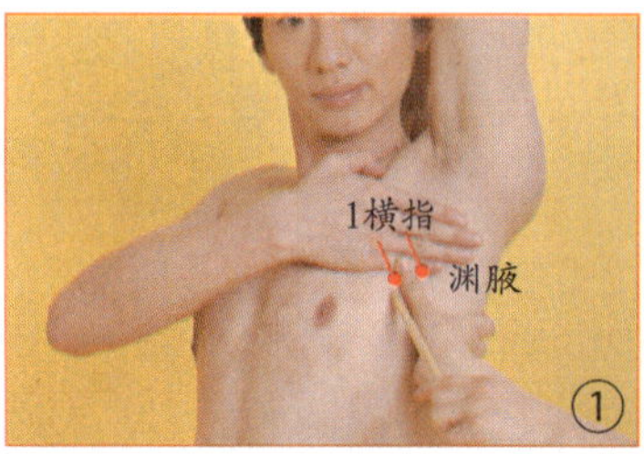

①

日月

常用程度 ★★

国际编号 GB24

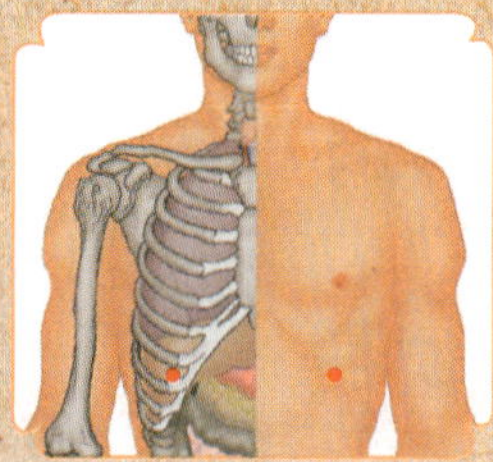

穴名释义

“日”，阳，白天，胆；“月”，阴，夜晚，肝。日月就是阴阳的意思。是调节、掌管人体功能，并维持人体阴阳平衡的重要穴位，故名。

标准定位

在上腹部，乳头下方，第7肋间隙，前正中线旁开4寸。

穴位速取

侧坐举臂，在上腹部，在锁骨中线上，自乳头向下推3个肋间隙，按压有酸胀感（图②）。

主要功效

疏肝理气，降逆止呕。主要用于胃部疾病，对胸部疼痛、胸腹灼热、呕吐、肝炎、胆囊炎皆有疗效。另外，常按压本穴还可以调理气血，使肌肤紧致细腻。

常见疗法

◎**灸法**：直接灸3～7壮，温和灸5～10分钟。

◎**按摩法**：以手指指腹或指节向下按压，并作圈状按摩。

最佳配伍

1.配丘墟、阳陵泉、支沟，适用于胁肋疼痛。

2.配内关、中脘，适用于呕吐。

3.配胆俞、太冲，适用于胆结石。

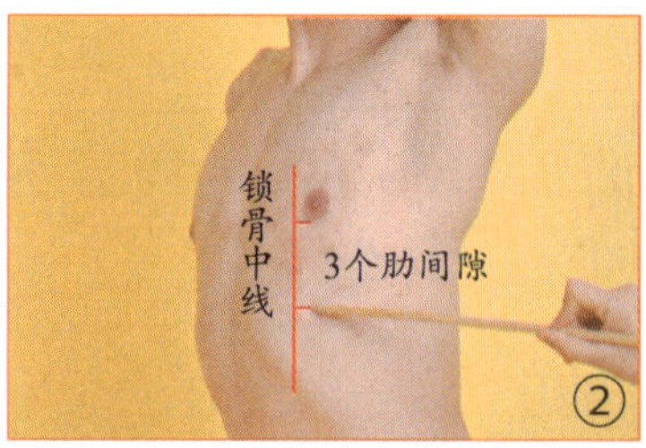

②

京门

常用程度 ★★

国际编号 GB25

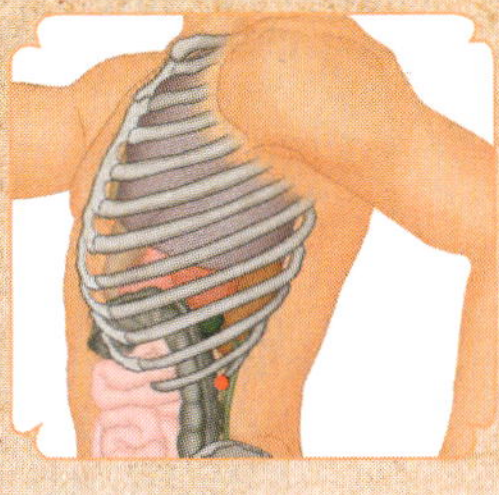

穴名释义

“京”，京都，重要，又指发源之地；“门”，门户。因穴属肾募，肾为人体之气之根源，而该穴主要用于水道不利，为水液之门户、益肾利水之要穴，故名。

标准定位

在侧腰部，章门后1.8寸，第12肋骨游离端的下方。

穴位速取

坐位或侧卧位，先取章门穴，在其后1.8寸处，按压有酸胀感（图①）。

主要功效

补肾壮腰，宽肠通气。可有效缓解胁痛、腹胀、腰痛、泄泻、小便不利等。此外，对泌尿系统结石、水肿、肾炎、疝痛、肋间神经痛、高血压等也有一定的疗效。

常见疗法

◎**灸法**：直接灸或隔姜灸3～7壮，温和灸5～10分钟。

◎**按摩法**：以手指指腹或指节向下按压，并作圈状按摩。

最佳配伍

1.配肾俞、三阴交，适用于肾虚腰痛。

2.配肾俞、足三里、三阴交，适用于泌尿系统结石、肾绞痛。

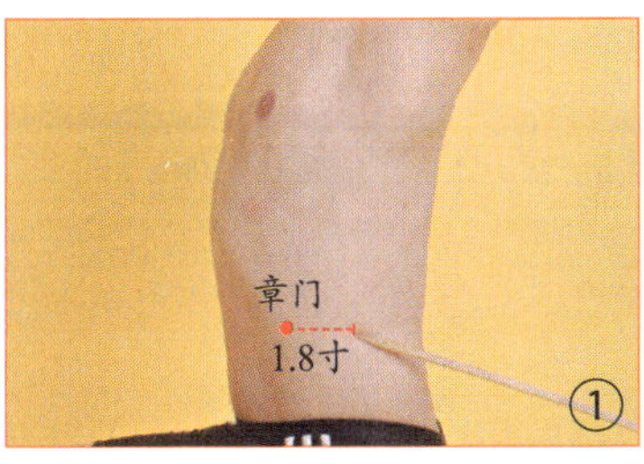

带脉

常用程度 ★★★

国际编号 GB26

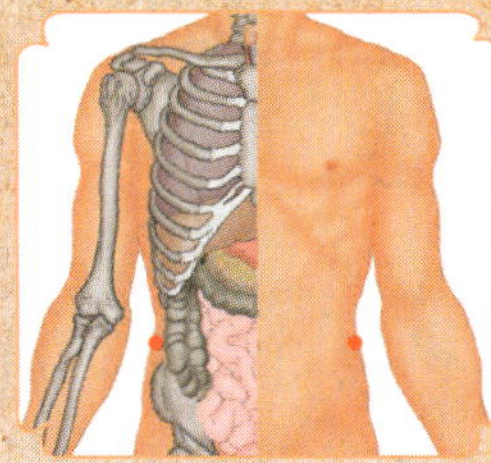

穴名释义

“带”，束带；“脉”，经脉。为带脉经气所过，也是足少阳和带脉两经交汇之所，像一条带子缠绕着腰部，故名。

标准定位

在侧腹部，章门下1.8寸，第11肋游离端下方垂线与脐水平线的交点上。

穴位速取

侧坐举臂，先取章门穴，在其下1.8寸，与肚脐相平，按压可有酸胀感（图②）。

主要功效

健脾调经，通经止痛。带脉穴主治妇科疾病，多用于月经失调、白带异常及子宫、卵巢、输卵管疾病。此外，对腰部或腹部酸痛也有缓解效果，还可缓解腹泻、尿量少、排尿困难、小儿慢性肠胃疾病。

常见疗法

◎**灸法**：直接灸或隔姜灸3～7壮，温和灸5～15分钟。

◎**按摩法**：按摩者将两手的食指、无名指、中指并拢，对被按摩者的穴位同时按压，但须注意力道适度。

最佳配伍

1.配中极、地机，适用于痛经、闭经。

2.配身柱、筋缩、命门，适用于背痛。

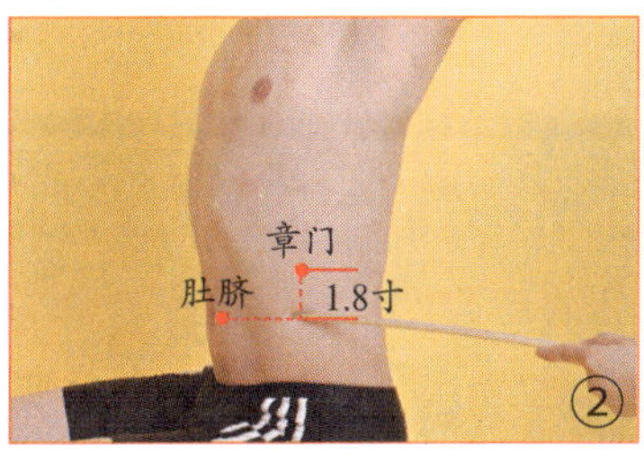

五枢

常用程度 ★

国际编号 GB27

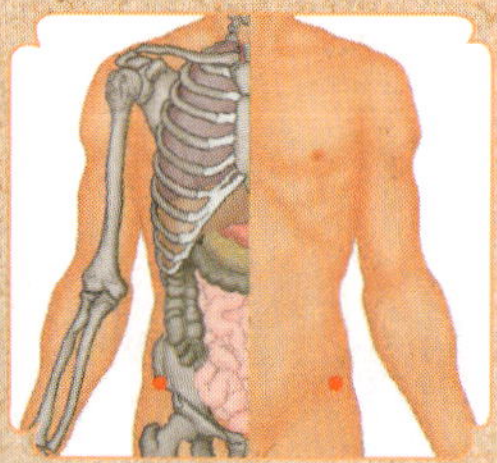

穴名释义

“五”，五数居中，穴属胆经；“枢”，中枢，有通上转下的意思。穴在人身长度之折中处，又在髋部转枢之处，故名。

标准定位

在侧腹部，在髂前上棘的前方，横平脐下3寸处。

穴位速取

取站位，在髂前上棘的前方凹陷处，横平脐下4横指（即3寸）处，与关元相平，按压有酸胀感（图①）。

主要功效

调气温阳，散寒止痛，调理经带。主要用于虚寒证、腰部酸痛、月经不调、带下、阴挺等女性疾病以及精囊炎等男性生殖器官疾病。

常见疗法

◎**灸法**：直接灸或隔姜灸3～7壮，温和灸5～15分钟。

◎**按摩法**：以手指指腹或指节的力量对穴位作圈状按摩。

最佳配伍

1.配气海、三阴交，适用于小腹痛。

2.配太冲、曲泉，适用于疝气。

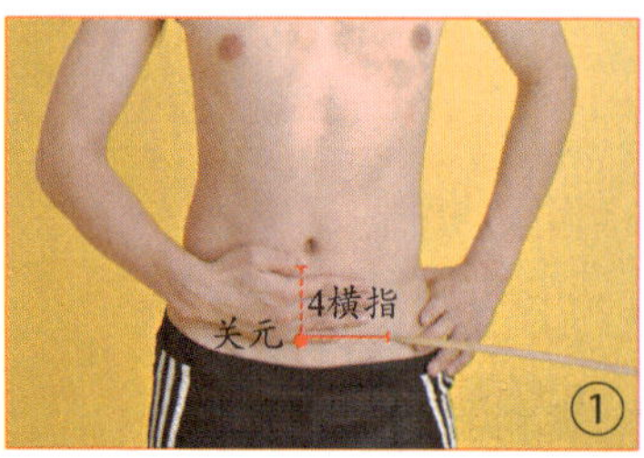

维道

常用程度 ★

国际编号 GB28

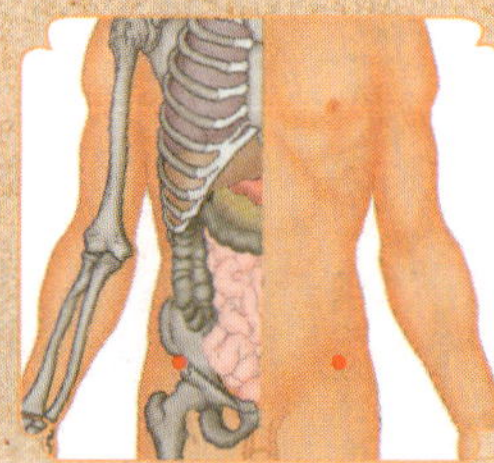

穴名释义

“维”，维系；“道”，通道。穴为足少阳、带脉之会，为维系诸经正常循行之要道，故名。

标准定位

在侧腹部，当髂前上棘的前下方，五枢前下0.5寸。

穴位速取

站位，在侧腹部，五枢穴前下方0.5寸处，按压有酸胀感（图②）。

主要功效

活血止痛，调经止带。主要用于小腹痛、腰腿痛、髋关节痛等。另外，对一些妇科疾病，如月经不调、子宫内膜炎、附件炎、盆腔炎、子宫脱垂等也有不错的疗效。

常见疗法

◎**灸法**：直接灸或隔姜灸3～7壮，温和灸5～15分钟。

◎**按摩法**：以手指指腹或指节向下按压，并作圈状按摩。

最佳配伍

1.配巨髎，主要用于腰胯痛。

2.配脾俞、阴陵泉、关元，主要用于月经不调、带下病等。

3.配横骨、冲门、气冲、大敦，适用于疝气。

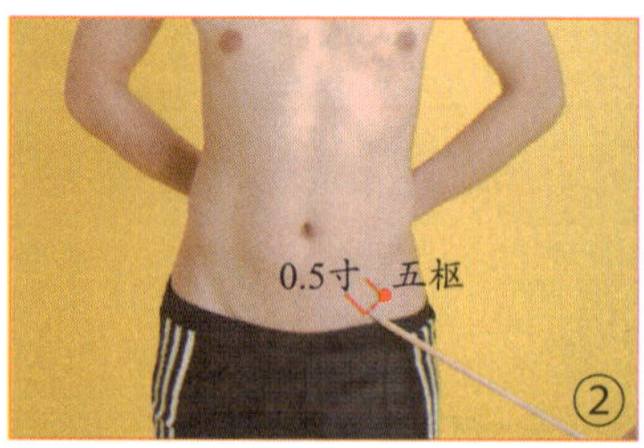

居髎

常用程度 ★★

国际编号 GB29

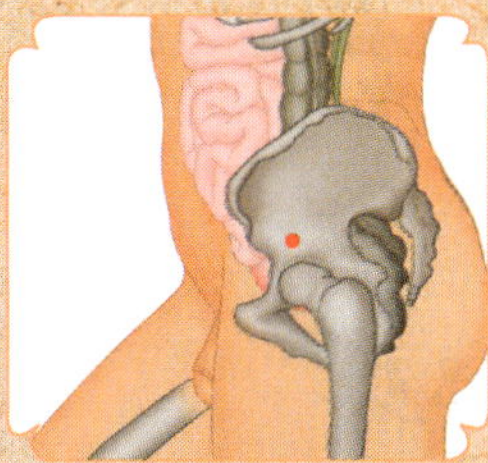

穴名释义

“居”，居处；“髎”，骨隙，表示骨头的一角。穴在髋骨凹陷处，故名。

标准定位

在髋部，在髂前上棘与股骨大转子最凸点连线的中点处。

穴位速取

侧卧位，在髋部，在髂前上棘与股骨大转子最高点连线的中点处，按压有酸胀感（图①）。

主要功效

舒经活络，宣痹止痛。可缓解疼痛，对因运动过度导致的腿部肌肉疼痛、抽筋、僵硬等症状，按摩本穴有很好的缓解功效。另外，刺激本穴对坐骨神经痛、腰痛、下腹疼痛等也有一定效果。

常见疗法

◎**灸法**：艾炷灸3～7壮，温和灸5～15分钟。

◎**按摩法**：以手指指腹或指节向下按压，并作圈状按摩。

最佳配伍

1.配环跳、肾俞，适用于腰腿痹痛等。

2.配大敦、中极，适用于疝气。

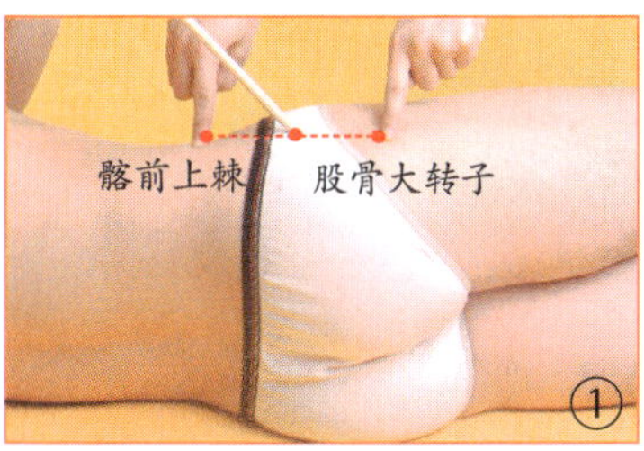

环跳

常用程度 ★★★★

国际编号 GB30

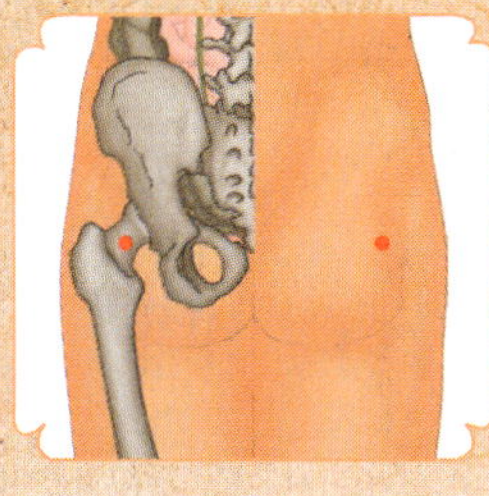

穴名释义

“环”，环曲；“跳”，跳跃。穴在髀枢中，侧卧伸下足，屈上足取之，因其屈膝屈髋呈环曲，如跳跃状，故名。

标准定位

在股外侧部，侧卧屈股，在股骨大转子最凸点与骶管裂孔连线的外1/3与中1/3交点处。

穴位速取

侧卧位，伸直下腿，屈上腿，以拇指关节横纹按在股骨大转子上，拇指指向脊柱，当拇指尖处，按压有酸胀感（图②）。

主要功效

疏通经络，活血止痛。环跳是下肢的枢纽，常刺激此穴可以活络下肢气血，达到通经活络的功效，是改善下肢疾病的重要穴位。本穴主要用于改善腰胯疼痛、挫闪腰痛、半身不遂、坐骨神经痛、下肢麻痹、行动不便，并有促进血液循环的功效。

常见疗法

◎**灸法**：直接灸3～7壮，温和灸5～15分钟。

◎**按摩法**：以手指指腹或肘关节向下按压，并作圈状按摩。

最佳配伍

配殷门、阳陵泉、委中、昆仑，适用于坐骨神经痛。

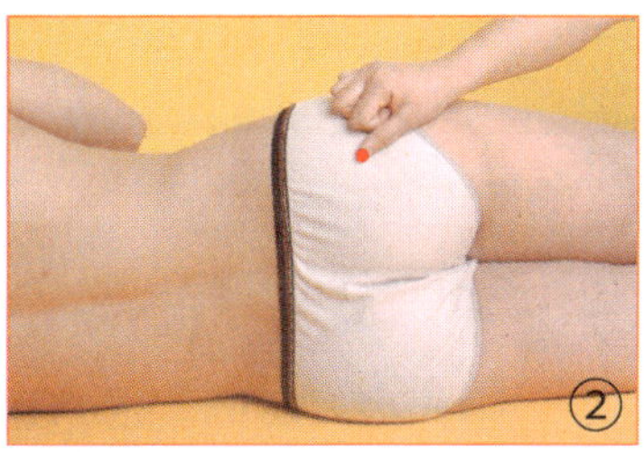

风市

常用程度 ★★★

国际编号 GB31

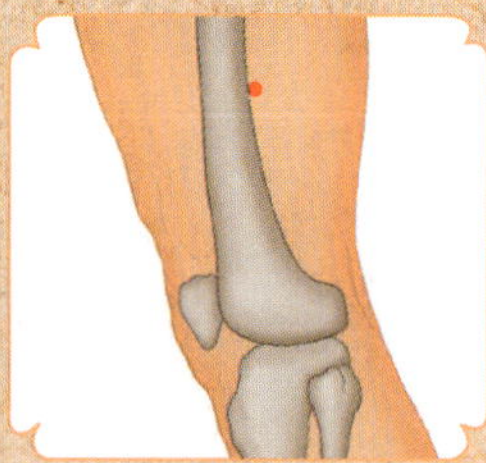

穴名释义

“风”，风邪；“市”，聚集。风市穴是主浑身瘙痒麻痹诸症、祛风的要穴，故名。

标准定位

在大腿外侧部的中线上，在腘横纹上7寸。

穴位速取

仰卧位，在大腿外侧部的中线上，两手自然伸直时，在大腿外侧部的中线上，中指尖处，按压有明显的酸胀感（图①）。

主要功效

舒筋活络，祛风止痒。风市穴有祛风湿、强壮筋骨的作用。凡是脑卒中瘫痪、下肢麻痹、风湿、关节炎或头晕、头痛等，按压本穴均有很好的效果。同时还能改善腰冷膝痛，减轻全身瘙痒，促进下肢血液循环，消除腿部水肿。

常见疗法

◎**灸法**：直接灸3～5壮，温和灸5～15分钟。

◎**按摩法**：以手指指腹或指节向下按压4～5次，并作圈状按摩。

最佳配伍

1.配阳陵泉、悬钟，适用于下肢痿痹。

2.配风池、曲池、血海，适用于荨麻疹。

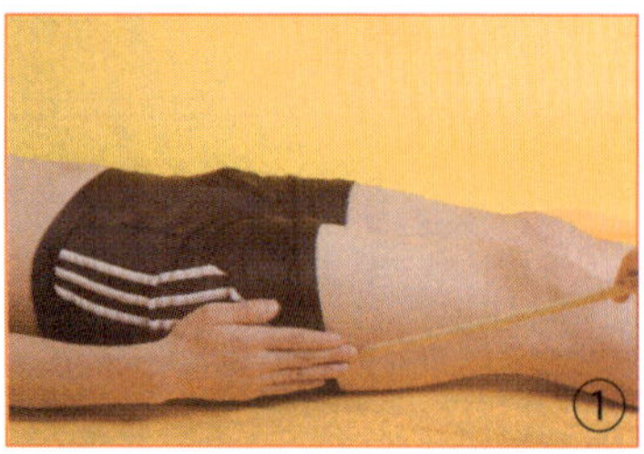

①

中渎

常用程度 ★

国际编号 GB32

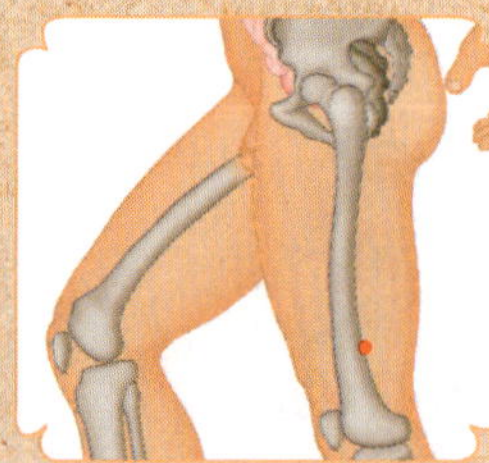

穴名释义

“中”，中间；“渎”，沟渎。穴在大腿外侧中线分肉的凹陷处，此穴上有风市，下有膝阳关，经气至此如行沟渠，故名。

标准定位

在大腿外侧，风市下2寸，或在腘横纹上5寸，股外侧肌与股二头肌之间。

穴位速取

站立位或仰卧位，在大腿外侧，先取风市，再向下量约2横指处，按压有酸胀感（图②）。

主要功效

通经活络，祛寒止痛。是缓解下肢疾病的特效穴位，适用于肌肉麻痹、半身不遂、腿部外侧神经痛、坐骨神经痛等疾病。

常见疗法

◎**灸法**：直接灸3～7壮，温和灸5～15分钟。

◎**按摩法**：以手指指腹或指节向下按压，并作圈状按摩。也可由他人代为按摩，以增强疗效。

最佳配伍

1.配阴市，适用于下肢外侧凉麻、疼痛等。

2.配阳陵泉、胆俞，适用于胆绞痛。

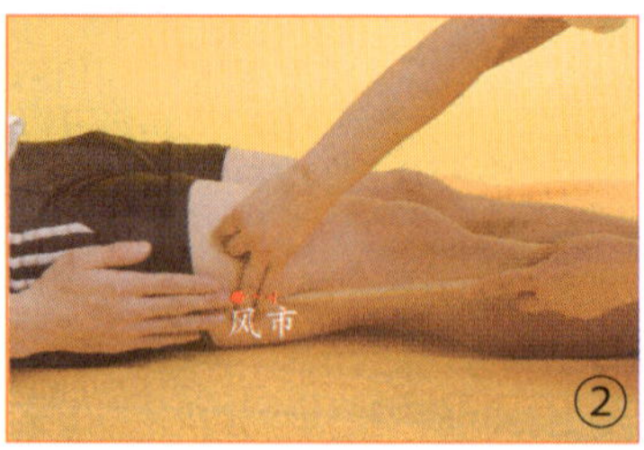

②

膝阳关

常用程度 ★★★

国际编号 GB33

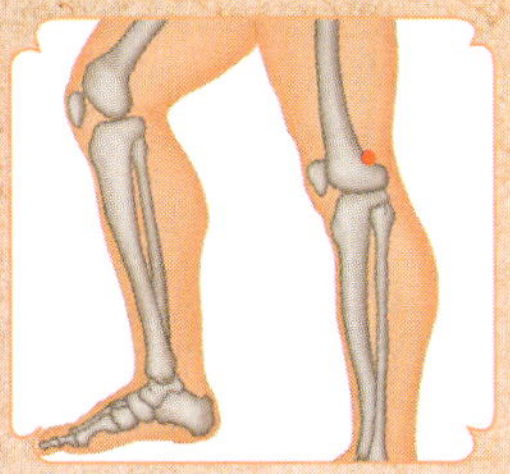

穴名释义

“膝”，膝部；“阳”，阴阳之阳，外侧；“关”，机关。穴在膝关节的外侧，外为阳，故名。

标准定位

在膝外侧，阳陵泉上3寸，股骨外上髁上方的凹陷处。

穴位速取

正坐屈膝90度或仰卧位，在膝外侧，先取阳陵泉，再向上量4横指（即3寸）处，股骨外上髁上方的凹陷处，按压有酸胀感（图①）。

主要功效

通利关节，疏通筋脉。主要用于膝髌肿痛、膝关节炎、坐骨神经痛、小腿麻木、股外侧皮神经炎、脚气（维生素B_1缺乏症）等。

常见疗法

◎**灸法**：直接灸3～7壮，温和灸5～15分钟。

◎**按摩法**：以手指指腹或指节向下按压，并作圈状按摩。

最佳配伍

1.配膝眼、阳陵泉、丰隆，适用于膝关节炎。

2.配委中、承山，适用于筋挛急。

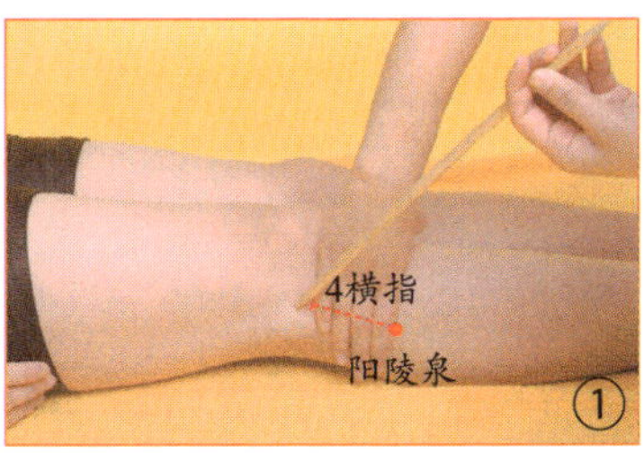

阳陵泉

常用程度 ★★★★

国际编号 GB34

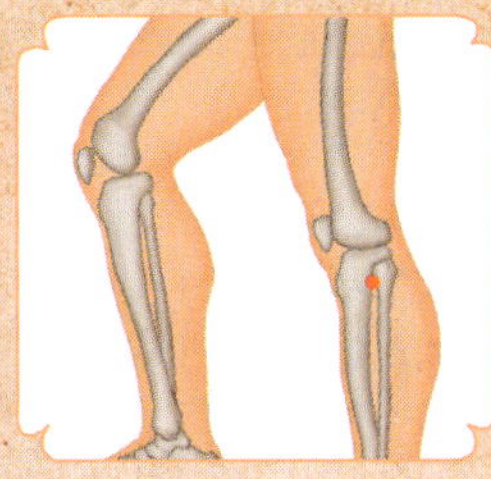

穴名释义

“阳”，阴阳之阳，外侧；“陵”，高处；“泉”，凹陷。穴在下肢外侧，为人体某部位外侧凹陷处，犹如山陵下之水泉，故名。

标准定位

在小腿外侧，腓骨头前下方凹陷处。

穴位速取

仰卧位，在小腿外侧，先摸到腓骨小头，过腓骨小头前缘作一条竖直切线，再过腓骨小头的下缘作一水平切线，两条切线的交点处（图②）。

主要功效

活血通络，疏调经脉。主要用于缓解和改善胆道和下肢疾病，如下肢瘫痪酸麻、肌肉抽筋、筋骨僵硬、坐骨神经痛、腰痛、膝盖痛、小儿麻痹、眩晕等，也能加速血液循环，有纤腿的功效。

常见疗法

◎**灸法**：直接灸3～7壮，温和灸5～15分钟。

◎**按摩法**：以指腹或指节按压4～5次。按摩时，朝骨头突出的部位施力。

最佳配伍

1.配环跳、风市、委中、悬钟，适用于半身不遂、下肢痿痹。

2.配水沟、中冲、太冲，适用于小儿惊风。

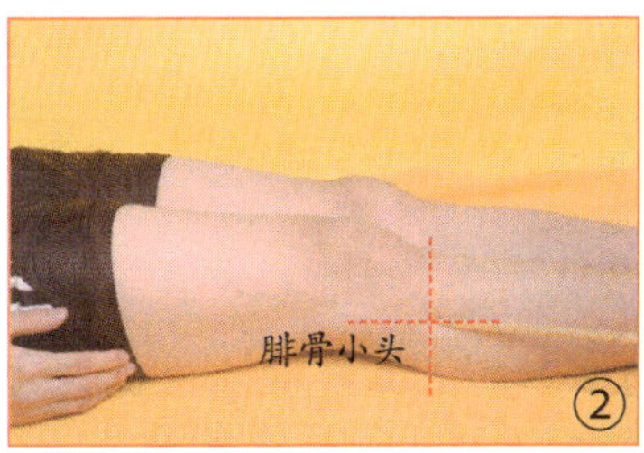

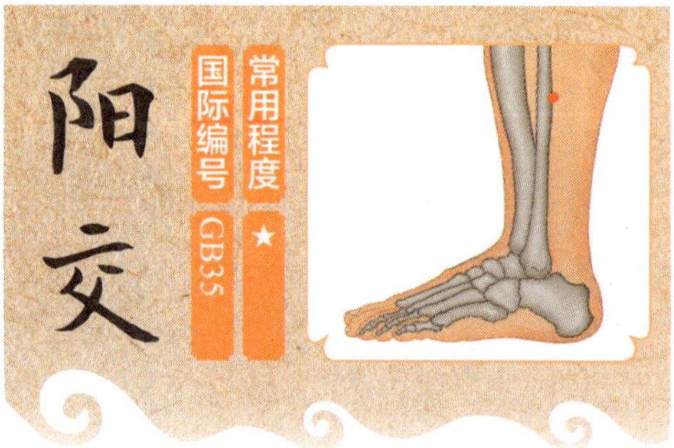

穴名释义

“阳”，阴阳之阳，外侧；“交”，交会。穴为足少阳与阳维交会穴。

标准定位

在小腿外侧，于外踝尖上7寸，腓骨后缘。

穴位速取

正坐位或仰卧位，在膝中（横平腘横纹）与外踝尖连线的中点，向下量1横指处，腓骨后缘处，按压有酸胀感（图①）。

主要功效

祛风利节，宁神定志。主要用于膝关节痛、下肢痿痹、腓神经疼痛或麻木、坐骨神经痛、腰痛、胸胁痛等。另外，经常按摩，对于癫狂等精神性疾病以及肝炎等也有一定的疗效。

常见疗法

◎**灸法**：直接灸3～5壮，温和灸5～15分钟。
◎**按摩法**：以手指指腹或指节向下按压，并作圈状按摩。

最佳配伍

1.配足三里、阴陵泉、悬钟，适用于膝胫痛。
2.配太冲，适用于胸胁痛。
3.配四神聪、大陵、内关，适用于癫狂。

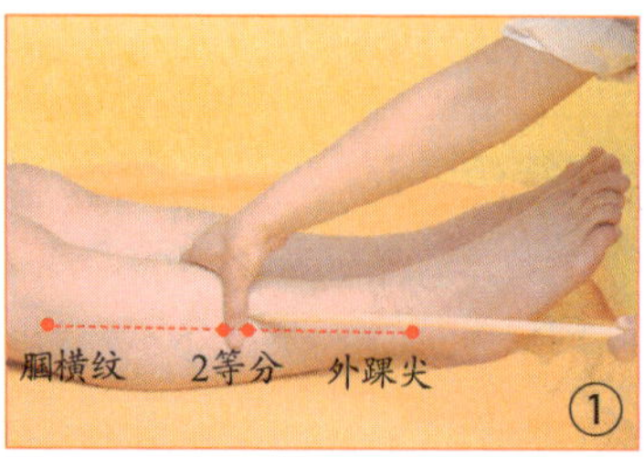

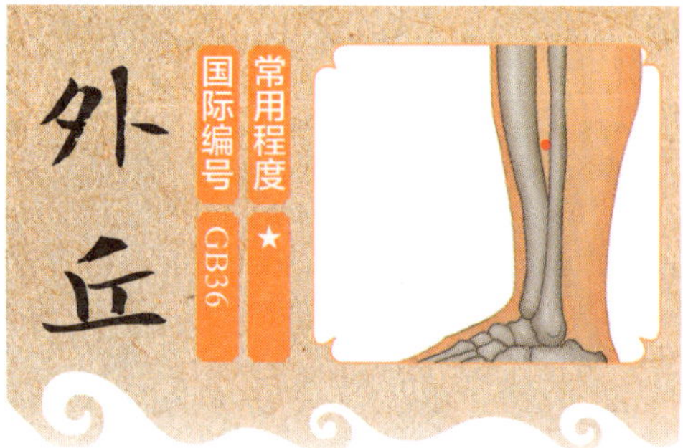

穴名释义

“外”，内外之外，外侧；“丘”，丘陵。穴在小腿外侧，其肌肉隆起如丘陵，故名。

标准定位

在小腿外侧，于外踝尖上7寸，腓骨前缘，平阳交。

穴位速取

取正坐位或仰卧位，在膝中（横平腘横纹）与外踝尖连线的中点，向下量1横指处，腓骨前缘处，平阳交穴，按压有酸胀感（图②）。

主要功效

祛风活络，疏肝理气。主要用于下肢痿痹、腓神经痛、颈项强痛、胸胁痛等，以及与肝失疏泄有关的情志疾病。

常见疗法

◎**灸法**：直接灸3～7壮，温和灸5～15分钟。
◎**按摩法**：以手指指腹或指节向下按压，并作圈状按摩。

最佳配伍

1.配风池、后溪，适用于颈项强痛等。
2.配太冲、肝俞、支沟，适用于胸胁痛。
3.配腰奇、间使、丰隆、百会，适用于癫痫。

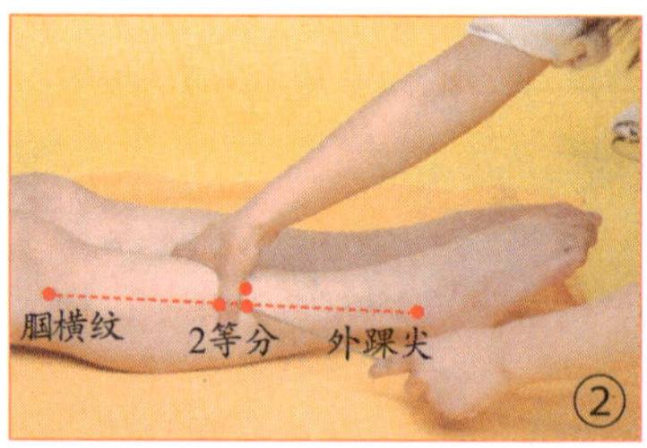

光明

常用程度 ★★

国际编号 GB37

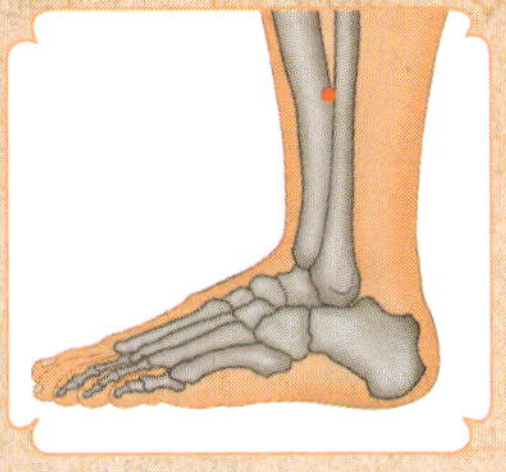

穴名释义

“光”，日光；“明”，明亮。由于本穴主治眼疾，可使眼睛重见光明，故名。

标准定位

在小腿外侧，于外踝尖上5寸，腓骨前缘。

穴位速取

正坐位或仰卧位，在膝中（横平腘横纹）与外踝尖连线的中点，再向下量4横指（即3寸）处，腓骨前缘处，按压有酸胀感（图①）。

主要功效

疏风清热，舒筋活络。顾名思义，光明穴就是能让双眼明亮动人的意思，因此，若每天刺激此穴，可改善视力模糊症状，有恢复视力的作用。本穴对于咽痛、青光眼、夜盲症、白内障有不错的效果。此外，还能缓解头痛、胸痛、下肢麻痹等症状。

常见疗法

◎**灸法**：直接灸3～7壮，温和灸5～15分钟。

◎**按摩法**：以手指指腹或指节向下按压，并作圈状按摩。

最佳配伍

1.配睛明、瞳子髎，适用于目痛。

2.配阳陵泉、昆仑，适用于下肢痿痹。

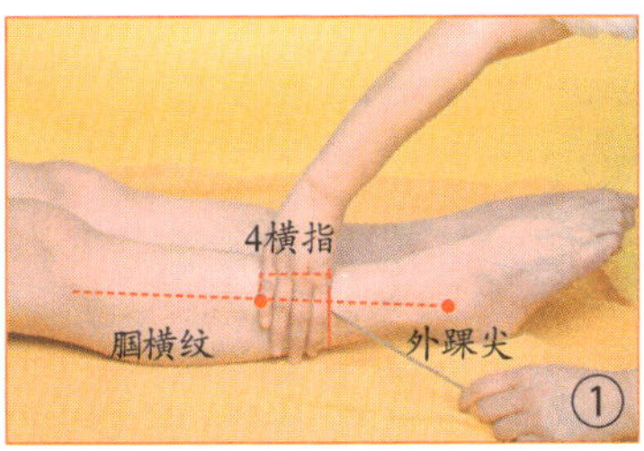

阳辅

常用程度 ★

国际编号 GB38

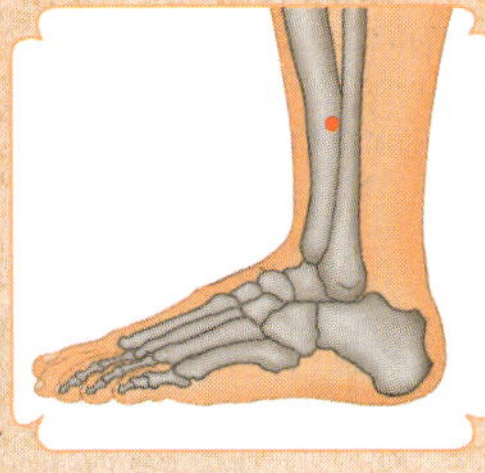

穴名释义

“阳”，阴阳之阳，外侧；“辅”，辅骨，腓骨。穴在腓骨外侧前缘，故名。

标准定位

在小腿外侧，于外踝尖上4寸，腓骨前缘稍前方。

穴位速取

正坐位或仰卧位，在膝中（横平腘横纹）与外踝尖连线的下1/4处，光明穴下1横指处，腓骨前缘处，按压有酸胀感（图②）。

主要功效

舒筋活络，祛风止痛。可以祛风湿、利筋骨、泻胆火，对腰肾功能不佳、膝下浮肿、痉挛、关节疼痛、痛无定处等有特殊疗效。

常见疗法

◎**灸法**：直接灸3～5壮，温和灸5～15分钟。

◎**按摩法**：以大拇指指腹揉按穴位，有酸、胀、痛的感觉。每次左右各揉按1～3分钟，先左后右。

最佳配伍

1.配环跳、阳陵泉，适用于下肢外侧痛。

2.配风池、太阳，适用于偏头痛等。

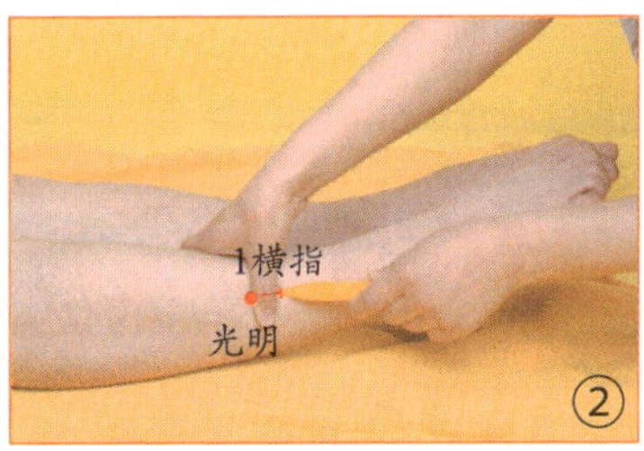

悬钟

常用程度 ★★★★

国际编号 GB39

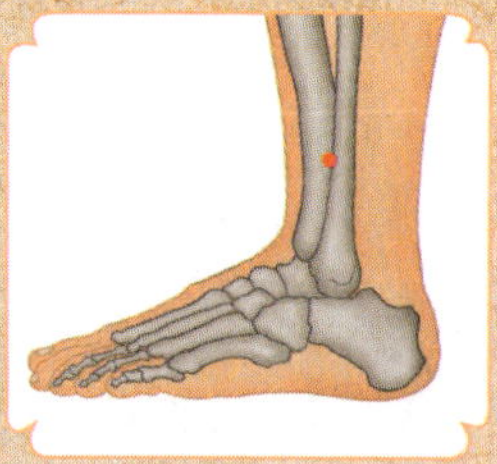

穴名释义

“悬”，悬挂；“钟”，聚。穴在外踝上，未及于足，犹如悬挂之状，故名。

标准定位

在小腿外侧，于外踝尖上3寸，腓骨前缘。

穴位速取

正坐位或仰卧位，从外踝尖向上量4横指（即3寸）处，腓骨前缘，按压有酸胀感（图①）。

主要功效

通经活络，疏筋止痛。主要用于腰腿痛、坐骨神经痛、半身不遂、脚气（维生素B_1缺乏症）、颈项强痛、颈椎病、肩痛、胸胁疼痛。另外，当颈肩右侧僵硬疼痛时，可按摩左脚的悬钟穴来缓解症状。

常见疗法

◎**灸法**：直接灸3～7壮，温和灸5～15分钟。

◎**按摩法**：以手指指腹或指节向下按压，并作圈状按摩，也可以弯曲手指，以指关节轻轻敲打。施力时方向应略偏向腓骨的后方。

最佳配伍

1.配肾俞、膝关、阳陵泉，适用于腰腿痛。

2.配风池、后溪，适用于颈项强痛。

3.配环跳、风市，适用于坐骨神经痛。

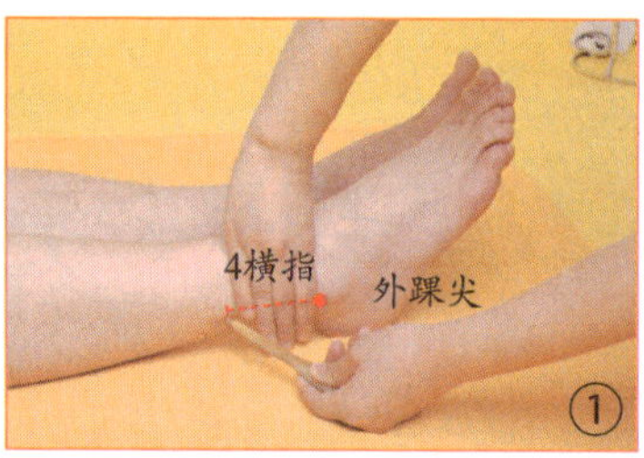

①

丘墟

常用程度 ★★★

国际编号 GB40

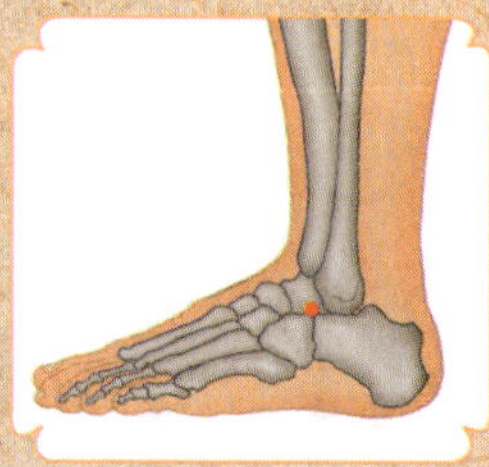

穴名释义

“丘”，土丘，四面高，中央低称为丘；“墟”，大丘。穴在足外踝前下方，故名。

标准定位

在足外踝的前下方，在趾长伸肌腱的外侧凹陷处。

穴位速取

侧坐，先取外踝，过外踝前缘做一竖直切线，再过外踝下缘做一水平切线，两条切线的交点处，按压有痛感（图②）。

主要功效

清肝明目，通经活络。本穴可缓解脚踝与关节疾病，适用于踝扭伤、足跟痛、坐骨神经痛、足踝疼痛、足部血液循环不良、小腿抽筋。此外，指压此穴若感到剧烈疼痛，则表示可能患有胆结石，如果经常按压此穴时可缓解胆结石引起的疼痛。

常见疗法

◎**灸法**：艾炷灸3～7壮，温和灸5～15分钟。

◎**按摩法**：以手指指腹或指节向下按压，并作圈状按摩。按压时应略偏向脚踝处用力。

最佳配伍

1.配风池、太冲，适用于目赤肿痛。

2.配阳陵泉、期门、日月、胆俞，适用于胆囊炎。

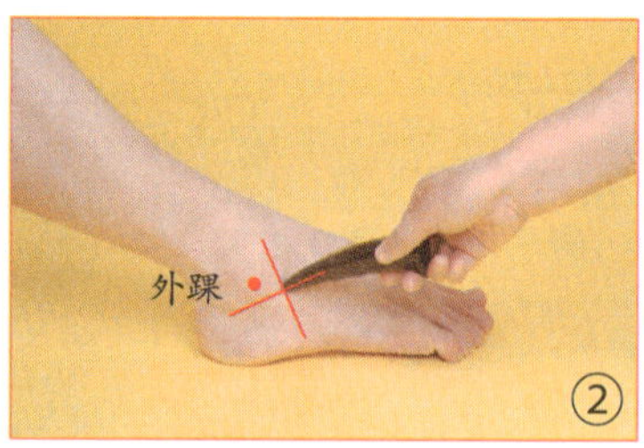

②

足临泣

常用程度 ★★

国际编号 GB41

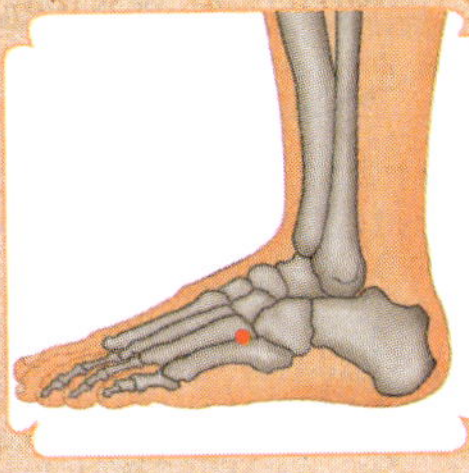

穴名释义

“足”，足部；“临”，调治；“泣”，眼泪。其气上通于目，可改善各种目疾，故名。

标准定位

在足背外侧，足第4趾关节（第4跖趾关节）的后方，小趾伸肌腱的外侧凹陷处。

穴位速取

侧坐，当小趾向上翘时，可看到第5趾长伸肌腱，在肌腱的外侧，按压有痛感（图①）。

主要功效

疏肝解郁，熄风泻火。穴临足部，气通于目，因此可用于足背肿痛、偏头痛、目痛、头晕目眩、乳房胀痛、月经不调、胎位不正、胁肋痛、脑卒中偏瘫等。

常见疗法

◎**灸法**：艾炷灸3～7壮，温和灸5～15分钟。
◎**按摩法**：以手指指腹或指节向下按压，并作圈状按摩。

最佳配伍

1.配丘墟、解溪、昆仑，适用于足背肿痛。
2.配风池、太阳、外关，适用于偏头痛等。
3.配乳根、肩井，适用于乳腺炎。

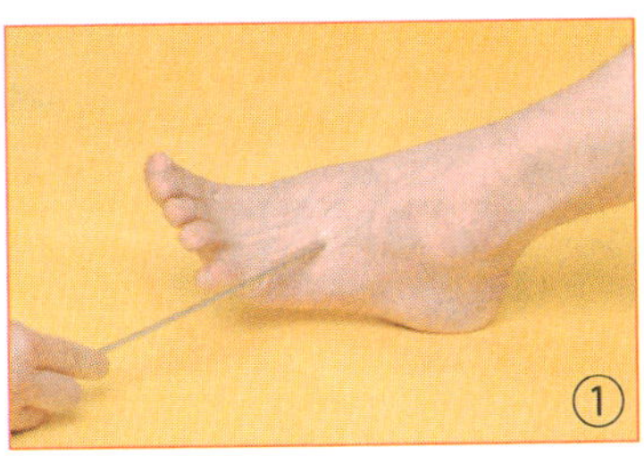

地五会

常用程度 ★

国际编号 GB42

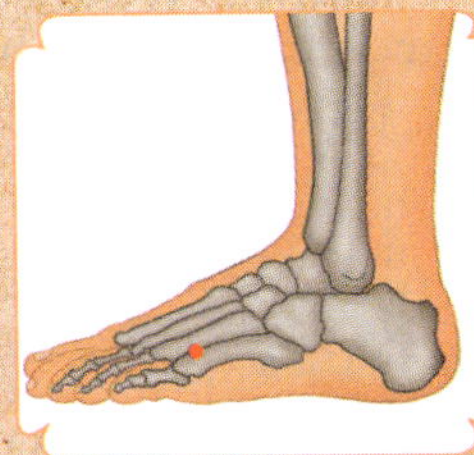

穴名释义

“地”，土地；“五”，中数；“会”，会通。本穴为足少阳脉气上下会通之处，故名。

标准定位

在足背外侧，在足第4趾本节（第4跖趾关节）的后方，第4、5趾骨之间，小趾伸肌腱内侧缘。

穴位速取

侧坐，当小趾向上翘时，可看到第5趾长伸肌腱，在肌腱的内侧，按压有痛感（图②）。

主要功效

疏肝利胆，通经活络。用于足背肿痛、腰肌劳损、头痛、目赤痛、耳鸣、耳聋、胁痛、乳腺炎等。

常见疗法

◎**灸法**：艾炷灸3～7壮，温和灸5～15分钟。
◎**按摩法**：用大拇指指腹揉按穴位，每次左右各揉按1～3分钟。坚持长期按摩，疗效更佳。

最佳配伍

1.配睛明、瞳子髎、风池，适用于目赤痛。
2.配乳根、膻中、足三里，适用于乳腺炎。
3.配耳门、足三里，适用于耳鸣。

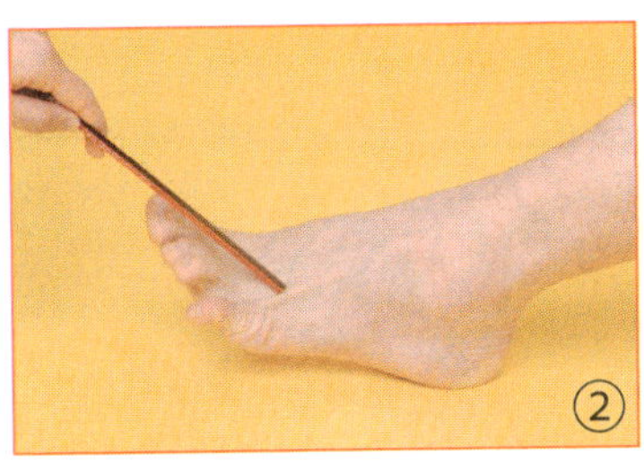

侠溪

常用程度 ★

国际编号 GB43

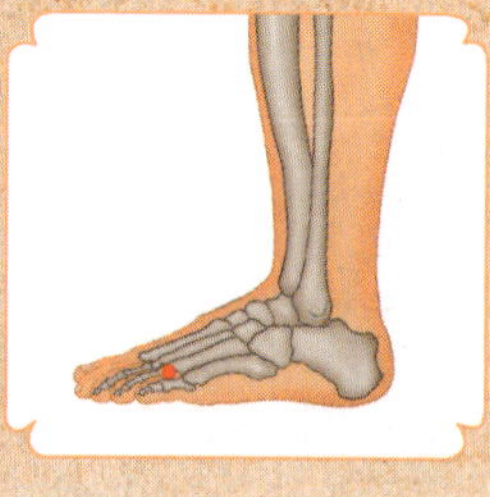

穴名释义

“侠”，夹；“溪”，沟陷。穴在第4、5趾夹缝间的沟陷中，故名。

标准定位

在足背外侧，在第4、5趾间，趾蹼缘后方赤白肉际处。

穴位速取

侧坐，在足背第4、5趾之间连接处的缝纹头，赤白肉际处，按压有酸胀感（图①）。

主要功效

祛风止痛，活络聪耳。用于足背肿痛、膝股痛、胸胁痛、头痛、目痛、耳鸣、耳聋、眩晕，惊悸、脑卒中、高血压、肋间神经痛、脑血管疾病后遗症等。

常见疗法

◎**灸法**：温和灸5～15分钟。

◎**按摩法**：以手指指腹或指节向下按压，并作圈状按摩。

最佳配伍

1.配太阳、率谷、风池，适用于头痛。

2.配支沟、阳陵泉，适用于胸胁痛。

3.配听宫、翳风，适用于耳鸣、耳聋。

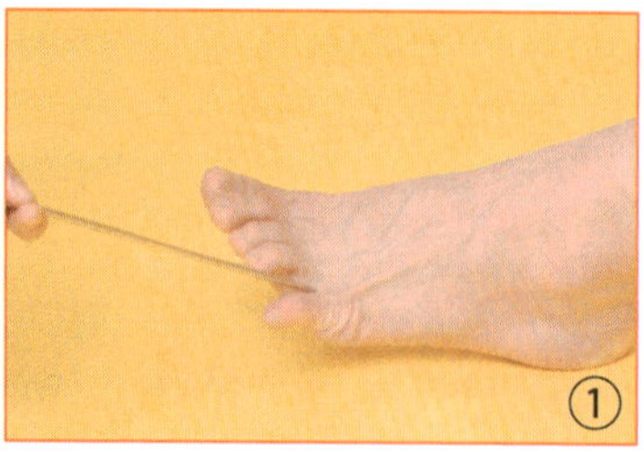

①

足窍阴

常用程度 ★

国际编号 GB44

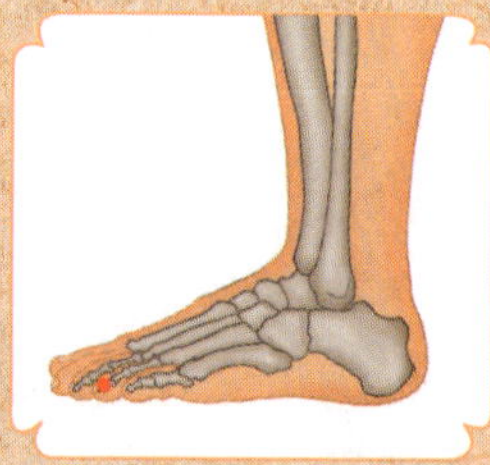

穴名释义

“足”，足部；“窍”，关窍；“阴”，阴阳之阴，肝经。此穴为足厥阴肝经之关窍，故名。

标准定位

在足第4趾末节外侧，距趾甲角0.1寸。

穴位速取

侧坐，在第4趾外侧，由第4趾趾甲外侧缘（掌背交界处）与下缘各作一垂线，两垂线的交点处，按压有酸胀感（图②）。

主要功效

祛风止痛，通经聪耳。为足少阳胆经之井穴，足少阳经脉气由此而出，故能循经缓解本脏疾患。本经循行经过侧头、耳、目，故本穴是缓解头痛、眼睛疼痛的穴位。若头痛所引起的目眩，可轻压此穴位，使之缓解。

常见疗法

◎**灸法**：温和灸5～15分钟。

◎**按摩法**：以拇指指尖或棒状物压迫此穴，或是以拇指与食指捏住脚趾两侧，加以揉捏，间接刺激穴位。

最佳配伍

1.配头维、太阳，适用于偏头痛。

2.配翳风、听会、外关，适用于耳鸣、耳聋。

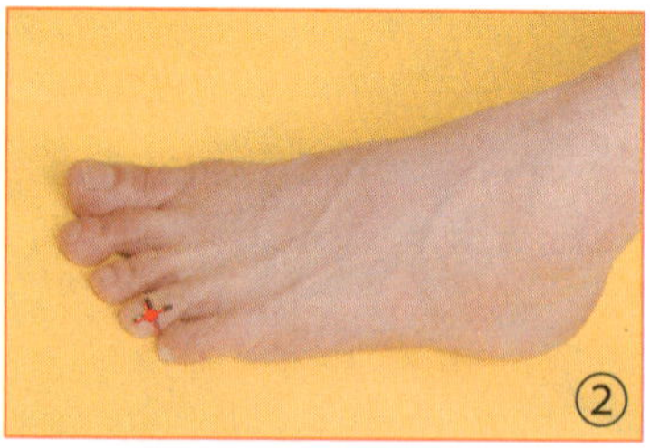

②

足厥阴肝经

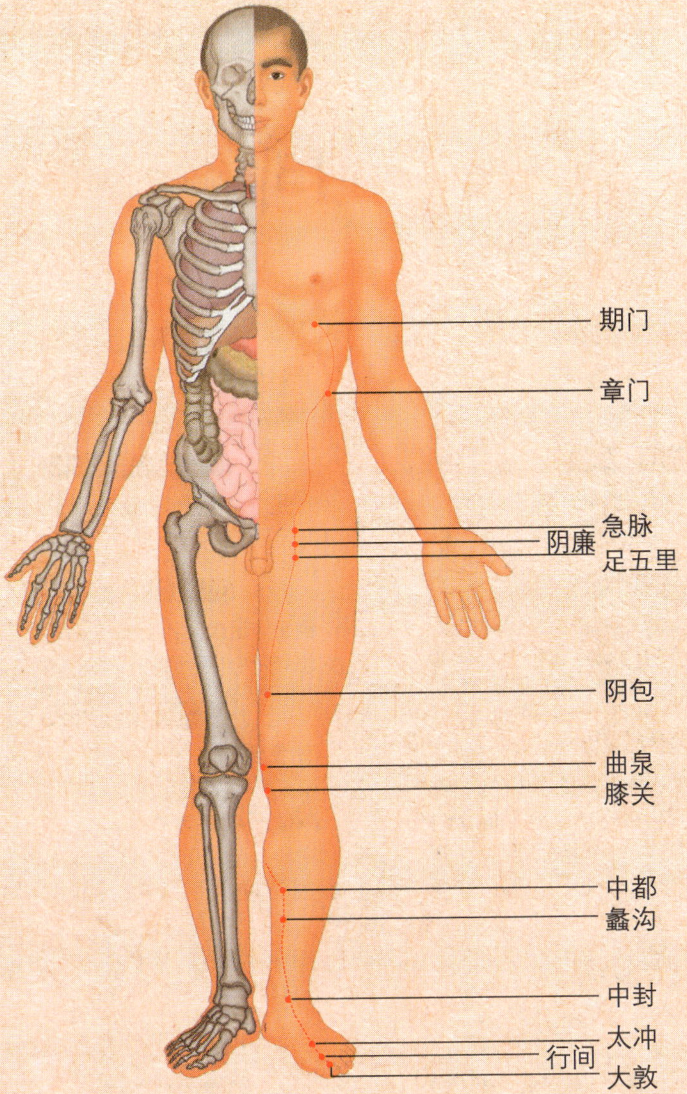

循行路线 肝足厥阴之脉，起于大趾丛毛之际，上循足跗上廉，去内踝1寸，上踝8寸，交出太阴之后，上腘内廉，循股阴，入毛中，环阴器，抵小腹，挟胃，属肝，络胆，上贯膈，布胁肋，循喉咙之后，上入颃颡，连目系，上出额，与督脉会于巅。

其支者 其支者，从目系下颊里，环唇内。

其支者 其支者，复从肝别，贯膈，上注肺。

范围 起于脚拇指外侧的大敦穴，沿腿部内侧往上，经腹部，止于乳房下方的期门穴。本经一侧14个穴，2个穴在胸胁部，12个穴分布在下肢内侧面中间，左右两侧共28个穴。

功效 本经腧穴可预防和缓解五官、神志、热病、泌尿生殖系统及肝胆疾病。

大敦

常用程度 ★★

国际编号 LR1

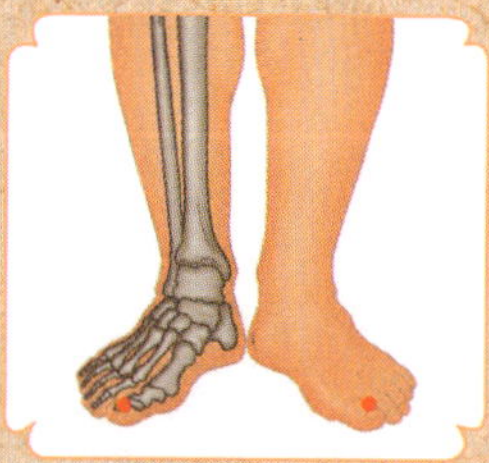

穴名释义

“大”，大趾；“敦”，厚。穴在足大趾端，脉气聚结而厚，故名。

标准定位

在足大趾末节外侧，距趾甲根角侧后方0.1寸。

穴位速取

侧坐伸足或仰卧位，从足大趾甲外侧缘与基底部各作一垂线，两线的交点处，按压有痛感（图①）。

主要功效

回阳救逆，调经止淋。能改善疝气、子宫脱垂、月经失调、阴部瘙痒等，也是脑卒中昏迷的急救穴位。此外，现代人压力巨大，精神紧绷、精神不佳、焦躁不安等，也可以借由指压此穴获得改善。

常见疗法

◎**灸法**：艾条灸5～10分钟。

◎**按摩法**：以指尖或棒状物压迫此穴，或是以拇指与食指捏住脚趾的两侧加以揉捏，间接刺激穴位。

最佳配伍

1.配内关、水沟，适用于癫痫。

2.配膻中、间使、天突，适用于梅核气。

3.配百会、三阴交、照海，适用于子宫脱垂。

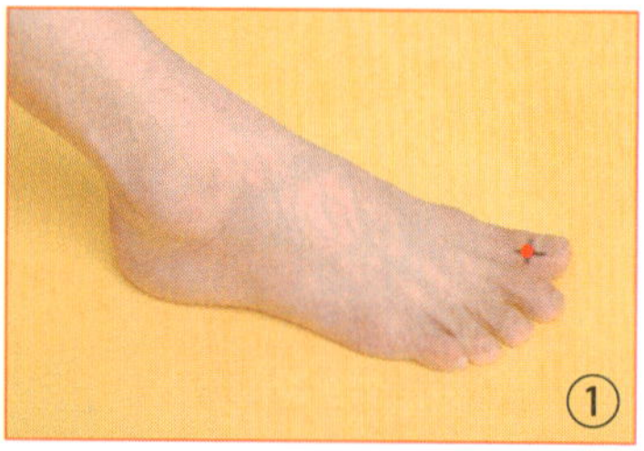

①

行间

常用程度 ★★

国际编号 LR2

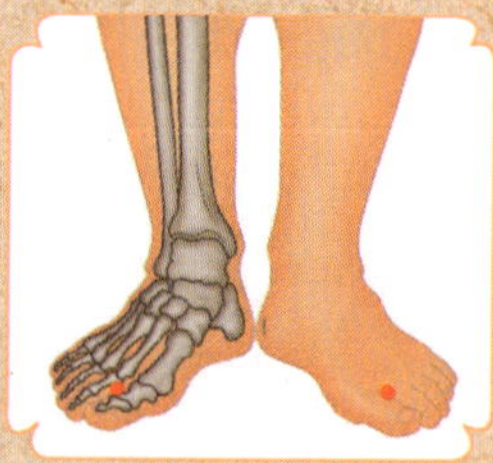

穴名释义

“行”，循行；“间”，中间。脉气行于两趾之间而入本穴，故名。

标准定位

在足背，第1、2趾之间，趾蹼缘的后方赤白肉际处。

穴位速取

侧坐伸足或仰卧位，在足背，第1、2趾之间连接的缝纹头，按压有凹陷处（图②）。

主要功效

清肝泄热，安神止血。是泻心火的要穴。如果经常感觉两肋胀痛口苦，多是肝火旺，而像牙痛、颊肿痛、口腔溃疡、鼻出血等，多属于心火旺盛，这些火虽不在肝上，但多按揉行间穴是可以清肝消火的。此外，按揉行间穴还可以有效改善目赤肿痛、青光眼、失眠、痛经、崩漏、月经不调、带下、小便不利、尿痛等。

常见疗法

◎**灸法**：艾条灸5～10分钟。

◎**按摩法**：以手指指腹或指节向下按压，并作圈状按摩。

最佳配伍

1.配太冲、合谷、风池，适用于眩晕、头痛。

2.配中府、孔最，适用于咯血。

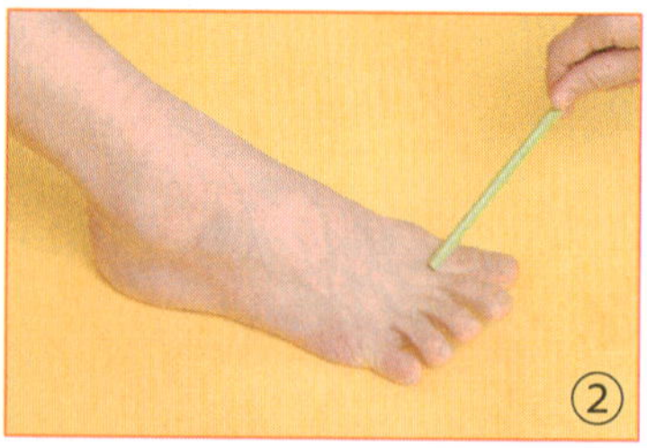

②

太冲

常用程度 ★★★★

国际编号 LR3

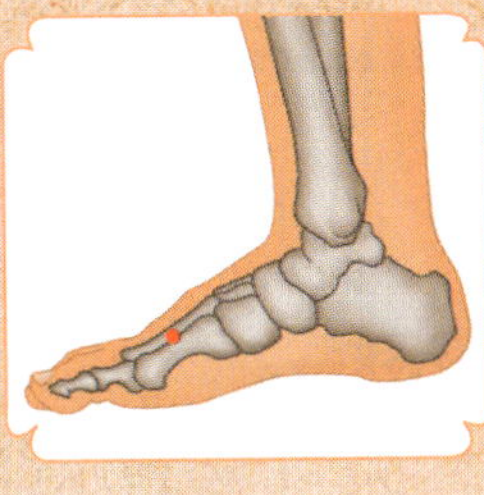

穴名释义

“太”，盛大；“冲”，通道。肝藏血，冲为血海，肝与冲脉、气脉相应而盛大，故名。

标准定位

在足背，第1、2跖骨之间，跖骨底结合部前方凹陷处，在拇长伸肌腱外缘处。

穴位速取

侧坐伸足或仰卧位，在足背，第1、2跖骨间，跖骨底结合部前方凹陷中，可触及动脉搏动处（图①）。

主要功效

调经和血，疏肝理气。是肝经的重要穴位，用于乳腺炎、头痛失眠、眩晕、高血压、痛经、肝炎等。

常见疗法

◎**灸法**：艾炷灸3～5壮，艾条灸5～15分钟。

◎**按摩法**：以手指指腹或指节向下按压，并作圈状按摩。按压时尽量往脚跟方向用力。

最佳配伍

1.配合谷，适用于四肢抽搐。

2.配肝俞、膈俞、血海，适用于贫血。

3.配足三里、太溪、阳陵泉，适用于脑卒中后遗症。

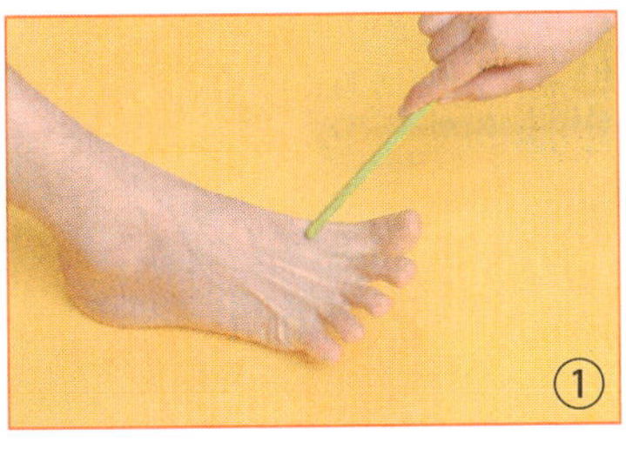

①

中封

常用程度 ★★★

国际编号 LR4

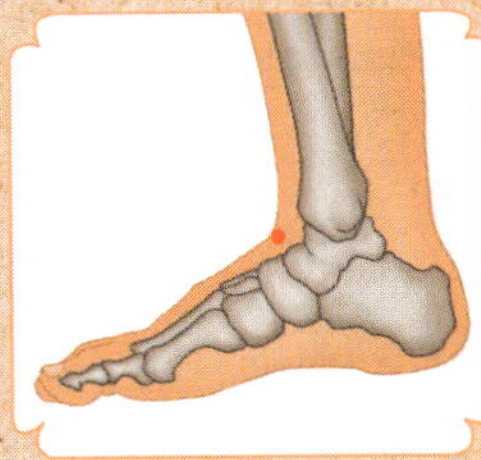

穴名释义

“中”，中间；“封”，有闭藏之意。穴在内踝高点之前方，以胫骨前肌肌腱内侧为界，前有筋，后有骨，穴当其中，故名。

标准定位

在踝区，内踝前下方，商丘与解溪连线上，胫骨前肌肌腱的内侧缘凹陷中。

穴位速取

侧坐伸足或仰卧位，大拇趾上翘，足背内侧可见一大筋（胫骨前肌肌腱），在其内侧，足内踝前下方可触及一凹陷，按压有酸胀感（图②）。

主要功效

通经活络，疏肝解郁。用于内踝肿痛等踝关节疾病、风湿性关节炎等。另外，还可以改善下腹疼痛、遗精、小便困难、情绪低落等。

常见疗法

◎**灸法**：艾炷灸或温针灸3～5壮，艾条灸5～10分钟。

◎**按摩法**：由后方握住脚踝，以手指指腹向下按压，并作圈状按摩。

最佳配伍

1.配胆俞、阳陵泉，适用于黄疸。

2.配足三里、阴廉，适用于阴茎疼痛。

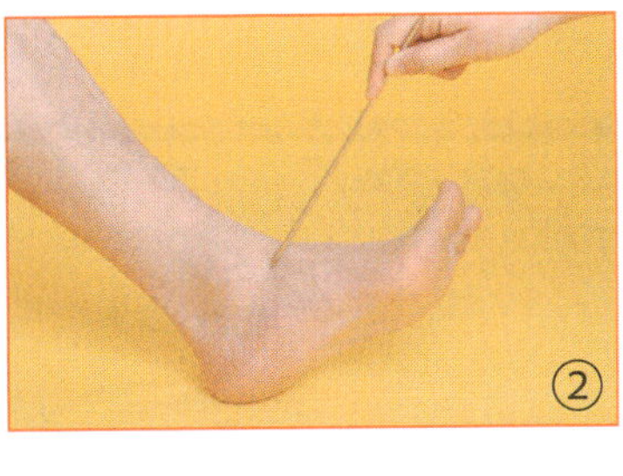

②

蠡沟

常用程度 ★★★

国际编号 LR5

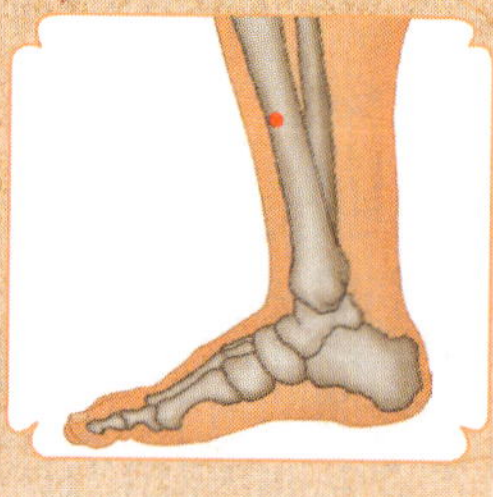

穴名释义

“蠡”，贝壳；“沟”，沟渠，有狭小之意。腓肠肌外形似贝壳，穴在其前方沟渠中，故名。

标准定位

在小腿内侧，于内踝尖上5寸，胫骨内侧面的中央。

穴位速取

侧坐或仰卧位，内踝尖上4横指（即3寸）为三阴交，再向上约2横指处，胫骨内侧面的中央，按压有酸胀感（图①）。

主要功效

疏肝理气，调经止带。可以调节气血、清热利湿。如果女性有月经不调或白带过多等困扰，可以常刺激本穴加以改善。此外，对排尿困难、疝气、下腹肿痛、背部酸痛等，按压本穴也有缓解及改善的作用。

常见疗法

◎**灸法**：艾炷灸3～5壮，艾条灸5～10分钟。

◎**按摩法**：以手指指腹或指节向下按压，并作圈状按摩。

最佳配伍

1.配地机、中极、三阴交，适用于月经不调。

2.配血海、中极、曲骨，适用于阴痒。

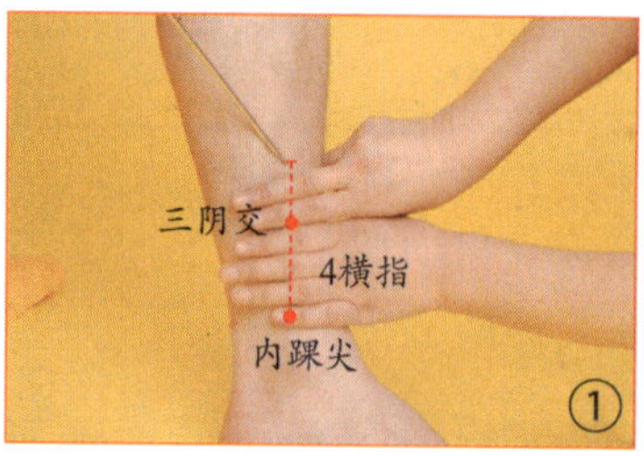

中都

常用程度 ★

国际编号 LR6

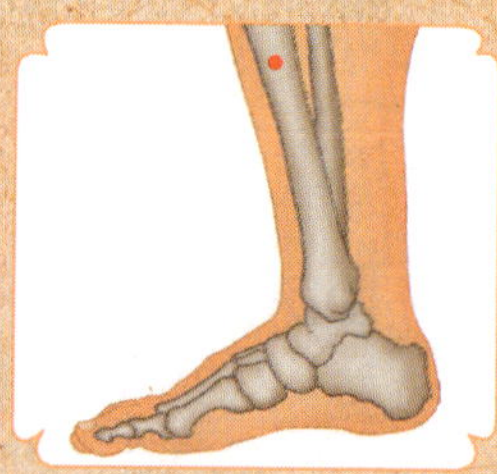

穴名释义

“中”，即中间；“都”是汇聚。本穴位于小腿骨的中间部位，是人体肝经脉气汇聚的地方，故名。

标准定位

在小腿内侧，内踝尖上7寸，胫骨内侧面的中央。

穴位速取

仰卧或坐位，在内踝尖至胫骨内侧髁下缘连线中点上0.5寸处，按压有酸胀感（图②）。

主要功效

疏肝理气，调经止血。主要用于生殖器官疾病，尤其是女性疾病，如产后持续出血或分泌物多、子宫或卵巢等方面的疾病。另外，按压本穴还有缓解足部疼痛等作用。

常见疗法

◎**灸法**：艾炷灸3～5壮，艾条灸5～10分钟。

◎**按摩法**：以手指指腹或指节向下按压，并作圈状按摩。

最佳配伍

1.配听宫，适用于耳聋、耳鸣。

2.配水分、阴陵泉，适用于水肿。

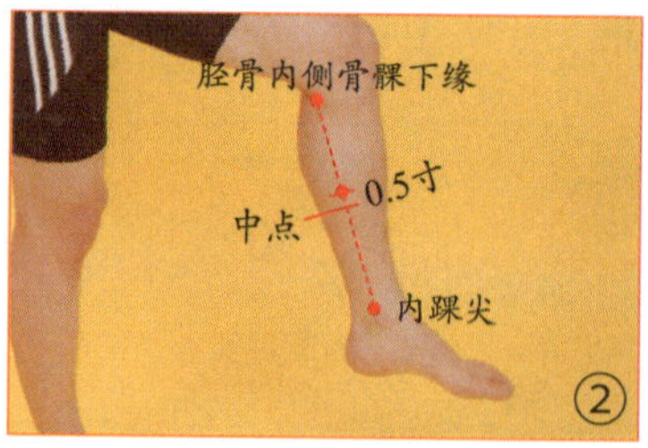

膝关

常用程度 ★★

国际编号 LR7

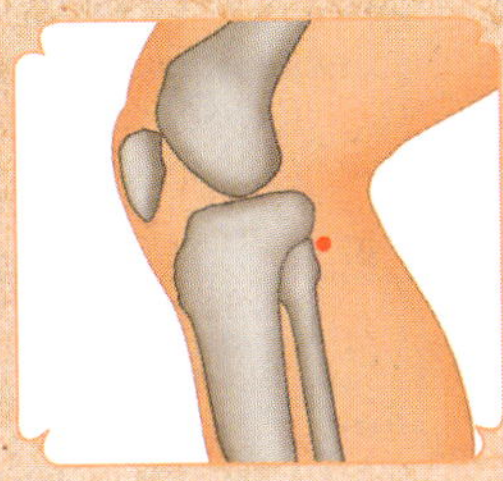

穴名释义

即膝关节。穴当两腿骨相交之犊鼻下陷中。

标准定位

在膝部，胫骨内侧髁的下方，阴陵泉后1寸。

穴位速取

仰卧或坐位，屈膝，先取胫骨内侧髁下缘的阴陵泉，再由阴陵泉向后量1横指处，可触及一凹陷处，按压有酸胀感（图①）。

主要功效

祛风除湿，疏利关节。常用于风痹膝痛，如膝髌肿痛、下肢痿痹、痛风、风湿性关节炎等。

常见疗法

◎**灸法**：艾炷灸3～5壮，艾条灸5～10分钟。

◎**按摩法**：以手指指腹或指节向下按压，并作圈状按摩。

最佳配伍

1.配阴陵泉、膝眼、委中、鹤顶，祛风活络，舒筋止痛，适用于膝关节炎。

2.配膝眼、梁丘、血海，散寒祛湿，消肿止痛，适用于寒湿性关节肿痛。

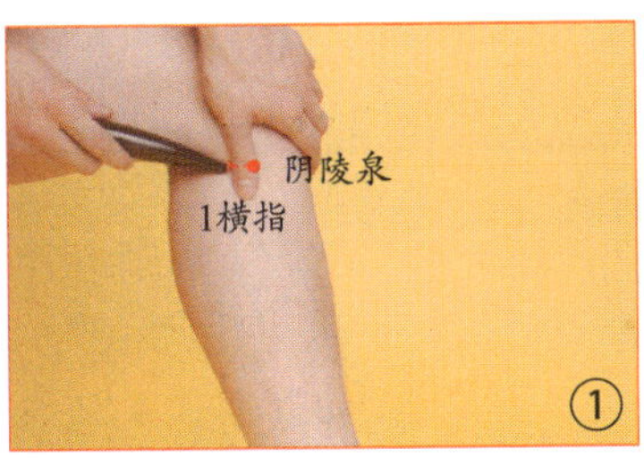

曲泉

常用程度 ★

国际编号 LR8

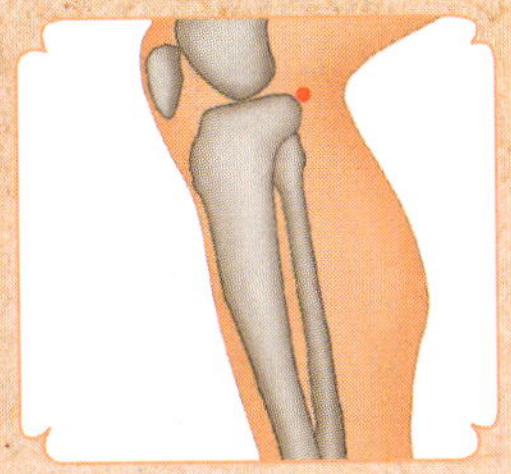

穴名释义

“曲”，屈曲；“泉”，凹陷。屈膝，穴在膝内侧横纹头上方凹陷处，故名。

标准定位

在膝部横纹内侧端，半腱肌肌腱、半膜肌腱前缘凹陷中。

穴位速取

屈膝正坐，在股骨内上髁与半膜肌之间，在膝内侧横纹端凹陷处，按压有酸胀感（图②）。

主要功效

疏肝理气，调经止带。可以调节体液代谢，当腹泻、排尿困难、排尿疼痛、尿频时，可按压本穴以缓解症状。此外，对足部疼痛、胫骨痛、月经不调、经血量异常等，也都可以通过对本穴进行刺激来治疗。

常见疗法

◎**灸法**：艾炷灸3～5壮，艾条灸5～10分钟。

◎**按摩法**：以手指指腹或指节向下按压4～5次，并作圈状按摩。

最佳配伍

1.配丘墟，适用于胆道疾患。

2.配支沟、阳陵泉，可以缓解腹痛。

3.配行间、水分，适用于小便不利。

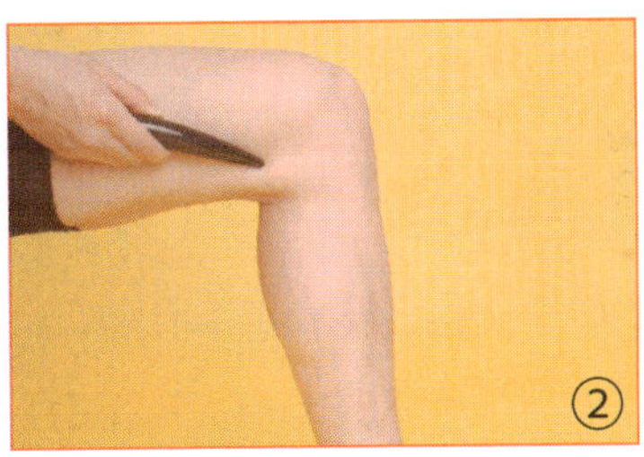

阴包

常用程度 ★

国际编号 LR9

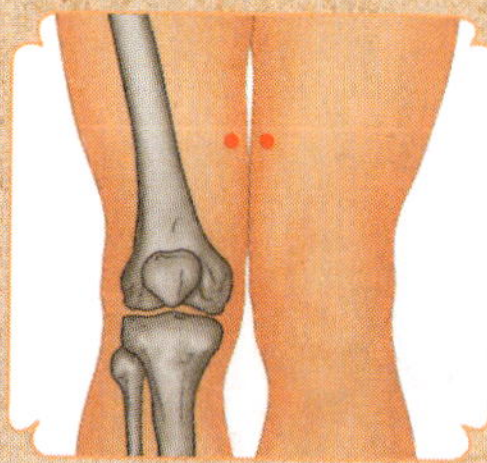

穴名释义

“包”，包容、隐藏之意。阴包是因足厥阴肝经潜行于双腿内侧（内属阴）而得名。

标准定位

在股前区，股骨内上髁上4寸，股内肌与缝匠肌之间。

穴位速取

坐位，在股前区，下肢稍曲，外展，略提起，显露明显的缝匠肌，在其后缘，股骨内上髁上4寸，阴市穴上1横指处（图①）。

主要功效

利尿通淋，调经止痛。由于肝脉位于脾肾二经之间，三经皆属阴，而阴包穴位于股内廉两筋间，主要用于缓解腹部及胞宫各种疾患。坚持刺激本穴，对腰骶痛引小腹、小便不利、尿失禁有很好的缓解作用。

常见疗法

◎**灸法**：艾炷灸3～5壮，艾条灸5～10分钟。

◎**按摩法**：以手指指腹或指节向下按压，并作圈状按摩。

最佳配伍

1.配气海、中极、肾俞，有补肾益气、固摄膀胱的作用，用于遗尿。

2.配中极、水道、阴陵泉，有清利下焦湿热的作用，适用于小便不利。

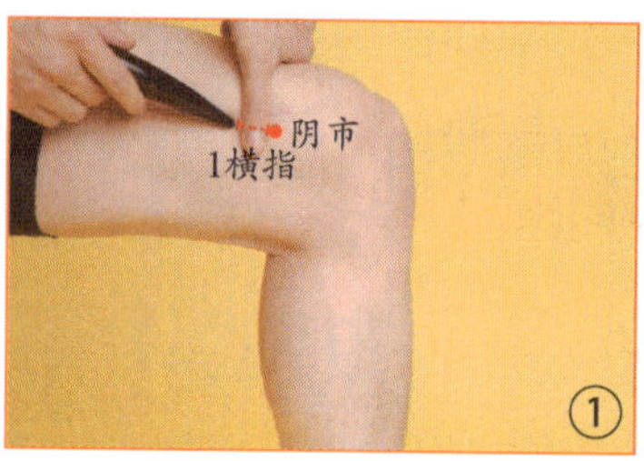

足五里

常用程度 ★

国际编号 LR10

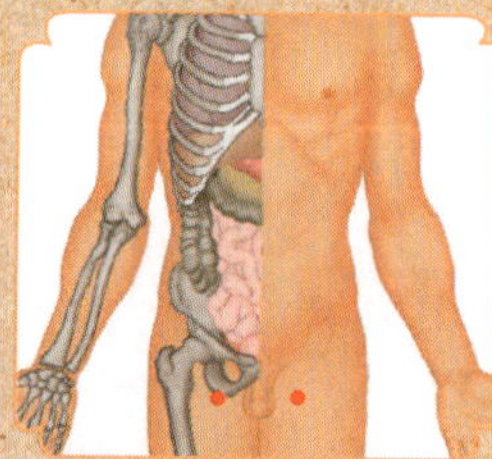

穴名释义

“足”，指穴位在足部；“里”有邑、居的含义，穴当箕门上5寸，正居大脉中央，是肝经后数第5穴，故名。

标准定位

在股前区，位于气冲直下3寸，动脉搏动处。

穴位速取

仰卧位或侧卧位，在大腿根部，耻骨联合上缘的下方，长收肌的前缘，气冲下3寸，按压有动脉搏动感处（图②）。

主要功效

疏肝理气，清热利湿。经常刺激这个穴位，对小腹胀痛、小便不利、阴挺、睾丸肿痛、阴囊湿疹、嗜卧、四肢倦怠、胃下垂具有良好的疗效。

常见疗法

◎**灸法**：艾炷灸3～5壮，艾条灸5～10分钟。

◎**推拿法**：四指并拢由下往上揉按，有特殊胀、酸、疼痛的感觉。每次左右各按揉3～5分钟，先左后右或同时两侧揉按。

最佳配伍

1.配气海、太冲，疏肝理气止痛，适用于睾丸肿痛。

2.配中极、阴陵泉，清热利湿，适用于尿潴留。

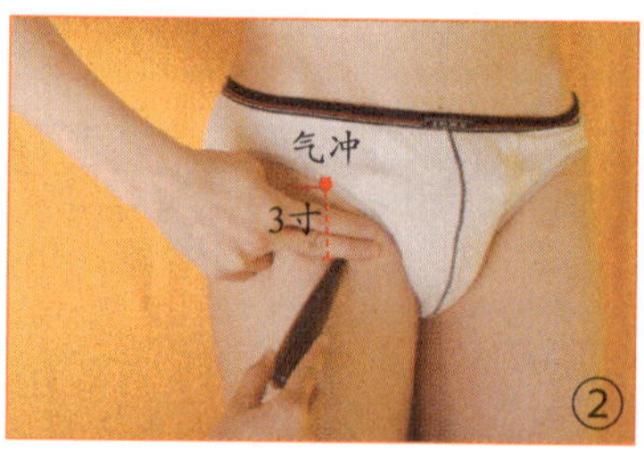

阴廉

常用程度 ★
国际编号 LR11

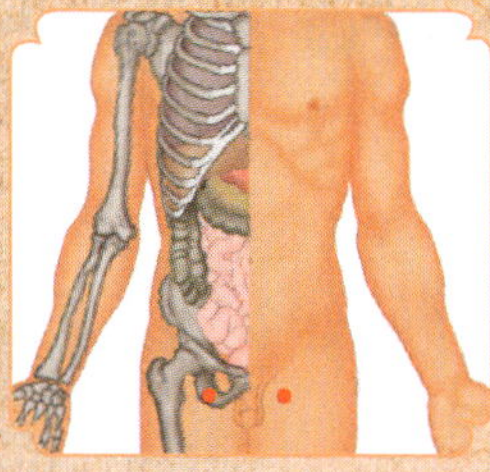

穴名释义

“阴”指阴部；“廉”指边缘。阴廉是人体位于阴部边缘的穴位。古代以内为“阴”，以角为“廉”，故名。

标准定位

在股前区，于气冲直下2寸，大腿根部，耻骨结节下方，长收肌的外侧缘。

穴位速取

仰卧位，从耻骨联合上缘连线的中点处旁开2横指处，足五里向上量1横指处（图①）。

主要功效

调经止带，通利下焦。是调理和改善女性月经不调、赤白带下的特效穴位。如月经不调、腰部虚冷等可通过刺激本穴加以改善，如配合肾俞穴、八髎穴及太溪穴等一起刺激，则效果更好。此外，对于缓解阳痿也颇具疗效。

常见疗法

◎**灸法**：艾炷灸3～5壮，艾条灸5～10分钟。
◎**按摩法**：以手指指腹或指节向下按压，并作圈状按摩。

最佳配伍

1.配关元、三阴交、血海，活血调经，适用于月经不调、赤白带下。
2.配中极、关元、蠡沟，调经血、理下焦，适用于不孕症。

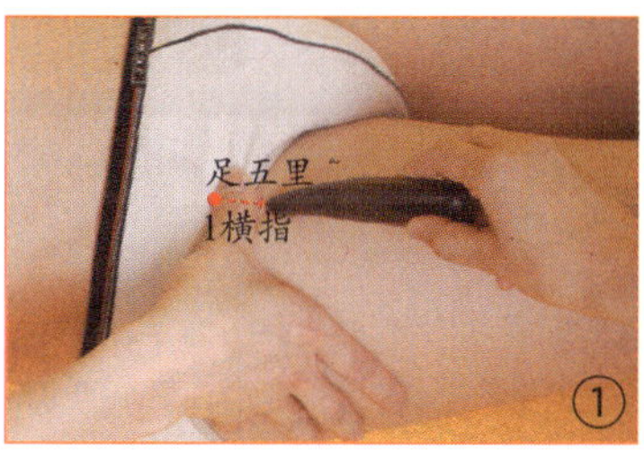

①

急脉

常用程度 ★
国际编号 LR12

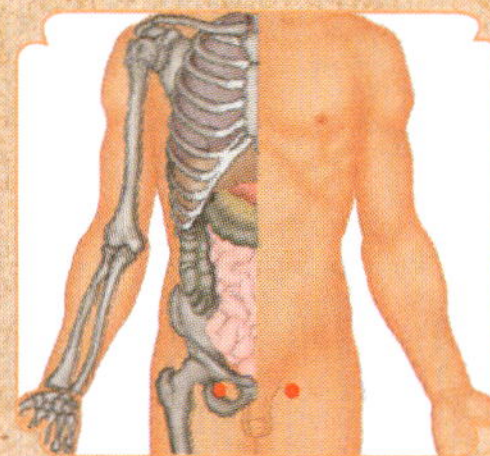

穴名释义

“急”，指急促，比喻为脉冲动之感。因穴居阴旁脉动处，其脉冲动甚急，故以之为名。

标准定位

在耻骨联合的外侧，在腹股沟股动脉搏动处，前正中线旁开2.5寸。

穴位速取

取仰卧位，在腹股沟区，腹股沟股动脉搏动处，横平耻骨联合下缘，前正中线旁开2.5寸，按压有酸麻感（图②）。

主要功效

疏肝利胆，调理下焦。常用于疝气、小腹痛、子宫脱垂、外阴肿痛、阴茎痛、阴挺、阴痒等。

常见疗法

◎**灸法**：艾炷灸3～5壮，艾条灸5～10分钟。
◎**按摩法**：以手指指腹或指节向下按压，并作圈状按摩。注意，按摩时力度要适度。

最佳配伍

1.配足五里、血海，活血通络，适用于股内侧肿痛。
2.配大敦、足五里，疏肝理气止痛，适用于疝气、阴茎痛。
3.配关元、归来，活血止痛，适用于小腹痛。

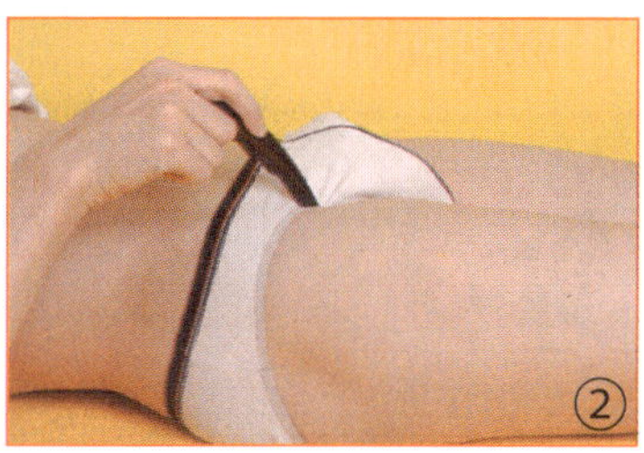
②

章门

常用程度 ★

国际编号 LR13

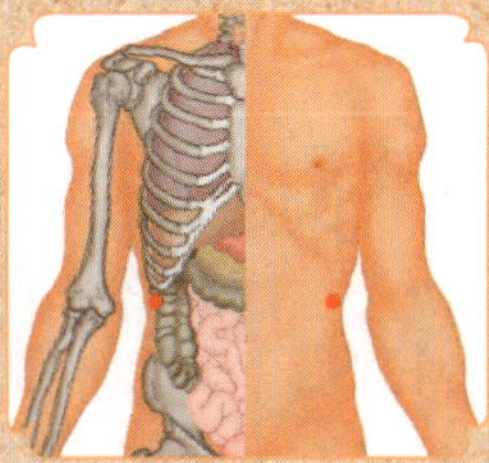

穴名释义

“章”，彰盛；“门”，门户。穴在季肋下，足厥阴脉行此与五脏之经气交汇，如同脏气出入之门户，故名。

标准定位

在侧腹部，位于第11肋游离端的下方处。

穴位速取

侧卧举臂，从腋前线的肋弓软骨缘下向前触摸第11肋骨游离端，在其下缘处（图①）。

主要功效

疏肝健脾，理气散结。章门掌管消化器官的疾病，因此对胃痛、胃下垂、消化不良、肝脏、脾脏等疾病有改善作用。此外，对黄疸、呕吐、水肿、小便困难也有调理作用。

常见疗法

◎**灸法**：艾炷灸3～5壮，艾条灸5～10分钟。

◎**按摩法**：以手指指腹或指节向下按压，并作圈状按摩。

最佳配伍

配水道、气海、京门、阴陵泉，适用于肝硬化腹水。

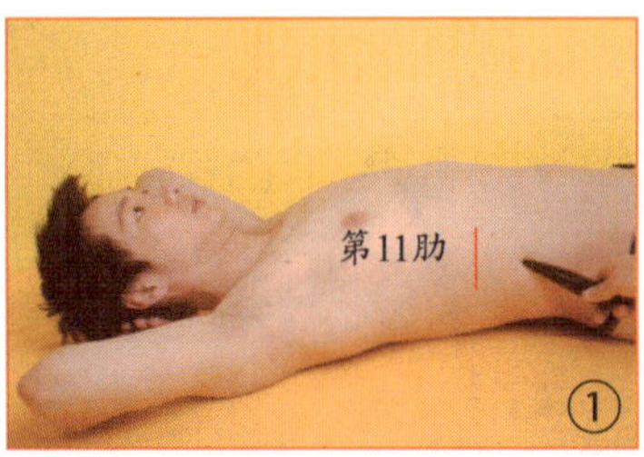

①

期门

常用程度 ★★

国际编号 LR14

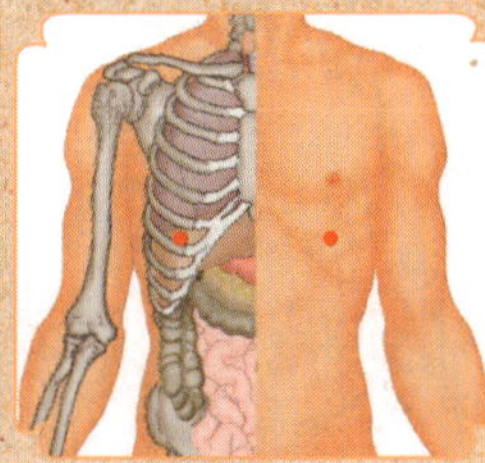

穴名释义

“期”，周期；“门”，门户，出入之要地。穴在胸肋部，十二经经气运行从手太阴肺经云门开端，最后抵达足厥阴肝经期门，至此为一个周期，故名。

标准定位

在胸部，第6肋间隙，前正中线旁开4寸。

穴位速取

仰卧或正坐位，在胸部，在锁骨中线上，前正中线旁开4寸，男性沿乳头向下推2个肋间隙（第6肋间隙），女性则以锁骨中线的第6肋间隙处（图②）。

主要功效

平肝潜阳，疏肝健脾。经常刺激期门可缓解乳房胀痛、月经失调、胸部胀痛、肋间神经痛、肝炎、食欲不振、恶心呕吐、胃痛、腹痛、腹泻、打嗝等。

常见疗法

◎**灸法**：艾炷灸3～5壮，艾条灸5～10分钟。

◎**按摩法**：以手指指腹或指节向下按压，作圈状按摩，需斟酌用力。

最佳配伍

1.配大敦，适用于疝气。

2.配公孙、内关、中脘、足三里，适用于胃痛。

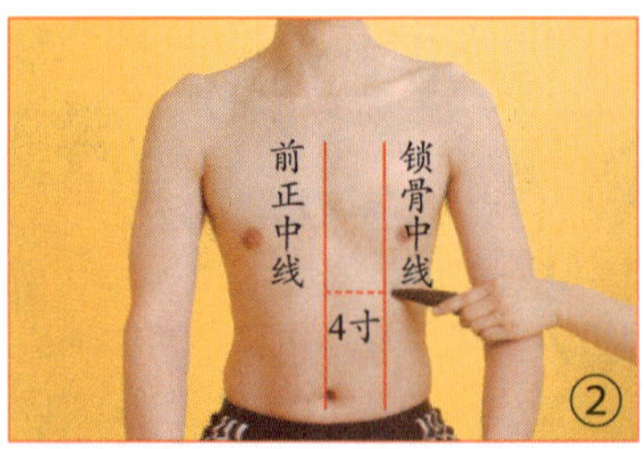

②

督脉

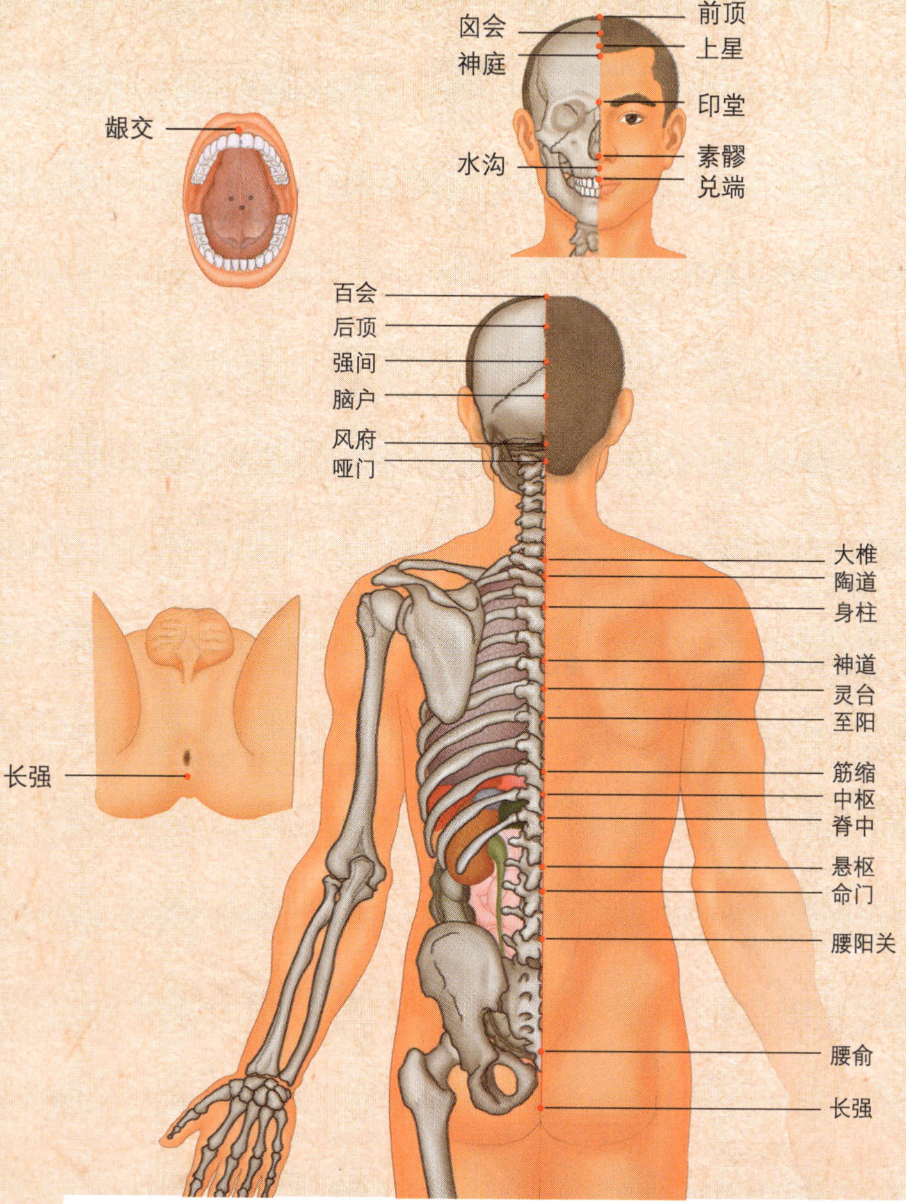

循行路线　督脉起于少腹以下骨中央（胞中），下出于会阴，经长强，行于后背正中，上至风府，入属于脑，上巅，循额，至鼻柱，经素髎、水沟，会手足阳明，至兑端，入龈交。

其支者　从小腹内分出，直上经过脐中，向上至心，到咽喉部，向上到下颌部，环绕口唇，至两目下中央。

范围　本经起穴位长强穴，末穴位龈交穴。本经共29个穴，分布在头、面、背、腰、骶部后正中线上。

功效　本经腧穴主要用于神经系统、呼吸系统、消化系统、泌尿系统、生殖系统和本经脉所经过部位的疾病。

长强

常用程度 ★★★★★

国际编号 GV1

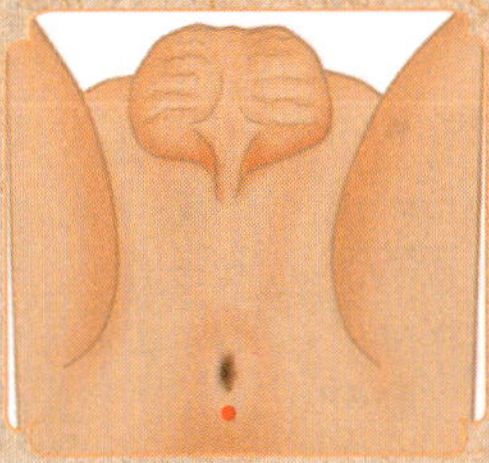

穴名释义

“长”，长短之长；“强”，强弱之强。穴为督脉之络，督脉夹脊而行，其骨行长而强，故名。

标准定位

在会阴区，尾骨下方，尾骨端与肛门连线中点。

穴位速取

跪伏或胸膝卧位，本穴在尾骨尖端与肛门连线中点凹陷处（图①）。

主要功效

宁神止痉，消痔通便。有消炎止痛、强健腰脊的作用，用于便秘、脱肛、腹泻、痔疮、腰脊酸痛、小儿惊风、抽筋或精神方面的病证。另外，在所有调理痔疮的穴位中，长强是最重要的穴位。

常见疗法

◎**按摩法**：被按摩者俯卧，双脚稍微分开，按摩者以拇指指腹按压。

最佳配伍

1.配小肠俞、肾俞，适用于腰骶疼痛。

2.配承山、二白，适用于痔疮。

3.配百会，适用于脱肛、头晕。

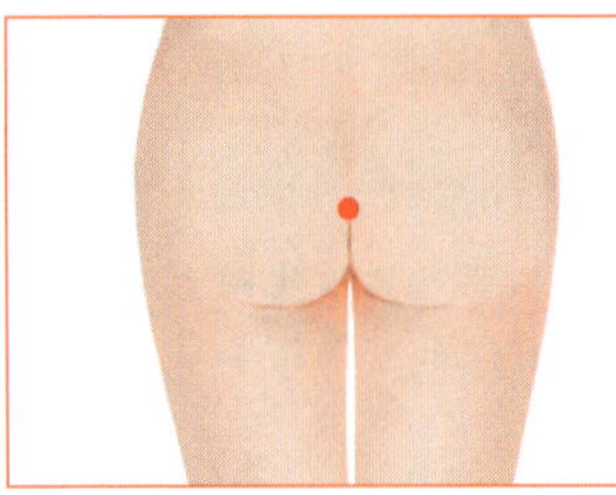

①

腰俞

常用程度 ★★★

国际编号 GV2

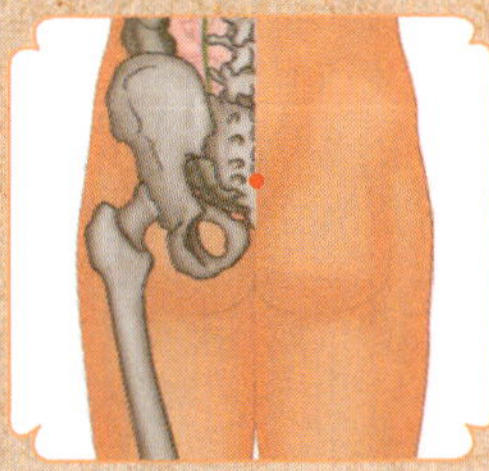

穴名释义

“腰”，腰部；“俞”，输注。穴位于腰部，为经气输注之处，故名。

标准定位

在骶部，后正中线上，正对骶管裂孔。

穴位速取

取坐位，在骶区，先取尾骨上方的骶角，两骶角下缘的连线与后正中线的交点，适对骶管裂孔处，按压有酸胀感（图②）。

主要功效

益肾强腰，调经利湿。可缓解腰骶疼痛、下肢痿痹，对月经不调、痛经、闭经、盆腔炎、痔疮、脱肛、小便短赤、尿失禁、尿路感染、阳痿、遗精等生殖和泌尿系统疾病具有显著的疗效。

常见疗法

◎**灸法**：直接灸或隔姜灸3～7壮，温和灸5～10分钟。

◎**按摩法**：治疗者以手指指腹或指节向下按压，并作圈状按摩。

最佳配伍

1.配地机、蠡沟，适用于女性疾病。

2.配委中、后溪、居髎、上髎、下髎，适用于腰脊强痛。

3.配太冲，适用于脊强反折、抽搐等。

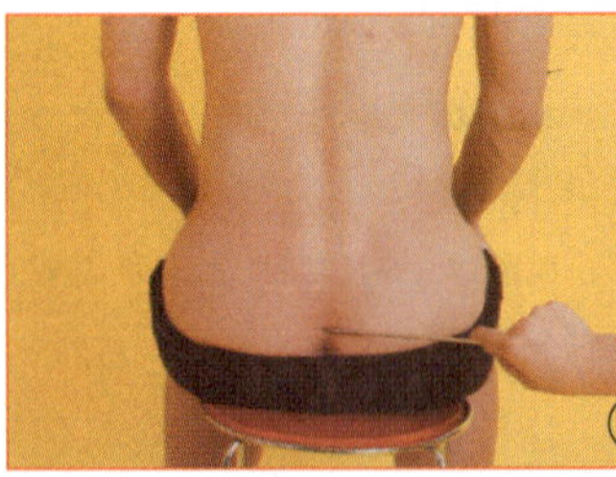

②

腰阳关

常用程度 ★★★

国际编号 GV3

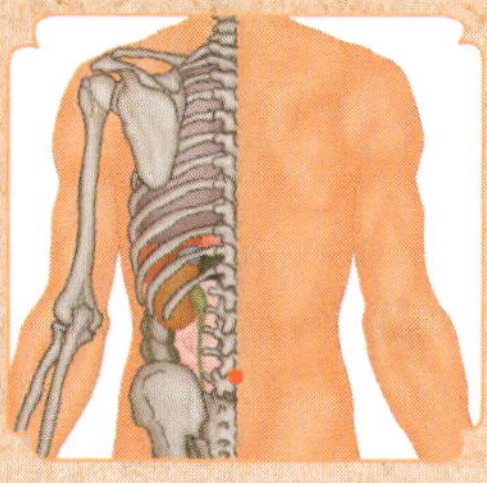

穴名释义

“腰”，腰部；“阳”，阴阳之阳；“关”，机关。督脉是人体阳气之海，关乎一身阳气，为阳气之关要处，且本穴位于腰部，为人体转动的枢纽机关，故名。

标准定位

在腰部，在后正中线上，第4腰椎棘突下凹陷中。

穴位速取

坐位，在腰部，两髂嵴高点连线与后正中线的交点处为第4腰椎棘突，在其下缘之凹陷处（图①）。

主要功效

除湿散寒，舒筋活络。腰阳关是全身活动时的最大承受着力之处，是固精补肾、缓解腰痛的重要穴位，主要用于腰膝酸软、遗精、阳痿、月经失调、白带异常等。另外，对坐骨神经痛、风湿、关节炎、半身不遂或下肢寒冷、膀胱炎、尿频等的效果也不错。

常见疗法

◎**灸法**：直接灸或隔姜灸3～7壮，温和灸5～10分钟。

◎**按摩法**：以拇指指腹向下按压，并作圈状按摩。

最佳配伍

配膀胱俞、三阴交，适用于遗尿。

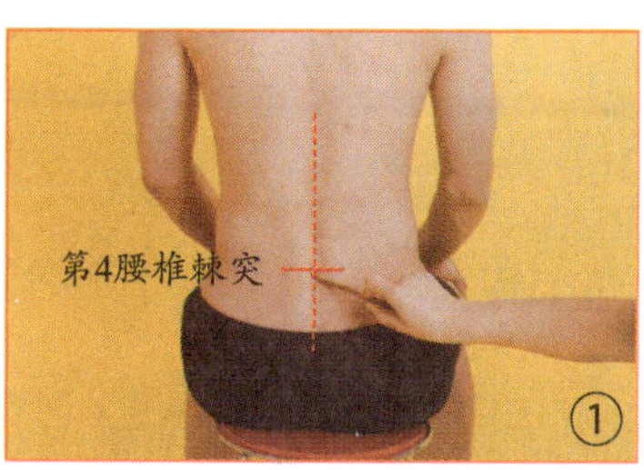

命门

常用程度 ★★★★★

国际编号 GV4

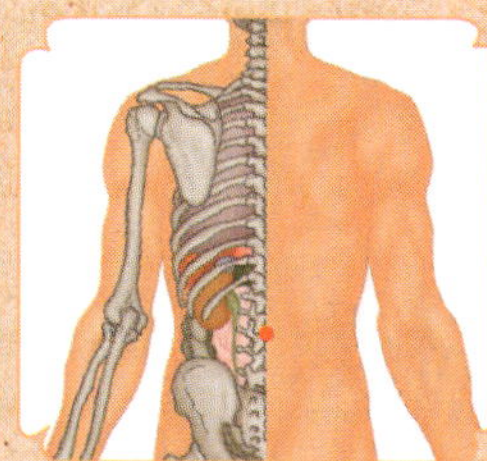

穴名释义

“命”，生命；“门”，门户。肾为生命之源，穴在两肾俞之间，元气之根本，生命之门户，故名。

标准定位

在腰部，在后正中线上，第2腰椎棘突下凹陷中。

穴位速取

坐位，在腰部，两髂嵴高点连线与后正中线的交点处为第4腰椎棘突，再向上数2个椎体棘突，在其下缘之凹陷处（图②）。

主要功效

温肾助阳，镇静止痉。有提升精力、改进体质的作用。中医认为，本穴与胚胎的孕育密切相关，是人体生命的根源。它“掌管”先天的元气，可以增加体力，恢复元气。当体质虚弱或精力衰退时，可刺激本穴，尤其与肾俞、三焦俞、关元合用，可以迅速恢复体力。

常见疗法

◎**灸法**：直接灸或隔姜灸3～7壮，温和灸5～10分钟。

◎**按摩法**：以手指指腹或指节按压，并作圈状按摩

最佳配伍

配关元、肾俞、神阙，适用于五更泻。

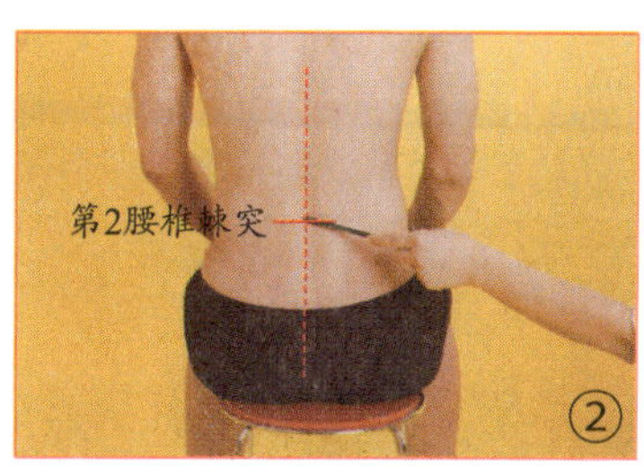

悬枢

常用程度 ★

国际编号 GV5

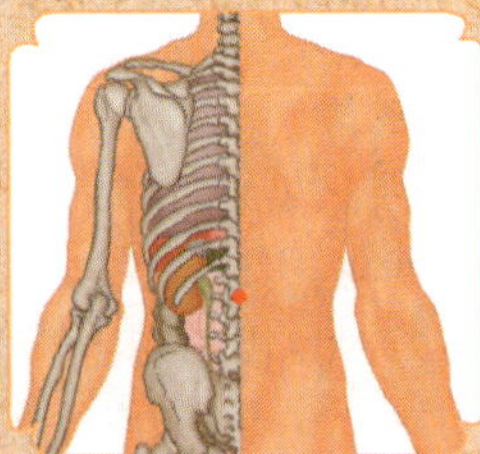

穴名释义

“悬”，悬系；“枢”，枢纽。穴在腰部，两三焦俞之间，为气机之枢纽，故名。

标准定位

在腰部，后正中线上，第1腰椎棘突下凹陷中。

穴位速取

坐位，在腰部，在两髂嵴高点连线与后正中线的交点处为第4腰椎棘突，再向上数3个椎体棘突（第1腰椎棘突），在其下缘之凹陷处即是，按压有酸胀感（图①）。

主要功效

健脾温阳，通调肠气。用于腰脊强痛、腰肌劳损、腹胀、腹痛、腹泻、痢疾、胃肠神经痛、胃下垂、消化不良、脱肛等。

常见疗法

◎**灸法**：直接灸或隔姜灸3～7壮，温和灸5～10分钟。

◎**按摩法**：以手指指腹或指节向下按压，并作圈状按摩。

最佳配伍

1.配胃俞、足三里、太白，适用于泄泻、消化不良。

2.配委中、肾俞，适用于腰脊强痛。

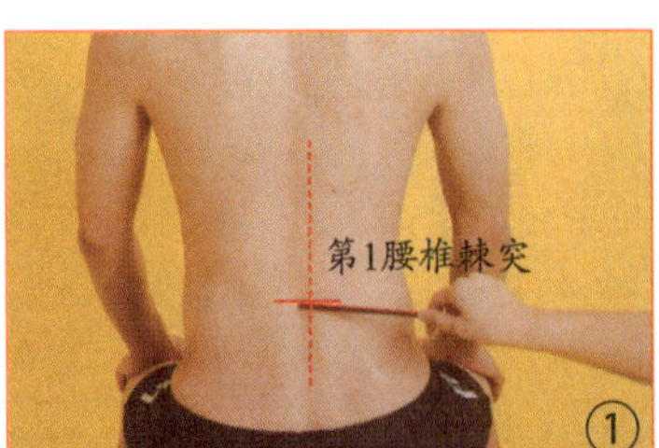

脊中

常用程度 ★★

国际编号 GV6

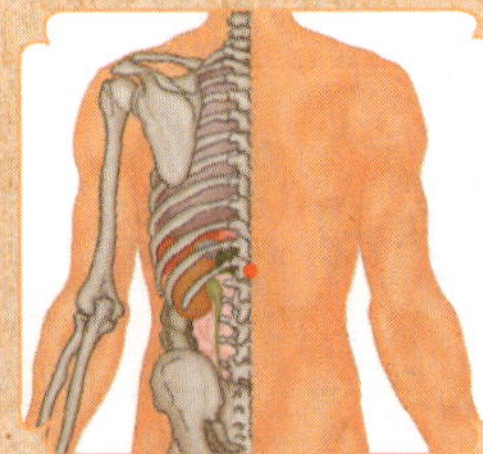

穴名释义

“脊”，脊柱；“中”指中间。脊柱古称21椎，穴在脊椎21节之中部，故名。

标准定位

在背部脊柱区，后正中线上，第11胸椎棘突下凹陷中。

穴位速取

坐位，在背部脊柱区，两肩胛骨下角连线与后正中线的交点处为第7胸椎棘突，向下数4个椎体棘突，即第11胸椎棘突，它的下缘凹陷处即为本穴，按压有酸胀感（图②）。

主要功效

调理肠胃，益肾宁神。可有效缓解肝部与腰部疾患，用于腹泻、痢疾、痔疮、脱肛、便血、小儿疳积、腰脊强痛等。

常见疗法

◎**灸法**：直接灸或隔姜灸3～7壮，温和灸5～10分钟。

◎**按摩法**：以手指指腹或指节向下按压，并作圈状按摩。

最佳配伍

1.配至阳、阳陵泉、胆俞，适用于黄疸。

2.配鸠尾、大椎、丰隆，适用于癫痫等。

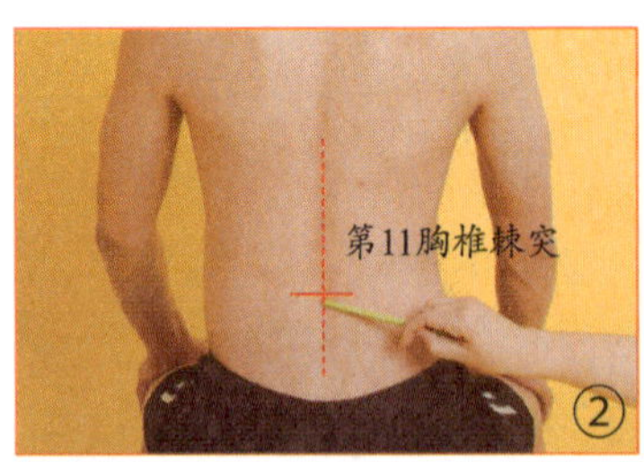

中枢

常用程度 ★★★

国际编号 GV7

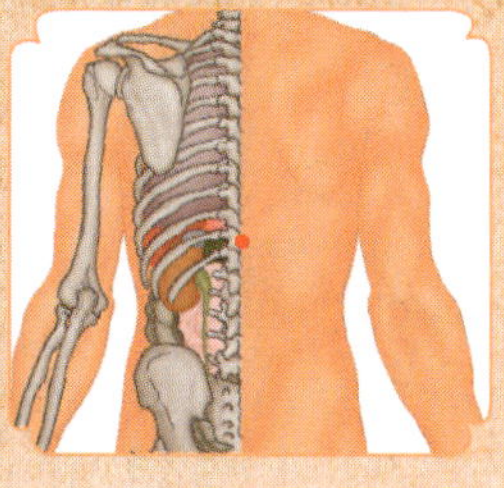

穴名释义

“中”，中间；“枢”，枢纽。穴在第10胸椎下，接近于脊柱中部，为躯体运动之枢纽，故名。

标准定位

在背部脊柱区，后正中线上，第10胸椎棘突下凹陷中。

穴位速取

取坐位，在背部脊柱区，两肩胛骨下角连线与后正中线的交点处为第7胸椎棘突，向下数3个椎体棘突，即第10胸椎棘突，它的下缘凹陷处即是（图①）。

主要功效

利湿健脾，清热止痛。用于胃痛、腹痛、胸背疼痛、呕吐、黄疸、食欲不振、胆囊炎、腰肌劳损等。

常见疗法

◎**灸法**：直接灸或隔姜灸3～7壮，温和灸5～10分钟。

◎**按摩法**：以手指指腹或指节向下按压，并作圈状按摩。

最佳配伍

1.配命门、阳陵泉、腰眼、后溪，适用于腰脊痛。

2.配内关、中脘，适用于呕吐。

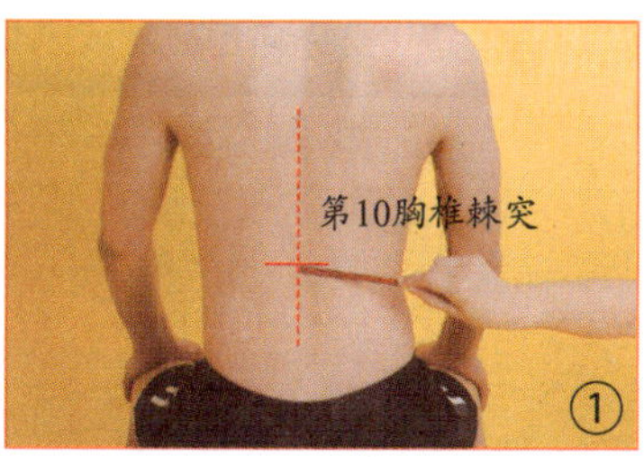

①

筋缩

常用程度 ★

国际编号 GV8

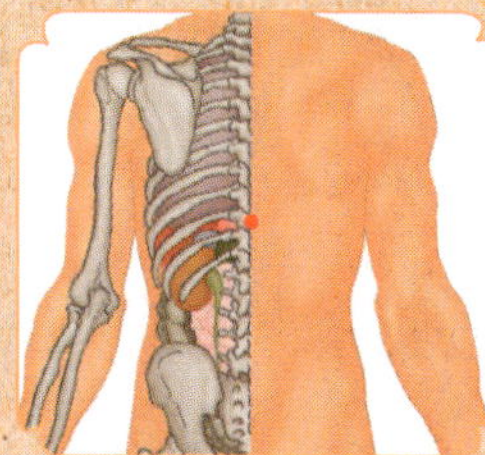

穴名释义

“筋”，筋肉；“缩”，挛缩。本穴因能够缓解筋肉拘挛诸病而得名。

标准定位

在背部脊柱区，后正中线上，第9胸椎棘突下凹陷中。

穴位速取

取坐位，在背部脊柱区，两肩胛骨下角连线与后正中线的交点处向下数2个椎体棘突，即第9胸椎棘突，它的下缘凹陷处即是（图②）。

主要功效

平肝熄风，止痉安神。顾名思义，本穴主治痉挛抽搐等疾患，可有效缓解胃痛、癔病、抽搐、脊强、筋挛拘急、黄疸、胆囊炎、肝炎等。

常见疗法

◎**灸法**：直接灸或隔姜灸3～7壮，温和灸5～10分钟。

◎**按摩法**：以手指指腹或指节向下按压，并作圈状按摩。

最佳配伍

1.配角孙、瘈脉，适用于小儿惊痫、角弓反张。

2.配水沟、通里、鸠尾、腰奇、间使，适用于筋挛拘急、癫狂。

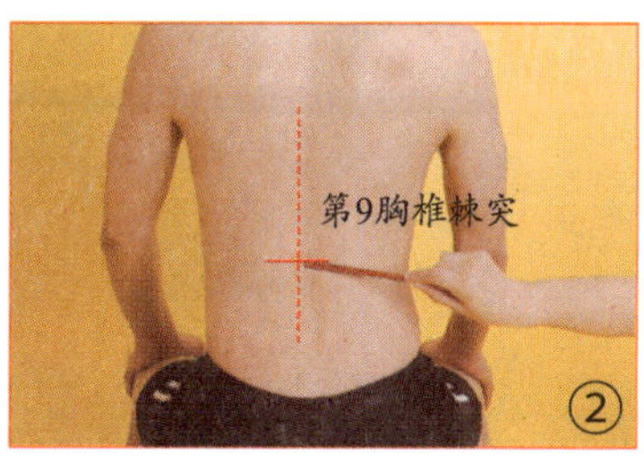

②

至阳

常用程度 ★

国际编号 GV9

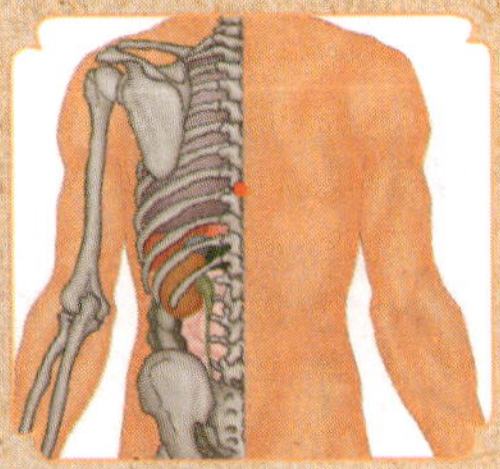

穴名释义

“至”，到达；“阳”，阴阳之阳。至阳穴在两膈俞之间，人体以背为阳，横膈以上为阳中之阳，故名。

标准定位

在背部脊柱区，后正中线上，第7胸椎棘突下凹陷中。

穴位速取

俯卧或正坐，在背部脊柱区，两肩胛骨下角连线与后正中线的交点处为第7胸椎棘突，它的下缘凹陷处即是（图①）。

主要功效

利胆退黄，利膈宽胸。常用于胃炎、消化不良、食欲不振等消化系统疾病。此外，此穴还常用于黄疸、腰背疼痛、胸痛等。

常见疗法

◎**灸法**：直接灸或隔姜灸3～7壮，温和灸5～10分钟。

◎**按摩法**：以手指指腹或直接按压，并作圈状按摩。

最佳配伍

1.配脾俞、阳陵泉、曲池，适用于黄疸。

2.配内关、神门，适用于心悸、心绞痛等。

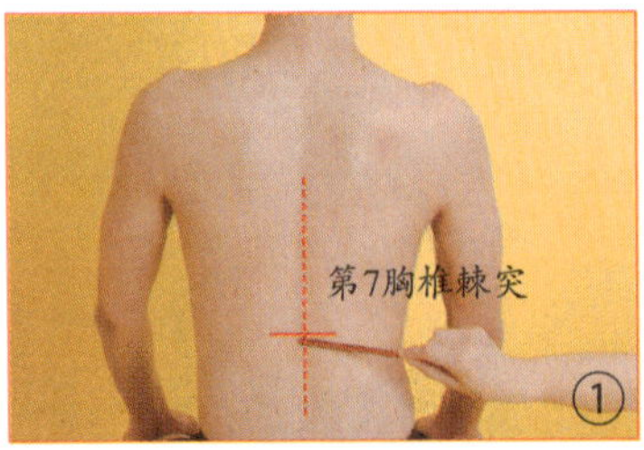

①

灵台

常用程度 ★

国际编号 GV10

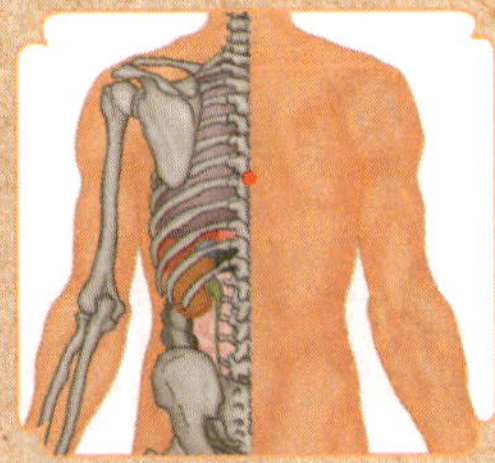

穴名释义

“灵”，指心神；“台”，停住之所。灵台穴位于神道穴与心俞穴之下，内应于心，故名。

标准定位

在背部脊柱区，后正中线上，第6胸椎棘突下凹陷中。

穴位速取

坐位，在背部脊柱区，两肩胛骨下角连线与后正中线的交点处为第7胸椎棘突，再向上数1个椎体棘突，即第6胸椎棘突，它的下缘凹陷处即是（图②）。

主要功效

清热解毒，定喘止咳。本穴属督脉，故可调督脉之气，用于咳嗽、气喘、支气管炎、支气管哮喘等肺部疾病。

常见疗法

◎**灸法**：直接灸或隔姜灸3～7壮，温和灸5～10分钟。

◎**按摩法**：以手指指腹或指节向下按压，并作圈状按摩。

最佳配伍

1.配阴陵泉、支沟，适用于胸胁胀痛等。

2.配合谷、委中，适用于疔疮等。

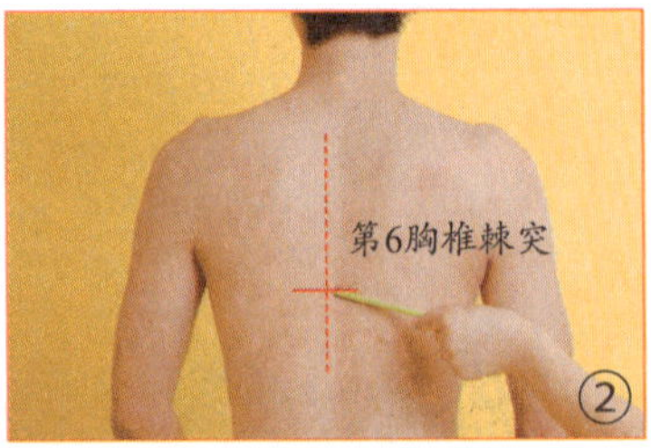

②

神道

常用程度 ★

国际编号 GV11

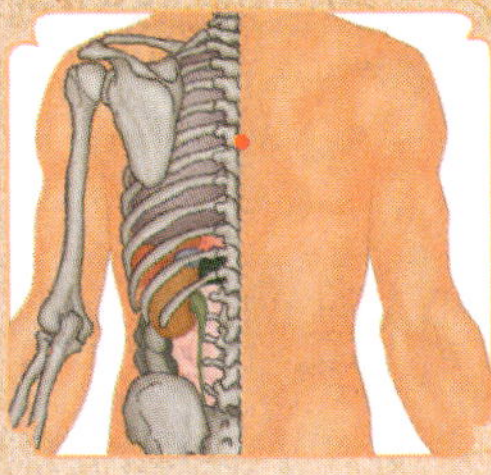

穴名释义

“神”，心神；“道”，通道。心藏神，穴在心俞之旁，内应心，为心气之通道，主要掌管神志疾患，故名。

标准定位

在背部脊柱区，后正中线上，第5胸椎棘突下凹陷中。

穴位速取

坐位，在背部脊柱区，两肩胛骨下角连线与后正中线的交点处为第7胸椎棘突，再向上数2个椎体棘突，即第5胸椎棘突，它的下缘凹陷处即是（图①）。

主要功效

宁心安神，止咳平喘。本穴位于两心俞中间，心主神明，故可缓解心痛、心悸、失眠、健忘、脑卒中失语、神经衰弱等。此外，本穴属督脉，其脉行于背中，故对气喘、腰脊强、肩背痛等也有一定缓解和改善作用。

常见疗法

◎**灸法**：直接灸或隔姜灸3～7壮，温和灸5～10分钟。

◎**按摩法**：取俯卧位，按摩者以手指指腹或指节向下按压被按摩者神道，并作圈状按摩。

最佳配伍

配四神聪、百会、三阴交，适用于失眠。

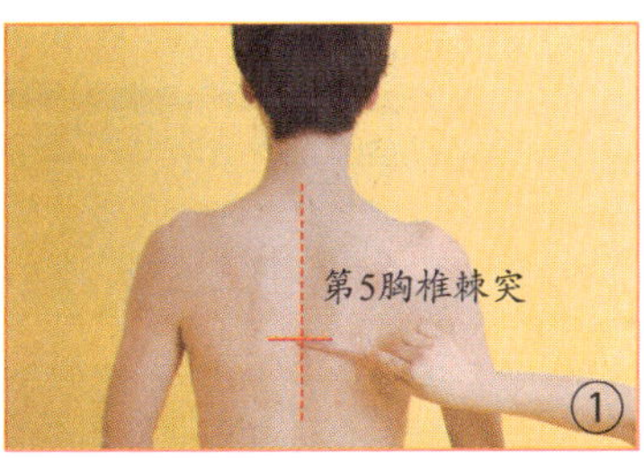

身柱

常用程度 ★

国际编号 GV12

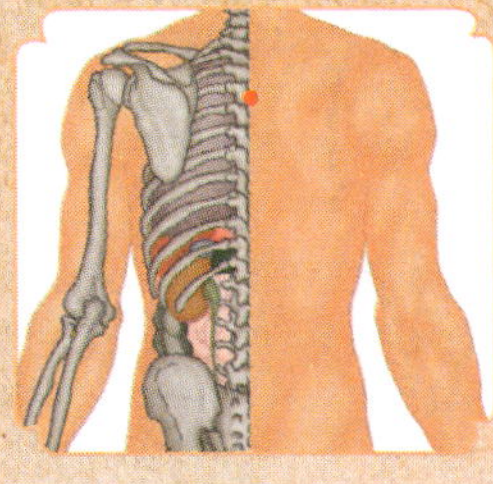

穴名释义

“身”，身体；“柱”，支柱。此穴上连头项，下通腰背，在两肩胛的中央，肩胛负重之支柱。

标准定位

在背部脊柱区，后正中线上，第3胸椎棘突下凹陷中。

穴位速取

坐位，在背部脊柱区，两肩胛骨下角连线与后正中线的交点处为第7胸椎棘突，再向上数4个椎体棘突，即第3胸椎棘突，它的下缘凹陷处即是（图②）。

主要功效

宣肺止咳，宁神解痉。常刺激本穴可增强儿童抵抗力，改善其虚弱体质。对于头痛、肩痛、颈部疼痛的缓解也有良好的作用。另外，此穴还可用于气喘、感冒等。

常见疗法

◎**灸法**：直接灸或隔姜灸3～7壮，温和灸5～10分钟。

◎**按摩法**：以俯卧的姿势由他人帮忙按摩，按摩者以拇指向下用力按压。

最佳配伍

1.配身柱、筋缩、大椎，可用于癫痫。

2.配神庭、头维，适用于头痛。

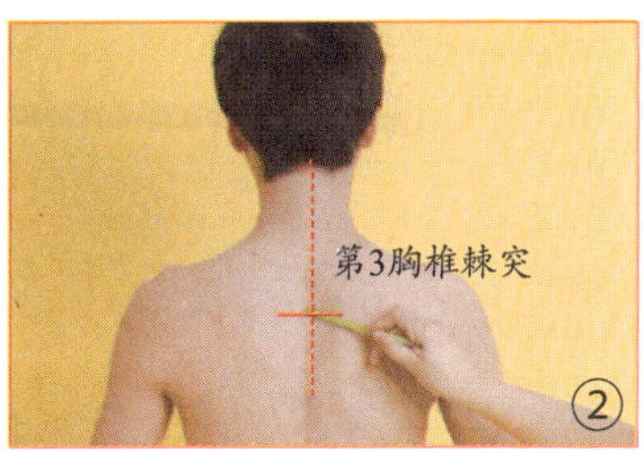

陶道

常用程度 ★

国际编号 GV13

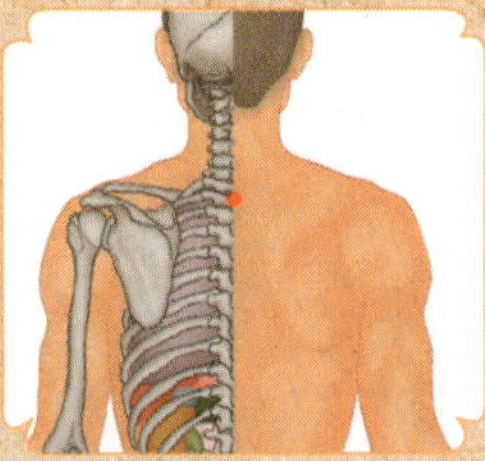

穴名释义

“陶”，陶冶；“道”，通道。本穴在第1胸椎下，穴属督脉，督脉为阳脉之海，督脉阳气散热后在此通道化为温热之气，故名。

标准定位

在背部脊柱区，后正中线上，第1胸椎棘突下凹陷中。

穴位速取

坐位，由颈背交界处椎骨的最高点（第7颈椎棘突）再向下数1个椎体棘突，即第1胸椎棘突，它的下缘凹陷处即是，按压有酸胀感（图①）。

主要功效

清热解表，宁神截疟。用于神经衰弱、脊强、疟疾、恶寒发热、咳嗽、头痛、癫痫、眩晕等。

常见疗法

◎**灸法**：直接灸或隔姜灸3～7壮，温和灸5～10分钟。

◎**按摩法**：以俯卧的姿势由他人帮忙按摩，按摩者以拇指向下用力按压。

最佳配伍

1.配肺俞，列缺、合谷，适用于咳嗽、气喘。

2.配水沟、丰隆、心俞，适用于癫痫。

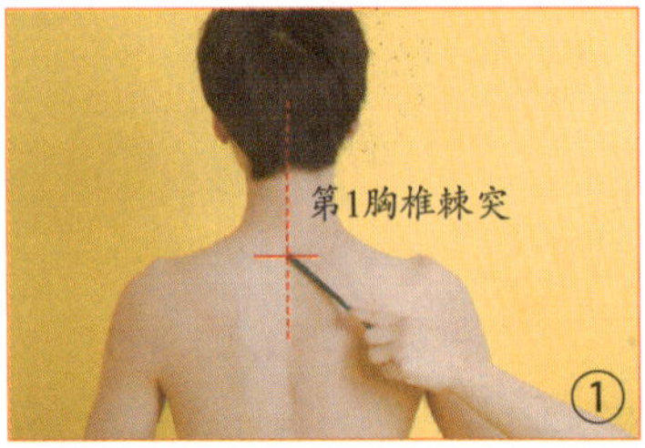

大椎

常用程度 ★★★

国际编号 GV14

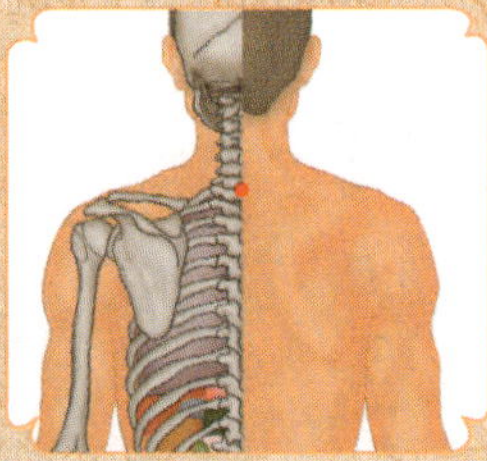

穴名释义

“大”，巨大；“椎”，椎骨。穴在第7颈椎棘突下，因其椎骨最大，故名。

标准定位

在后正中线上，第7颈椎棘突下凹陷中。

穴位速取

取坐位，在颈背交界处椎骨的最高点即为第7颈椎棘突，它的下缘凹陷处即是，按压有酸胀感（图②）。

主要功效

解表清热，截疟止痫。刺激本穴可有效驱邪外出，从而达到有效缓解全身热病及外感之邪的目的。头痛、咳嗽、气喘、感冒及肩背疼痛等，尤其当肩部有严重的僵硬感时，按摩此穴可以缓解。另外，此穴对改善体质等也有不错的疗效。长期按摩可以促进新陈代谢，增强抵抗力。

常见疗法

◎**灸法**：直接灸或隔姜灸3～7壮，温和灸5～10分钟。

◎**按摩法**：以手指指腹或指节向下按压，并作圈状按摩。

最佳配伍

1.配定喘、孔最、列缺，适用于哮喘。

2.配曲池、合谷、风池，适用于热病。

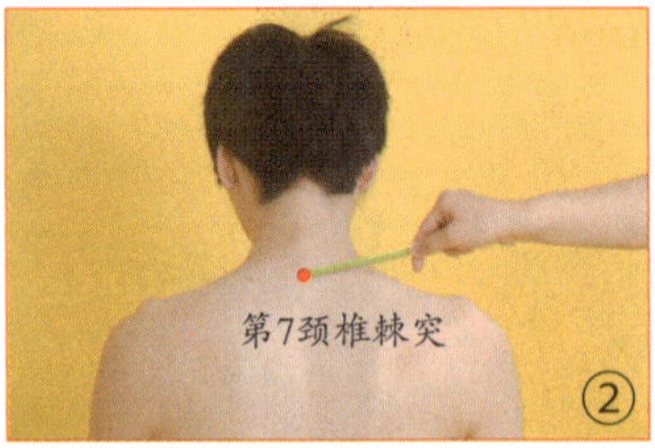

哑门

常用程度 ★

国际编号 GV15

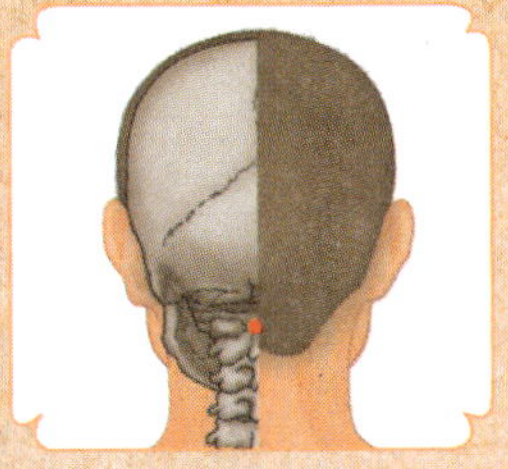

穴名释义

“哑”，音哑；“门”，门户。因穴主治喑哑，故名。

标准定位

在颈后区，后发际正中直上0.5寸处，第2颈椎棘突上凹陷中。

穴位速取

俯卧位或坐位，在颈后区，后发际正中线向上量0.5寸处，按压有酸胀感（图①）。

主要功效

开窍醒神，祛风熄风。刺激此穴，可以有效缓解舌缓不语、音哑、头重、头痛、颈项强急、脊强反折、癔病等疾患。长期按摩此穴，对失眠、精神烦躁也具有明显疗效。

常见疗法

◎**灸法**：温和灸5～10分钟。

◎**按摩法**：以俯卧的姿势由他人帮忙按摩，按摩者以拇指向下用力按压。

最佳配伍

1.配听会、外关、中渚、丘墟，适用于耳聋。

2.配劳宫、三阴交、涌泉，适用于昏厥。

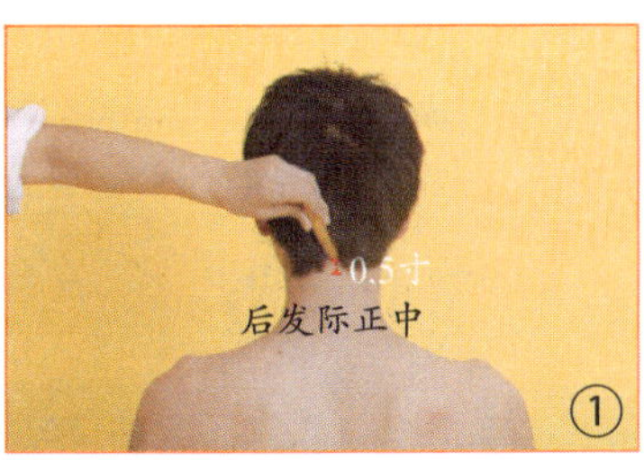

①

风府

常用程度 ★

国际编号 GV16

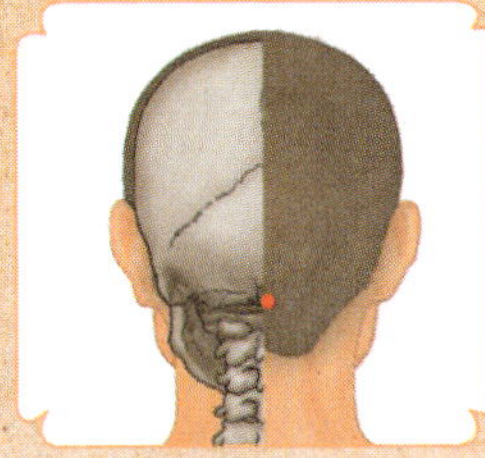

穴名释义

“风”，风邪；“府”，指聚集的处所。穴在人体上部之头项处，是人体中受风邪侵入影响最为严重的穴位，故名。

标准定位

在颈后区，后发际正中直上1寸处，枕外隆凸直下，两侧斜方肌之间凹陷中。

穴位速取

取坐位，在项部，后发际正中直上量1寸处，枕外隆凸直下，两侧斜方肌之间凹陷中（图②）。

主要功效

熄风祛风，通关开窍。本穴可祛除风邪，为治疗感冒的重要穴位，可缓解头痛、头重、鼻塞、流鼻涕、发热等症状，也可用于头颈部酸痛、眩晕、昏迷、脑卒中、失眠、健忘等。

常见疗法

◎**灸法**：温和灸5～10分钟。

◎**按摩法**：大拇指指尖向下，用指腹或指尖揉按穴位，有酸痛、胀麻的感觉。每次左右各揉按3～5分钟，先左后右。

最佳配伍

1.配金津、玉液、廉泉，适用于脑卒中失语。

2.配神庭、头维，适用于头痛。

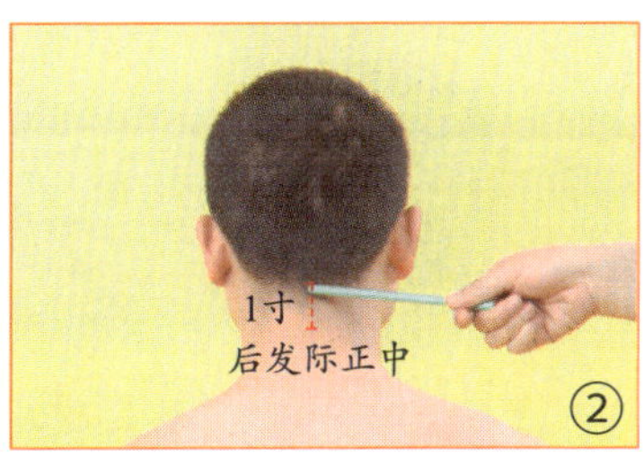

②

脑户

常用程度 ★

国际编号 GV17

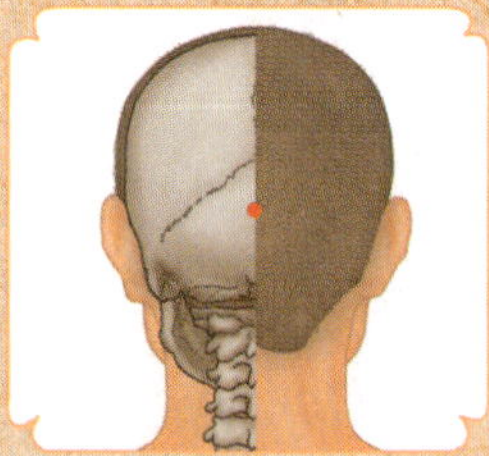

穴名释义

“脑”，脑髓；“户”，门户。本穴在头枕部，督脉之气入脑的门户，主脑部疾患，故名。

标准定位

在头部，后正中线直上2.5寸处，风府穴直上1.5寸，枕外隆凸的上缘凹陷处。

穴位速取

取坐位，伏案低头，在头部，在枕部可摸到一骨性隆起（枕外隆凸），在枕外隆凸的上缘凹陷处，按压有痛感（图①）。

主要功效

平肝熄风，醒脑开窍。刺激这个穴位，能够用于头晕、项强、癫痫。长期按摩此穴，对头重、头痛、眩晕等疾患也有良好疗效。

常见疗法

◎**灸法**：温和灸5～10分钟。

◎**按摩法**：大拇指指尖相互叠加向下，用指腹或指尖揉按穴位，有酸痛、胀麻的感觉。分别用两手轮流按揉穴位，先左后右，每次各揉按3～5分钟。

最佳配伍

1.配通天、脑空，适用于头痛、头晕。

2.配水沟、太冲、丰隆，适用于癫痫。

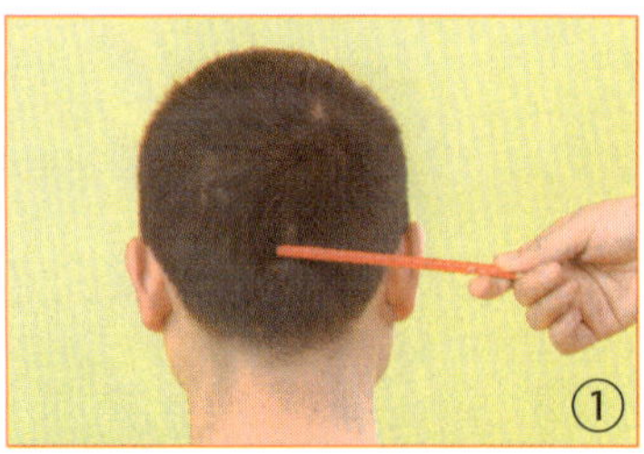

①

强间

常用程度 ★

国际编号 GV18

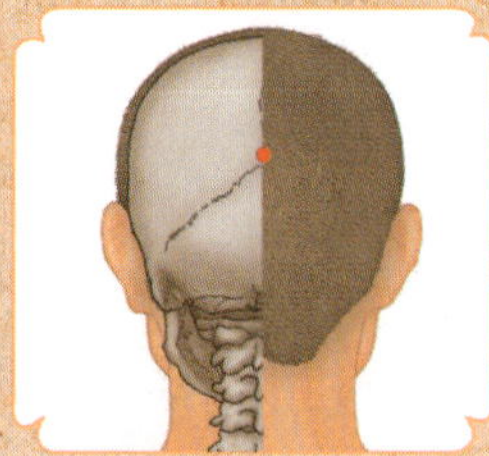

穴名释义

“强”，强硬，表示弓有力；“间”，隙。穴在枕骨与顶骨结合的间隙，也是风府穴和百会穴的中间，由此将此三穴相连接后，形状犹如拉紧的弓弦，故名。

标准定位

在头部，脑户上1.5寸，后发际正中直上4寸。

穴位速取

坐位，在头部，百会穴向下量4横指（即3寸）处，按压有痛感（图②）。

主要功效

平肝熄风，宁心安神。本穴主要用于神经性头痛、血管性头痛、落枕、高血压等。

常见疗法

◎**灸法**：温和灸5～10分钟。

◎**按摩法**：以手指指腹或指节向下按压，并作圈状按摩。

最佳配伍

1.配后溪、至阴、合谷，适用于头痛。

2.配百会、丰隆、通天，适用于眩晕。

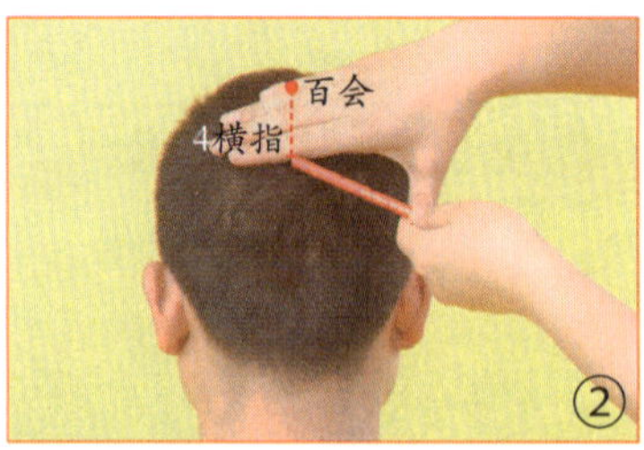

②

后顶

常用程度 ★★

国际编号 GV19

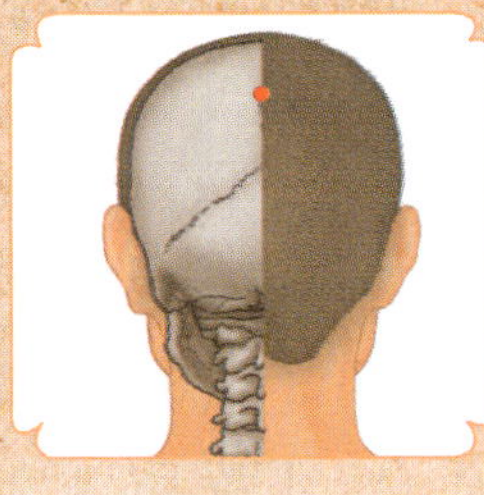

穴名释义

“后”，后方；“顶”，颅顶。以头顶线中央的百会穴分为前后顶，位于后方的穴位即称为后顶。

标准定位

在头部，后发际正中直上5.5寸。

穴位速取

正坐位，在头部，当前后发际连线中点向后半横指处，按压有痛感（图①）。

主要功效

安神醒脑，止痉熄风。适用于头部与神经精神疾患，如头痛、眩晕、耳鸣、感冒、癫痫、癔病等。

常见疗法

◎**灸法**：温和灸5～10分钟。

◎**按摩法**：以手指指腹或指节向下按压。

最佳配伍

1.配率谷、合谷、太阳，适用于头痛。

2.配风池、百会，适用于眩晕。

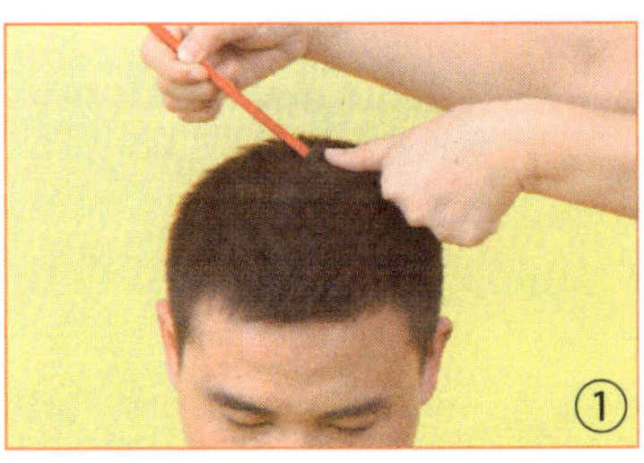

①

百会

常用程度 ★★★★★

国际编号 GV20

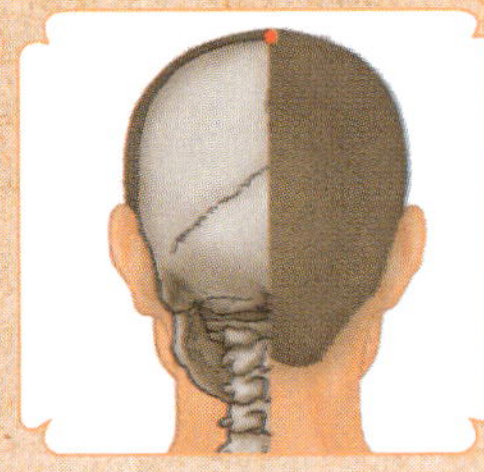

穴名释义

“百”指数量众多，“会”指汇聚的意思。由于身体中许多经脉都汇集于此，因此称为“百会”。

标准定位

在头部，前发际正中直上5寸。

穴位速取

正坐或仰卧位，在头部，两耳尖连线中点与眉间的中心线交汇处的凹陷处，用指尖按压有疼痛感（图②）。

主要功效

升阳固脱，醒脑开窍。其应用范围很广，甚至对于精神所引起的身体不适都能加以缓解。另外，还可以使头脑清醒，具有提神作用，对眼睛疲劳、鼻塞所引起的头痛、耳鸣等有不错的疗效。

常见疗法

◎**灸法**：温和灸5～10分钟。

◎**按摩法**：先用左手中指按压在穴位上，右手中指按在左手中指指甲上，双手中指交叠，同时向下用力揉按穴位，有酸胀、刺痛的感觉。每次揉按1～3分钟。

最佳配伍

配四神聪、神门、三阴交，适用于失眠。

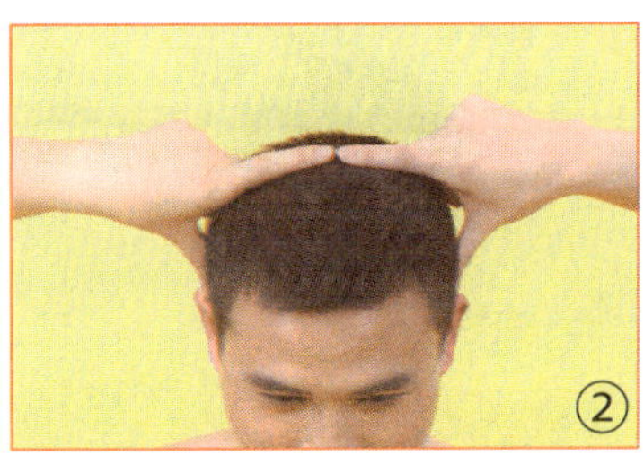

②

前顶

常用程度 ★★

国际编号 GV21

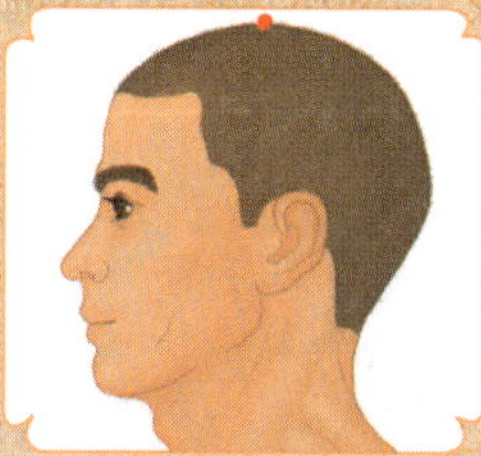

穴名释义

“前”，前面的意思；“顶”指头顶。中医以头顶线中央的百会穴分为前后顶，位于前方的穴位即成为“前顶”，故名。

标准定位

在头部，前发际正中直上3.5寸。

穴位速取

正坐位或仰卧位，在头顶部，先取两耳尖连线中点的百会穴，再向前量1.5寸，或前发际正中直上3.5寸处，按压有痛感（图①）。

主要功效

醒脑熄风，宁神止痉。刺激前顶穴可减轻头部沉重感而神清气爽，对感冒或鼻塞引起的头痛、眩晕以及高血压的各种症状等都有不错的疗效。

常见疗法

◎**灸法**：温和灸5～10分钟。

◎**按摩法**：以手指指腹或指节向下按压，并作圈状按摩。头痛时，可以将两手的中指、食指并拢压在前顶，稍用力指压。

最佳配伍

1.配印堂、迎香、通天，适用于鼻炎、鼻窦炎。

2.配后顶、颔厌、率谷、百会，适用于偏头痛、眩晕。

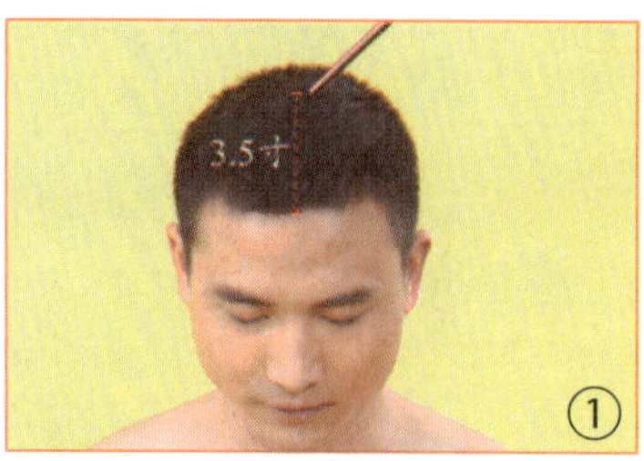

囟会

常用程度 ★

国际编号 GV22

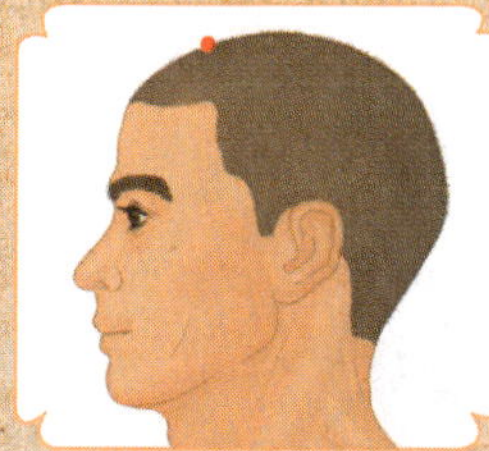

穴名释义

“囟”，囟门；“会”，会合，闭合。穴在颅顶囟门处，年长时囟门渐合，故名。

标准定位

在头部，前发际正中直上2寸。

穴位速取

正坐位或仰卧位，在头顶部，从前发际向上量约2横指处，按后有痛感（图②）。

主要功效

宁神醒脑，清热消肿。本穴居头顶，可用于癫狂、小儿惊痫、感冒、头痛、目眩、鼻出血、面部红肿、高血压等。

常见疗法

◎**灸法**：温和灸5～10分钟。

◎**按摩法**：以手指指腹或指节向下按压，并作圈状按摩。

最佳配伍

1.配上星、合谷、列缺、迎香、通天，适用于鼻炎、鼻窦炎。

2.配前顶、天柱、本神，适用于小儿惊痫。

3.配百会、前顶，适用于头痛。

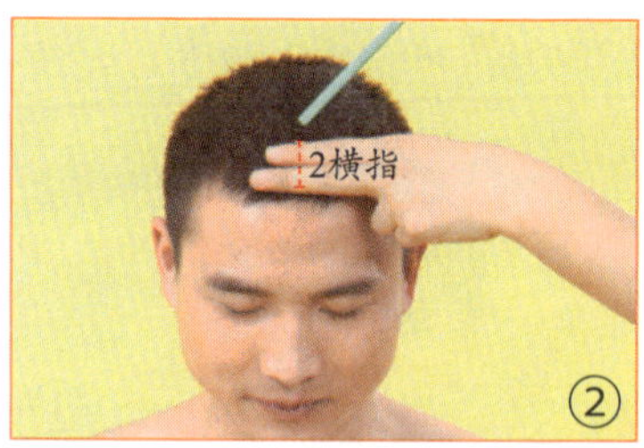

上星

常用程度 ★

国际编号 GV23

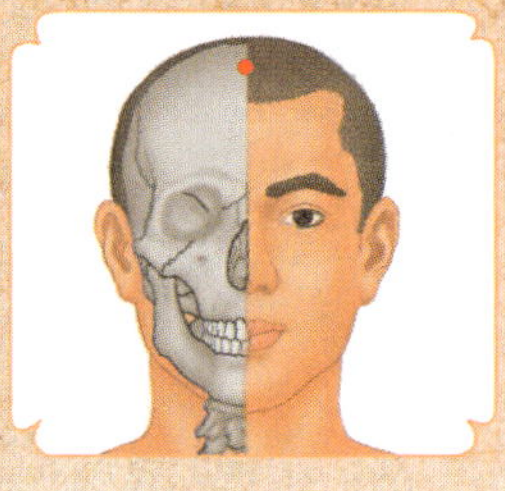

穴名释义

“上”，上方；“星”，星球，此指穴而言。该穴在颅额，如星之居上。

标准定位

在头部，前发际正中直上1寸。

穴位速取

正坐位或仰卧位，在头部，前发际正中直上量1横指处，按压有酸胀感（图①）。

主要功效

安神明目，通窍疏风。本穴位于前头部，近眼，故可用于目痛、结膜炎、角膜炎等眼疾。本穴属督脉，督脉为阳脉之海，其行向前下过鼻，故本穴又可用于缓解头痛、三叉神经痛、热病及鼻出血等各种鼻病。

常见疗法

◎**灸法**：温和灸5～10分钟。

◎**按摩法**：以手指指腹或指节向下按压，并作圈状按摩。最好由他人按摩，以更有力地刺激穴位。

最佳配伍

1.配迎香、通天、合谷、列缺，适用于鼻炎、鼻窦炎。

2.配丘墟、陷谷，适用于疟疾。

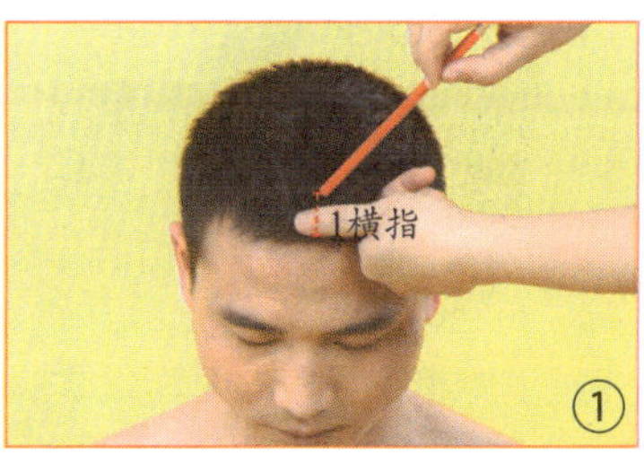

①

神庭

常用程度 ★★★★

国际编号 GV24

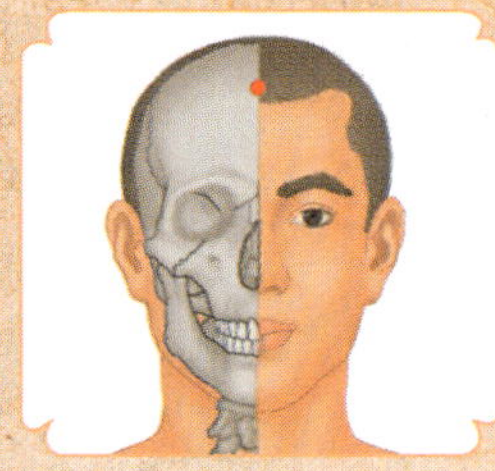

穴名释义

“神”，神明，此指脑，表示精神的“神”；“庭”，脑为元神之府，有脑的“庭院”之意，故名。

标准定位

在头前部，前发际正中直上0.5寸。

穴位速取

正坐位或仰卧位，在头前部，前发际正中直上量约半横指处，按压有酸胀感（图②）。

主要功效

宁神醒脑，降逆平喘。对鼻窦炎、鼻流脓等鼻部疾病以及头痛、眩晕、癫痫等都有缓解作用。同时，眉棱骨疼痛或失去意识时均可刺激本穴。

常见疗法

◎**灸法**：温和灸5～10分钟。

◎**按摩法**：以手指指腹或关节向下按压，并作圈状按摩。

最佳配伍

配太冲、太溪、风池，适用于肝阳上亢导致的头痛、眩晕。

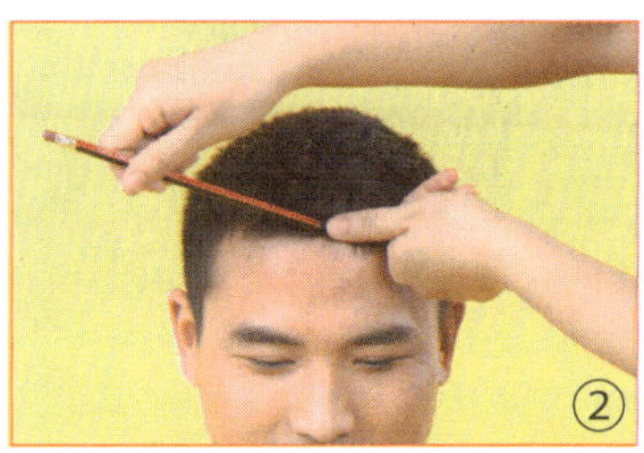

②

素髎

常用程度 ★

国际编号 GV25

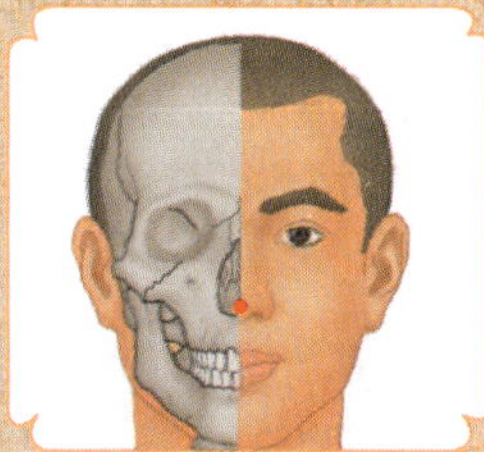

穴名释义

“素”为白色；“髎”，即骨间空隙处。因肺开窍于鼻，其色在五行中属白。本穴正好位于鼻端下中缝隙间，故名。

标准定位

在面部，当鼻尖的正中央。

穴位速取

取正坐位或仰卧位，在鼻背下端之鼻正中央（最高点）（图①）。

主要功效

清热消肿，安神定志。本穴位于鼻尖部，故可用于鼻炎、鼻窦炎、鼻塞、鼻出血等鼻部疾病。本穴又属督脉，向下通于任脉，故可调任督之气，回阳救逆，可用于昏迷、惊厥、新生儿窒息、休克、呼吸衰竭、心动过速等。

常见疗法

◎**按摩法**：以手指指腹或指节向下按压，并作圈状按摩。

最佳配伍

1.配迎香、合谷，行气开窍、清热凉血，适用于鼻出血、鼻塞。

2.配脾俞、胃俞，健脾和胃、清热化痰，适用于酒渣鼻。

3.配内关、足三里，补益心阳、清脑醒神，适用于昏厥。

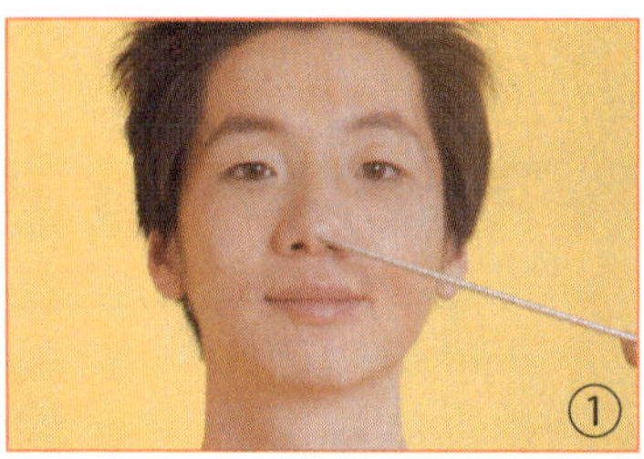

①

水沟

常用程度 ★★

国际编号 GV26

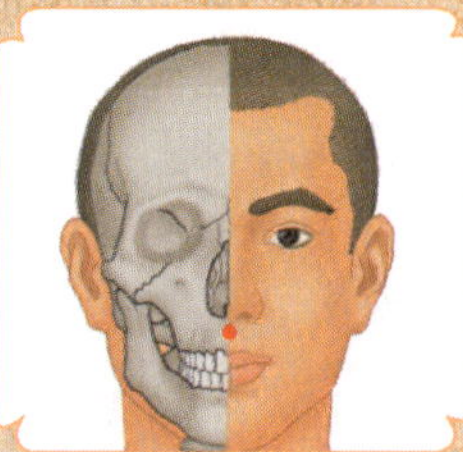

穴名释义

“水”，水液；“沟”，沟渠。穴在人中沟中，犹如涕水之沟渠，督脉的冷降水液在此循地部沟渠下行，故名。

标准定位

在面部，人中沟的上1/3与中2/3交界处。

穴位速取

可采用正坐或仰靠、仰卧姿势，穴在面部，人中沟中的上1/3与下2/3交界处，按压有强烈的压痛感（图②）。

主要功效

醒脑开窍，苏厥止痛，宁神志，利腰脊。水沟有安神定痛的功效，尤其是对脑卒中昏迷的患者，在急送医院的同时可以配合按压此穴，可助其苏醒，是急救的重要穴位之一。另外，本穴还可用于中暑、高血压、恶心、呕吐等。

常见疗法

◎**按摩法**：以手指指腹或指尖向下按压，并作圈状按摩。

最佳配伍

1.配百会、十宣、涌泉，适用于昏迷。

2.配委中、迎香，适用于急性腰扭伤。

3.配尺泽，适用于中暑。

4.配上星、风府，适用于鼻流清涕。

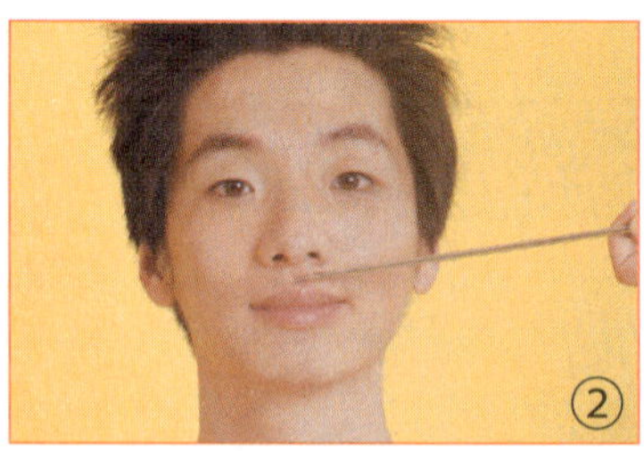

②

兑端

常用程度 ★

国际编号 GV27

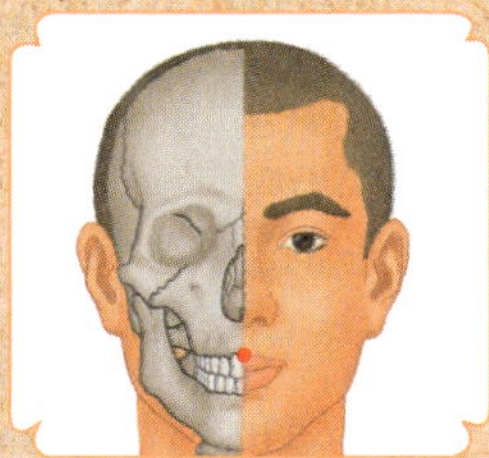

穴名释义

“兑”有说的含义；“端”，上端。穴在唇之上端，为督脉之气生发之处，又为督脉末端，以其所处部位得名。

标准定位

在面部，上唇尖端的中点处。

穴位速取

正坐位，在面部，上唇尖端，人中沟下端的皮肤与唇的移行部位（图①）。

主要功效

清热利湿，宁神醒脑，生津止渴。用于口歪、口噤、面神经麻痹、口臭、齿痛、鼻出血、面赤颊肿、癫狂、癔症、精神分裂症、昏迷、晕厥等。

常见疗法

◎**灸法**：雀啄灸5~10分钟。
◎**按摩法**：以手指指腹或指节向下按压，并作圈状按摩。

最佳配伍

1.配本神、百会，可开窍醒神，适用于癫痫口吐白沫。
2.配膀胱俞、水道、中极，可通调水道，适用于遗尿、尿闭。

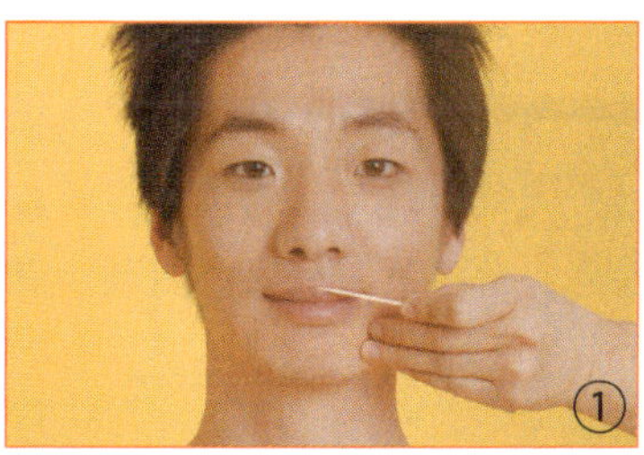

①

龈交

常用程度 ★

国际编号 GV28

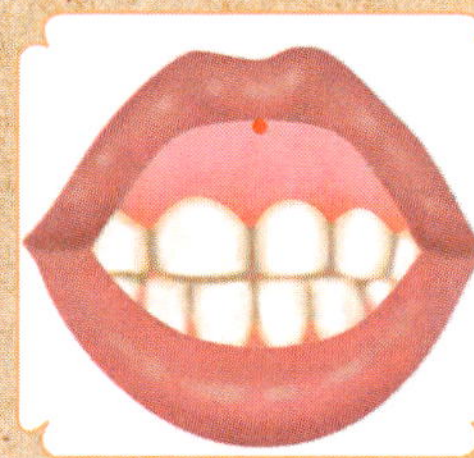

穴名释义

“龈”，指牙龈；“交”，指交汇。本穴位于口内门齿齿根部，为任督二脉与胃阳明经交汇的地方，故名。

标准定位

在上唇内，上唇系带与上牙龈连接的交点处。

穴位速取

正坐，仰头，提起上唇，在上唇内，当唇系带与上齿龈的连接处即是（图②）。

主要功效

宁神止痉，清热消肿。本穴可通调任督之气，调和阴阳，有效改善口歪、口噤、脑卒中后遗症、口臭、齿龈出血、齿痛、鼻出血、面赤颊肿、癫狂等。督脉循行背部，故本穴还可用于急性腰扭伤。

最佳配伍

1.配上关、大迎、翳风，可行气通经，适用于口闭不开。
2.配承浆，有养阴清热的作用，适用于口臭。

温馨叮咛

禁灸。不适宜按摩。

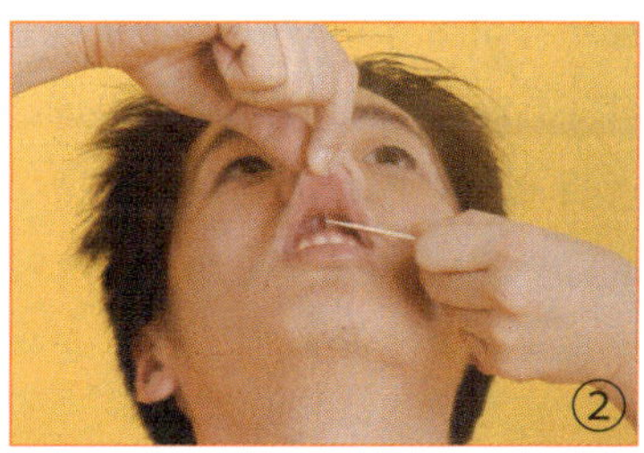

②

印堂

常用程度 ★★★
国际编号 GV29

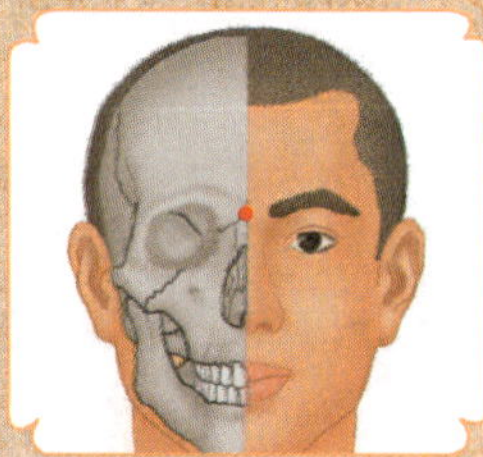

穴名释义

印堂又称“泥丸宫”，是督脉上一个非常重要的穴位。

标准定位

在面部，位于两眉毛内侧端的中间凹陷处。

穴位速取

正坐或仰靠、仰卧姿势，位于面部，在两眉头连线中点凹陷处，按压有酸胀感（图①）。

主要功效

镇静安神，明目通鼻。印堂可以缓解头痛、眩晕、三叉神经痛、癫痫、失眠、小儿惊风、眉棱骨痛、眼目疼痛、面神经麻痹、自主神经功能紊乱。另外，印堂也是改善鼻部各种疾病的常用部位，可以缓解因慢性鼻炎或鼻窦炎所引起的流鼻血、眩晕、气喘等不适感。

常见疗法

◎**灸法**：温和灸5～10分钟。

◎**按摩法**：以手指指腹或指节向下按压，并作圈状按摩。

最佳配伍

1.配四神聪、百会、神门，适用于失眠。
2.配大椎、心俞、胆俞，适用于小儿惊风。
3.配攒竹、睛明，适用于目疾。
4.配后溪、水沟，适用于急性腰扭伤。

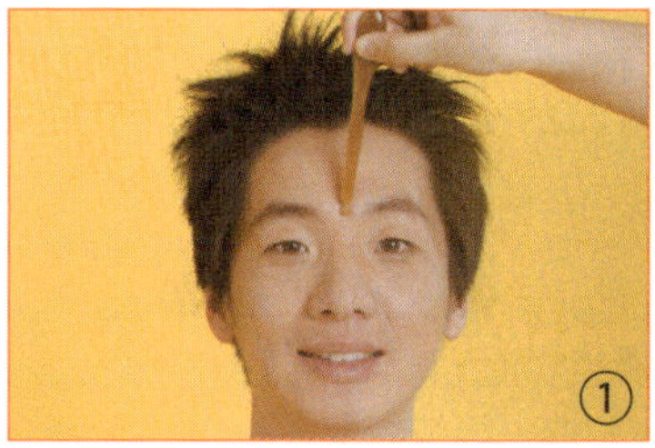
①

晕针处理——根据缘由，分别对待

由于患者精神紧张、饥饿、疲劳、体质虚弱、体位不适或针刺时手法过重等原因，往往可发生晕针。晕针的先兆为头晕目眩、面色苍白、心烦欲吐。如不及时处理，则会转为出汗、血压下降、脉象微弱；甚至四肢怕冷、人事不省、呼吸微弱。

晕针时，应镇静，不要惊慌，首先应立即将针取出，使患者平卧，头部稍低，轻者可饮温开水或糖水；重者可以指掐或针刺水沟、内关，或灸百会、足三里等穴。必要时应配合其他急救措施。

针灸治疗虽较安全，但毕竟是一种损伤性疗法。不少患者，特别是首次接受针灸治疗者常常有一些思想顾虑，特别是惧怕疼痛。因此，时有出现晕针、滞针、折针等情况。解除患者的思想顾虑，可以明显地改善或消除针刺不良反应，提高疗效。因此，对于初次针刺的患者，必须作好解释，消除其顾虑，缓解紧张情绪；正确选择体位（尽可能采取卧式体位）；取穴不宜太多，手法不宜过重。同时，在针刺过程中如果突然感到头晕、心烦欲吐等必须及时告诉医生。

任脉

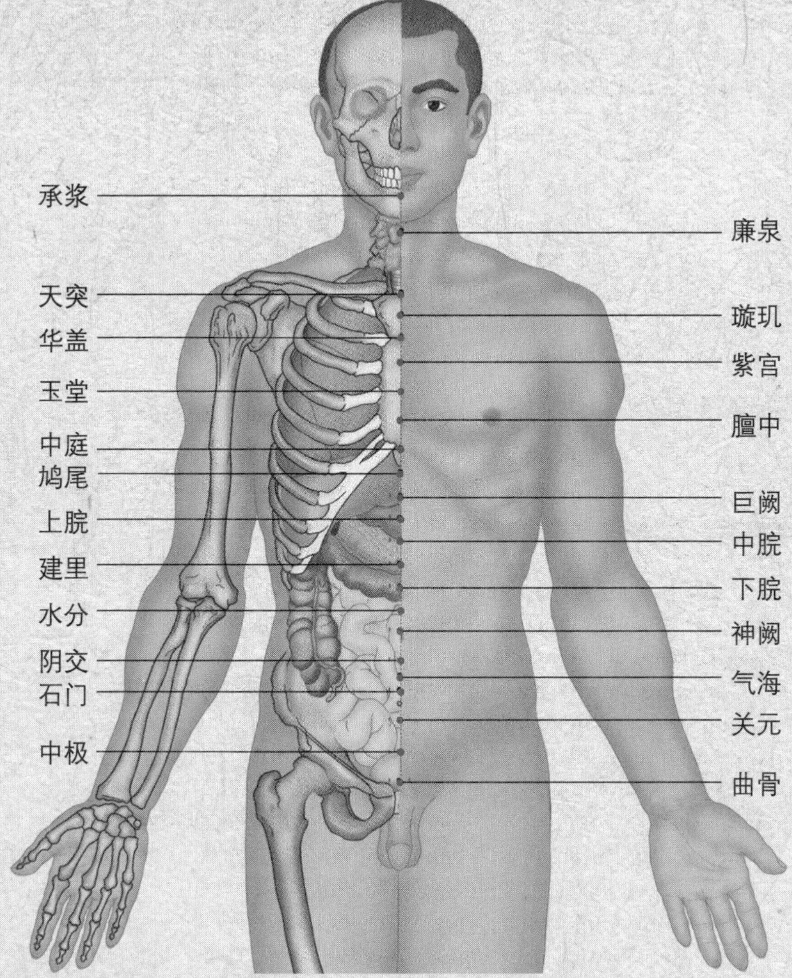

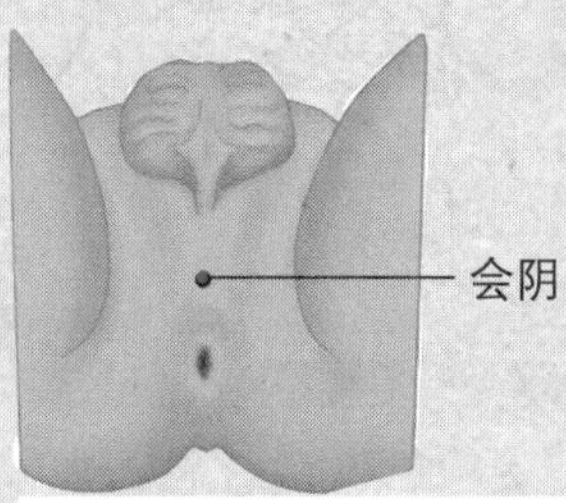

循行路线 任脉起于小腹内，下出于会阴部，向上行于阴毛部，沿着腹部正中线上行，经过曲骨、关元等穴，到达咽喉部（天突），到达下唇内，左右分行，环绕口唇，再分别通过鼻翼两旁，进入眼眶下，交于足阳明经。

其支者 由胞中分出，与冲脉相并，上行于脊柱，循行于背部。

范围 本经共24个穴，分布在面、颈、胸、腹前正中线上。首穴为会阴，末穴为承浆。

功效 本经腧穴可有效预防和缓解神经系统、呼吸系统、消化系统、泌尿系统、生殖系统和本经脉所经过部位的疾病。

会阴

常用程度 ★

国际编号 CV1

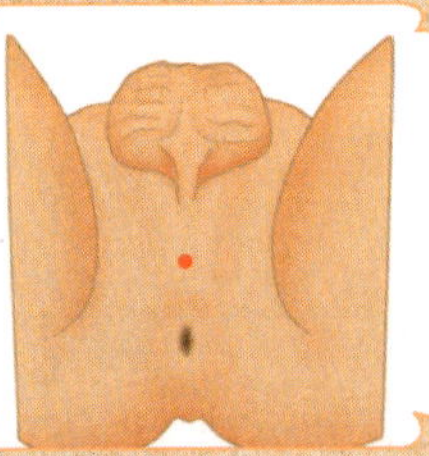

穴名释义

“会”，交会；“阴”，两阴。穴在前阴与后阴之间。为任脉第一穴。

标准定位

在会阴部，男性在阴囊根部与肛门连线的中点，女性在大阴唇后联合与肛门连线的中点。

穴位速取

胸膝位或侧卧位，穴位在会阴部，男性当阴囊根部与肛门连线的中点，女性当大阴唇后联合与肛门连线的中点（图①）。

主要功效

调经补肾，清利湿热。刺激此穴，对溺水窒息、产后昏迷不醒具有明显的疗效。另外，此穴对改善阴痛、阴部潮湿、阴部肿痛、小便难、大便秘结、闭经、阴道炎、睾丸炎、阴囊炎等都有良好的疗效。

常见疗法

◎**灸法**：艾炷灸3～5壮，艾条灸5～10分钟。

◎**按摩法**：左手中指指腹按压在穴位上，右手中指指腹按压在左手指甲上，两手中指交叠以指腹用力揉按，有酸胀的感觉。每天早晚，左右手指交叠互换，各揉按1～3分钟。

最佳配伍

1.配三阴交，适用于产后暴厥。

2.配肾俞，适用于遗精。

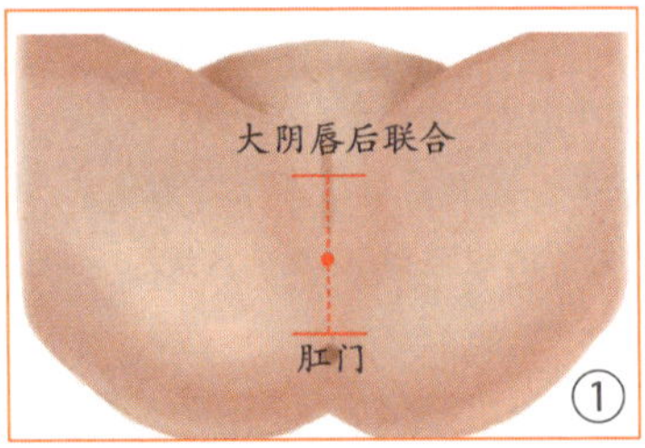

①

曲骨

常用程度 ★

国际编号 CV2

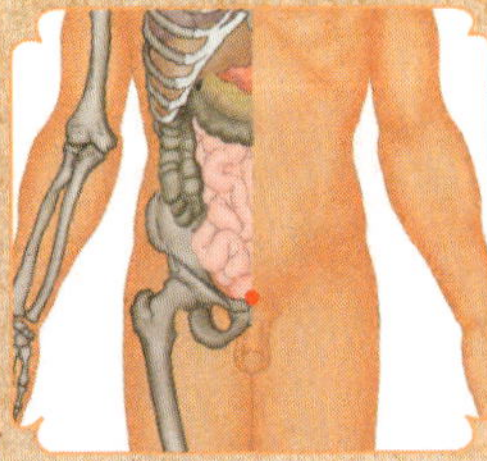

穴名释义

“曲”，弯曲；“骨”，骨头。穴在耻骨联合上缘凹陷处，耻骨联合处略为弯曲，故名。

标准定位

在下腹部，在前正中线上，耻骨联合上缘的中点处。

穴位速取

仰卧位，腹部正中线与耻骨联合上缘的交点，按压有酸胀感（图②）。

主要功效

利肾培元，调经止带。主要用于妇科疾病及男性肾虚等，对产后有分泌物、白带异常、月经不调等有缓解效果。同时，对男性肾虚、前列腺肥大、尿频、膀胱炎等也有不错的效果。

常见疗法

◎**灸法**：艾炷灸3～7壮，艾条灸5～15分钟。

◎**按摩法**：以手指指腹或指节向下按压，并作圈状按摩。

最佳配伍

1.配肾俞、志室、大赫、关元、命门，适用于阳痿、遗精。

2.配中极、关元、肾俞，适用于肾虚、遗尿、小便不利。

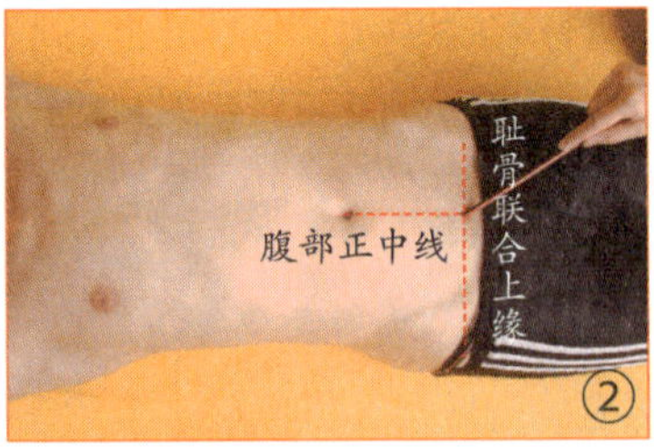

②

中极

常用程度 ★★★

国际编号 CV3

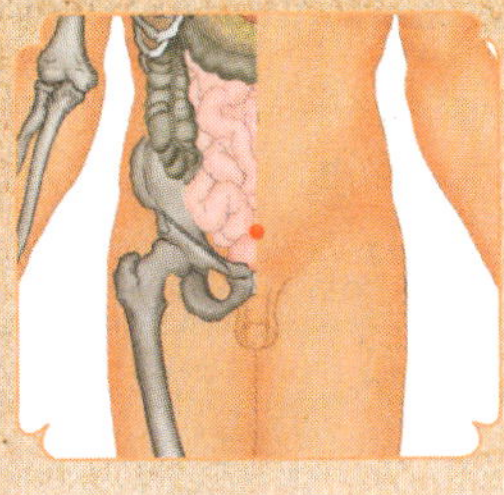

穴名释义

“中”，中间；“极”，尽头。穴在腹部，为人体上下长度之中点，又在躯干尽头处，故名中极。

标准定位

在下腹部，前正中线上，在脐中下 4 寸。

穴位速取

仰卧位，将耻骨联合上缘的中点和肚脐连线5等分，由下向上1/5处，按压有酸胀感（图①）。

主要功效

益肾助阳，通经止带。是治疗泌尿系统疾病的特效穴位，可以改善尿道炎、排尿困难、尿频等，对女性疾病亦相当有效，如停经、痛经、月经不调、白带异常、子宫肌瘤、下腹虚冷等。

常见疗法

◎**灸法**：艾炷灸3～7壮，艾条灸5～15分钟。

◎**按摩法**：平躺，以中指或食指向下按压4～5次。

最佳配伍

1.配阴陵泉，适用于盆腔炎、尿道刺激症状（尿频、尿急、尿痛等）。

2.配水分、阴陵泉、三阴交，适用于水肿。

3.配阴谷、气海、肾俞，适用于遗溺不止。

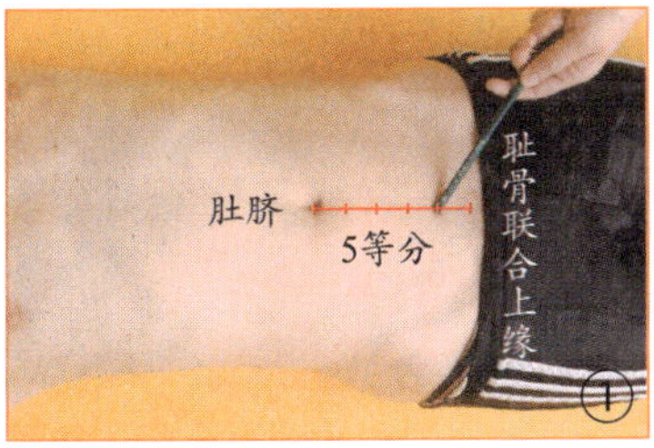

关元

常用程度 ★★★

国际编号 CV4

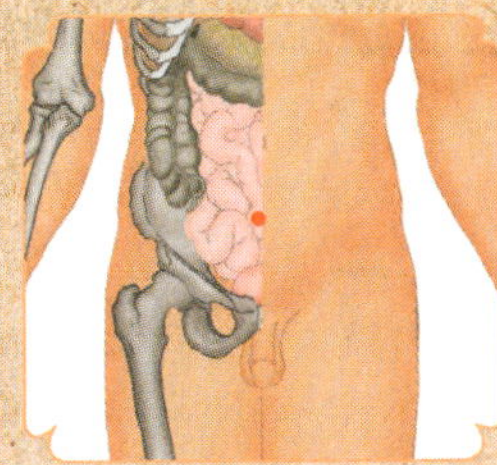

穴名释义

“关”，关藏；“元”，元气。穴在人身元阴元阳关藏之处，故名。

标准定位

在下腹部，脐中下3寸，前正中线上。

穴位速取

仰卧位，将耻骨联合上缘的中点和肚脐连线5等分，由下向上2/5处（图②）。

主要功效

培元固本，补益下焦。多用于调理和改善泌尿生殖系统疾病，对阳痿、早泄、尿频、月经失调、痛经、遗精、功能性子宫出血、子宫脱垂、失眠等疗效显著。

常见疗法

◎**灸法**：艾炷灸3～7壮，艾条灸10～15分钟。

◎**按摩法**：以手指指腹或指节向下按压，并作圈状按摩。

最佳配伍

1.配气海、肾俞、神阙，适用于脑卒中昏迷。

2.配足三里、脾俞、公孙、大肠俞，适用于腹痛、虚劳等。

穴位标签

为小肠募穴，任脉、足三阴经交会穴。

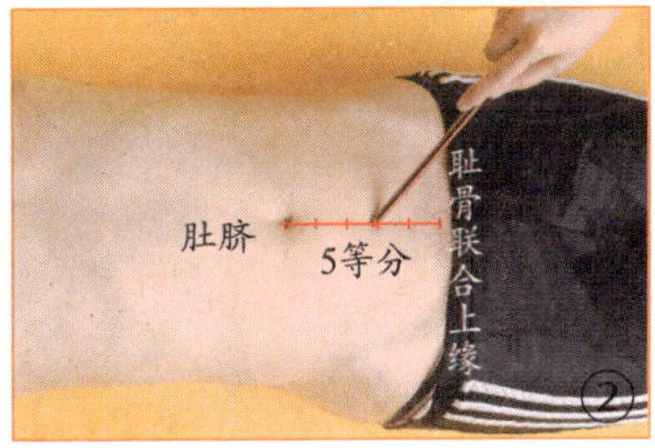

石门

常用程度 ★

国际编号 CV5

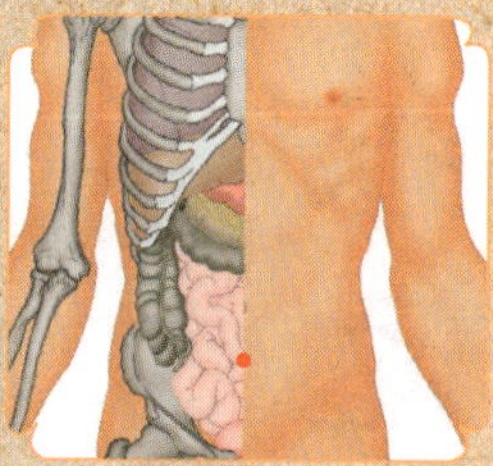

穴名释义

“石”，坚硬不通；“门”，门户。穴可用于下腹坚痛之证，故名。

标准定位

在下腹部，前正中线上，在脐中下 2 寸。

穴位速取

仰卧位，将耻骨联合上缘的中点和肚脐连线5等分，由上向下2/5处，按压有酸胀感（图①）。

主要功效

温肾益精，调经止带。主要用于腹胀、泄泻、绕脐疼痛、水肿、小便不利、遗精、阳痿、闭经、带下、崩漏、产后恶露不止等。

常见疗法

◎**灸法**：艾炷灸3～5壮，艾条灸5～10分钟。

◎**按摩法**：以手指指腹或指节向下按压，并作圈状按摩。最好由他人按摩，以更有效刺激穴位。

最佳配伍

1.配阴陵泉、关元、阴交，适用于四肢水肿、小便不利。

2.配天枢、气海、足三里，适用于腹胀、泄泻、绕脐痛。

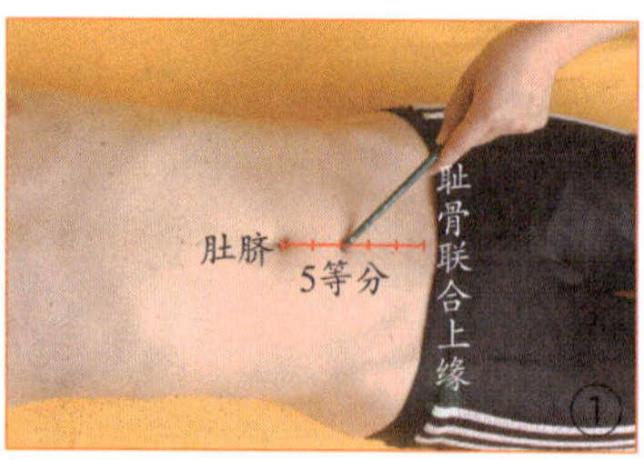

气海

常用程度 ★★★★

国际编号 CV6

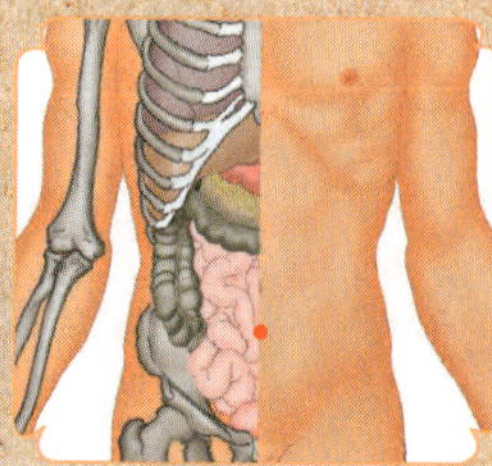

穴名释义

“气”，元气；“海”，海洋。穴位为先天元气汇聚之处，可主一切气疾，故名。

标准定位

在下腹部，前正中线上，在脐中下1.5寸。

穴位速取

仰卧位，先取关元穴，在关元与肚脐连线的中点处，按压有明显的酸胀感（图②）。

主要功效

补气益肾，涩精固本。主要用于调理和改善泌尿生殖系统方面的疾病，如子宫肌瘤、月经失调、痛经、不孕症、胸闷、腹胀、尿频、阳痿、早泄等。对神经衰弱、精神紧张也有一定的疗效。气海俗称丹田，常常指压气海，能使男性精力旺盛，活力充沛。

常见疗法

◎**灸法**：艾炷灸3～7壮，艾条灸5～15分钟。

◎**按摩法**：以手指指腹或指节向下按压，并作圈状按摩。

最佳配伍

1.配三阴交，适用于前列腺炎、遗精。

2.配关元，适用于产后恶露不止。

3.配足三里、脾俞、胃俞、天枢、上巨虚，适用于胃腹胀痛、呕吐、消化不良、大便不通、泻痢不止。

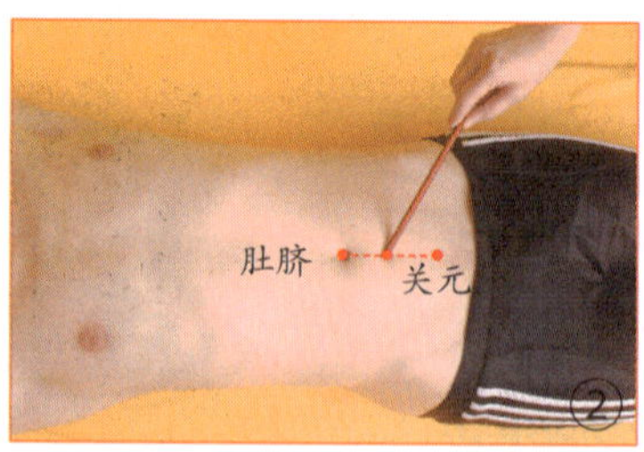

阴交

常用程度 ★

国际编号 CV7

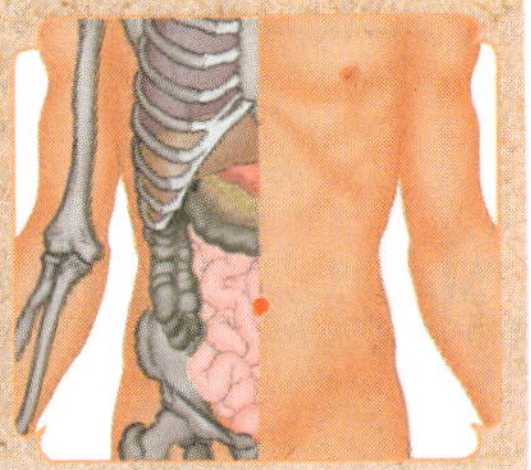

穴名释义

穴居脐下，为任脉经穴，任为阴经，腹亦属阴，此穴又是任脉、冲脉、足少阴三脉的交会穴，三脉皆属阴，故称阴交。

标准定位

在下腹部，前正中线上，在脐中下1寸。

穴位速取

仰卧位，将耻骨联合上缘的中点和肚脐连线5等分，由上向下1/5处，按压有酸胀感（图①）。

主要功效

温肾益精，调理冲任。可有效缓解各种疼痛。此外，经常刺激本穴还能促进新陈代谢，改善虚寒证、白带过多、月经不调、子宫异常出血、坐骨神经痛等。

常见疗法

◎**灸法**：艾炷灸3～7壮，艾条灸5～15分钟。

◎**按摩法**：以手指指腹或指节向下按压，并作圈状按摩。

最佳配伍

1.配阴陵泉、带脉，适用于赤白带下。

2.配子宫、三阴交，适用于月经不调、崩漏。

3.配天枢、气海，适用于腹胀、肠鸣、泄泻。

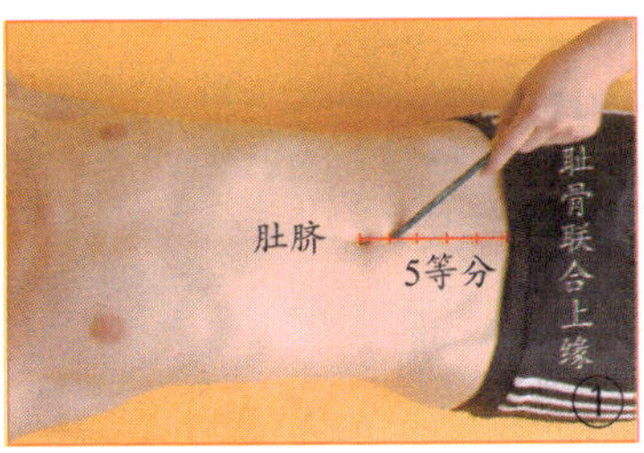

神阙

常用程度 ★★★★★

国际编号 CV8

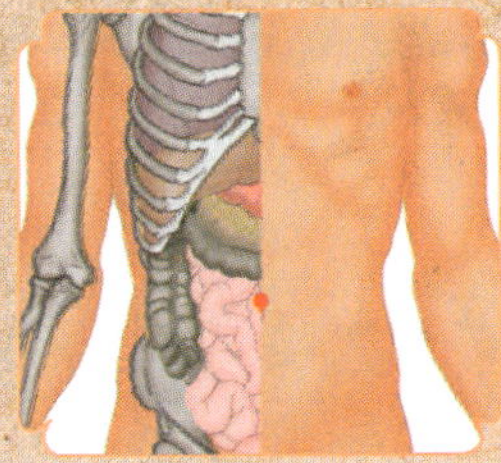

穴名释义

“神”，神气；“阙”，宫门，是古代天子居住地的统称，指神气通行之门户。又因为心脏主血且藏元神，比喻该穴为元神之阙门，故名。

标准定位

在腹中部，脐中央。

穴位速取

仰卧位，在腹中部，肚脐中央（图②）。

主要功效

培元固本，回阳救逆。因穴位于腹之中部，下焦之枢纽，又邻近胃与大小肠，所以该穴能健脾胃、理肠止泻。故经常刺激本穴可以起到缓解腹部疼痛的作用。当腹痛、腹泻时，可以手掌轻轻按摩神阙穴，或者先以热毛巾覆盖，然后再予以按摩。

常见疗法

◎**灸法**：艾炷灸3～7壮，艾条灸5～15分钟。

◎**按摩法**：以手掌轻轻按摩，不可用力指压。

最佳配伍

1.配公孙、水分、天枢、足三里，适用于泻痢、便秘、绕脐腹痛。

2.配长强、气海、关元，适用于脱肛、小便不尽、肾虚、不孕不育等。

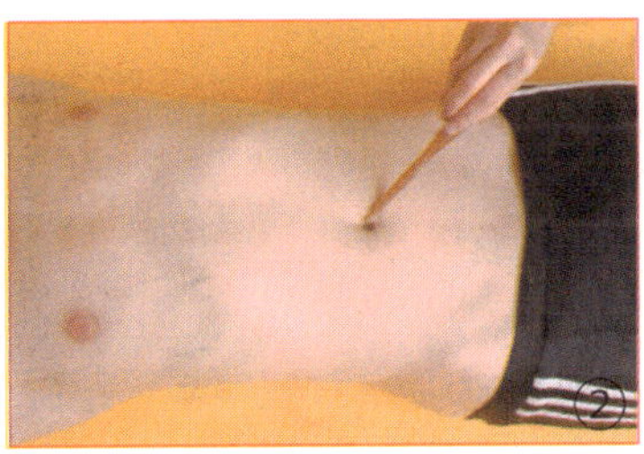

水分

常用程度 ★★

国际编号 CV9

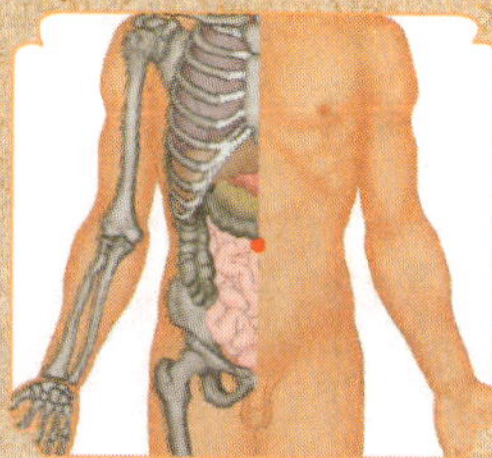

穴名释义

“水”，水谷；“分”，分别。穴内应小肠，小肠能分清泌浊，水液入膀胱。体内的水可在身体内靠血液循环运转，而体外的水则透过肠道溜至膀胱排出，故名。

标准定位

在上腹部，前正中线上，脐中上 1 寸。

穴位速取

仰卧位，在上腹部，将神阙与胸剑结合点连线进行8等分，在连线的下1/8与上7/8交点处，按压有酸胀感（图①）。

主要功效

健脾化湿，利水消肿。刺激本穴有助于排出体内多余的水分，调节体液代谢。促进新陈代谢、消除小腹、消除水肿，改善虚寒型腰酸背痛、胃下垂、腹胀、尿频等。

常见疗法

◎**灸法**：艾炷灸3～7壮，艾条灸5～15分钟。

◎**按摩法**：以指腹向下按压后放松，如此反复进行。

最佳配伍

1.配天枢、地机，适用于腹水。

2.配中封、曲泉，适用于脐痛。

3.配脾俞、三阴交，适用于浮肿。

4.配内关，适用于反胃呕吐。

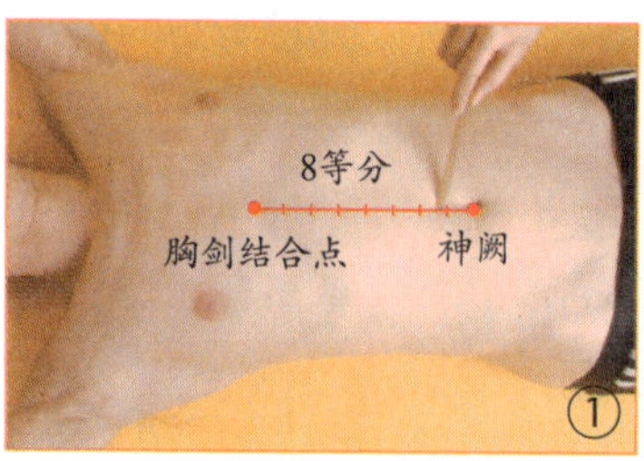

下脘

常用程度 ★★

国际编号 CV10

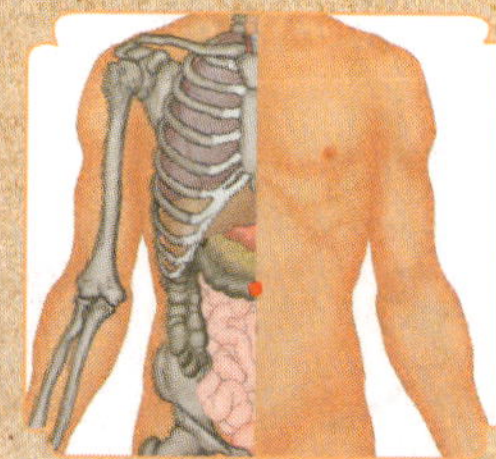

穴名释义

“下”，下部；“脘”，胃脘。穴在胃脘下部，故名。

标准定位

在上腹部，前正中线上，脐中上 2 寸。

穴位速取

仰卧位，在上腹部，将神阙与胸剑结合点连线进行4等分，在连线的下1/4与上3/4交点处，按压有酸胀感（图②）。

主要功效

健脾和胃，消积化滞。本穴除主胃部疾病外，更偏重于缓解小肠、脾失健运所导致的各种疾病，如腹痛、腹胀、消化不良、肠鸣、泄泻等。

常见疗法

◎**灸法**：艾炷灸3～7壮，艾条灸10～20分钟。

◎**按摩法**：以手指指腹或指节向下按压，并作圈状按摩。

最佳配伍

1.配天枢、气海、关元，适用于脾虚腹泻。

2.配上脘、中脘、胃俞、足三里，适用于胃下垂。

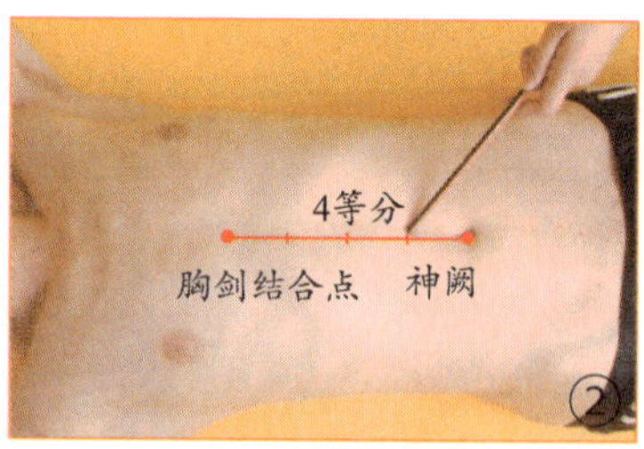

建里

常用程度 ★★

国际编号 CV11

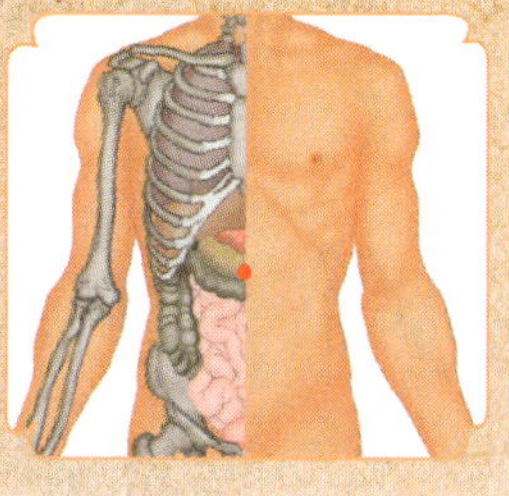

穴名释义

“建”，建设；“里”，与表相对，此指肚腹内部也。意为任脉的地部经水由此注入肚腹内部。

标准定位

在上腹部，前正中线上，脐中上 3 寸。

穴位速取

仰卧位，在上腹部，前正中线上，将神阙与胸剑结合点连线8等分，在连线的下3/8与上5/8交点处，按压有酸胀感（图①）。

主要功效

健脾和胃，消积化滞。可有效缓解胃脘疼痛、腹胀、神经性呕吐、食欲不振、消化不良、腹痛等胃肠道疾病。坚持长期按摩，对预防和消除水肿也有一定的作用。

常见疗法

◎**灸法**：艾炷灸3～7壮，艾条灸5～15分钟。

◎**按摩法**：以手指指腹或指节向下按压，并作圈状按摩。

最佳配伍

1.配内关，适用于胸中苦闷。

2.配水分，适用于肚腹肿胀。

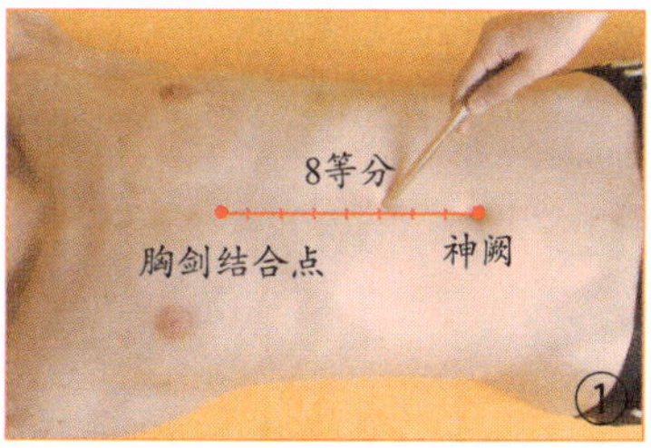

中脘

常用程度 ★★★

国际编号 CV12

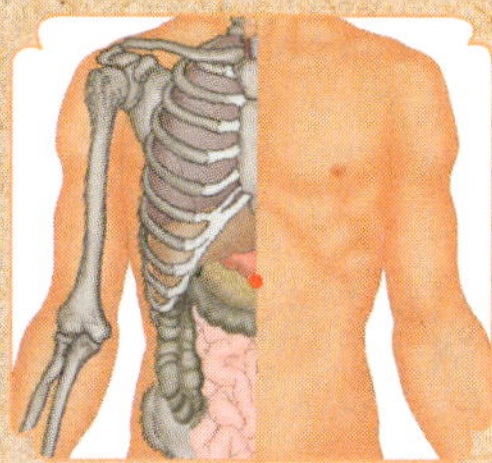

穴名释义

“中”，中间；“脘”，胃脘。穴在胃脘中部。又因胃部在人体是位居肺脏、肝脏和心脏的中间部位，故名。

标准定位

在上腹部，前正中线上，脐中上 4 寸。

穴位速取

仰卧位，在上腹部，神阙与胸剑结合点连线的中点处，按压有酸胀感（图②）。

主要功效

健脾和胃，补中安神。多用于缓解消化系统疾病，尤其是胃、十二指肠疾病，所以可以用来改善胃痛、胃酸过多、恶心呕吐、消化不良、腹部胀痛等。另外，对于改善食欲不振、脾胃虚弱、便秘、腹泻也有不错的疗效。

常见疗法

◎**灸法**：艾炷灸3～7壮，艾条灸5～15分钟。

◎**按摩法**：以拇指指腹向下按压，并作圈状按摩，勿施力过重，以免压迫腹部的内脏。

最佳配伍

1.配百会、足三里、神门，适用于失眠、脏躁。

2.配气海、内关，适用于胃下垂。

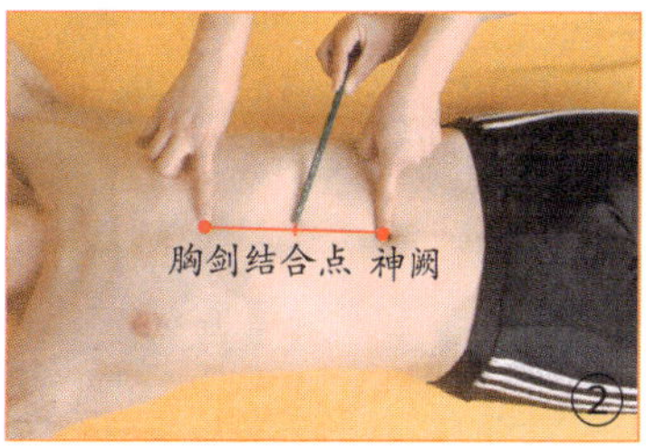

上脘

常用程度 ★★

国际编号 CV13

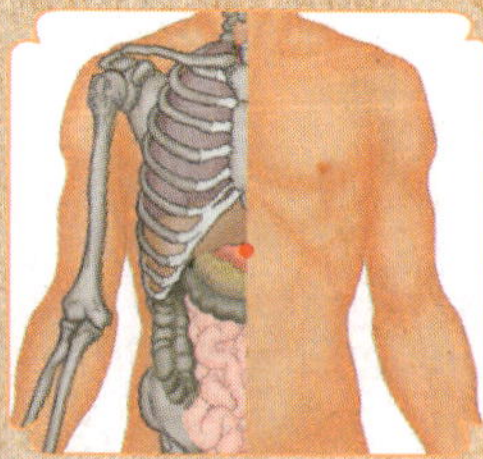

穴名释义

“上”，上方；“脘”，同管，空腔的意思，这里指胃脘。穴在胃脘上部，故名上脘。

标准定位

在上腹部，前正中线上，脐中上5寸。

穴位速取

仰卧位，在上腹部，前正中线上，神阙与胸剑结合点连线的中点处，再向上量1寸处，按压有酸胀感（图①）。

主要功效

健脾和胃，宽胸理气。本穴为足阳明经、手太阳、任脉交会处，加之足阳明经别上通于心，而且穴位近心募，胃与心有直接联系，故本穴除用于改善胃部疾病外，还可用于心胸疾患。长期刺激上脘穴，对反胃、呕吐、胃脘疼痛、腹胀、呃逆、消化不良、胃炎、黄疸、泄泻等消化系统疾患，及虚劳吐血、咳嗽痰多、心绞痛等均具有良好的调理和改善作用。

常见疗法

◎**灸法**：艾炷灸3～7壮，艾条灸5～15分钟。
◎**按摩法**：以手指指腹或指节向下按压，并作圈状按摩。

最佳配伍

配丰隆、足三里，适用于纳呆、消化不良。

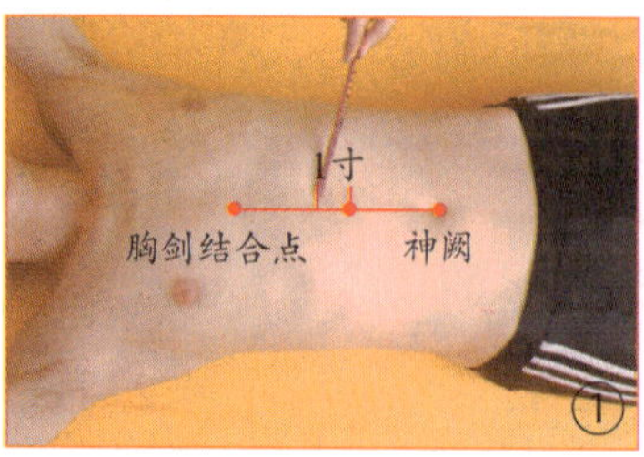

巨阙

常用程度 ★★

国际编号 CV14

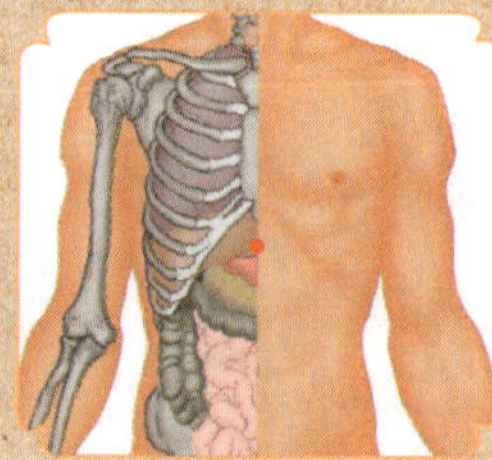

穴名释义

“巨”，巨大；“阙”，宫阙。此穴为心气出入之大门，古代将心脏视为君主之官，因此穴为汇聚心脏脉气之处，故名。

标准定位

在上腹部，前正中线上，脐中上6寸。

穴位速取

仰卧位，在上腹部，前正中线上，将胸剑结合点与神阙连线4等分，在连线的上1/4与下3/4交点处，按压有酸胀感（图②）。

主要功效

宽胸利膈，宁心安神。巨阙穴主要用于胃部疾病，对胃酸过多、胃痉挛、胸部灼热、打嗝、腹胀、腹泻、恶心呕吐、胃下垂、消化不良等都有显著的缓解及改善作用。

常见疗法

◎**灸法**：艾炷灸3～5壮，艾条灸5～10分钟。
◎**按摩法**：以手指指腹或指节向下按压，并作圈状按摩。

最佳配伍

1.配内关，适用于心绞痛。
2.配水沟，适用于癫痫。

穴位标签

为心经募穴。

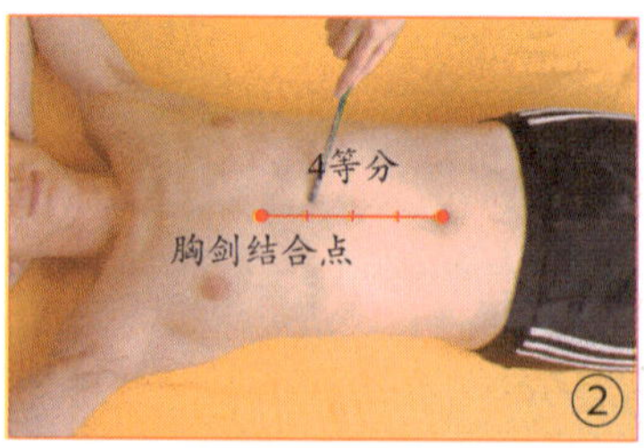

鸠尾

常用程度 ★

国际编号 CV15

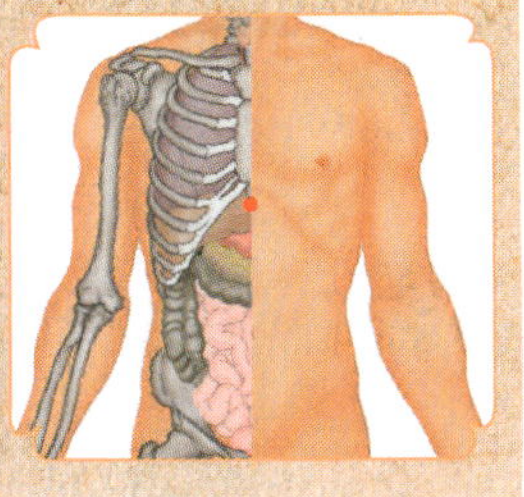

穴名释义

“鸠”，鸠鸟；“尾”，尾巴。穴在剑突下方，因胸骨剑突出的部分形状好像斑鸠的尾巴，故取其外形而命名。

标准定位

在上腹部，前正中线上，胸剑结合部下1寸。

穴位速取

仰卧位，在上腹部，前正中线上将胸剑结合点与神阙连线8等分，在连线的下7/8与上1/8交点处，按压有酸胀感（图①）。

主要功效

和中降逆，宽胸宁神。刺激此穴可促进血液循环和身体的组织器官的正常工作，自然可以使身体多种不适症状得以缓解，主要用于心悸、气喘、手脚冰冷、胃痛、腹泻、食欲不振、失眠等。

常见疗法

◎**灸法**：艾炷灸3～5壮，艾条灸15～20分钟。

◎**按摩法**：以手指指腹或关节向下按压，二人进行时，可将两手重叠加以指压。

最佳配伍

1.配内关、膻中，适用于心悸。

2.配建里、下脘，适用于呃逆。

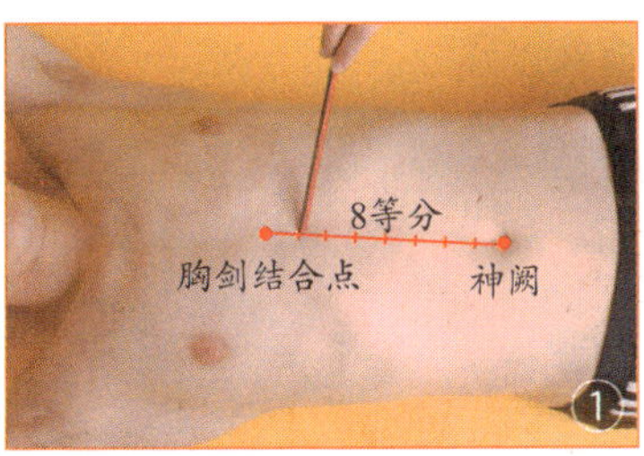

①

中庭

常用程度 ★

国际编号 CV16

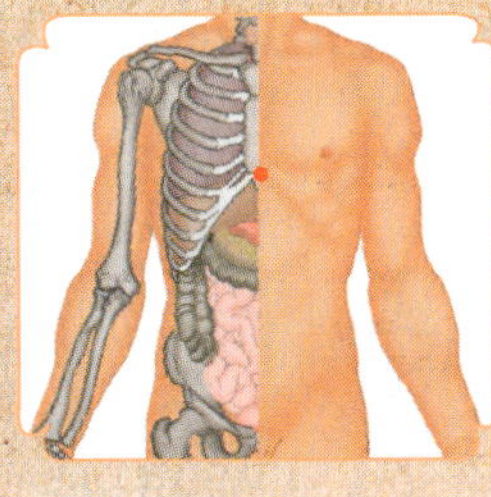

穴名释义

“中”，中间；“庭”，庭院，又有前的含义。任脉沿腹中线上行，脉气从中间穿过进入庭院。

标准定位

在胸部，前正中线上，平第5肋间，即胸剑结合部。

穴位速取

仰卧位，先取两乳头连线之中点膻中穴，再向下量1.6寸即是（图②）。

主要功效

宽胸理气，降逆和中。用于胸腹胀满、胸闷、噎嗝、呕吐、心痛、小儿吐乳等。

常见疗法

◎**灸法**：艾炷灸3～7壮，艾条灸5～15分钟。

◎**按摩法**：以手指指腹或指节向下按压，并作圈状按摩。可由他人代为按摩，以增强按摩功效。

最佳配伍

1.配中脘、内关、足三里，适用于呕吐。

2.配章门、期门、膻中，适用于胸胁胀满。

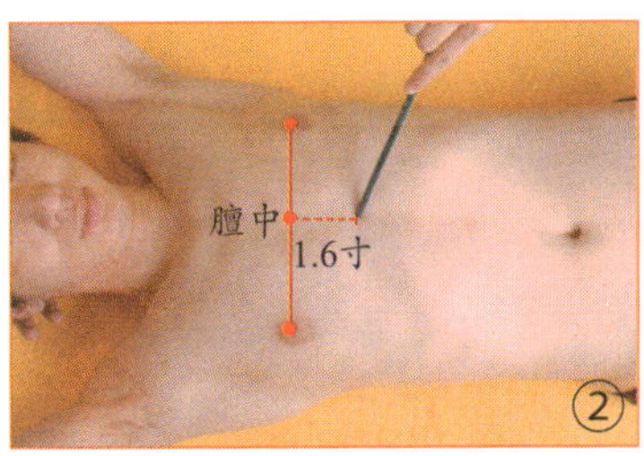

②

膻中

常用程度 ★★★★

国际编号 CV17

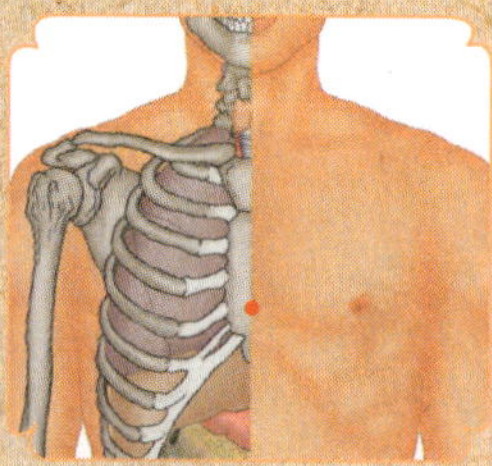

穴名释义

“膻”，袒露；“中”，中间，膻中穴是胸腔的中心，心包经所在之处，且因膻中为心之外周，代心布令，居于胸膜之中，故名。

标准定位

在胸部，前正中线上，平第 4 肋间，两乳头连线的中点。

穴位速取

正坐或仰卧位，在人体的胸部人体正中线上，两乳头之间连线的中点，平第 4 肋间，按压有酸胀感（图①）。

主要功效

宽胸理气，宁心安神。主要用于呼吸系统及循环系统方面的疾病，可以改善胸闷心悸、咳嗽、气喘、慢性支气管炎、焦躁。另外，胸部胀痛、乳汁分泌不足的女性也可以常按压膻中穴。

常见疗法

◎**灸法**：艾炷灸3～7壮，艾条灸5～15分钟。

◎**按摩法**：以中指或拇指的指腹抵住穴位并向下按压，并作圈状按摩。如果痛得很厉害，改为施灸更为有效。

最佳配伍

配内关、三阴交、巨阙、足三里，适用于冠心病。

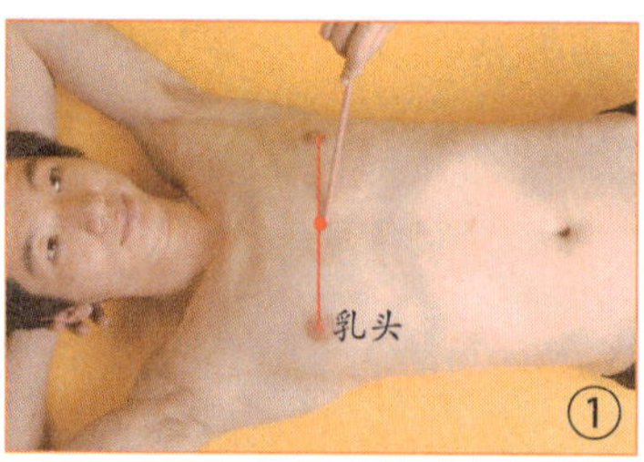

①

玉堂

常用程度 ★★

国际编号 CV18

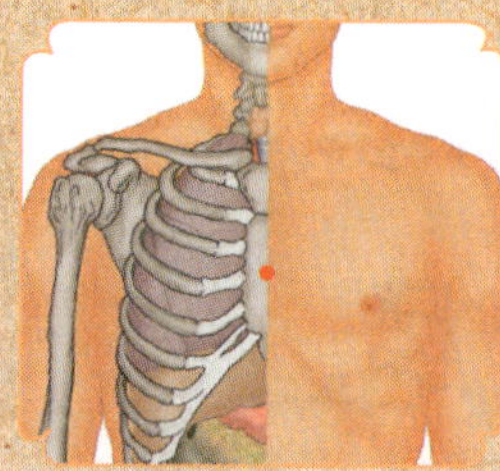

穴名释义

“玉”，玉石；“堂”，殿堂。穴居心位，似君主之居处，故名。

标准定位

在胸部，前正中线上，平第 3 肋间。

穴位速取

仰卧位，前正中线上，膻中与胸骨角（前正中线上，胸骨前部一微向前突的骨性标志）连线中点即是（图②）。

主要功效

宽胸理气，止咳化痰。主要用于胸痛、肋间神经痛、咳嗽、支气管哮喘、呕吐寒痰、两乳肿痛等。

常见疗法

◎**灸法**：艾炷灸3～7壮，艾条灸5～15分钟。

◎**按摩法**：以手指指腹或指节向下按压，并作圈状按摩。

最佳配伍

1.配膻中、内关、胸夹脊，适用于胸痹。

2.配肺俞、膻中，适用于支气管哮喘。

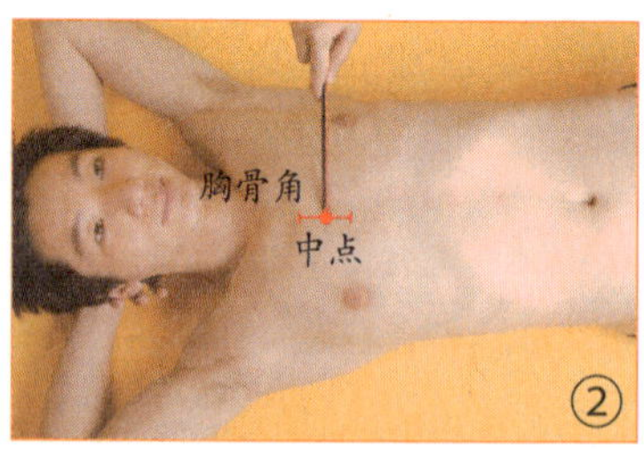

②

紫宫

常用程度 ★

国际编号 CV19

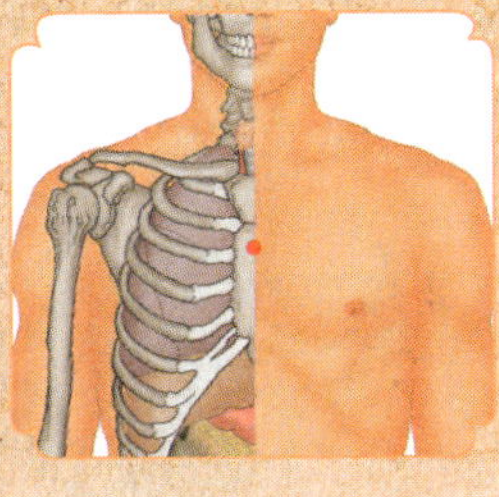

穴名释义

“紫”，红色；“宫”，宫殿。穴居心处，帝王居住之所，故名。

标准定位

在胸部，前正中线上，平第 2 肋间。

穴位速取

仰卧位，胸骨角（平第2肋）稍向下的凹陷中，按压有酸胀感处即是（图①）。

主要功效

宽胸理气，清肺利咽。用于咳嗽、气喘、支气管哮喘、胸胁支满、胸痛、胸膜炎、喉痹、吐血、呕吐等。

常见疗法

◎**灸法**：艾炷灸3～7壮，艾条灸5～15分钟。

◎**按摩法**：以手指指腹或指节向下按压，并作圈状按摩。

最佳配伍

1.配定喘、膻中，适用于支气管哮喘。

2.配内关、期门、章门，适用于胸胁胀痛。

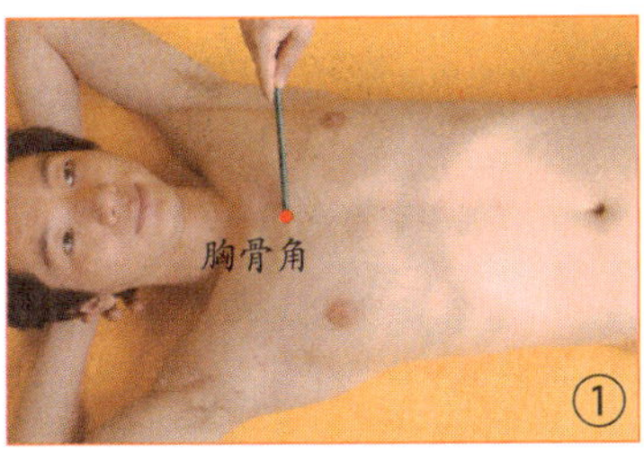

华盖

常用程度 ★

国际编号 CV20

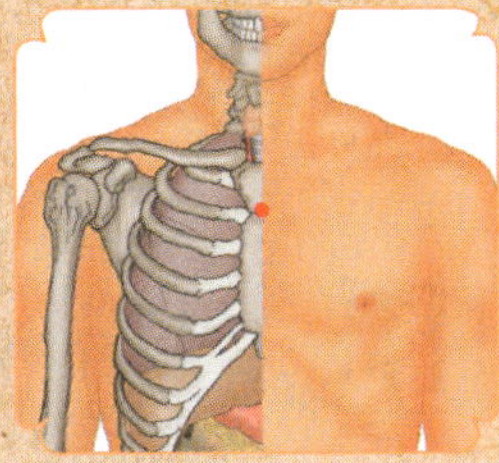

穴名释义

穴内应肺，肺叶垂布，为五脏之华盖，故名。

标准定位

在胸部，前正中线上，平第 1 肋间。

穴位速取

仰卧位，在胸部，前正中线可见胸骨前部有一微向前突的骨性标志（胸骨角），此角平第2肋，由第2肋往上循摸到第1肋，在前正中线上，平第1肋间隙按压有酸胀感即是（图②）。

主要功效

宽胸理气，清肺利咽。主要用于调理和改善咳嗽、哮喘、胸痛、胁肋痛、胸膜炎、喉痹、咽肿、扁桃体炎等。

常见疗法

◎**灸法**：艾炷灸3～5壮，艾条灸5～10分钟。

◎**按摩法**：以双手中指同时用力揉按穴位，有刺痛的感觉。每次揉按各1～3分钟。

最佳配伍

1.配气户、章门，适用于胁肋疼痛。

2.配肺俞、列缺、天突，适用于咳嗽、气喘。

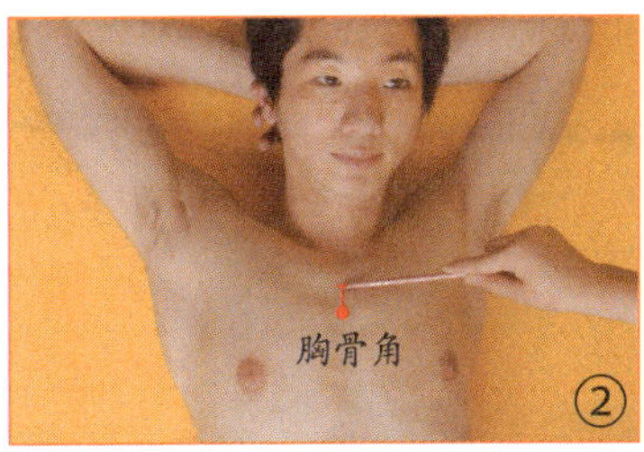

璇玑

常用程度 ★

国际编号 CV21

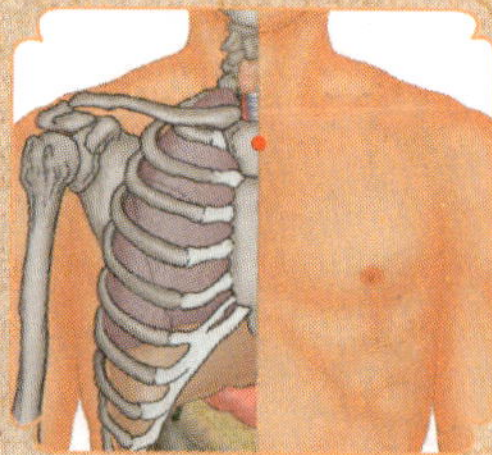

穴名释义

“璇”，旋；“玑”，机。穴位于胸骨柄中央，内应肺系。肺之功能犹如众星拱北，有斗运于天，机运于身之说。

标准定位

在胸部，前正中线上，胸骨上窝中央下1寸。

穴位速取

仰卧位，在胸部，胸骨上窝向下量拇指1横指，按压有酸胀感（图①）。

主要功效

宽胸理气，止咳利咽。用于咳嗽、气喘、支气管哮喘、胸满痛、喉痹、咽喉肿痛、食积、甲状腺肿、癔病等。

常见疗法

◎**灸法**：艾炷灸3～7壮，艾条灸5～15分钟。

◎**按摩法**：以双手中指同时用力揉按穴位，有刺痛的感觉。每次揉按各1～3分钟。

最佳配伍

1.配少商、天突，适用于喉痹、咽肿等。

2.配膻中、内关，适用于胸闷、胸胀等。

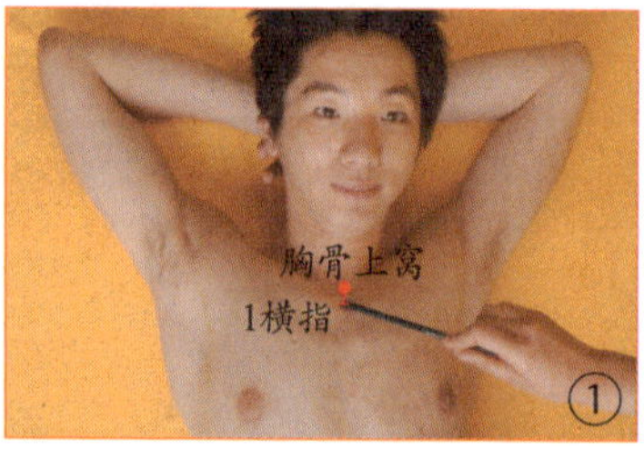

天突

常用程度 ★★

国际编号 CV22

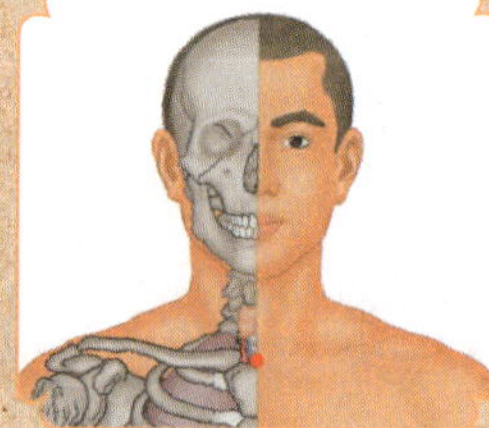

穴名释义

“天”，上部；“突”，突出。穴内应肺，因肺气通于天，结喉高而突出，故名。

标准定位

在颈部，前正中线上，胸骨上窝中央。

穴位速取

仰卧位，在前正中线上，两锁骨中间，胸骨上窝中央（图②）。

主要功效

宽胸理气，化痰利咽。有通调气血的作用，有助于胸部的痰郁之气的排出。本穴是调理和改善气喘、呕吐、咯血、胸部疼痛等的重要穴位。

常见疗法

◎**灸法**：艾炷灸3～7壮，艾条灸5～15分钟。

◎**按摩法**：以手指指腹或指节向下按压，并作圈状按摩。由于此穴靠近喉咙，所以按压时要避免用力过度而造成呼吸困难。

最佳配伍

1.配定喘、鱼际，适用于哮喘、咳嗽。

2.配少商、天容，适用于咽喉肿痛。

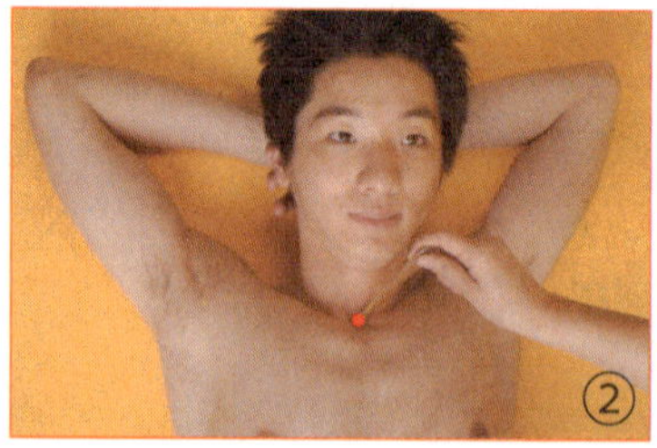

廉泉

常用程度 ★★

国际编号 CV23

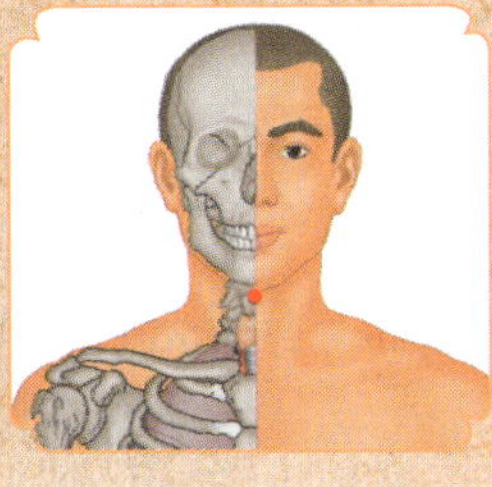

穴名释义

“廉”，舌头；“泉”，水泉。穴在结喉上，表示舌下腺体所产生的津液犹如清泉一般，故名。

标准定位

在颈部，前正中线上，喉结上方，舌骨上缘凹陷处。

穴位速取

正坐仰靠，在颈部，前正中线上，喉结上方，舌骨上缘凹陷处（图①）。

主要功效

清热化痰，开窍利喉。用于舌下肿痛、声音沙哑、口腔炎、舌头僵硬而无法说话、咽喉炎、扁桃体炎、支气管炎等，也有紧实颈部肌肤的功效。另外，由于任脉上行咽喉，阴维脉上达咽喉及舌根，加之心气通于舌，舌为心之苗，故由痰湿、上火所导致的舌部各种疾病，均可取此穴。

常见疗法

◎**灸法**：艾炷灸3～7壮，艾条灸5～15分钟。

◎**按摩法**：以食指或中指指腹加以按压。按摩时应视情况而斟酌力量。

最佳配伍

配金津、玉液、天突、少商，适用于舌强不语、舌下肿痛。

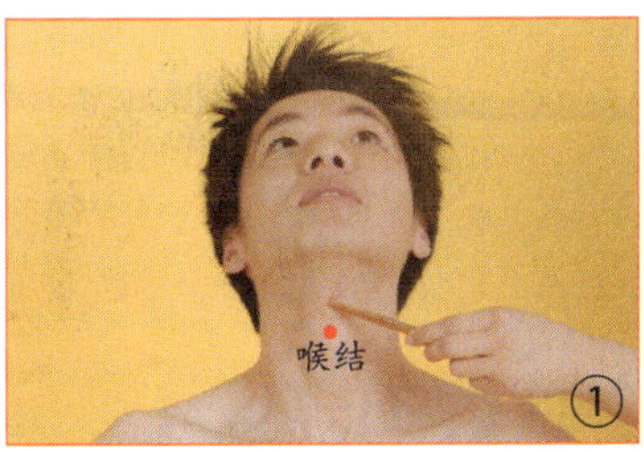

承浆

常用程度 ★★

国际编号 CV24

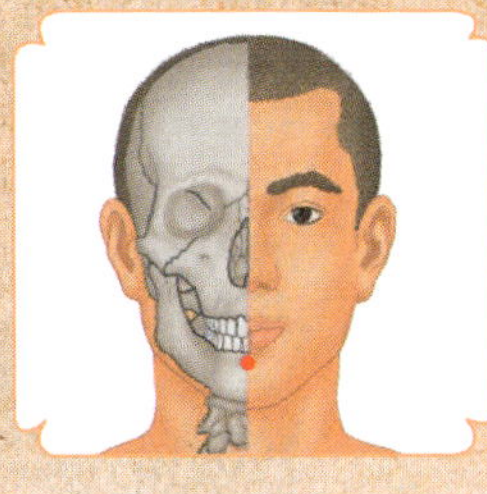

穴名释义

“承”，承接；“浆”，唾液、涎液。因位于嘴唇下方的凹窝处，宛如承接口中流出的涎液，故名。

标准定位

在面部，颏唇沟的正中凹陷处。

穴位速取

正坐位或仰卧位，在面部口唇下0.5寸处，按压有痛感（图②）。

主要功效

祛风通络，疏调任督，消肿止痛，提神醒脑。可以改善面神经麻痹、牙龈肿痛、口腔糜烂，也可以用于脑卒中、昏迷、休克的急救，还具有消除颜面浮肿，瘦脸的功效。

常见疗法

◎**按摩法**：以手指或指节向下按压，并作圈状按摩。

最佳配伍

1.配下关、合谷、内庭，可用于牙痛。

2.配四缝，可用于小儿厌食。

穴位标签

为足阳明经、任脉之会。

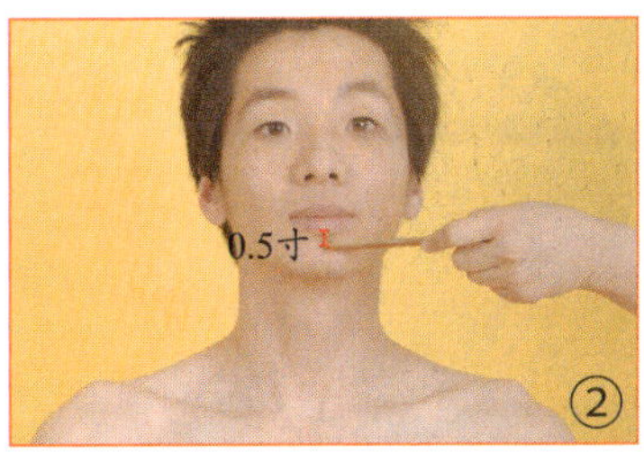

经外奇穴

四神聪

常用程度 ★★★★

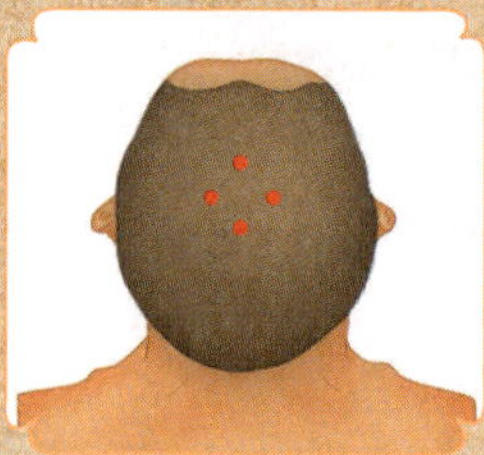

标准定位

在头顶部，百会穴前后左右各1寸，共4穴。

穴位速取

正坐位，在头顶正中的凹陷中取百会穴，百会穴前后左右旁开1寸取四神聪（图①）。

主要功效

适用于头痛、目眩、失眠、健忘、脑卒中。

常见疗法

◎**灸法**：艾条灸5～15分钟。
◎**按摩法**：以手指指腹或指节向下按压，并作圈状按摩。

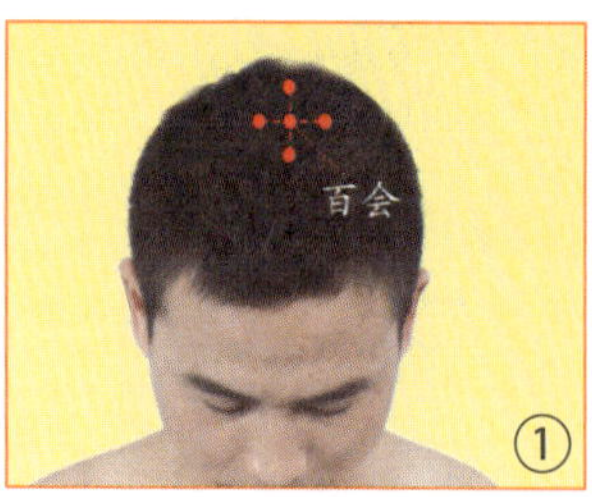

①

当阳

常用程度 ★

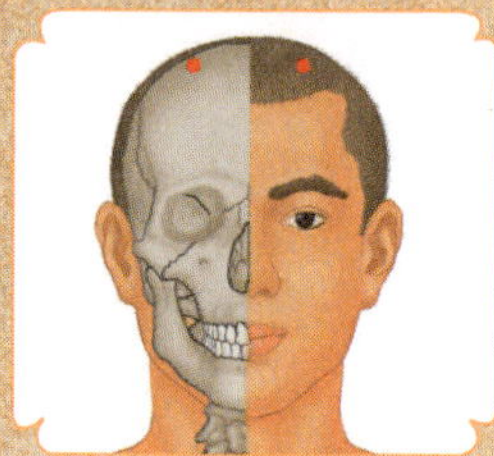

标准定位

在头部，瞳孔直上，入前发际上1寸。

穴位速取

正坐位，两目平视前方，瞳孔直上，入前发际1横指，按压有痛感（图②）。

主要功效

适用于头痛、偏头痛、目赤肿痛、眩晕。

常见疗法

◎**按摩法**：以手指指腹或指节向下按压，并作圈状按摩。

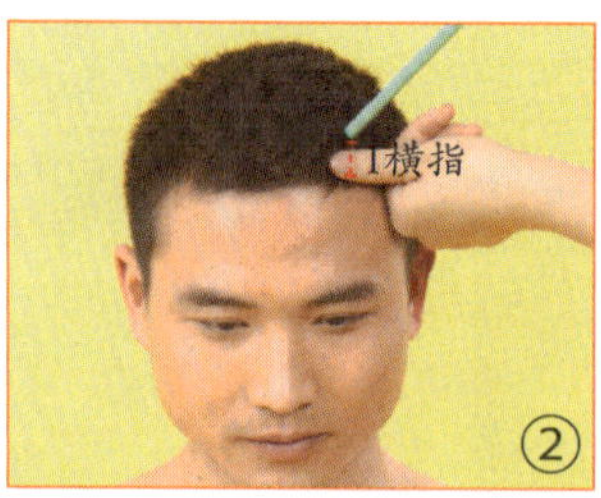

②

鱼腰

常用程度 ★★

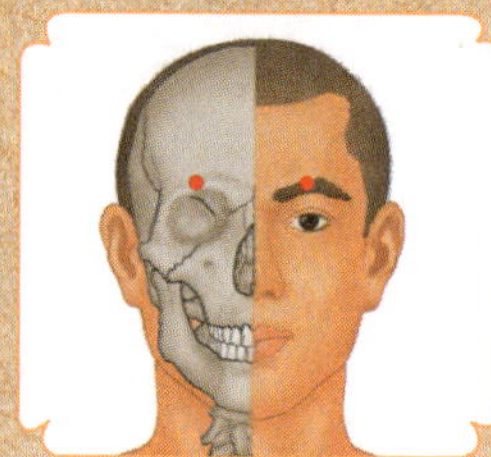

标准定位

在额部，瞳孔直上，眉毛中。

穴位速取

正坐或仰卧位，在额部，目正视瞳孔直上，眉毛中央，左右两侧各有1穴，按压有痛感（图③）。

主要功效

适用于眼睑下垂、目翳等。

常见疗法

◎**按摩法**：以手指指腹或指节向下按压，并作圈状按摩。

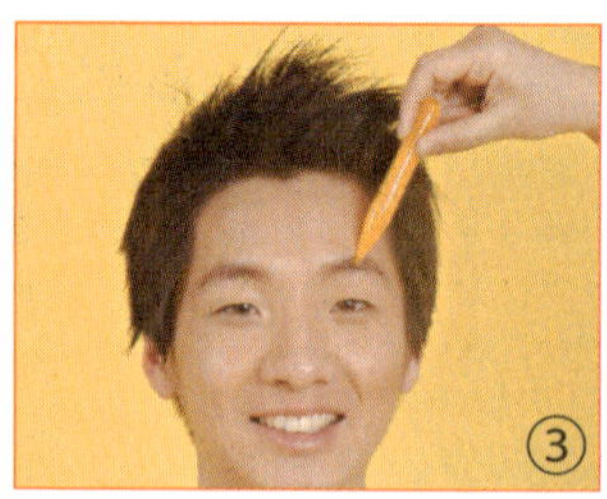
③

太阳

常用程度 ★★★★

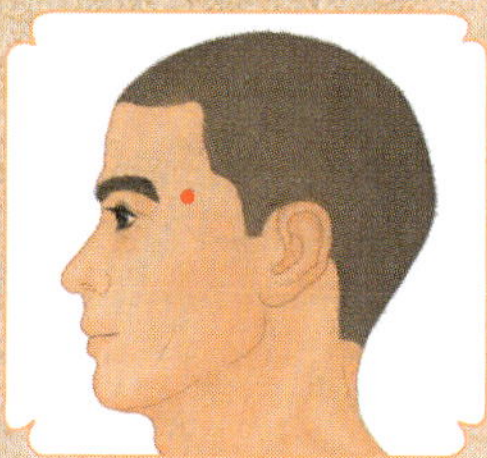

标准定位

在头部，眉梢与目外眦之间，向后约1横指处。

穴位速取

正坐或侧坐位，在头部，眉梢与目外眦之间，向后约1横指的凹陷处（图①）。

主要功效

适用于头痛、目眩、面痛、眼部疾患、口眼歪斜。

常见疗法

◎**按摩法：**以手指指腹或指节向下按压，并作圈状按摩。

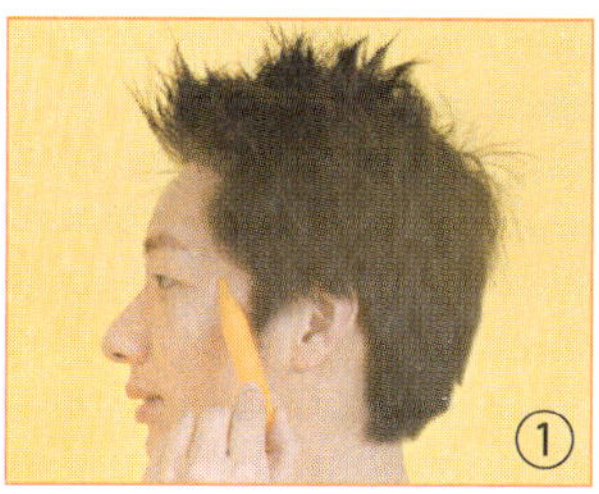

耳尖

常用程度 ★★★

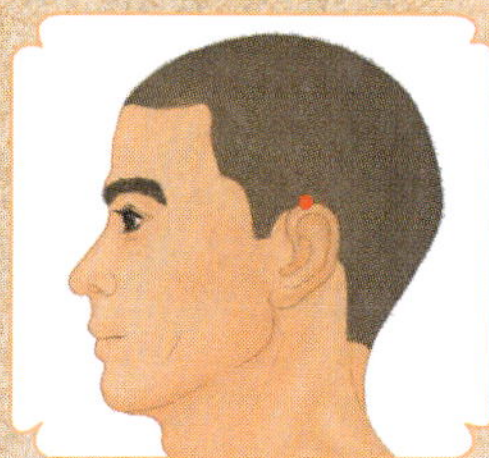

标准定位

在耳区，外耳廓的最高点。

穴位速取

正坐位，耳轮上部，折耳向前时，耳廓上方的尖端处，掐之有痛感（图②）。

主要功效

主要用于咽喉肿痛、麦粒肿、目赤肿痛、目翳。

常见疗法

◎**按摩法：**以手指指腹或指节向下按压，并作圈状按摩。

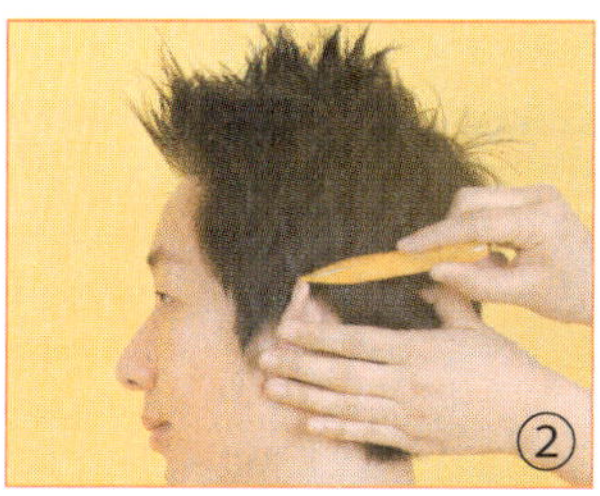

球后

常用程度 ★★

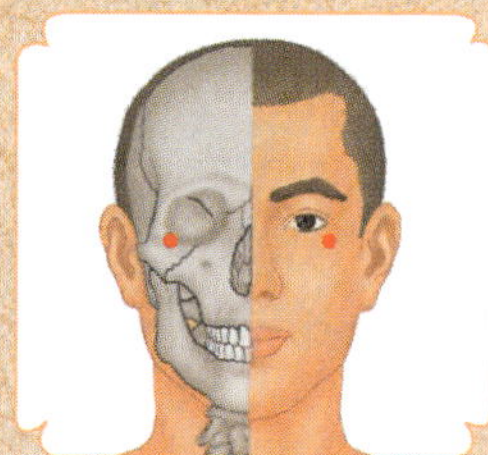

标准定位

在面部，眶下缘外1/4与内3/4交界处。

穴位速取

正坐位，在面部，当眶下缘外1/4与内3/4交界处，按压有酸胀感（图③）。

主要功效

适用于眼部疾患。

常见疗法

◎**按摩法：**以手指指腹或指节向下按压，并作圈状按摩。

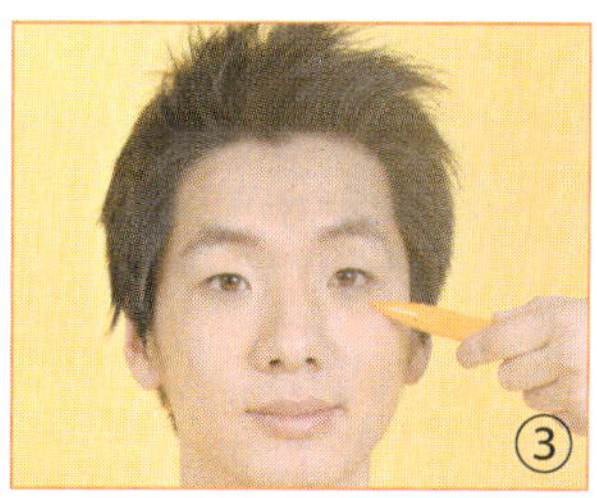

上迎香

常用程度 ★★★

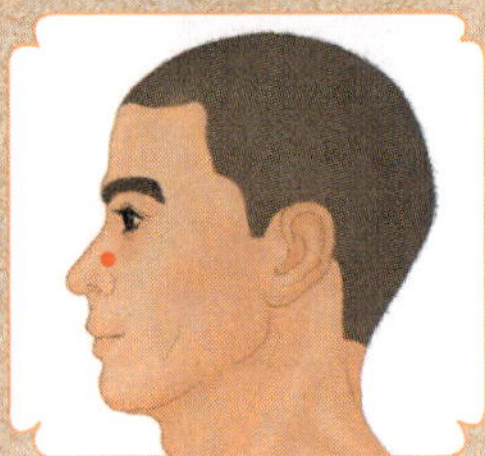

标准定位

在面部，鼻翼软骨与鼻甲的交界处，近鼻唇沟上端凹陷处。

穴位速取

侧坐位，在面部，鼻翼软骨与鼻甲的交界处，近鼻唇沟上端处（图①）。

主要功效

适用于鼻塞、鼻炎、鼻窦炎、目赤肿痛、迎风流泪、前额痛。

常见疗法

◎**按摩法**：以手指指腹或指节向下按压，并作圈状按摩。

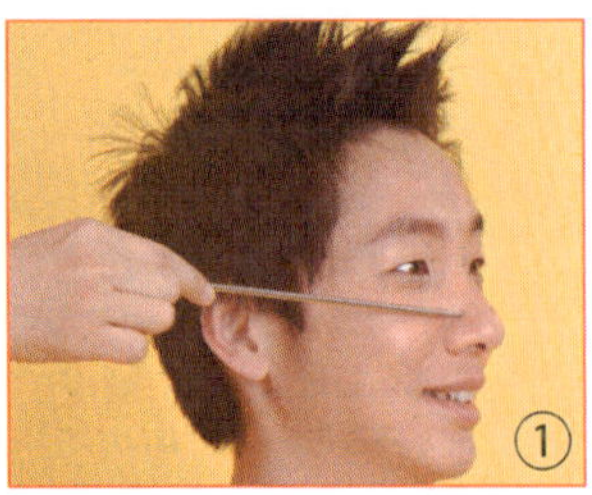

①

内迎香

常用程度 ★

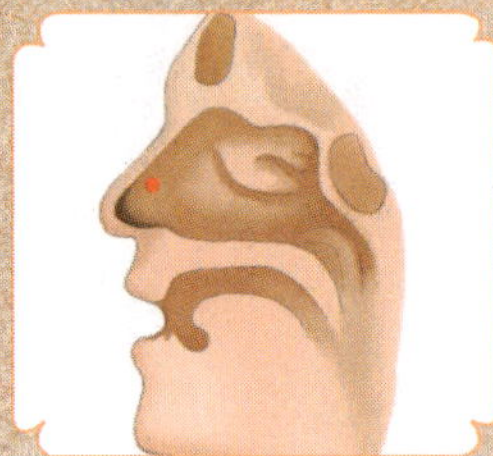

标准定位

在鼻孔内，鼻翼软骨与鼻甲的交界的黏膜上。

穴位速取

在面部，鼻孔内与上迎香相对处的黏膜上（图②）。

主要功效

适用于鼻部疾患、目赤肿痛、头痛、眩晕、中暑。

温馨叮咛

1.易出血体质者或高血压患者忌用。
2.禁灸，不适宜按摩。

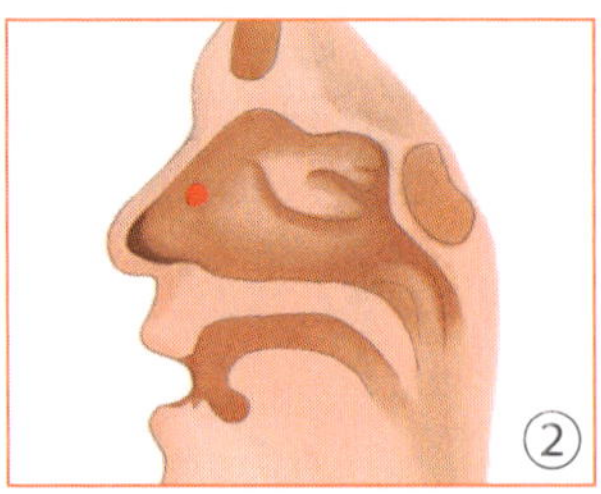

②

聚泉

常用程度 ★

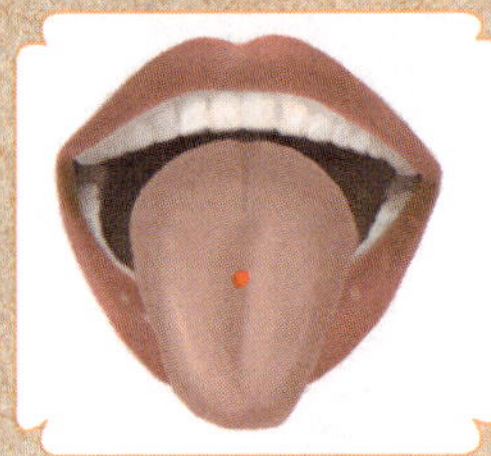

标准定位

在口腔内，舌背正中缝的中点处。

穴位速取

正坐，张口舌根上翘，在口腔内，舌背正中缝的中点处（图③）。

主要功效

适用于舌强、舌缓、食不知味、消渴、气喘。

温馨叮咛

禁灸，不适宜按摩。

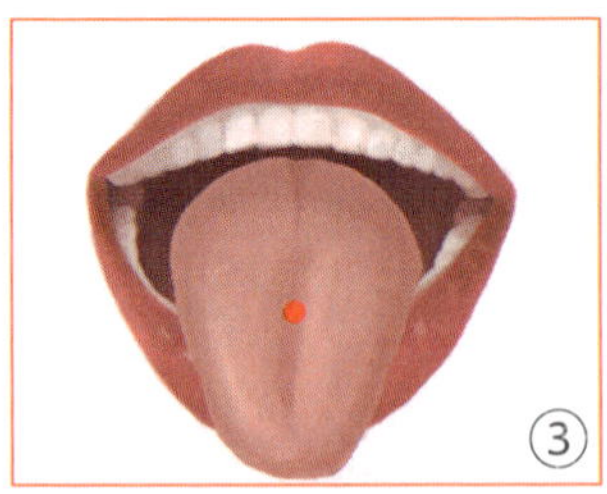

③

海泉

常用程度 ★★★

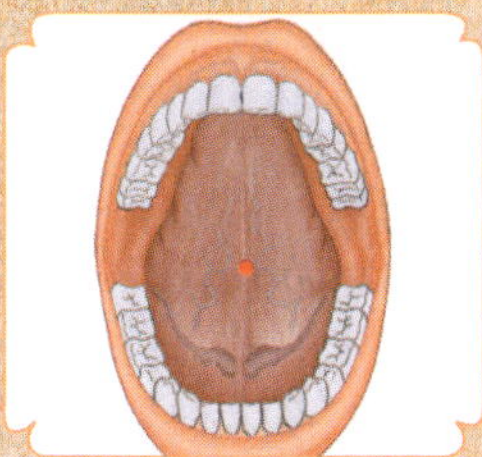

标准定位

在口腔内，舌下系带中点处。

穴位速取

正坐张口，舌卷上翘，抵上腭，在口腔内舌下系带中点处（图①）。

主要功效

适用于舌体肿胀、舌缓不收、咽喉炎、高热神昏、糖尿病。

温馨叮咛

禁灸，不适宜按摩。

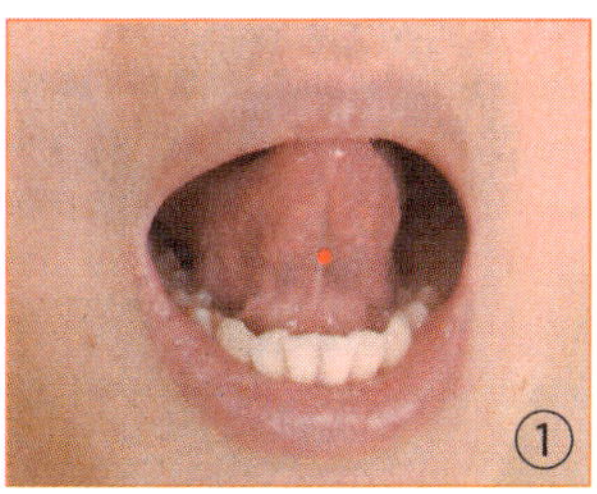

金津

常用程度 ★

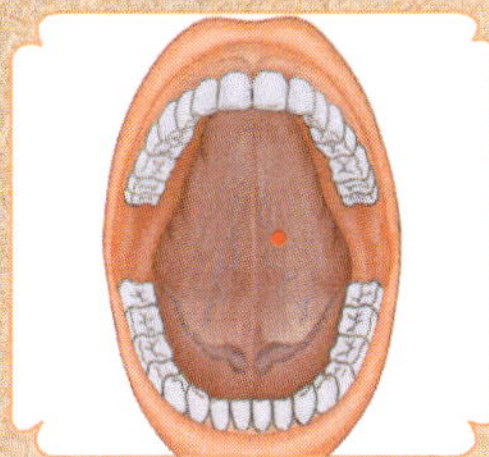

标准定位

在口腔内，舌下系带的左侧静脉上。

穴位速取

正坐张口，在口腔内舌下两旁，舌尖向上翘，在舌系带左侧的静脉上取穴（图②）。

主要功效

适用于黄疸、喉痹、失语、舌强不语、舌肿、口疮、咽喉炎、糖尿病。

温馨叮咛

禁灸，不适宜按摩。

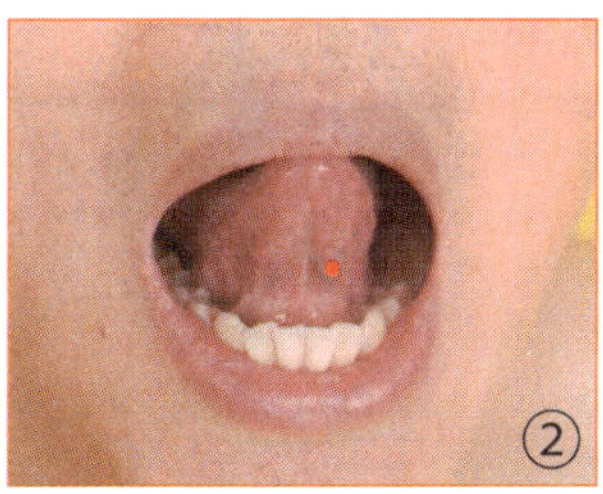

玉液

常用程度 ★

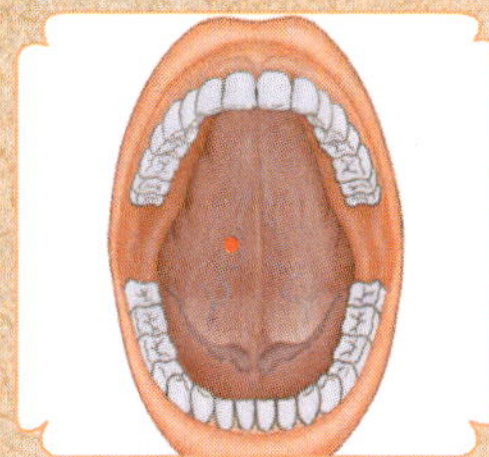

标准定位

在口腔内，舌下系带右侧的静脉上。

穴位速取

正坐张口，在口腔内舌下两旁，舌尖向上翘，在舌系带右侧的静脉上取穴（图③）。

主要功效

适用于黄疸、喉痹、失语、舌强不语、舌肿、口疮、咽喉炎。

温馨叮咛

禁灸，不适宜按摩。

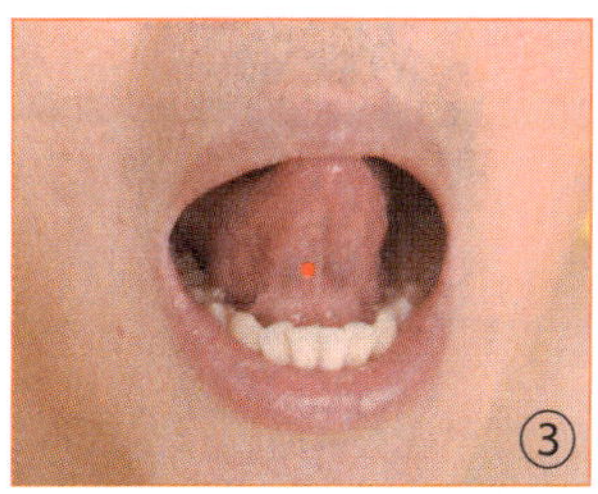

翳明

常用程度 ★★

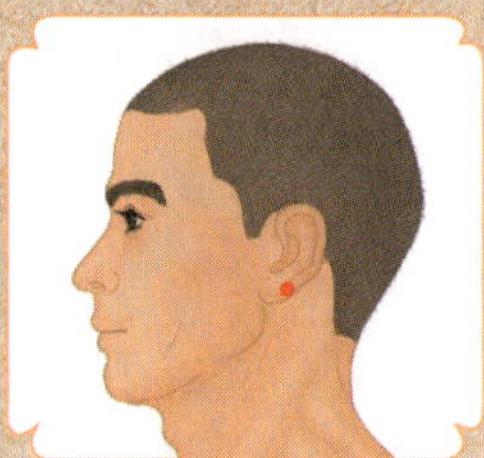

标准定位

在颈部，翳风穴后1寸。

穴位速取

侧坐位，头略向前倾，将耳向后按，从正对耳垂边缘的凹陷处，再向后量1横指处（图①）。

主要功效

适用于近视、白内障、青光眼、耳鸣、失眠、头痛、眩晕。

常见疗法

◎**灸法**：艾炷灸3～7壮，艾条灸5～15分钟。

◎**按摩法**：以手指指腹或指节向下按压，并作圈状按摩。

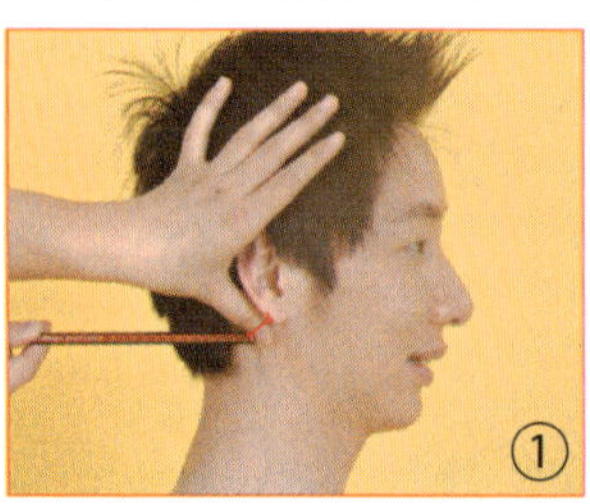

①

颈百劳

常用程度 ★

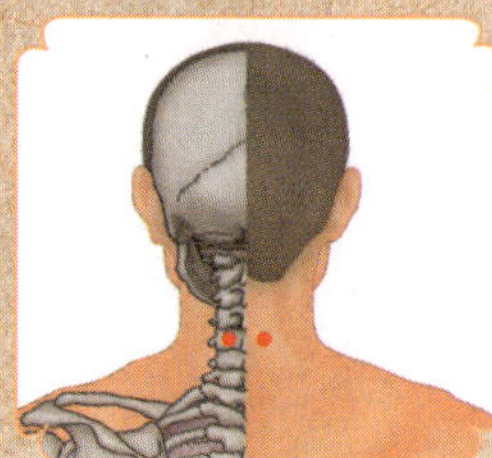

标准定位

在颈部，第7颈椎棘突下直上2寸，后正中线旁开1寸。

穴位速取

坐位，在颈部，从第7颈椎直上量约2横指处，旁开1寸处（图②）。

主要功效

适用于颈项强痛、咳嗽、气喘、盗汗。

常见疗法

◎**灸法**：艾炷灸3～7壮，艾条灸5～15分钟。

◎**按摩法**：以手指指腹或指节向下按压，同时作圈状按摩。

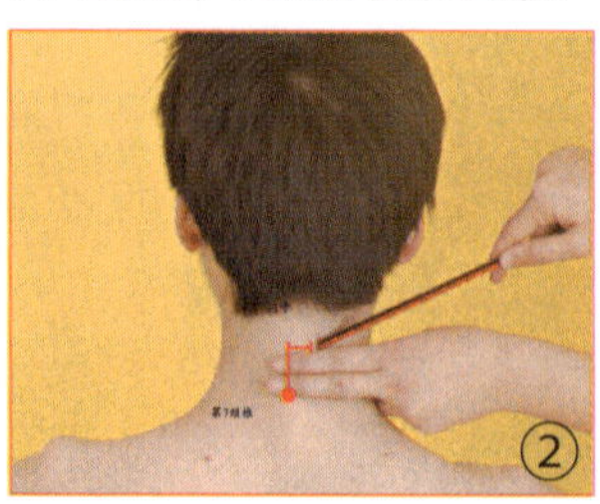

②

子宫

常用程度 ★★★

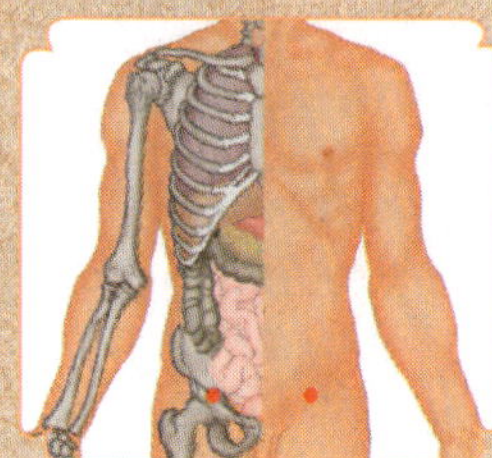

标准定位

在下腹部，脐中下4寸，前正中线旁开3寸。

穴位速取

仰卧位，将耻骨联合上缘与肚脐连线5等分，在连线的下1/5与上4/5的交点，旁开4横指处（图③）。

主要功效

适用于子宫脱垂、痛经、崩漏、月经不调等。

常见疗法

◎**灸法**：艾炷灸3～7壮，艾条灸5～15分钟。

◎**按摩法**：以手指指腹或指节向下按压，并作圈状按摩。

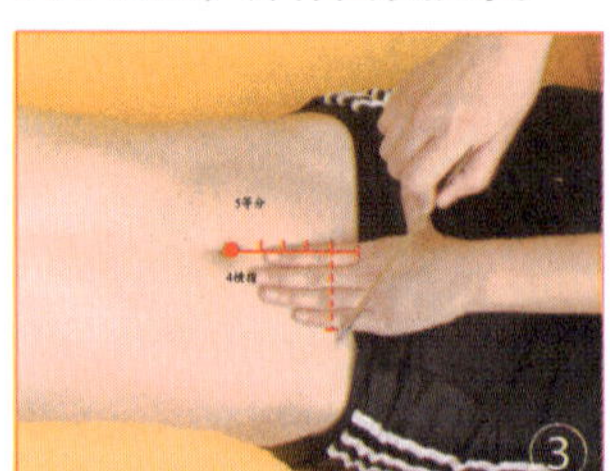

③

定喘

常用程度 ★★★

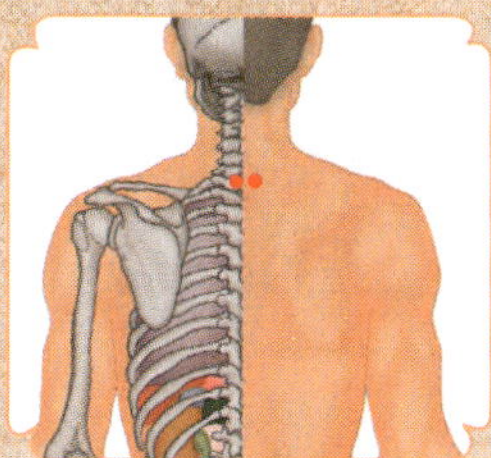

标准定位

在脊柱区，横平第7颈椎棘突下，后正中线旁开0.5寸。

穴位速取

坐位，低头时，在脊柱区，当颈部最高棘突下，旁开0.5寸（半横指）（图①）。

主要功效

用于哮喘、咳嗽、落枕、肩背痛、上肢疼痛不举。

常见疗法

◎**灸法**：艾炷灸3～7壮，艾条灸5～15分钟。

◎**按摩法**：按摩者以手指指腹或指节向下按压，并作圈状按摩。

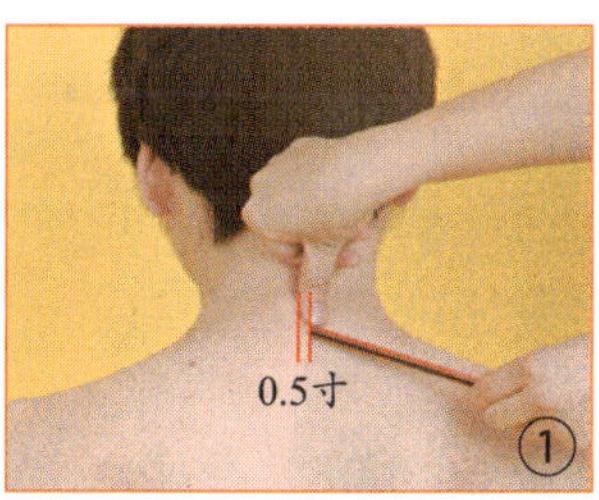

夹脊

常用程度 ★★

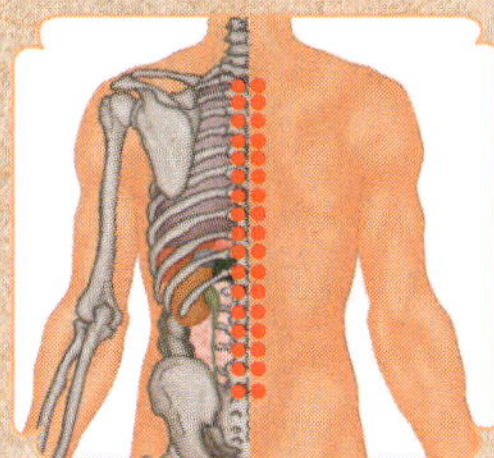

标准定位

在脊柱区，第1胸椎棘突至第5腰椎棘突下，后正中线旁开0.5寸，每侧17个穴位。

穴位速取

坐位，低头，在脊柱区，第1胸椎棘突至第5腰椎棘突下，后正中线旁开0.5寸处（图②）。

主要功效

胸1～5夹脊穴：用于心、肺、胸部疾病；胸6～12夹脊穴：用于胃肠、脾、胆肝疾病；腰1～5夹脊穴：用于腰、泌尿生殖系统疾病。

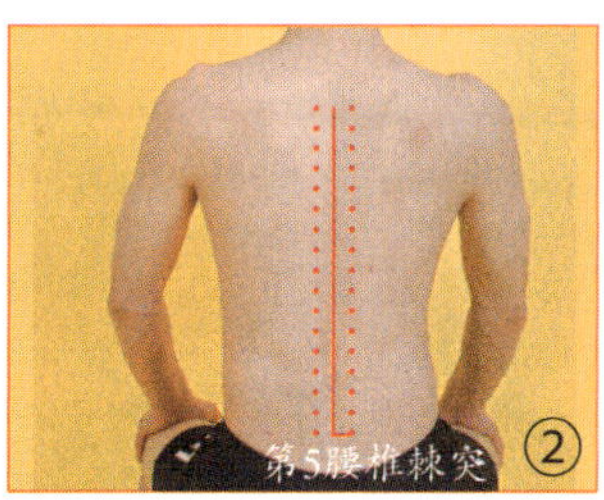

胃脘下俞

常用程度 ★

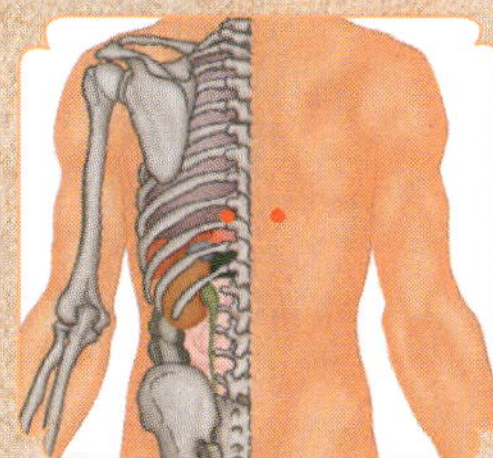

标准定位

在脊柱区，平第8胸椎棘突下，后正中线旁开1.5寸。

穴位速取

在背部，脊柱区，两肩胛骨连线与后正中线交点处，向下一个椎体棘突，即第8胸椎棘突，再旁开1.5寸（图③）。

主要功效

用于胃痛、胸胁痛、腹痛、糖尿病、胰腺炎。

常见疗法

◎**灸法**：艾炷灸3～7壮，艾条灸5～15分钟。

◎**按摩法**：以手指指腹向下按压。

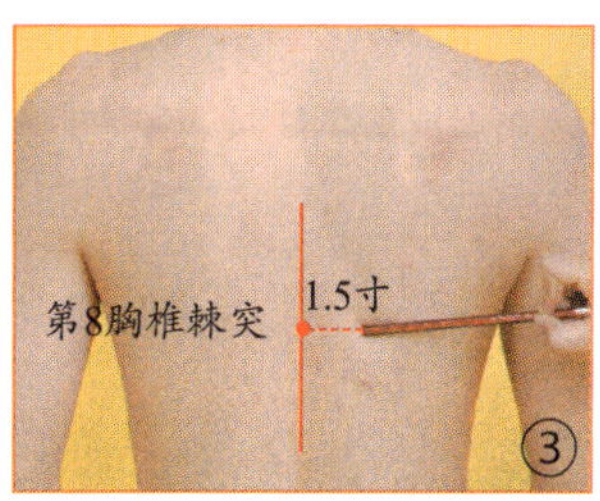

痞根

常用程度 ★

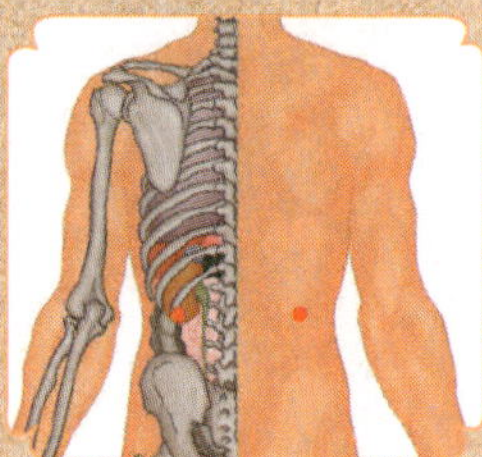

标准定位

在腰部，第1腰椎棘突下，旁开3.5寸。

穴位速取

坐位，在髂嵴高点与后正中线的交点处，再向上3个椎体棘突即第1腰椎棘突，再旁开3.5寸（图①）。

主要功效

用于腰痛、痞块。

常见疗法

◎**灸法**：艾炷灸3～7壮，艾条灸5～15分钟。

◎**按摩法**：以手指指腹或指节向下按压，并作圈状按摩。

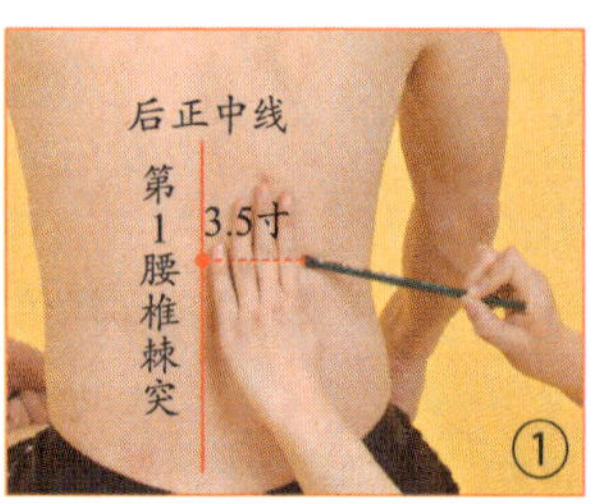

下极俞

常用程度 ★

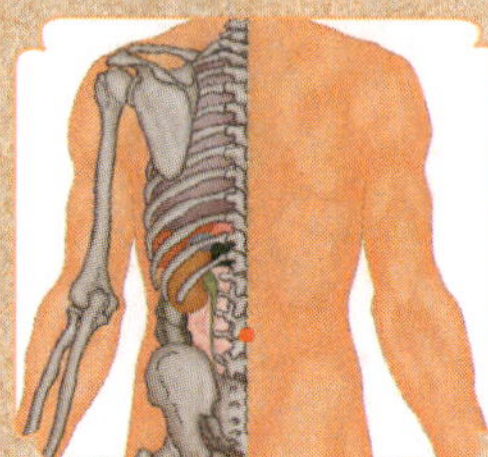

标准定位

在腰部，后正中线上，第3腰椎棘突下。

穴位速取

坐位，在腰区，髂嵴高点与后正中线的交点处，再向上1个椎体棘突，第3腰椎棘突下（图②）。

主要功效

用于腰痛、腹痛、腹泻、遗尿、小便不利、肾炎、下肢酸痛。

常见疗法

◎**灸法**：艾条灸5～15分钟。

◎**按摩法**：以手指指腹或指节向下按压，并作圈状按摩。

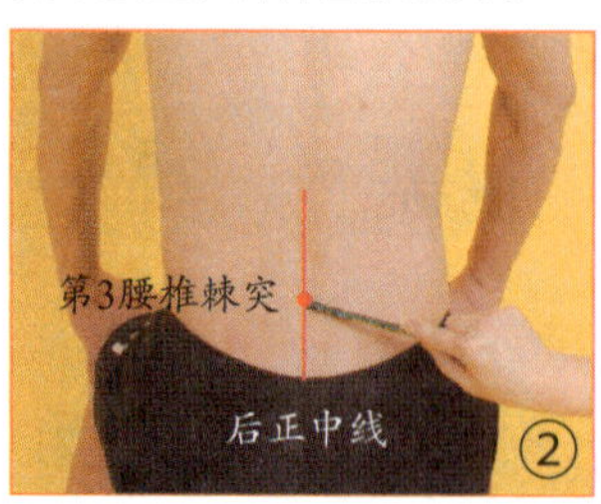

腰眼

常用程度 ★★★

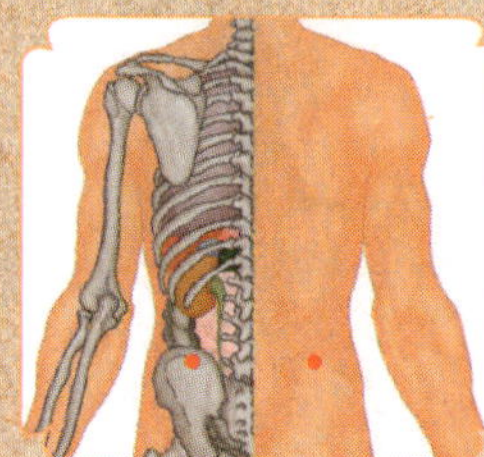

标准定位

在腰部，横平第4腰椎棘突下，后正中线旁开3.5寸凹陷中。

穴位速取

坐位，在腰部，髂嵴高点与后正中线的交点处，即第4腰椎棘突下，后正中线旁开3.5寸处（图③）。

主要功效

用于腰痛、尿频、遗尿、肾炎、月经不调、带下。

常见疗法

◎**灸法**：艾炷灸3～7壮。

◎**按摩法**：以手指指腹或指节向下按压，并作圈状按摩。

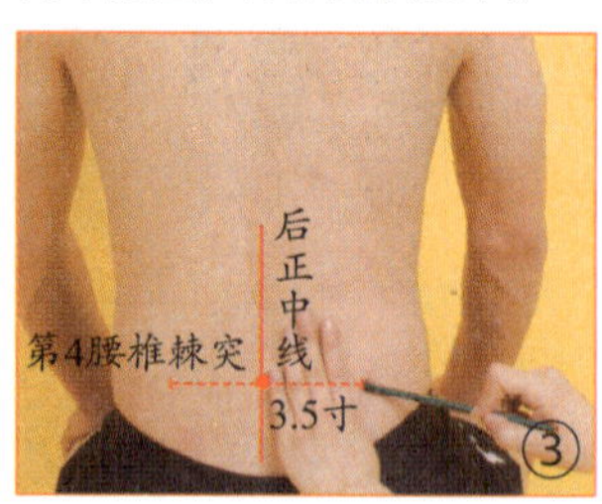

十七椎

常用程度 ★★

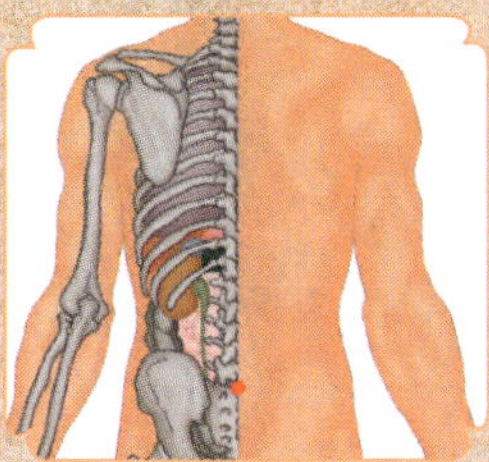

标准定位

在腰部，横平第5腰椎棘突下凹陷中。

穴位速取

坐位，在腰部，髂嵴高点与后正中线的交点处，再向下1个椎体棘突，即第5腰椎棘突下（图①）。

主要功效

用于腰骶痛、痛经、崩漏、月经不调、遗尿、坐骨神经痛。

常见疗法

◎**按摩法：**以手指指腹或指节向下按压，并作圈状按摩。

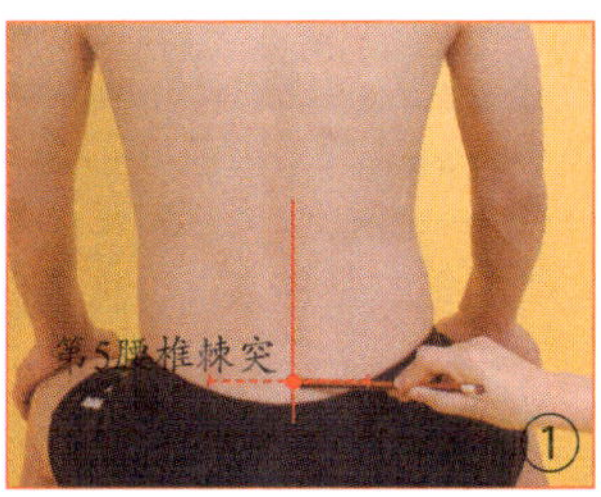

腰奇

常用程度 ★★★

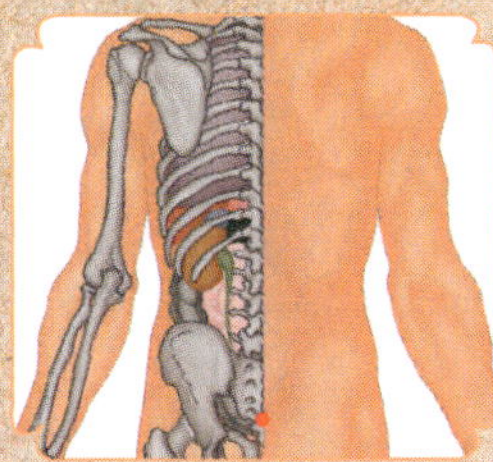

标准定位

在骶部，尾骨端直上2寸，骶角之间凹陷中。

穴位速取

坐位，后正中线上，尾骨尖上约2横指，约在第2、3骶椎棘突之间上方（图②）。

主要功效

用于便秘、癫痫、癔症、失眠、头痛。

常见疗法

◎**灸法：**艾炷灸3～7壮，艾条灸5～15分钟。

◎**按摩法：**以手指指腹或指节向下按压，并作圈状按摩。

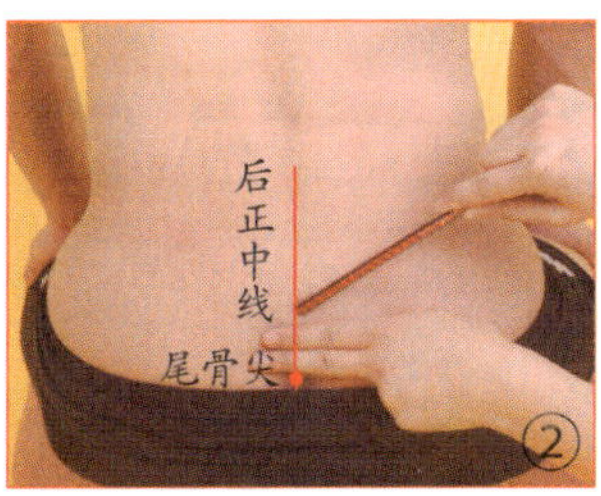

肘尖

常用程度 ★

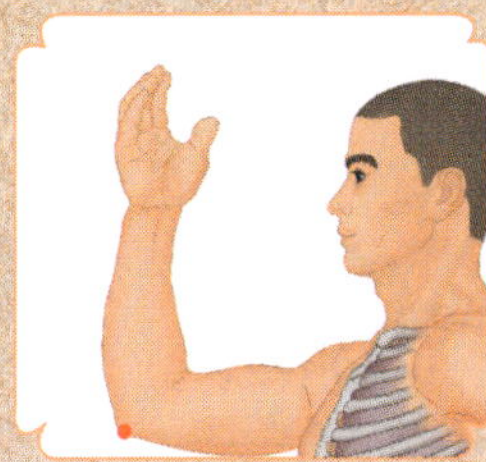

标准定位

在肘部，屈肘，尺骨鹰嘴尖端。

穴位速取

坐位，屈肘90度，在肘部，尺骨鹰嘴突起之尖端处（图③）。

主要功效

用于颈淋巴结结核、痈疽、疔疮。

常见疗法

◎**灸法：**艾炷灸3～5壮，艾条灸5～15分钟。

◎**按摩法：**以手指指腹或指节向下按压，并作圈状按摩。

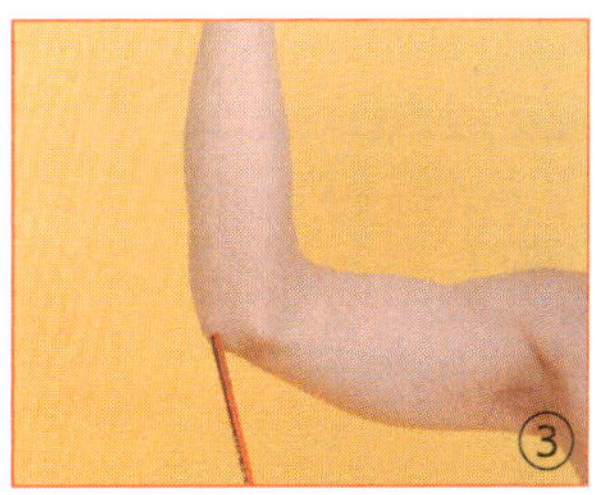

二白

常用程度 ★

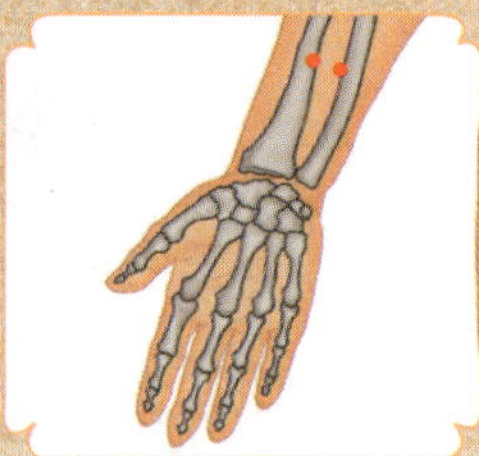

标准定位

在前臂前区，腕掌侧远端横纹上4寸，桡侧腕屈肌腱两侧，左右各2个穴。

穴位速取

伸臂仰掌，腕横纹上4寸，桡侧腕屈肌腱两侧，左右各2个穴，左右两臂共4个穴（图①）。

主要功效

用于臂痛、痔疮等。

常见疗法

◎**灸法**：艾条灸5～15分钟。
◎**按摩法**：以手指指腹或指节向下按压，并作圈状按摩。

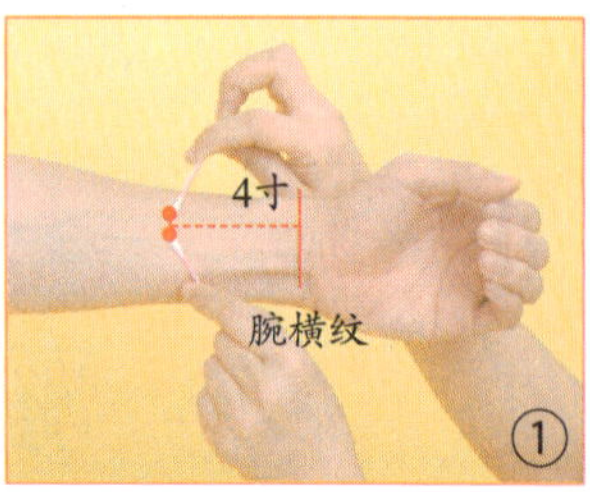

①

中泉

常用程度 ★

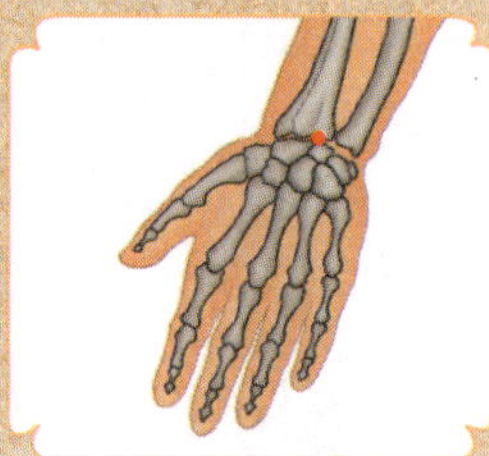

标准定位

在前臂，腕背侧远端横纹上，指总伸肌腱桡侧的凹陷中。

穴位速取

坐位伏掌，在腕背侧远端横纹上，阳溪与阳池连线中点，指总伸肌腱桡侧的凹陷中（图②）。

主要功效

用于心痛、胃脘痛、胃炎。

常见疗法

◎**灸法**：艾条灸5～15分钟。
◎**按摩法**：以手指指腹或指节向下按压，并作圈状按摩。

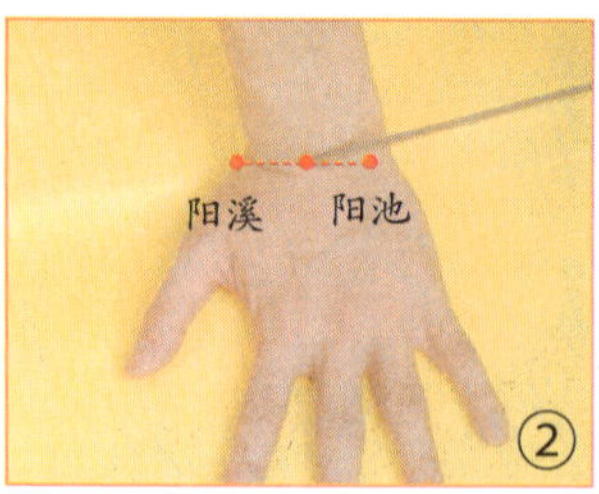

②

中魁

常用程度 ★

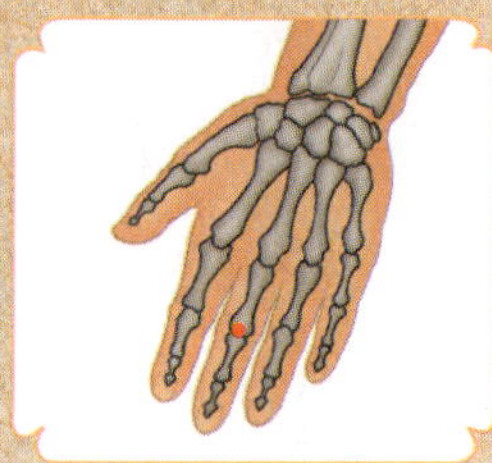

标准定位

在手指，中指背面，近侧指间关节中点。

穴位速取

坐位伸掌，掌心向下，在中指背侧，近端指关节横纹中点处（图③）。

主要功效

主要用于牙痛、鼻出血、噎嗝、反胃、呕吐、胃炎、贲门梗阻。

常见疗法

◎**灸法**：艾条灸5～15分钟。
◎**按摩法**：以手指指腹或指节向下按压，并作圈状按摩。

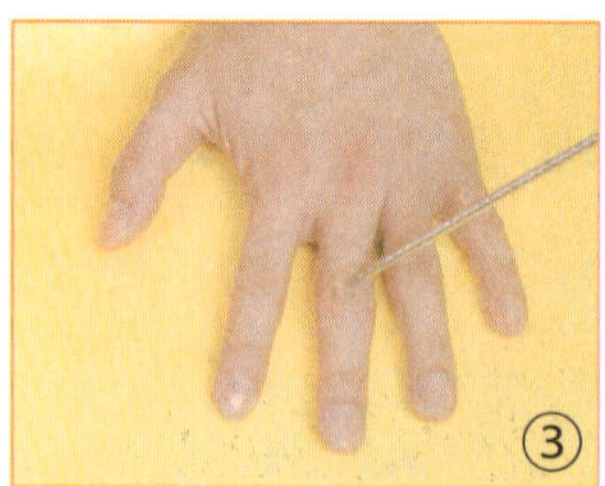
③

大骨空

常用程度 ★

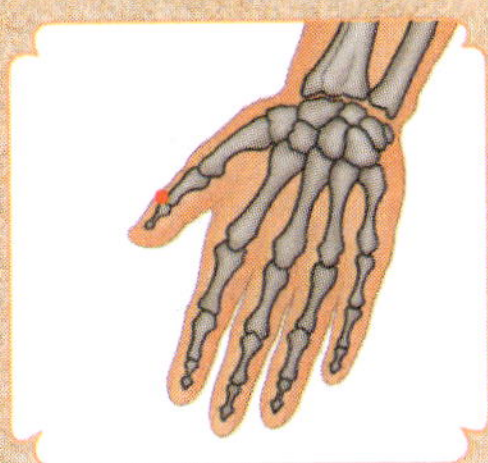

标准定位

在手指，拇指背面，指间关节中点。

穴位速取

坐位伸掌，掌心向下，在拇指指关节背侧中点，横纹上取穴（图①）。

主要功效

用于目痛、目翳、结膜炎、角膜炎、吐血、急性胃肠炎。

常见疗法

◎**灸法**：艾条灸5～15分钟。
◎**按摩法**：以手指指腹或指节向下按压，并作圈状按摩。

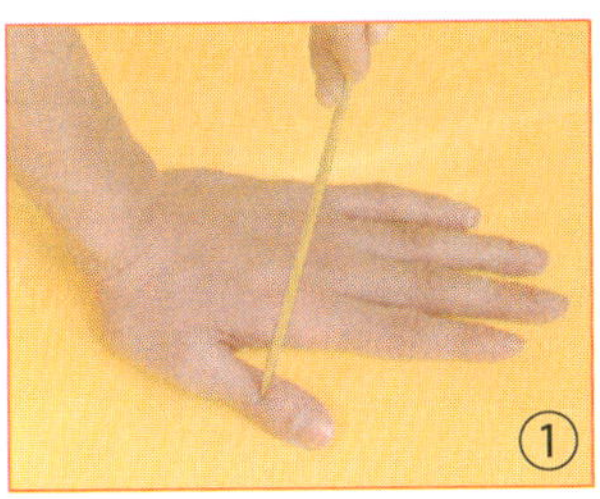

①

小骨空

常用程度 ★

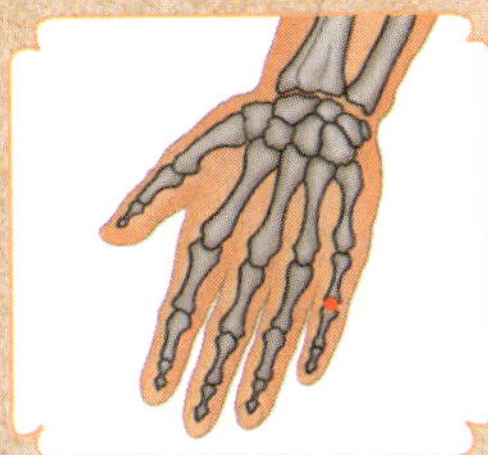

标准定位

在手指，小指背面，指间关节中点。

穴位速取

坐位伸掌，掌心向下，在小指背侧，指关节横纹中点处（图②）。

主要功效

用于目翳、目赤肿痛、咽喉肿痛、掌指关节痛。

常见疗法

◎**灸法**：艾条灸5～15分钟。
◎**按摩法**：以手指指腹或指节向下按压，并作圈状按摩。

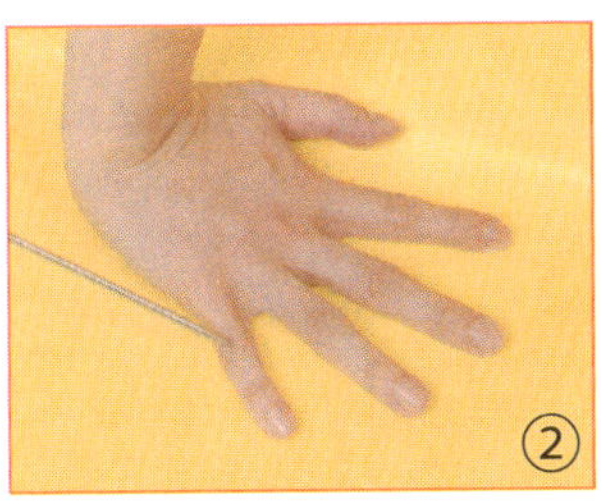

②

腰痛点

常用程度 ★★

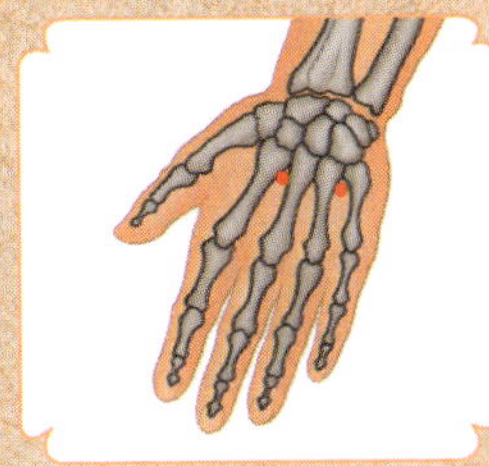

标准定位

在手背，第2、3掌骨间及第4、5掌骨间，在腕背侧远端横纹与掌指关节中点处，一手2穴。

穴位速取

伏掌，当第2、3掌骨间及第4、5掌骨间，腕横纹与掌指关节中点处，一手2穴（图③）。

主要功效

用于急性腰扭伤、头痛、耳鸣、手背红肿疼痛等。

常见疗法

◎**按摩法**：以手指指腹或指节向下按压，并作圈状按摩。

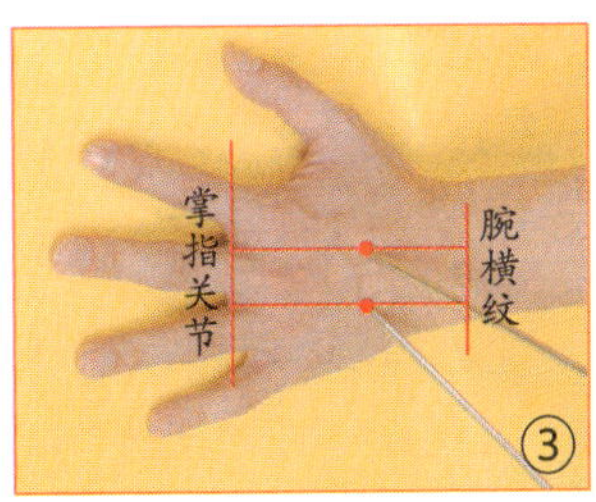

③

外劳宫

常用程度 ★★

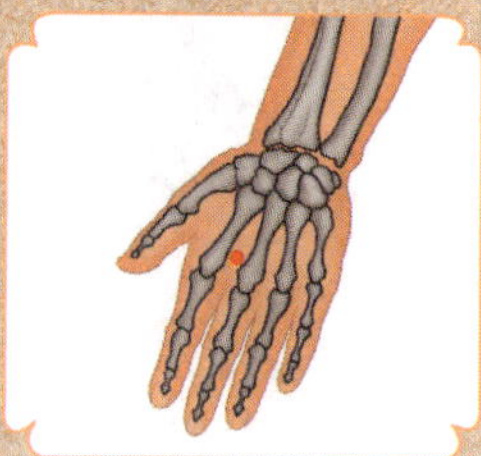

标准定位

在手背，在第2、3掌骨间，掌指关节后约0.5寸处。

穴位速取

伏掌，在手背侧，食指和中指的掌骨间，与内劳宫相对，按压有酸痛感（图①）。

主要功效

用于手指麻木、手指屈伸不利、落枕、小儿消化不良。

常见疗法

◎**灸法**：艾炷灸3～7壮，艾条灸5～15分钟。
◎**按摩法**：以手指指腹或指节向下按压，并作圈状按摩。

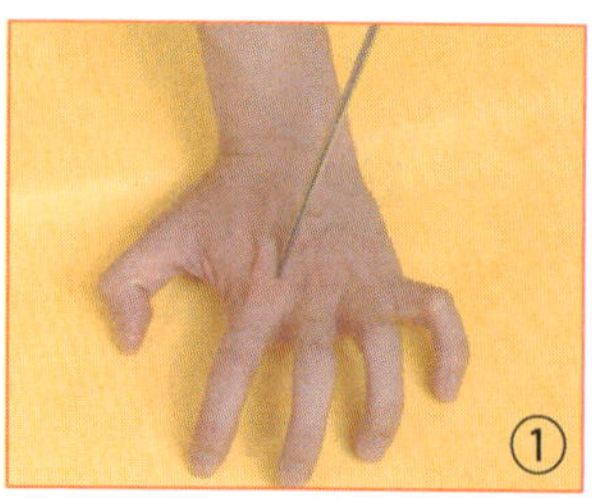

①

八邪

常用程度 ★★

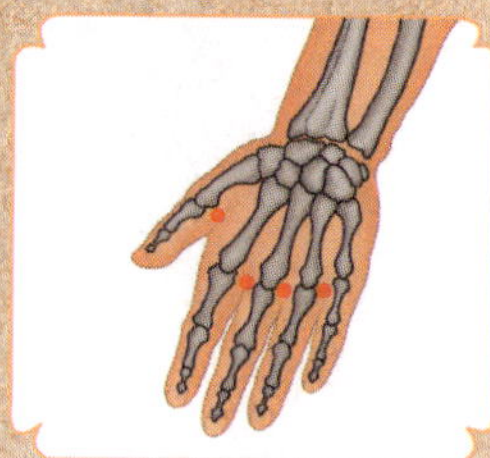

标准定位

在第1～5指间，指蹼缘后方赤白肉际处，双手8穴。

穴位速取

第1～5指间缝纹端凹陷中（图②）。

主要功效

用于手背肿痛、手指麻木、手指拘挛或无力、烦热、头痛、牙痛、咽喉肿痛、目痛。

常见疗法

◎**灸法**：艾条灸5～15分钟。
◎**按摩法**：以手指指腹或指节向下按压，并作圈状按摩。

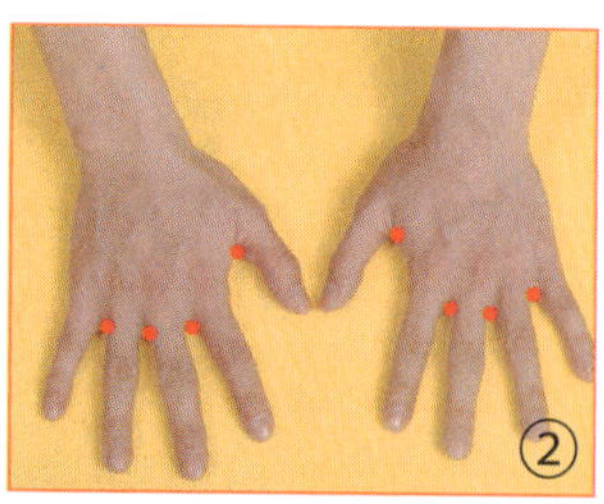

②

四缝

常用程度 ★★

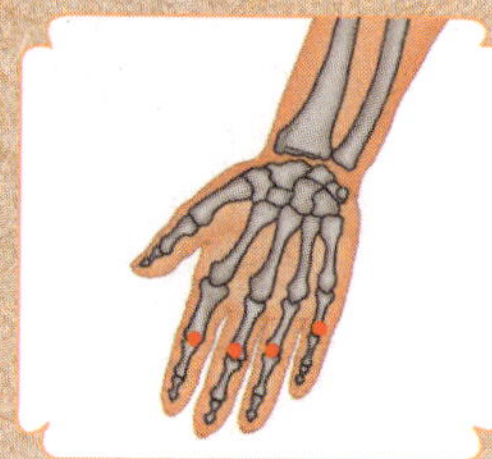

标准定位

在手指，第2～5指掌面的近侧指间关节横纹的中央，一手4穴。

穴位速取

仰掌伸指，在手指第2～5指掌面的近侧指间关节横纹的中央（图③）。

主要功效

用于小儿疳积、小儿腹泻、蛔虫症、百日咳。

常见疗法

◎**按摩法**：以一只手捏住另一只手的相关穴位，稍用力揉捏。

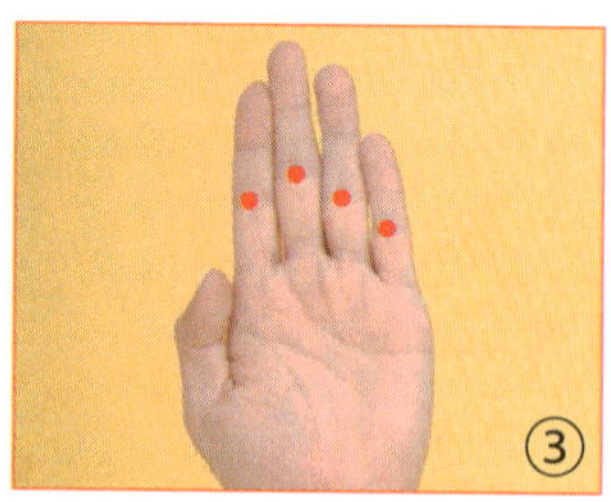

③

十宣

常用程度 ★★

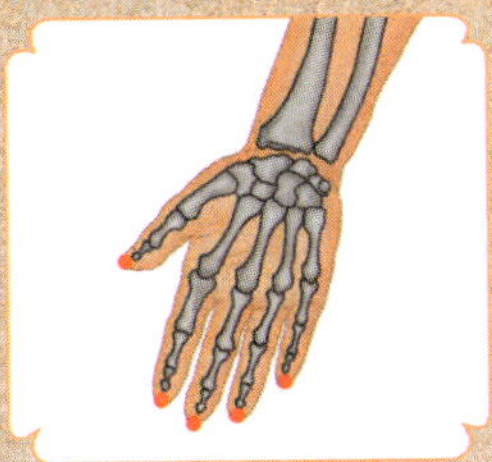

标准定位

在手指，十指尖端，距指甲游离缘0.1寸，共10穴。

穴位速取

仰掌，十指微屈，在十指尖端，距指甲游离缘0.1寸处（图①）。

主要功效

用于高热、昏迷、晕厥、中暑、癫痫、小儿惊风、咽喉肿痛、指端麻木或疼痛。

常见疗法

◎**按摩法**：以棒状物或指尖按住另一只手的十宣，用力宜适度。

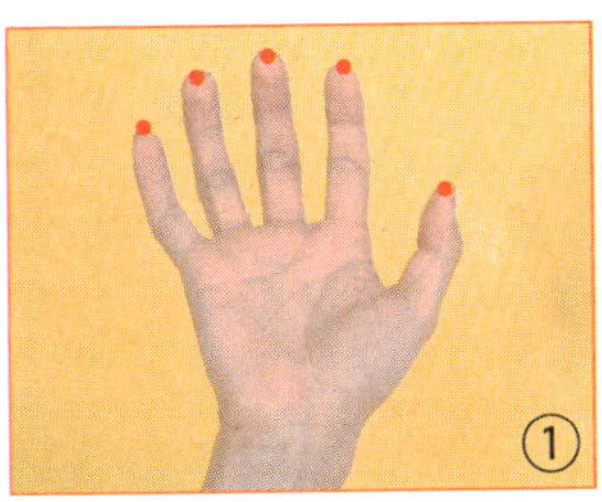

①

髋骨

常用程度 ★★

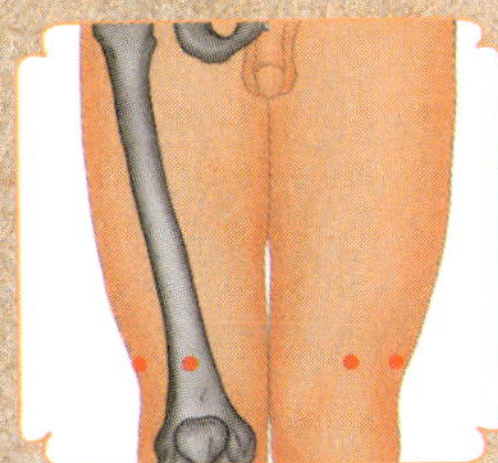

标准定位

在股前区，梁丘穴两旁各1.5寸，每侧2穴。

穴位速取

坐位，在大腿前面下部，梁丘穴两旁各1.5寸处（图②）。

主要功效

用于下肢痿痹、膝关节炎。

常见疗法

◎**灸法**：艾炷灸3～7壮，艾条灸5～15分钟。

◎**按摩法**：以手指指腹或指节向下按压，并作圈状按摩。

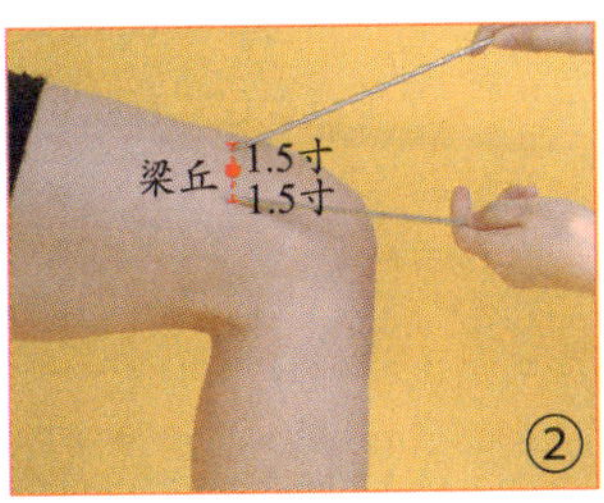

②

鹤顶

常用程度 ★★★

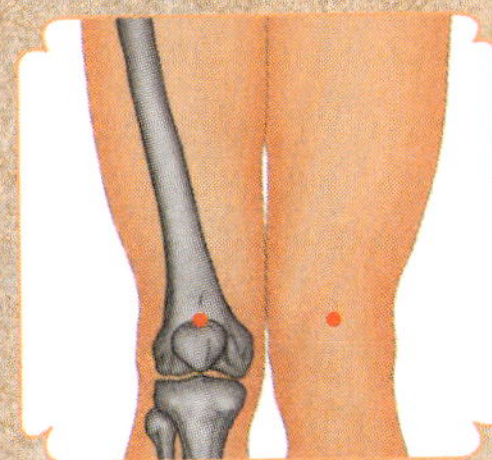

标准定位

在膝前区，髌底中点的上方凹陷中。

穴位速取

侧坐垂足或仰卧位，在髌骨上缘正中可触及一凹陷，按压有酸胀感（图③）。

主要功效

用于膝关节酸痛、下肢无力、鹤膝风（膝关节结核）。

常见疗法

◎**灸法**：艾炷灸3～7壮，艾条灸5～15分钟。

◎**按摩法**：以手指指腹或指节向下按压，并作圈状按摩。

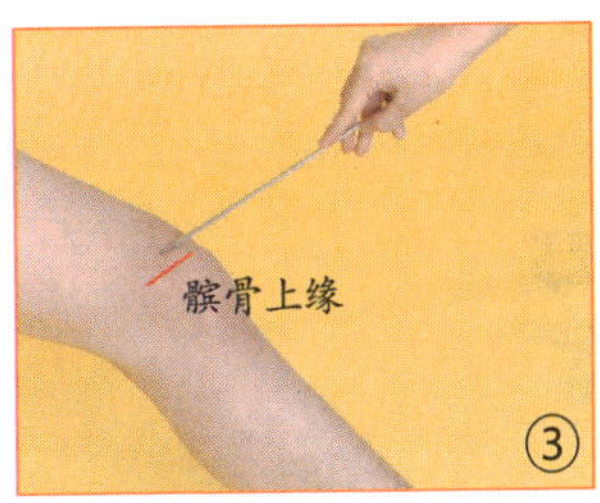

③

百虫窝

常用程度 ★★

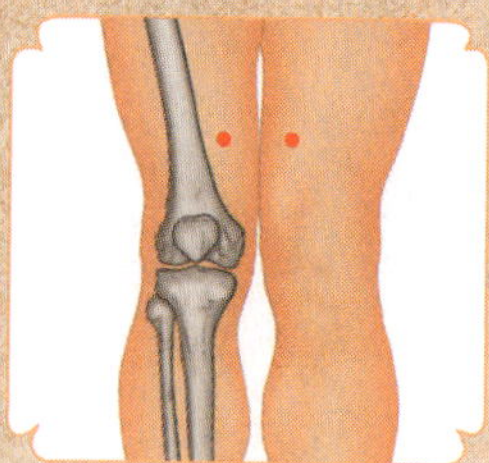

标准定位

在股前区，髌底内侧端上3寸。

穴位速取

侧坐屈膝或仰卧位，在大腿内侧，髌底上3寸，即血海上1横指处，按压有酸胀感（图①）。

主要功效

可用于下肢生疮、皮肤瘙痒、风疹、湿疹、蛔虫病。

常见疗法

◎**灸法**：艾炷灸3～7壮，艾条灸5～15分钟。

◎**按摩法**：以手指指腹或指节向下按压，并作圈状按摩。

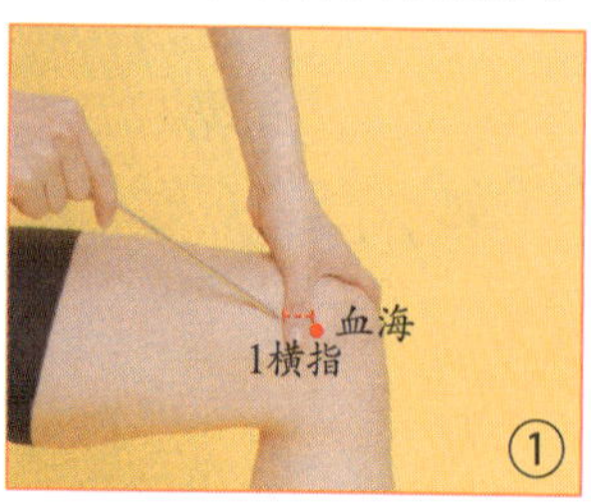

内膝眼

常用程度 ★★★★

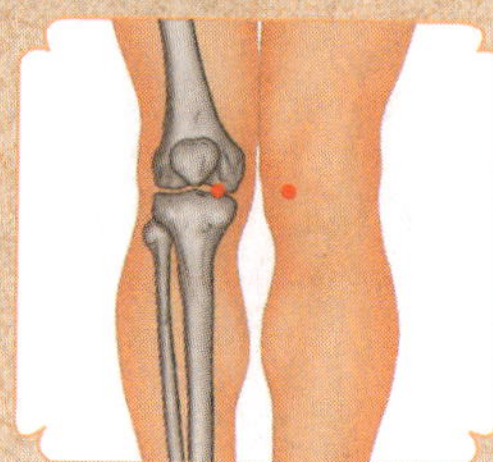

标准定位

在膝部，髌韧带内侧凹陷处中央，与犊鼻内外相对。

穴位速取

正坐屈膝，下肢用力蹬直时，膝盖下面内外边均可见一凹陷，内侧的凹陷处为内膝眼（图②）。

主要功效

用于膝盖疼痛、风湿、关节炎。

常见疗法

◎**灸法**：艾炷灸3～7壮。

◎**按摩法**：以拇指按压穴位，并稍微左右移动拇指以刺激穴位。

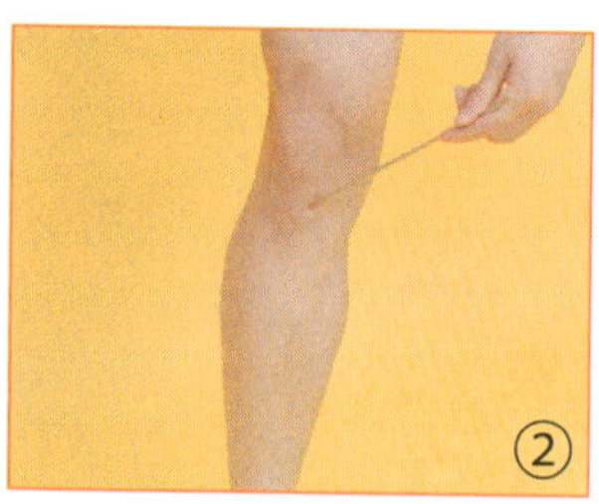

外膝眼

常用程度 ★★★★

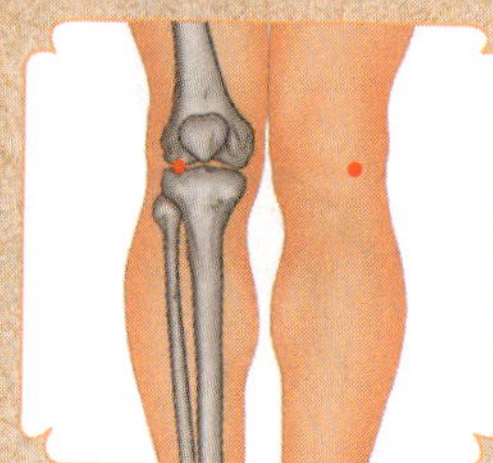

标准定位

屈膝，在髌韧带外侧凹陷处，与内膝眼内外相对，又称犊鼻。

穴位速取

正坐屈膝，下肢用力蹬直时，膝盖下面内外边均可见一凹陷，外侧的凹陷处为外膝眼（图③）。

主要功效

用于脚气（维生素B_1缺乏症）、膝关节炎。

常见疗法

◎**灸法**：艾条灸5～15分钟。

◎**按摩法**：以手指指腹或指节向下按压，并作圈状按摩。

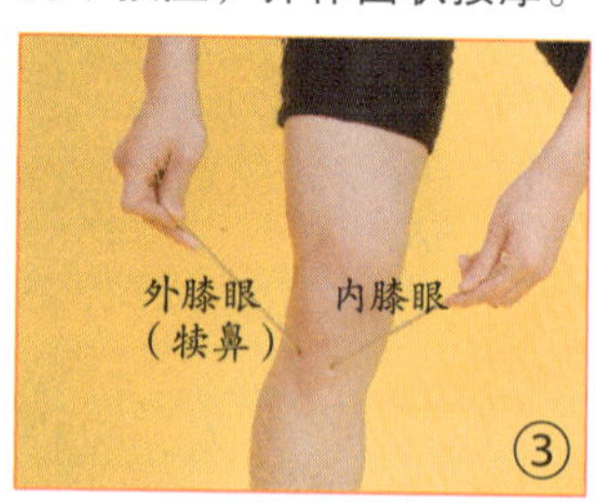

胆囊

常用程度 ★★

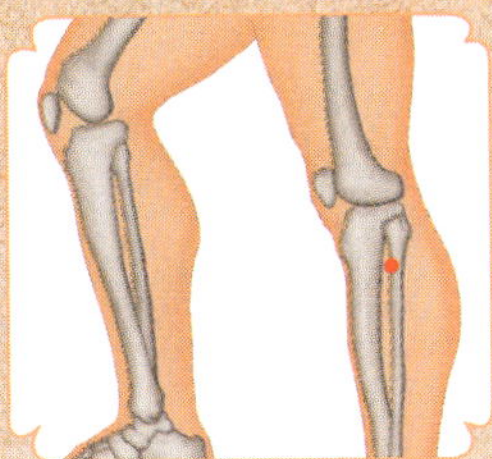

标准定位

在小腿外侧，腓骨小头前下方凹陷处（阳陵泉）直下2寸。

穴位速取

侧坐或侧卧位，先取阳陵泉，再向下量约2横指处，按压有明显痛感处（图①）。

主要功效

用于胁肋胀痛、急慢性胆囊炎、胆结石、胆绞痛、胆道蛔虫症、下肢瘫痪。

常见疗法

◎**灸法**：艾条灸5～15分钟。

◎**按摩法**：以手指指腹或指节向下按压，并作圈状按摩。

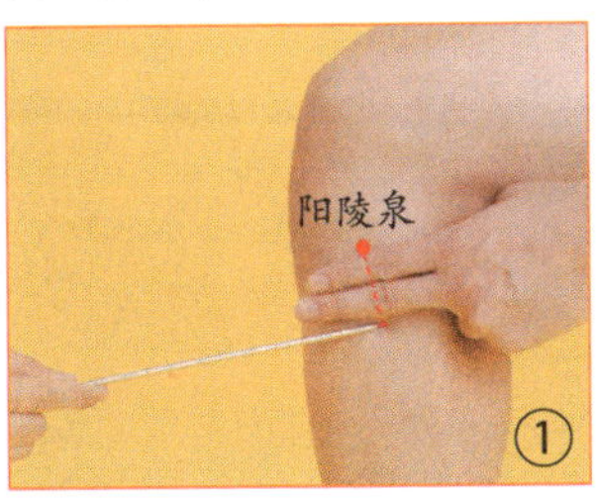

阑尾

常用程度 ★★

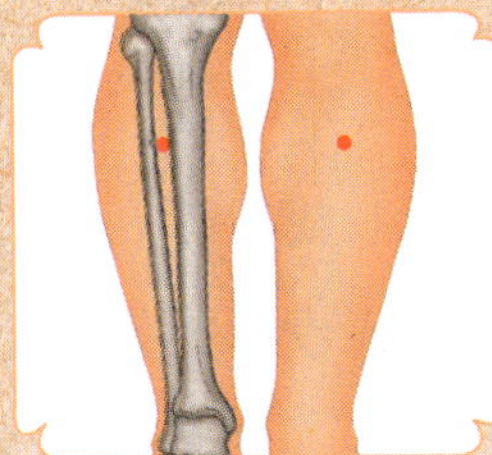

标准定位

在小腿外侧，髌韧带外侧凹陷下5寸，胫骨前嵴外1寸（中指）。

穴位速取

侧坐或仰卧位，在小腿外侧，足三里穴向下量约2横指处，按压有酸胀感（图②）。

主要功效

用于急慢性阑尾炎、胃脘痛、腹痛、消化不良。

常见疗法

◎**灸法**：艾炷灸3～7壮，艾条灸5～15分钟。

◎**按摩法**：以手指指腹或指节向下按压，并作圈状按摩。

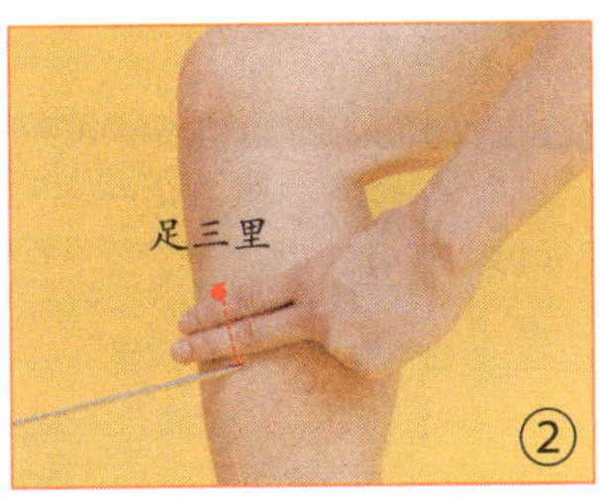

内踝尖

常用程度 ★

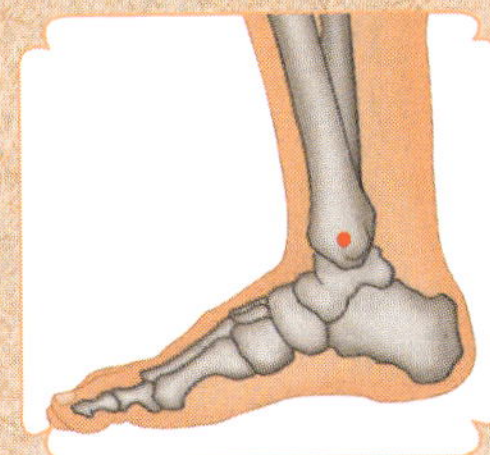

标准定位

在踝区，内踝最凸起处。

穴位速取

正坐位或仰卧位，在足内侧面，内踝最凸起处，按压有酸痛感（图③）。

主要功效

用于扁桃体炎、牙齿疼痛、小儿不语、霍乱转筋、腓肠肌痉挛。

常见疗法

◎**按摩法**：以手指指腹或指节向下按压，并作圈状按摩。

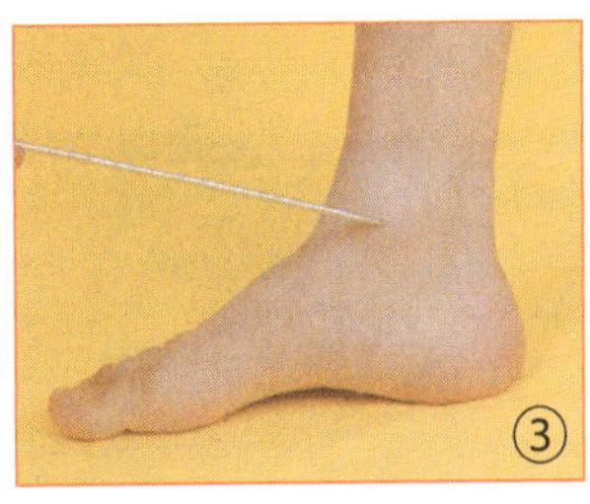

外踝尖

常用程度 ★

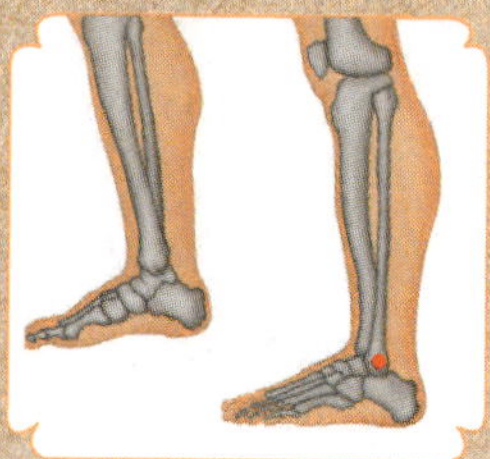

标准定位

在踝区，外踝最凸起处。

穴位速取

正坐位或仰卧位，在足外侧面，外踝最凸起处，按压有酸痛感（图①）。

主要功效

用于脚外侧扭伤、十趾挛急、腓肠肌痉挛、脚气（维生素B_1缺乏症）、重舌、牙痛。

常见疗法

◎**按摩法：**以手指指腹或指节向下按压，并作圈状按摩。

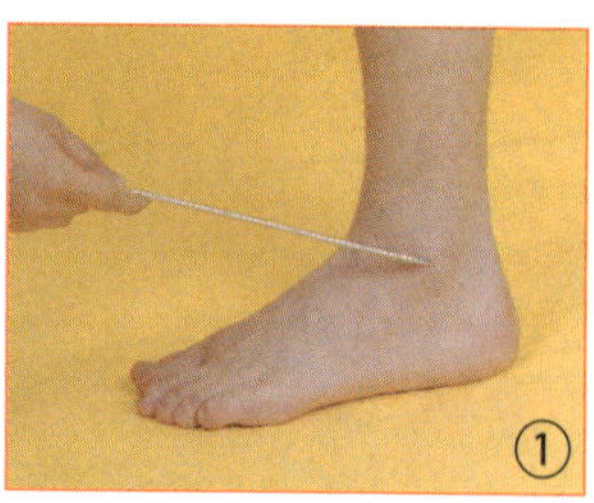

①

八风

常用程度 ★★★

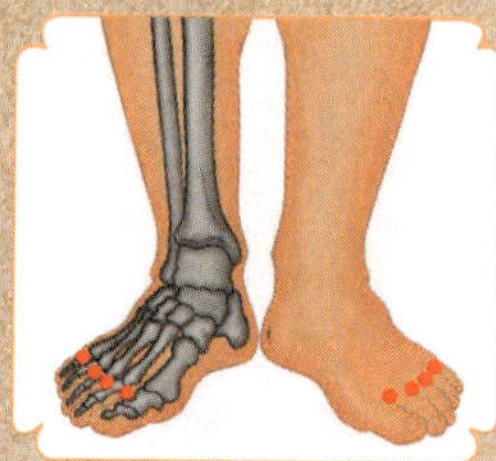

标准定位

在足背，第1～5趾间，趾蹼缘后方赤白肉际处，左右共8穴。

穴位速取

正坐或仰卧位，在足背，第1～5趾缝端凹陷中（图②）。

主要功效

可用于趾痛、足跗肿痛、脚气（维生素B_1缺乏症）、头痛、月经不调、毒蛇咬伤。

常见疗法

◎**按摩法：**以手指指腹或指节向下按压，并作圈状按摩。

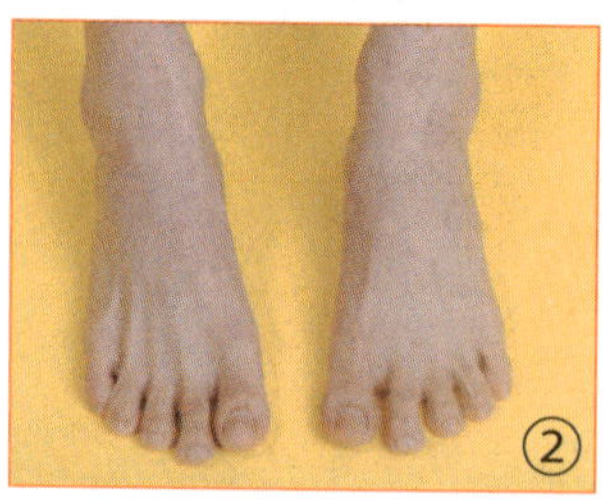

②

独阴

常用程度 ★

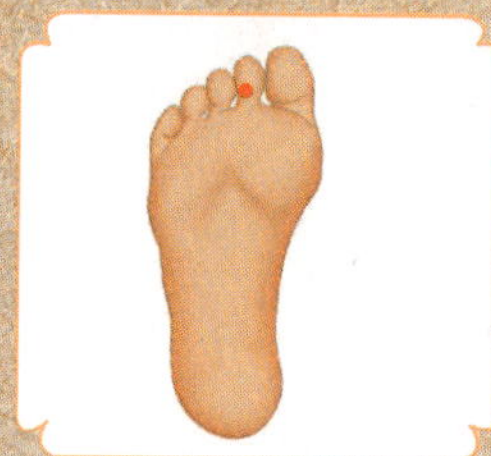

标准定位

在足底，第2趾的远端趾间关节横纹中点。

穴位速取

侧坐位，第2趾掌面，在远端趾间关节横纹中点处（图③）。

主要功效

用于胸胁痛、呕吐、胞衣不下、月经不调、疝气。

常见疗法

◎**灸法：**艾条灸5～15分钟。
◎**按摩法：**以手指指腹或指节向下按压，并作圈状按摩。

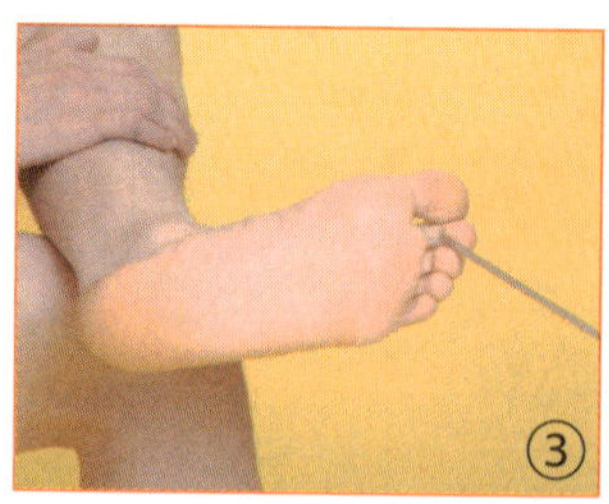

③

气端

常用程度 ★

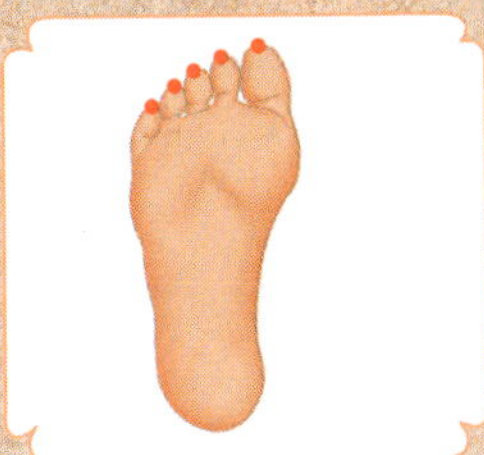

标准定位

在足十趾尖端，距趾甲游离端0.1寸，左右共10穴。

穴位速取

正坐，在足趾十趾端的中央，距趾甲游离端0.1寸（图①）。

主要功效

用于脚气（维生素B_1缺乏症）、手足抽筋、足趾麻木、足背红肿疼痛、脑血管疾病后遗症。

常见疗法

◎**灸法**：艾条灸5～15分钟。
◎**按摩法**：以手指指腹或指节向下按压，并作圈状按摩。

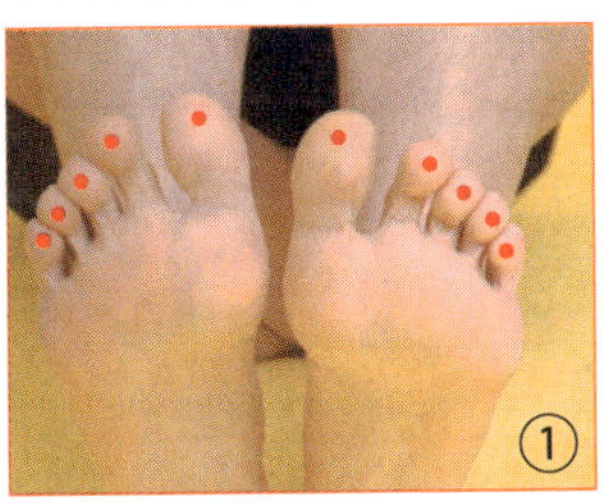

上明

常用程度 ★★★

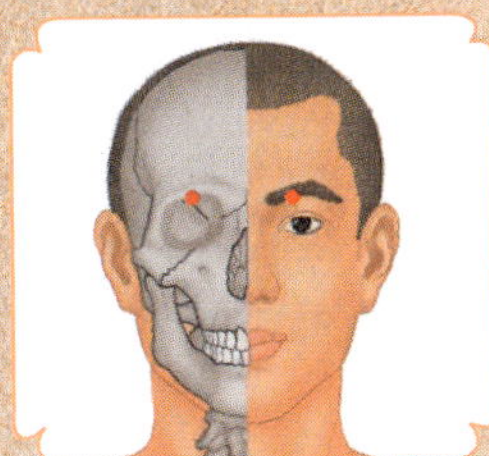

标准定位

在额部，眉弓中点，眶上缘下。

穴位速取

正坐位，在额部，眉弓中点，眶上缘下凹陷处，按压有酸胀感（图②）。

主要功效

用于目赤肿痛、流泪、眼睑下垂、青光眼、白内障、结膜炎、角膜炎、眉棱骨疼。

常见疗法

◎**按摩法**：以手指指腹或指节向下按压，并作圈状按摩。

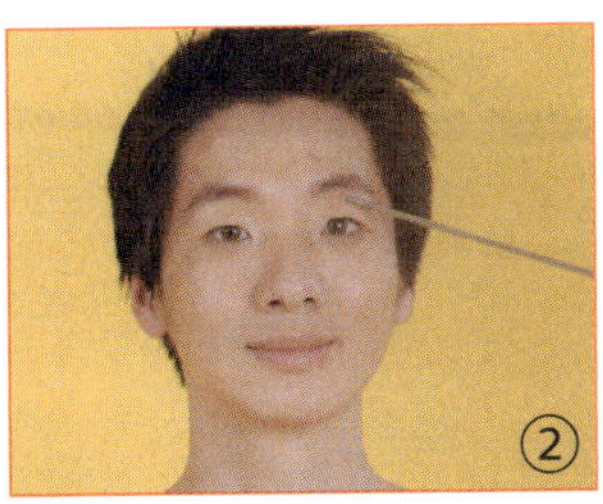

夹承浆

常用程度 ★

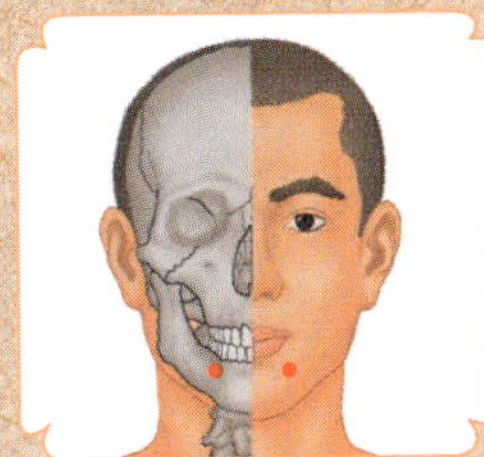

标准定位

在面部，承浆穴旁开1寸。

穴位速取

侧坐位，在面部，承浆穴旁开1横指，下颌骨之颏孔处（图③）。

主要功效

用于牙龈肿痛、口眼歪斜、面肌痉挛。

常见疗法

◎**灸法**：艾条灸5～15分钟。
◎**按摩法**：以手指指腹或指节向下按压，并作圈状按摩。

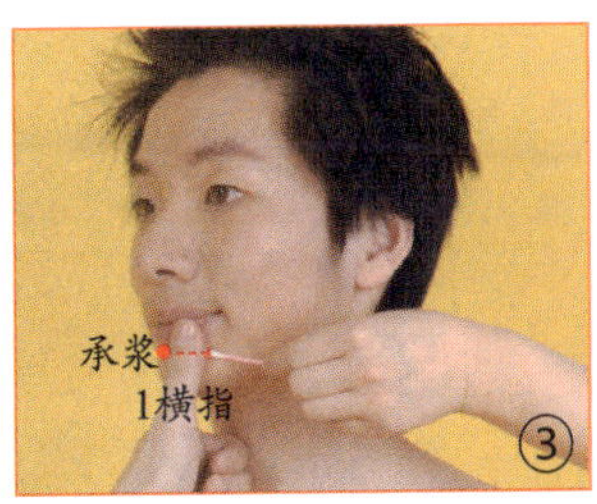

牵正

常用程度 ★★

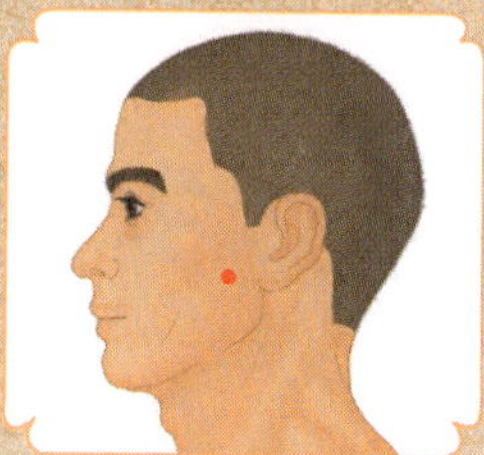

标准定位

在面颊部，位于耳垂前0.5～1.0寸。

穴位速取

侧坐位，在面颊部，耳垂前约1横指，按压有酸胀感（图①）。

主要功效

用于面神经麻痹、口疮、下牙痛、腮腺炎。

常见疗法

◎**灸法**：隔姜灸3～7壮，温和灸5～10分钟。

◎**按摩法**：以手指指腹或指节向下按压，并作圈状按摩。

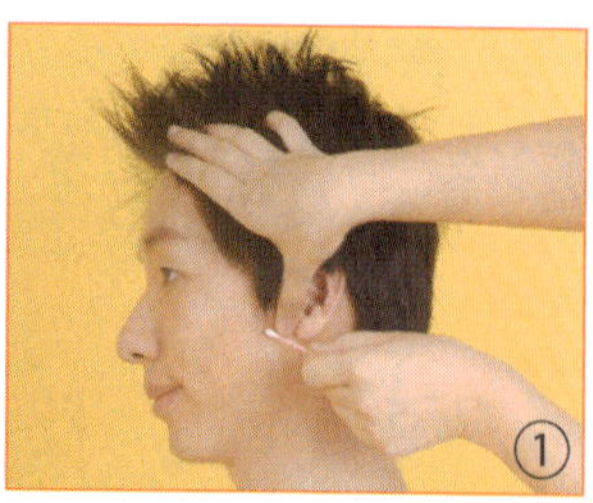

安眠

常用程度 ★★★★

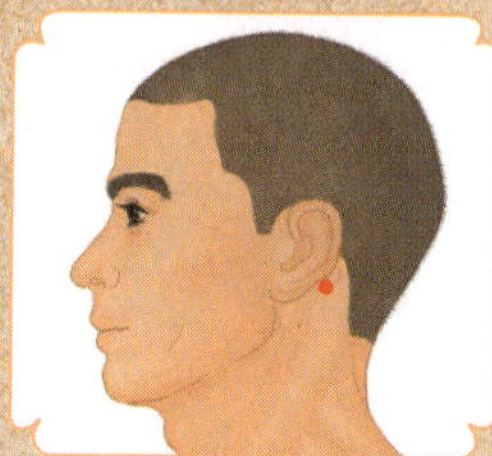

标准定位

在项部，翳风与风池连线中点。

穴位速取

侧坐位或侧卧位，在项部，在翳风与风池连线中点处（图②）。

主要功效

用于头痛、耳鸣、耳聋、失眠、健忘、癫狂、心悸、烦躁、高血压等。

常见疗法

◎**灸法**：隔姜灸3～7壮，艾条灸5～10分钟。

◎**按摩法**：以手指指腹或指节向下按压，并作圈状按摩。

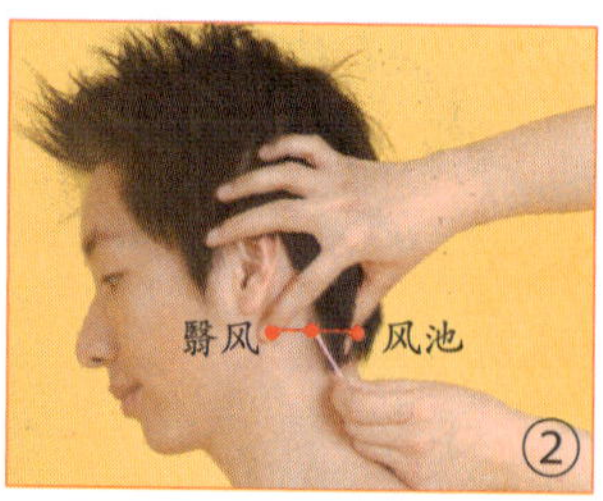

上廉泉

常用程度 ★

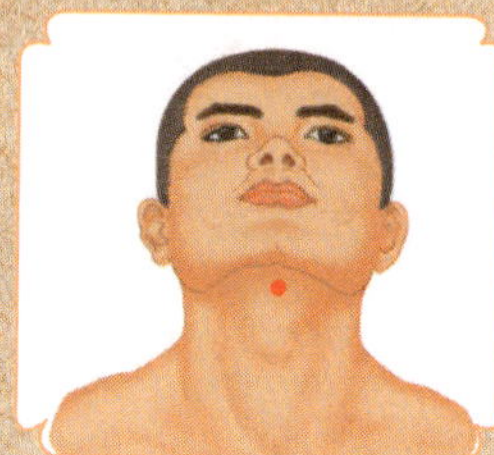

标准定位

位于颈前部正中，下颌骨下1寸。

穴位速取

正坐仰靠，于下颌下缘与舌骨体之间，下颌下缘1横指处的凹陷中（图③）。

主要功效

用于口腔溃疡、口腔炎、咽喉炎、舌下神经麻痹、舌强及脑血管病引起的语言障碍。

常见疗法

◎**按摩法**：以手指指腹或指节向下按压，并作圈状按摩。

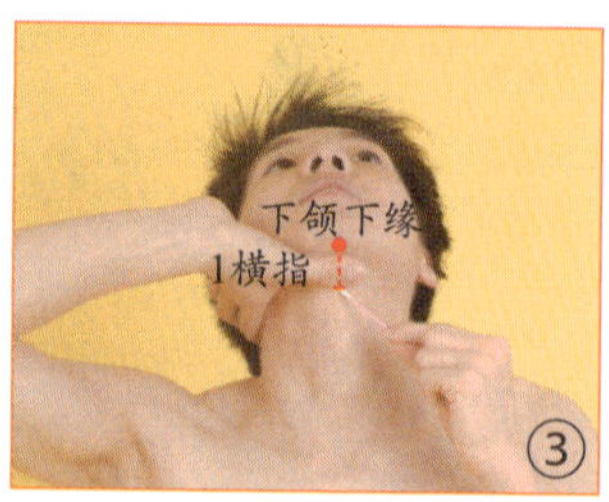

三角灸

常用程度 ★

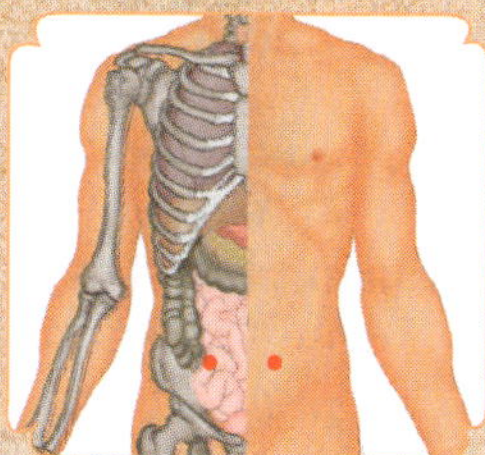

标准定位

以两口角之间的长度为边，作一等边三角形，将顶点置于患者脐心，底边呈水平线，两底角处。

穴位速取

仰卧位，以两口角之间的长度为边，画一等边三角形，将顶点置于患者脐心，底边呈水平线，两底角处（图①）。

主要功效

用于疝气、腹痛、胃痉挛、脐周痛及各种妇科疾病。

常见疗法

◎**灸法**：艾条灸5～15分钟。

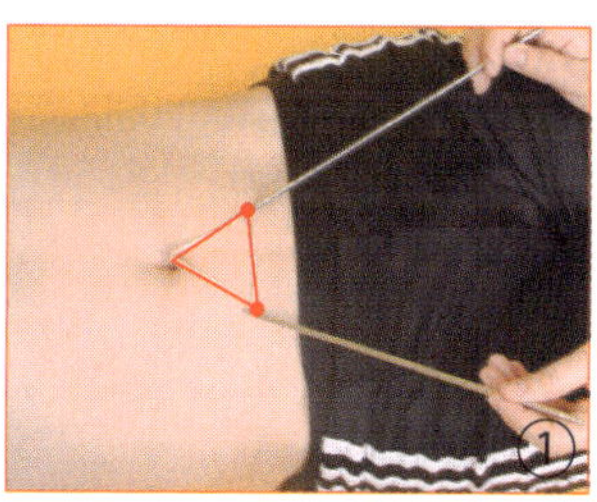

①

胃上

常用程度 ★★★★

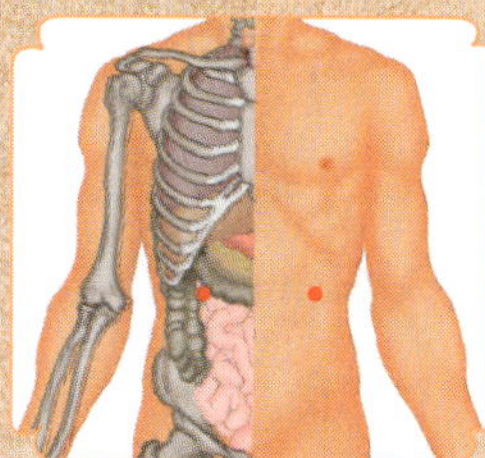

标准定位

在上腹部，脐上2寸，旁开4寸。

穴位速取

仰卧位，在上腹部，从正中线旁开4寸再向上量约2横指处，按压有酸胀感（图②）。

主要功效

用于胃下垂、消化不良、痛经、崩漏、月经不调、腹痛、腹胀。

常见疗法

◎**灸法**：艾炷灸3～7壮，艾条灸5～15分钟。

◎**按摩法**：以手指指腹或指节向下按压，并作圈状按摩。

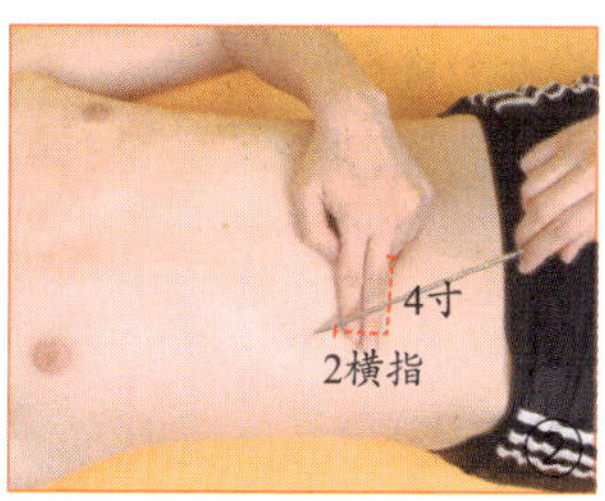

②

利尿

常用程度 ★

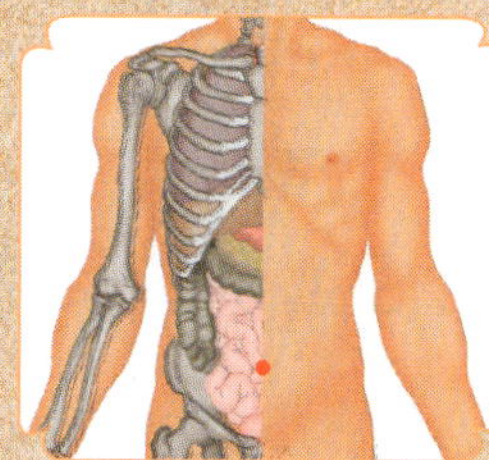

标准定位

在上腹部，神阙与耻骨联合上缘连线的中点处。

穴位速取

仰卧位，在上腹部，肚脐与耻骨联合上缘连线的中点处，按压有酸胀感（图③）。

主要功效

用于尿潴留、泌尿系统感染、遗尿、急慢性胃肠炎。

常见疗法

◎**灸法**：艾炷灸3～5壮，艾条灸5～15分钟。

◎**按摩法**：以手指指腹或指节向下按压，并作圈状按摩。

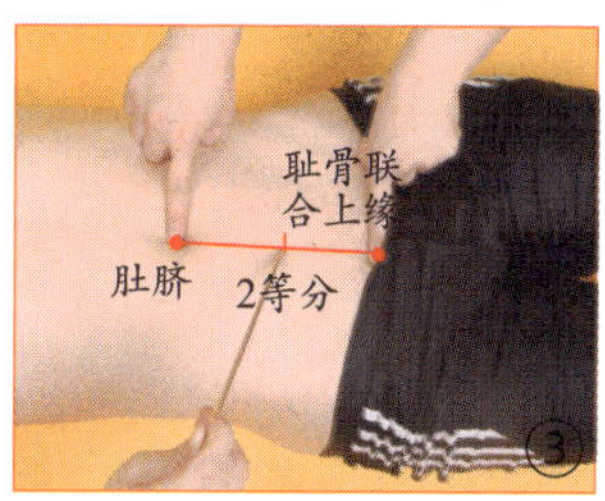

③

巨阙俞

常用程度 ★

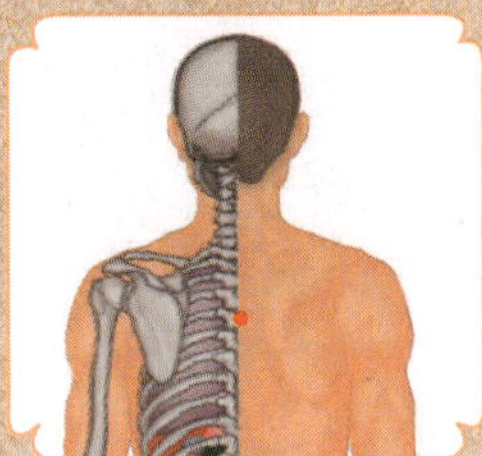

标准定位

在背部，位于第4、5胸椎棘突之间的凹陷中。

穴位速取

坐位或俯卧位，在背部，两肩胛骨连线与后正中线的交点处（第7胸椎棘突），再向上推2个椎体棘突即第5胸椎棘突，其上凹陷处即是本穴（图①）。

主要功效

用于失眠、心绞痛、肋间神经痛、支气管炎。

常见疗法

◎**按摩法**：以手指指腹或指节向下按压，并作圈状按摩。

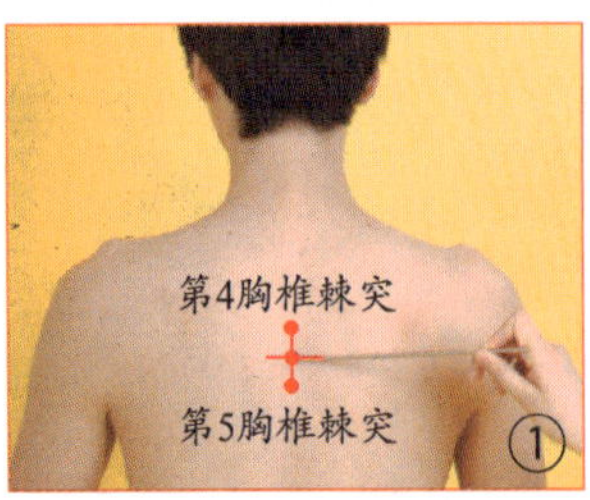

血压点

常用程度 ★★★★

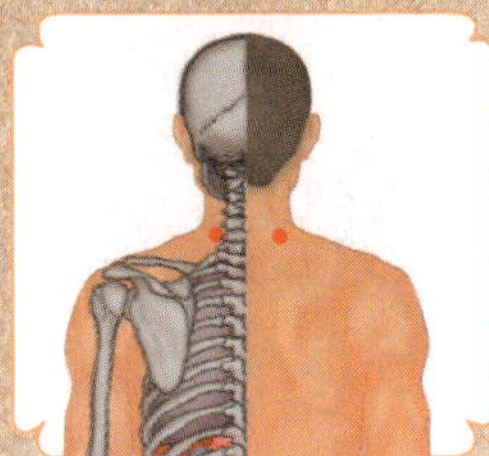

标准定位

在颈后部，第6、7颈椎棘突之间，左右各旁开2寸处。

穴位速取

坐位，在颈项部，在颈背交界处，有一高骨，并能随颈部左右摆动而转动者为第7颈椎棘突，再向上1个椎体棘突，自第6、7颈椎棘突之间的凹陷左右各旁开2寸（图②）。

主要功效

用于高血压、低血压、失眠、颈椎病、落枕。

常见疗法

◎**灸法**：艾炷灸3～7壮。

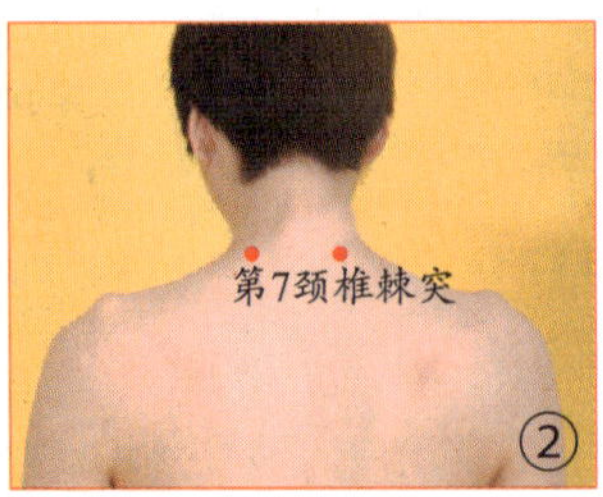

肩前

常用程度 ★

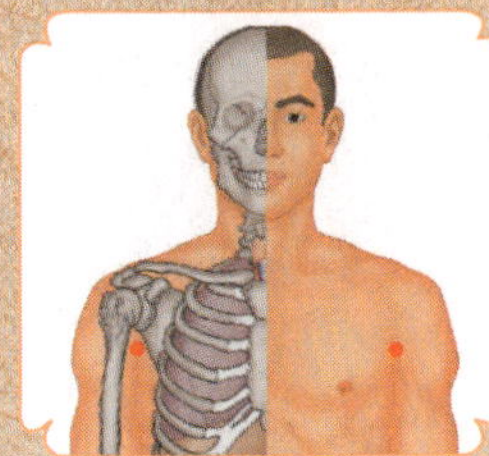

标准定位

在肩部，腋前皱襞顶端与肩髃连线中点。

穴位速取

正坐垂臂，在肩部，腋前皱襞顶端与肩髃连线中点处，按压有酸胀感（图③）。

主要功效

可缓解手臂酸麻疼痛，也是缓解肩周炎的重要穴位之一。

常见疗法

◎**灸法**：艾炷灸3～7壮，艾条灸5～15分钟。

◎**按摩法**：以手指或指节向下按压，并作圈状按摩。

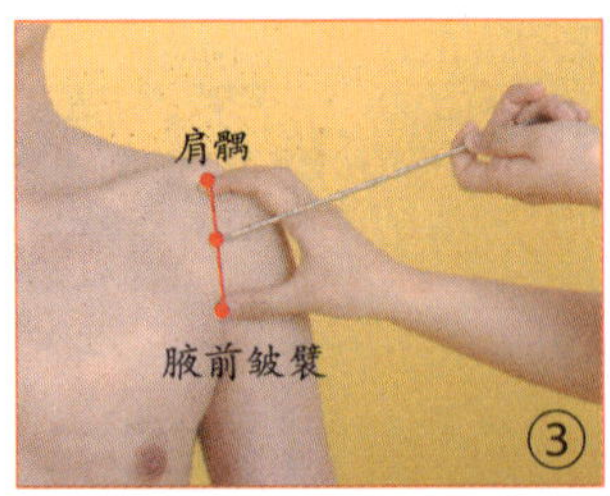

手逆注

常用程度 ★

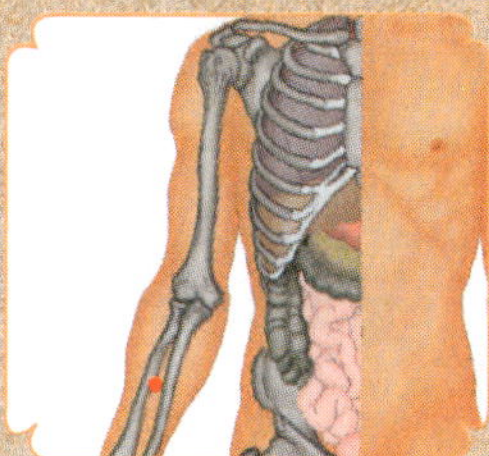

标准定位

在前臂掌侧，掌长肌腱与桡侧腕屈肌腱之间，腕横纹与肘横纹连线的中点。

穴位速取

伸臂仰掌，在前臂掌侧，掌长肌腱与桡侧腕屈肌腱之间，腕横纹与肘横纹连线的中点（图①）。

主要功效

用于上肢麻痹或痉挛，前臂疼痛、癔病、心律失常。

常见疗法

◎**灸法**：艾条灸5～15分钟。

◎**按摩法**：以手指指腹或指节向下按压，并作圈状按摩。

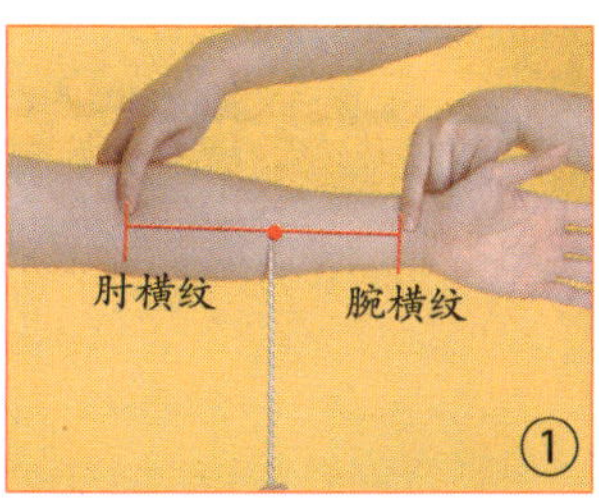

环中

常用程度 ★

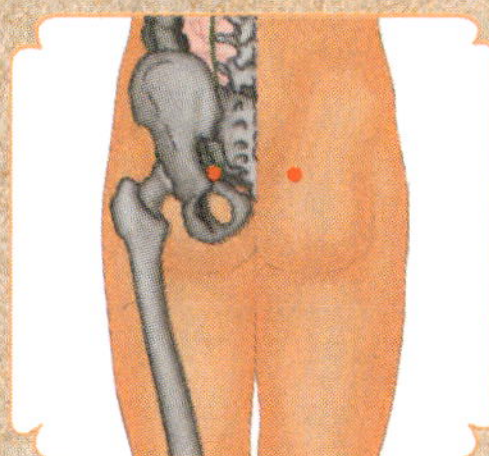

标准定位

臀部，环跳穴与腰俞穴连线中点处。

穴位速取

侧卧位，在臀部，环跳与腰俞连线中点，按压有酸胀感（图②）。

主要功效

用于坐骨神经痛、腰痛、腿痛、足趾麻木。

常见疗法

◎**灸法**：艾炷灸3～7壮，艾条灸5～15分钟。

◎**按摩法**：以双手拇指叠指或肘尖向下按压，并作圈状按摩。

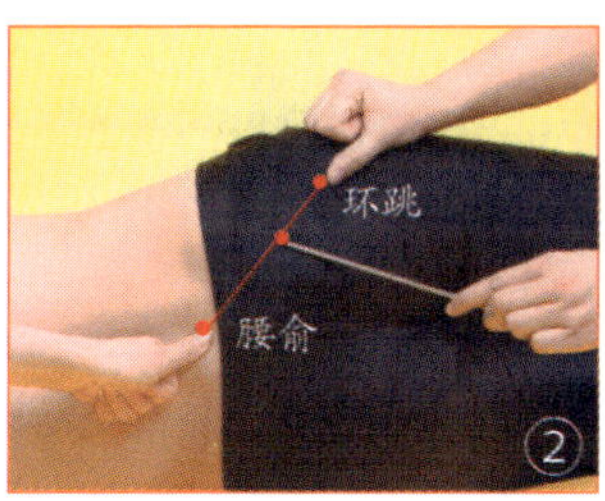

纠内翻

常用程度 ★

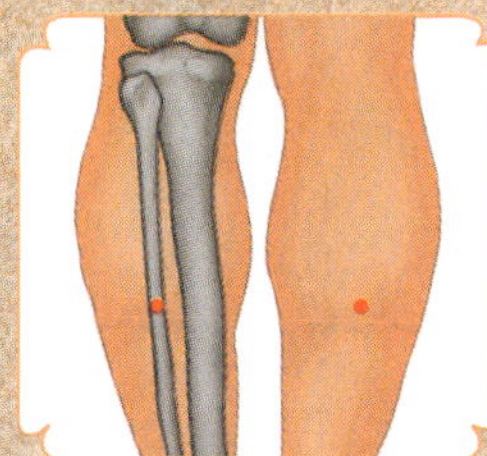

标准定位

小腿部，承山旁开1寸处。

穴位速取

站立位或俯卧位，在小腿部，承山穴外旁开1寸处，按压有酸胀感（图③）。

主要功效

用于小儿麻痹后遗症、小腿痉挛、足内翻。

常见疗法

◎**灸法**：艾炷灸3～7壮，艾条灸5～15分钟。

◎**按摩法**：以手指指腹或指节向下按压，并作圈状按摩。

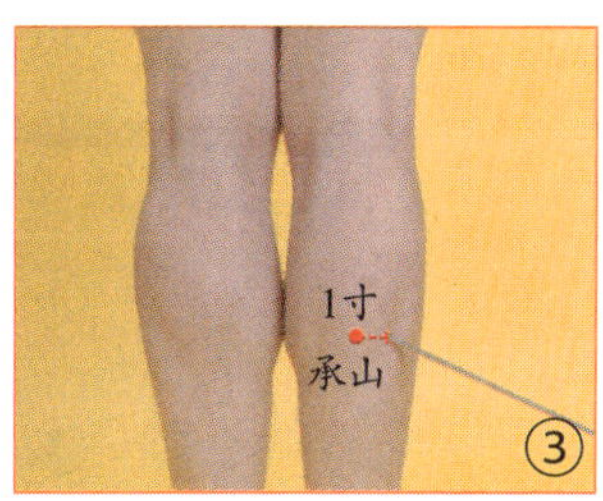

纠外翻

常用程度 ★

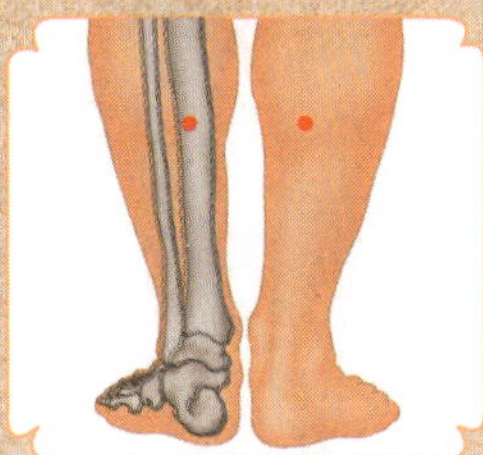

标准定位

位于小腿部，承山向内1寸处。

穴位速取

站立位或俯卧位，在小腿部，承山穴向内1寸处，按压有酸胀感（图①）。

主要功效

用于小儿麻痹后遗症、小腿痉挛、足外翻。

常见疗法

◎**灸法**：艾炷灸3～7壮，艾条灸5～15分钟。

◎**按摩法**：以手指指腹或指节向下按压，并作圈状按摩。

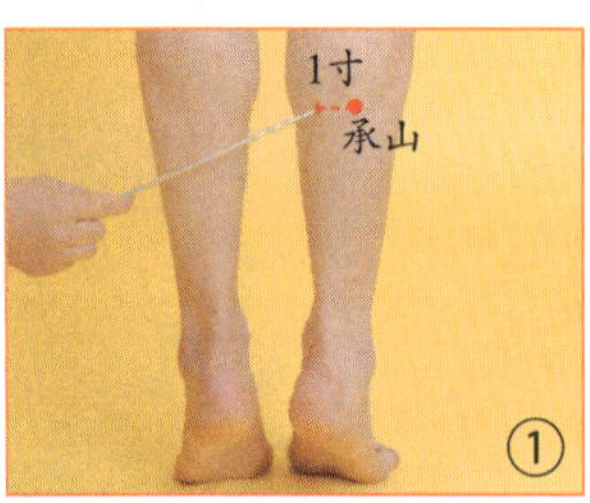

女膝

常用程度 ★

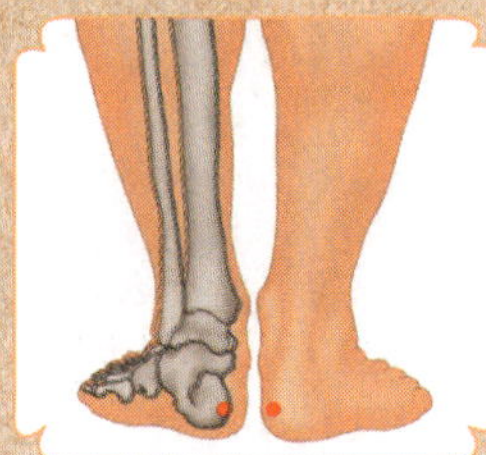

标准定位

在足后跟正中线赤白肉际处。

穴位速取

站立位，足跟上提，在足后跟正中线的赤白肉际处，按压有痛感（图②）。

主要功效

用于惊悸、心痛、癫狂、精神分裂症、牙龈肿痛。

常见疗法

◎**灸法**：艾条灸5～15分钟。

◎**按摩法**：以手指指腹或指节向下按压，并作圈状按摩。

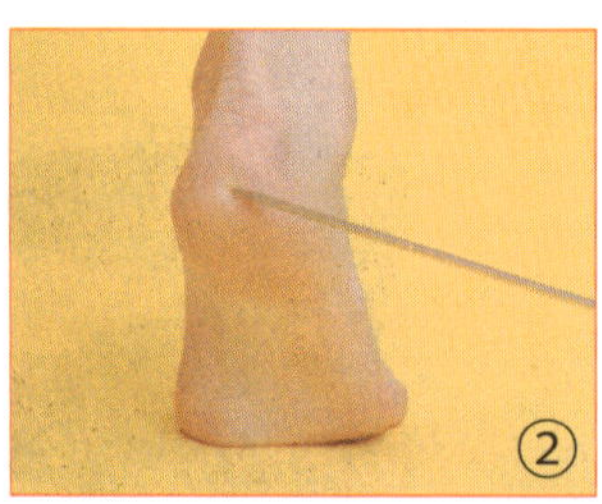

中平

常用程度 ★

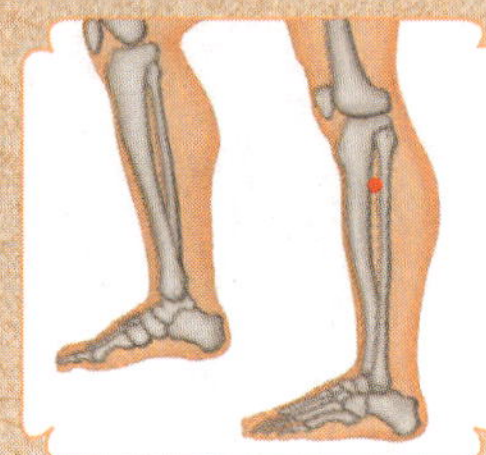

标准定位

在下肢，足三里下1寸。

穴位速取

仰卧位或侧位，在下肢，足三里下1横指处，按压有酸胀感（图③）。

主要功效

用于肩周炎、落枕。

常见疗法

◎**灸法**：艾炷灸3～7壮，艾条灸5～15分钟。

◎**按摩法**：以手指指腹或指节向下按压，并作圈状按摩。

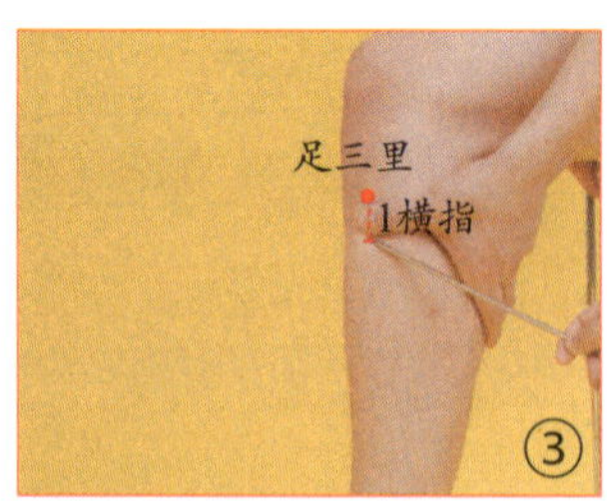

里内庭

常用程度 ★

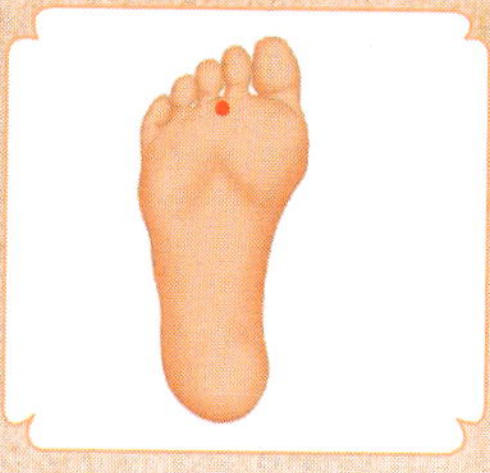

〈标准定位〉

在足底，在2、3趾骨间，与内庭相对处。

〈穴位速取〉

仰卧伸足，在足底2、3跖趾关节前凹陷处，与内庭相对处，按压有痛感（图①）。

〈主要功效〉

用于消化系统疾病，尤其是对胃病、腹泻、食物中毒的效果特别好。此外，本穴还能够缓解晕车的不适感。

〈常见疗法〉

◎**灸法**：艾条灸5～15分钟。

◎**按摩法**：以手指指腹或指节向下按压，并作圈状按摩。

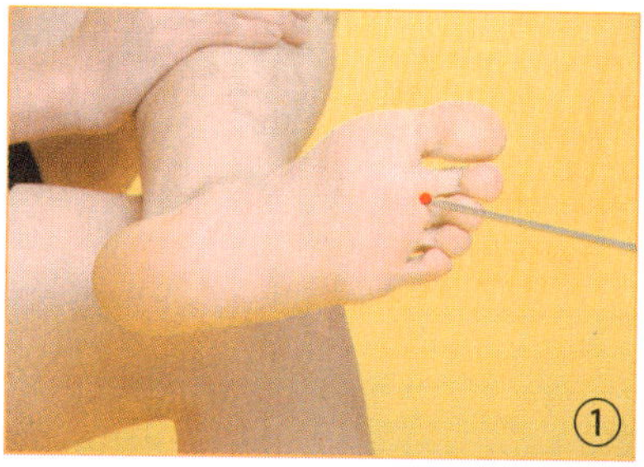

①

头部养生——经络养生之关键

人体各部分生理功能的发挥，依赖于头面部的保健。中医学认为，头为“诸阳之会”“清净之府”，五脏六腑之精华、清阳之气，皆上注于头。头又容易被邪气所侵袭，当头部感受各种邪气或当完成紧张工作之后，机体都会出现头痛、疲乏、失眠、嗜睡等诸多症状。可见，头部的经络养生保健是极其重要的。

头部按摩之所以会有较好的疗效，就是通过对腧穴和经络的刺激，致使全身脏腑、肢节气血运行舒畅而实现的。

例如，揉攒竹、按睛明、按揉四白、刮眼眶、揉太阳等可以明目、消除眼部肌肉的疲劳，用于近视、目赤肿痛、迎风流泪、白内障等；推前额、捏眉心、拿风池、按揉百会、拿五经、扫散少阳等可以散风寒、通经络、清神志、止头痛，用于头痛、高血压、失眠等；揉迎香、擦鼻柱以通鼻窍、防感冒，用于鼻塞、鼻窦炎等；按揉下关、颊车等可以缓解牙痛；揉耳廓、旋耳孔、按揉翳风、听宫等可以通耳窍，助听觉，用于耳聋、耳鸣等；捏拿项肌、弹拨棘上等可以消除项部的疲劳，预防颈椎病等。

附录一

穴位拼音索引

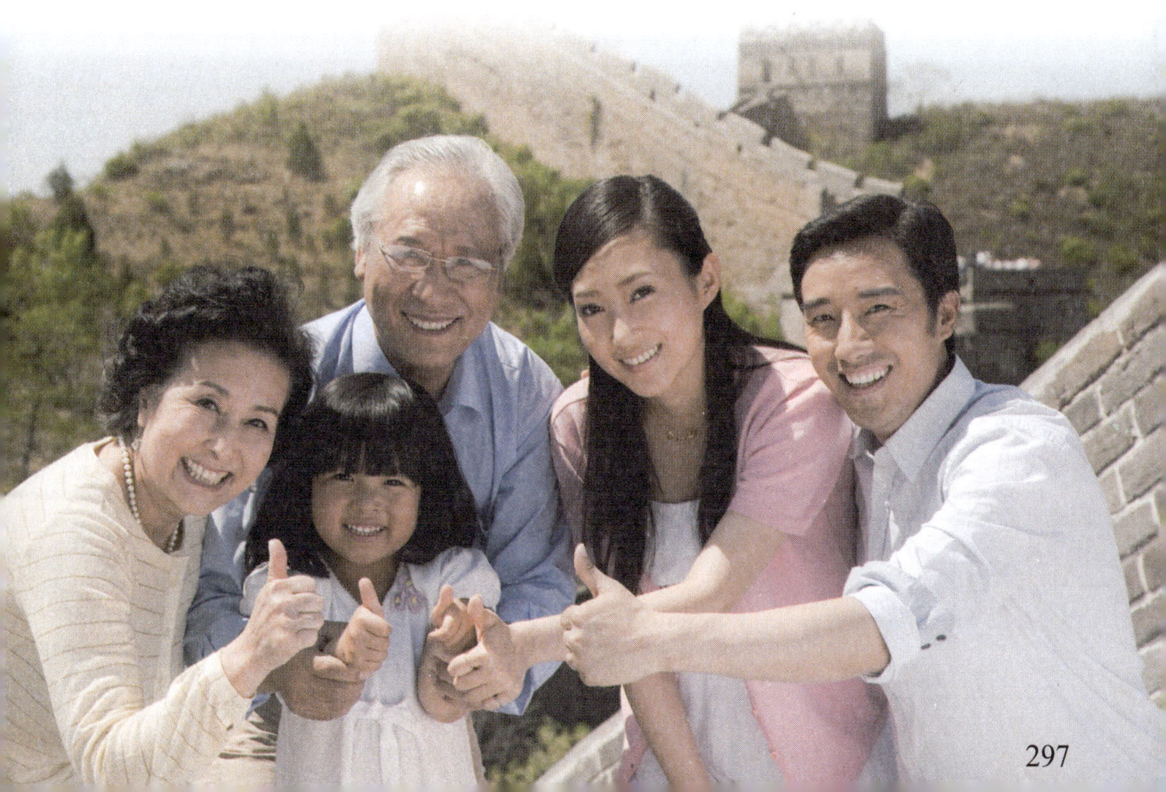

附录二

特定穴索引

特定穴	经络	五行	腧穴	页码	特定穴	经络	五行	腧穴	页码
五输穴	手太阴肺经	井（木）	少商	78	五输穴	手阳明大肠经	井（金）	商阳	80
		荥（火）	鱼际	77			荥（水）	二间	80
		输（土）	太渊	77			输（木）	三间	81
		经（金）	经渠	76			经（火）	阳溪	82
		合（水）	尺泽	75			合（土）	曲池	85
	手厥阴心包经	井（木）	中冲	198		手少阳三焦经	井（金）	关冲	200
		荥（火）	劳宫	197			荥（水）	液门	200
		输（土）	大陵	197			输（木）	中渚	201
		经（金）	间使	196			经（火）	支沟	202
		合（水）	曲泽	195			合（土）	天井	204
	手少阴心经	井（木）	少冲	131		手太阳小肠经	井（金）	少泽	133
		荥（火）	少府	130			荥（水）	前谷	133
		输（土）	神门	130			输（木）	后溪	134
		经（金）	灵道	128			经（火）	阳谷	135
		合（水）	少海	128			合（土）	小海	136
	足太阴脾经	井（木）	隐白	115		足阳明胃经	井（金）	厉兑	113
		荥（火）	大都	115			荥（水）	内庭	112
		输（土）	太白	116			输（木）	陷谷	112
		经（金）	商丘	117			经（火）	解溪	111
		合（水）	阴陵泉	119			合（土）	足三里	108
	足厥阴肝经	井（木）	大敦	236		足少阳胆经	井（金）	足窍阴	234
		荥（火）	行间	236			荥（水）	侠溪	234
		输（土）	太冲	237			输（木）	足临泣	233
		经（金）	中封	237			经（火）	阳辅	231
		合（水）	曲泉	239			合（土）	阳陵泉	229
	足少阴肾经	井（木）	涌泉	179		足太阳膀胱经	井（金）	至阴	177
		荥（火）	然谷	179			荥（水）	足通谷	176
		输（土）	太溪	180			输（木）	束骨	176
		经（金）	复溜	182			经（火）	昆仑	173
		合（水）	阴谷	183			合（土）	委中	163

（续表）

特定穴	经络	腧穴	页码	特定穴	经络	腧穴	页码
原穴	肺	太渊	77	俞穴	肺	肺俞	150
	大肠	合谷	81		大肠	大肠俞	156
	胃	冲阳	111		心包	厥阴俞	150
	脾	太白	116		三焦	三焦俞	154
	心	神门	130		心	心俞	151
	小肠	腕骨	134		小肠	小肠俞	157
	膀胱	京骨	175		脾	脾俞	153
	肾	太溪	180		胃	胃俞	154
	心包	大陵	197		肝	肝俞	152
	三焦	阳池	201		胆	胆俞	153
	胆	丘墟	232		肾	肾俞	155
	肝	太冲	237		膀胱	膀胱俞	157
络穴	肺	列缺	76	募穴	肺	中府	73
	大肠	偏历	82		大肠	天枢	103
	胃	丰隆	110		心包	膻中	268
	脾	公孙	116		三焦	石门	262
	心	通里	129		心	巨阙	266
	小肠	支正	136		小肠	关元	261
	膀胱	飞扬	172		脾	章门	242
	肾	大钟	180		胃	中脘	265
	心包	内关	196		肝	期门	242
	三焦	外关	202		胆	日月	224
	胆	光明	231		肾	京门	225
	肝	蠡沟	238		膀胱	中极	261
	任	鸠尾	267	八会穴	脏会	章门	242
	督	长强	244		腑会	中脘	265
	脾之大络	大包	125		筋会	阳陵泉	229
郄穴	手太阴经	孔最	75		脉会	太渊	77
	手阳明经	温溜	83		气会	膻中	268
	足阳明经	梁丘	107		血会	膈俞	152
	足太阴经	地机	118		骨会	大杼	149
	手少阴经	阴郄	129		髓会	悬钟	232
	手太阳经	养老	135	八脉交会穴	足太阴经交冲脉	公孙	116
	足太阳经	金门	175		手厥阴经交阴维	内关	196
	足少阴经	水泉	181		手少阳经交阳维	外关	202
	手厥阴经	郄门	195		足少阳经交带脉	足临泣	233
	手少阳经	会宗	203		手太阳经交督脉	后溪	134
	足少阳经	外丘	230		足太阳经交阳跷	申脉	174
	足厥阴经	中都	238		手太阴经交任脉	列缺	76
	阴跷脉	交信	182		足少阴经交阴跷	照海	181
	阳跷脉	跗阳	173	下合穴	胃	足三里	108
	阴维脉	筑宾	183		大肠	上巨虚	109
	阳维脉	阳交	230		小肠	下巨虚	110
					三焦	委阳	163
					膀胱	委中	163
					胆	阳陵泉	229

附录三

穴位之穴性及应用速查

穴性	穴位与应用
强壮保健穴	▲具有强壮作用的穴位有关元、气海、脐中、中脘、膻中、百会、大椎、身柱、命门、风门、肺俞、心俞、膈俞、肝俞、脾俞、胃俞、肾俞、膏肓、足三里、太溪、复溜、涌泉、血海、三阴交等。 ▲如果用于强身健体、抗衰防老，一般多采用关元、气海、肾俞、足三里、涌泉、三阴交穴按摩或施灸。 ◎按摩可每天1～2次，每次每穴5～10分钟；艾灸可每天或2天1次，每次每穴5～10分钟。如果用于缓解疾病，则应根据不同穴位，选择艾灸及拔罐等不同方法辨证治疗。
补气穴	▲具有补气作用的穴位有气海、关元、中脘、膻中、肺俞、心俞、脾俞、胃俞、肾俞、命门、足三里等穴。 ◎肺气不足的人常常少气懒言、久咳、气喘、出虚汗，可选用气海、关元、膻中、肺俞、足三里。 ◎心气不足的人常常会感到气短、心慌、惊恐，并有失眠，可选用膻中、心俞、足三里。 ◎脾胃气虚的人常有不思饮食、腹胀、腹泻、水肿、肢软无力、遗尿、脱肛、内脏下垂等，可选用气海、关元、中脘、脾俞、胃俞、足三里。 ◎肾气不足的人常有遗精、阳痿、月经不调、腰膝酸软、遗尿、小便清长、耳鸣、虚喘，可选用关元、气海、肾俞、命门、足三里等。 ◎可用指压、艾灸、皮肤针叩刺来刺激经穴。
补血穴	▲具有补血作用的穴位有气海、膻中、膈俞、肺俞、心俞、肝俞、脾俞、胃俞、膏肓、足三里、绝骨、血海、三阴交等。 ◎属营养不良引起的贫血，可选用血海、三阴交、脾俞、胃俞、足三里等穴施灸。 ◎属气虚血少，可选用气海、膻中、肺俞、脾俞、胃俞、足三里等穴施灸。 ◎因造血功能障碍所致的贫血，则可选用血海、膈俞、心俞、肝俞、脾俞、膏肓、绝骨、足三里施灸。
宁心安神穴	◎对神经衰弱、失眠、多梦、健忘等，针灸可选用百会、安眠、心俞、神门、内关、太溪、涌泉、三阴交等穴，施以指压、艾灸或以皮肤针轻轻叩刺（最好在夜晚临睡前进行）。 ◎对癔病、梦游、癫狂等，则可选用水沟、百会、大椎、内关、神门、后溪、合谷、太冲、丰隆等穴，施以艾灸。

（续表）

穴性	穴位与应用
滋阴潜阳（降压）穴	▲常用降压穴有百会、大椎、曲池、内关、合谷、足三里、三阴交、太冲、涌泉、太溪等。 ◎一般多用艾灸疗法。大椎穴还可先用三棱针点刺出血，然后在局部加拔火罐，降压效果更佳。
回阳固脱（升压）穴	▲具有明显升压作用的穴位有素髎、百会、内关、太渊、足三里、三阴交等。 ◎如遇有人因手术、外伤、分娩等失血过多或一氧化碳中毒（即煤气中毒）、血压下降而休克，可急取素髎穴施行皮肤针叩刺或艾灸，血压可很快回升。 ◎对于平时血压偏低而伴有贫血、头昏眼花、心慌、乏力的人，则可经常在上述穴位施行艾灸或用皮肤针叩刺。
醒脑开窍穴	▲具有醒脑开窍作用的针灸穴位有水沟、素髎、百会、大椎、气海、关元、脐中、内关、少商、中冲、合谷、太冲、隐白、大敦、足三里等。 ◎如果病人表现为昏迷不醒、满面通红、牙关紧闭、双手紧握、呼吸急促、气粗、喉中痰鸣、大小便不通，中医称为“闭证”，在急送医院的同时可急用水沟、百会、大椎、内关、少商、中冲、合谷、太冲、隐白、大敦穴，以指尖重掐或皮肤针重叩出血，让其苏醒。 ◎如果病人表现为神志不清、面色苍白、眼口俱开、呼吸微弱、汗出不止、大小便失禁、血压下降、脉搏难以触及，称为“脱证”，应急用素髎、百会、大椎、气海、关元、脐中、足三里穴，施行艾灸或皮肤针轻轻叩刺，促使其阳气恢复，即可清醒。
祛风穴	◎伤风感冒：风寒感冒或风热感冒时，宜选用风池、风府、风门等穴按摩、施灸等方法，可获良效。 ◎脑卒中、面瘫：风池、翳风、风市也是常用主穴，可针可灸。 ◎风湿病：可选上述祛风穴，另加有关部位腧穴，或灸或拔火罐。 ▲合谷、太冲、曲池、膈俞、百会、足三里穴也属于祛风穴的范畴。
止痒穴	▲曲池、合谷、血海、风市、足三里、三阴交、太冲、膈俞等都是常用的针灸止痒穴。 ◎皮肤病瘙痒患者一般较少用艾灸疗法。瘙痒较轻者轻轻叩刺，瘙痒较重者加重刺激并可叩刺出血。如果加用皮肤瘙痒局部的叩刺，则疗效更好。 ◎对于其他内科病、妇科病伴发的瘙痒，针灸仅是一种辅助治疗方法，可以起到暂时的止痒作用。如欲根治，还需进一步针对病因进行治疗。
退热穴	▲退热穴主要有大椎、曲池、合谷、外关、尺泽、曲泽、鱼际、劳宫、少商、中冲、内庭、委中、大敦、涌泉等。 ◎发热属于热证，一般只适合选用针刺泻法、三棱针刺血、皮肤针疗法，而不能用艾灸和拔罐疗法。

（续表）

穴性	穴位与应用
除寒穴	▲主要有脐中、气海、关元、中脘、命门、百会、大椎、足三里、膝阳关、三阴交、太溪、肺俞、脾俞、胃俞、肾俞等。 ◎选用上述除寒穴，加上相应关节部位腧穴，施以艾灸、拔罐疗法，特别是艾灸、拔罐疗法，效果最理想。 ◎在出差、旅游中发病，如没有艾灸，也可用香烟灸，同样有效。
发汗、止汗穴	◎针灸疗法可取用大椎、合谷、复溜、阴郄、后溪、肺俞、足三里等穴，可针可灸，效果相同。
止咳平喘穴	▲针灸缓解咳嗽的有效穴位有列缺、尺泽、太渊、丰隆、足三里、大椎、肺俞、膏肓、膻中等。 ◎如果是风热咳嗽（咳痰色黄、浓稠），一般只针不灸；如果是风寒咳嗽（咳痰色白、清稀），则上述穴位用针刺、皮肤针叩刺、艾灸（尺泽不灸）。 ▲针灸缓解哮喘的有效穴位有定喘、膻中、天突、大椎、气海、关元、肺俞、肾俞、孔最等。 ◎热喘宜选用大椎、天突、膻中、肺俞、定喘、孔最，用针刺、皮肤针或药物敷贴疗法。如果是寒喘，选穴同上，针灸、拔罐并用；如果是虚喘（少气懒言、动则喘甚），选用定喘、气海、关元、膻中、肺俞、肾俞，针灸、拔罐并用）。
健脾化痰穴	▲中脘、肺俞、脾俞、胃俞、内关、丰隆、足三里、三阴交、阴陵泉等穴都具有化痰作用。 ◎热痰（咳痰色黄、浓稠）和神志病，一般只针不灸。 ◎寒痰（咳痰清稀、白色）和痰湿阻滞经络所致的肥胖、肢体疼痛，针灸、拔罐并用。
止呕、催吐穴	▲止呕、催吐穴包括内关、中脘、建里、天突、脾俞、胃俞、膈俞、足三里、公孙等。 ◎具体运用以指代针按压时手法轻重不同。用于止呕，手法要轻；用于催吐，手法要重。以上穴位用于止呃逆也有较好的效果。
健胃消食穴	▲中脘、建里、梁门、天枢、脾俞、胃俞、内关、公孙、足三里、三阴交等穴都有较好的消食作用。 ◎如果引起消化不良的原因与受凉也有关系的话，可加用艾灸和拔罐疗法。
止泻、通便穴	▲止泻、通便穴包括中脘、天枢、大横、足三里等。 ◎通便可加支沟、丰隆、照海、内庭穴，用指针按摩。 ◎止泻可加关元、脾俞、脐中、三阴交、公孙穴，针灸、拔罐并用。 ◎缓解“五更泄”宜重点选用关元、气海、命门、肾俞、三阴交、足三里，以灸法、拔罐法为主。

（续表）

穴性	穴位与应用
利尿、消肿穴	▲中极、关元、气海、脐中、水分、肺俞、脾俞、肾俞、列缺、三阴交、阴陵泉、委中、委阳等。 ◎实证（尿道灼热、刺疼，或见血尿）多用指针按摩；如属虚证（无力排尿、面色苍白、少气懒言、形寒肢冷）重点选用关元、气海、脐中、水分、肺俞、脾俞、肾俞、三阴交，针灸并用。
止痉穴	◎高热抽搐：水沟、大椎、合谷、曲池、中冲、太冲。针刺泻法、指针重掐，三棱针点刺或皮肤针重叩出血。 ◎小儿惊风：水沟、承浆、印堂、百会、大椎、肝俞、合谷、太冲。针刺泻法、手指重掐，皮肤针重叩或施行灯火灸。
止血穴	◎鼻出血：迎香、素髎、印堂、上星、大椎、风池、风府、膈俞、合谷、少商。用针刺、点按、皮肤针叩刺或行冷敷法。 ◎牙龈出血：实证（牙龈红肿溃烂、口臭、小便黄、大便干）选用膈俞、颊车、合谷、内庭、梁丘、大陵、劳宫、足三里，只针不灸；虚证（牙根松动、耳鸣、腰膝酸软、小便清长）选膈俞、颊车 、合谷、足三里、太溪、照海、涌泉、复溜、肾俞，针灸并用。 ◎咯血：膏肓、膈俞、肺俞、尺泽、孔最、太渊、鱼际、太溪、足三里，可针可灸。 ◎吐血：中脘、内关、足三里、阴郄、郄门、膈俞、胃俞。指按、皮肤针轻刺激，也可加灸。 ◎尿血：关元、中极、膈俞、肾俞、膀胱俞、足三里、三阴交、阴陵泉，以针为主。 ◎便血、痔疮、肛裂出血：孔最、承山、三阴交、足三里、膈俞、秩边、命门、腰阳关，以针为主。
镇痛穴	◎头痛：前额痛取印堂、上星、百会、头维、阳白、攒竹、合谷、内庭；偏头痛取太阳、丝竹空、阳白、头维、风池、外关、足临泣；后枕痛取天柱、风池、百会、攒竹、后溪、昆仑；头顶痛取百会、上星、印堂、攒竹、风池、太冲、涌泉；偏正头痛取头维、阳白、风池、百会、印堂、太阳、外关、合谷；全头痛取百会、风池、印堂、太阳、合谷、外关、昆仑。各部头痛均用针刺、按摩、三棱针点刺、皮肤针叩刺虚补实泻。 ◎牙痛：上牙痛取颊车、地仓、内庭、下关、太阳，针刺泻法、重按，皮肤针重叩；下牙痛取颊车、地仓、合谷、二间、承浆，针刺泻法、重按，皮肤针重叩；虚火牙痛取颊车、合谷、太溪、照海、涌泉，以针为主。 ◎扭伤痛：扭伤者只针不灸，皮下有青紫肿胀、瘀血时，三棱针点刺或皮肤针重叩出血后，加拔火罐；风湿痛宜按摩、针灸、拔罐并用。